U0345724

《疾病预防控制管理理论与实践》编委会

主　　编　夏时畅

副 主 编　戴慧华　蒋健敏　陈直平　俞　敏　徐旭卿
　　　　　凌文娟　郭　玮

执行副主编　张新卫　张雪海

编　　委 (以姓氏笔画为序)
　　　　　王　臻　韦余东　李　娜　张人杰　张双凤　张严峻
　　　　　陈　苘　陈士华　陈恩富　林君芬　孟　强　钟节鸣
　　　　　顾　华　徐水洋　黄　良　黄学敏　章荣华　蒋贤根
　　　　　曾宗祥　谢淑云　楼晓明

JIBING YUFANG KONGZHI
GUANLI LILUN YU SHIJIAN

疾病预防控制
管理理论与实践

主　编　夏时畅

副主编　戴慧华　蒋健敏　陈直平　俞　敏

　　　　徐旭卿　凌文娟　郭　玮

浙江人民出版社

图书在版编目（CIP）数据

疾病预防控制管理理论与实践 / 夏时畅主编. —杭州 ：浙江人民出版社，2017.5

ISBN 978-7-213-07775-3

Ⅰ. ①疾… Ⅱ. ①夏… Ⅲ. ①疾病预防控制中心-研究 Ⅳ. ①R197.2

中国版本图书馆 CIP 数据核字（2016）第 317565 号

疾病预防控制管理理论与实践

夏时畅 主编

出版发行	浙江人民出版社（杭州市体育场路347号　邮编　310006）
	市场部电话：(0571)85061682　85176516
责任编辑	吴　江　叶　函
责任校对	姚建国　陈　春　张志疆　俞建英
封面设计	王　芸
电脑制版	杭州兴邦电子印务有限公司
印　　刷	杭州丰源印刷有限公司
开　　本	787毫米×1092毫米　　　1/16
印　　张	34
字　　数	821 千字
插　　页	2
版　　次	2017年5月第1版
印　　次	2017年5月第1次印刷
书　　号	ISBN 978-7-213-07775-3
定　　价	45.00元

如发现印装质量问题，影响阅读，请与市场部联系调换。

目 录

上篇:综合管理

中篇：业务管理

下篇：附录

上篇：综合管理

第一章

综合目标管理

第一节　规划管理

　　规划,即个人或组织根据现有基础及形势要求对特定事业在未来一段时间内的发展方向、预期目标、主要发展步骤和预配保障措施进行估计和决策,是对未来长期性、关键性、整体性问题所提出的决策依据和分析结论,可促使单位朝着健康、稳定、高效和可持续的方向发展。规划管理,就是为了实现规划预定目标而开展各种管理活动,包括计划、决策、组织、控制和评价等动态管理过程。

一、理论背景

　　规划是个人或组织制定的比较全面长远的发展计划,为事业发展提出一个宏观性、方向性和指导性的决策依据,具有系统性、长期性、前瞻性和应对性等特点。按涵盖内容范围不同,可划分为总体规划和专项规划;按规划期限不同,可分为二十年规划、十年规划、五年规划和三年规划等。西方管理理论认为,规划的职能主要包括四个部分:①确定目标以及目标的先后次序,②预测对实现目标可能产生影响的未来事态,③通过预算来执行规划,④提出和贯彻指导实现预期目标的活动政策。规划的提出是为了避免个人或组织的事业发展的盲目性,但其效果的实现又取决于规划行动和整个管理过程。国内外不同系统关于规划及其管理的研究与实践也为疾控事业的规划管理实践提供了经验。

　　20世纪60年代启蒙于美国的"行动规划"理念,被定义为"以解决问题和实施为导向的规划",以解决现实突出问题为出发点,一般规划年限为3—5年,侧重于将长远的发展战略与近期的务实操作紧密结合;强调"定措施"的内容,配套有一系列可操作的行动方案,规划的内容体系丰富;特别重视规划过程的互动性,让全民参与形成共识;同时,实施规划的动态评估,开展定期检查、补充、更新,具有"近中期为主,近细远粗"的特点。这个理念提出后得到了社会的广泛认同。经过几十年的实践,现已在英国等西方国家成功用于实现地方发展的长远目标与解决近期突出问题,并走向制度化。近年来,该理念在国内如广东等地的区域规划中也得到了广泛运用。

20世纪70年代后期,美国的乔治·凯勒(George Keller)提出了战略规划理论,这一战略规划管理理论不同于以往的管理理念与方式,其工作目标要求简洁明了、明确具体,着眼于机构的整体需求与利益,在深思自己定位的基础上对影响机构发展的各种条件给予足够的重视,它鼓励创新和进取,通过制定明确的战略来应对预知的风险,提高机构的长远生存能力和工作质量。其具有三大特点:①积极领导与员工参与相结合,②与外部环境的协调与非迁就,③突现比较优势与科学定位。这个战略规划理论现在较广泛地运用于高校管理与规划中。

近年来,随着医疗改革逐步深入,SMART原则也逐渐被引入到医疗卫生机构规划研究中,它强调规划的明确性和针对性、目标指标数据量化和流程化、目标可实现性、目标设定与岗位职责相联系以及规划分轻重缓急有时限性,是一个多维度、多指标和多部门协调沟通的动态管理过程,它能实现上下级之间的互动,是一个动态平衡过程。

在规划管理上,方式已由传统的编制一份规划报告后束之高阁的做法,逐渐向全过程动态管理转型。所谓全过程动态规划管理,是一个系统工程,不仅涉及规划的编制,且包含将制定出的规划付诸实施的全过程管理,具有完善的规划编制、实施、督导和评估等环节,编制原则为:规划的编制建立在对外部环境科学分析及预测的基础上,结合单位自身发展的特点和学科发展需要来确定最终的规划目标任务、方法措施和发展方向,做到定量规划和定性规划相结合,并保证规划的继承性和针对性。规划内容包括概述、发展目标、发展内容和保障措施等。通过健全组织体系、完善过程性督导和控制环节,保障规划制定后的落实。同时,建立完善的规划评估制度,促使规划主体按照一定的标准和程序,在工作完成实际情况描述基础上对规划目标任务达成程度做出判断,它反映了目标实现的程度,即实际成果和预期目标之间的比率。注重评估后的跟进工作,提出调整建议,并督促各部门认真执行,这样,前一个管理周期暴露出来的问题便能在下一个周期得到解决或改进,形成一套滚动推进的规划目标实现机制。

二、疾控现状

疾控事业发展规划,就是对疾控事业未来的发展方向、目标和步骤的估计和决定,即对重点业务内容、达到的目标、达到目标的时间、步骤、保障措施等多个方面的未来状况作出一个合理的估计和安排。当前,与疾控机构发展有关的规划既包括机构自身建设与发展中长期规划,也包括与当前事业发展热点相关的各种专项性业务发展规划和计划,期限有三年、五年、十年等。

疾控机构建设与发展规划管理,一般以机构自身管理为主,即规划的编制、实施、督导和评估等过程性管理工作均以机构自身建设和发展需求为主导,既包括人财物的规划,又包括重点业务发展目标和任务的规划;在过程性管理过程中,主导机构一般为单位职能管理部门,其分解任务给各个业务部门,以合力完成规划编制、督导、自查、评估等工作。对全国各级疾控机构自身建设与发展规划编制有指导性意义的文件有《"健康中国2020"战略研究报告》《中共中央国务院关于深化医药卫生体制改革的意见》《全国卫生事业发展"十二五"规划》和各省卫生事业发展"十二五"规划等。现有的各类疾控机构仍有部分没有制定自身建设与发展规划,而已编制规划的单位其规划管理过程情况也各有不同,有的采用传统以编制规划报告为主的管理模式，也有的已经实施全过程的动态管理模式。

专项性业务规划管理，主要以国家—省—市—县四级联合管理的模式开展，即规划编制、实施、督导和评估等过程，均有一个全国性的规范要求，目前专项性业务规划主要包括艾滋病防治规划、结核病防治规划、鼠疫防治规划、重点地方病防治规划、重点寄生虫病防治规划、疟疾防治规划、中国精神卫生工作规划等。以艾滋病专项防控工作为例：为加强艾滋病防控工作，1998年，卫生部、国家计委、科技部和财政部等部门在分析当时艾滋病防控背景下，按照《中华人民共和国国民经济和社会发展"九五"计划和2010年远景目标纲要》及《中共中央、国务院关于卫生改革与发展的决定》（中发〔1997〕3号）中关于加强重大疾病防治的要求，制定了《中国预防与控制艾滋病中长期规划(1998—2010年)》，为更好地实施规划目标和任务，规划设立了分阶段目标，包括中期2002年的目标，以及长期2010年的目标，其中中期目标更多的以量化指标来予以体现，长期目标以定性描述为主。为加强规划管理，提出了综合治理、分类指导、依法管理、强化监督监测等具体行动措施，并对过程性不定期抽查、中期考评及终期考评等工作予以规范。规划实施过程中，组建全国、省、市、县四级规划督导组，不定期检查规划执行质量，及时分析和解决存在的问题。同时，根据形势要求和规划目标，在2001年、2006年和2011年，国家层面分别制定了《中国遏制与防治艾滋病行动计划(2001—2005年)》《中国遏制与防治艾滋病行动计划(2006—2010年)》《中国遏制与防治艾滋病"十二五"行动计划》，各个地方再逐级根据全国、省、市、县要求，制定了地方性中长期发展规划和行动计划，如《上海市预防与控制艾滋病中长期规划(2001—2015年)》《浙江省遏制与防治艾滋病行动计划(2012—2015年)》《温州市遏制与防治艾滋病行动计划(2012—2015年)》《文成县遏制与防治艾滋病行动计划(2012—2015年)》等，逐级落实，确保规划目标和任务的顺利实现。

三、管理实践

科学的规划管理，贯穿规划编制、实施、督导、评估全过程，是一个动态的管理过程，只有按照合理的程序，采用适当的方法，才能有效推动各项工作有条不紊地开展，最终实现规划目标。目前，国家疾控中心已实施全过程管理，动态的规划管理模式也已在全国多个省市实践，如湖北省、江苏省、上海市疾病预防控制中心的规划管理等。浙江省疾病预防控制中心分别于2001年、2005年和2010年围绕《浙江省卫生事业发展五年规划纲要》和《浙江省卫生改革发展五年专项规划编制工作方案》的要求，成立了规划领导小组，积极组织人员开展调查研究，了解全省疾病预防控制体系建设发展现状，学习其他兄弟省份先进经验，先后编制了《浙江省疾病预防控制中心2001—2005年建设与发展规划》《浙江省疾病预防控制中心2006—2010年建设与发展规划》和《浙江省疾病预防控制中心2011—2015年建设与发展规划》，规划实施过程管理采用了全过程动态管理模式，包括制定实施方案予以落实、开展不定期督导、进行中期和终期评估、评估后调整指标等，以"十一五""十二五"规划管理为例：

（一）组织体系建设

规划涉及整体、长远、综合等多个领域重要层面的发展，为更好地开展组织协调工作，规划项目开展前，成立了规划实施领导小组，由单位内各部门主管领导担任组长，规划管理人员、职能部门和业务部门主管担任项目组成员,全面负责规划的组织实施工作;项目组职责主要包括:按照单位主管领导的要求,制定规划编制、实施、督导和评估各个阶段的细则,根据规划流程,分解各阶段任务责任到人,并负责完成各阶段资料的分析汇总等。形成指标工作有人抓、工作责任有人承担的良好工作局面,确保规划实施各项工作的顺利进行。

(二) 规划编制

这是规划管理的关键环节,规划制定合适与否,会直接影响到后续的各项工作,并关系到最终的规划管理绩效。好的规划,要适应疾控事业发展形势需求,有明确的时间界限、确切的完成结果,可量化、可评估等。为更好地做好规划编制工作,将编制工作分为以下步骤:

第一,分析规划环境,建立规划目标。规划编制前,从管理和业务发展角度,搜集资料,明确规划编制背景和依据,厘清可能影响规划实施的内外部影响因素。外部因素包括社会经济发展现状、国内外疾病防控形势、当前防控重点领域、不同人群防病需求、国家和地方对卫生事业发展的规划等,内部因素包括机构自身发展需求、原有的工作基础和条件、发展潜力以及未来一段时间的发展方向等。分析它们的发展方向、对于规划主题的推动或阻碍发展方向。在此基础上,建立规划目标,搭建规划主体框架。

第二,制定编制计划,落实责任分工。根据规划目标和规划主题框架,明确各部分的关系和布局,根据规划编制任务要求,制定规划文本编制计划和细则,合理分工,落实各职能部门和业务部门参与编制人员的职责。同时,开展规划编制培训,让每一位参与人员了解规划编制原则和方法,明确本次规划目的、特点和计划,确保各项工作责任到人,各项任务节点清晰,从而保证规划编制的科学性、合理性、及时性。

第三,编制规划文本。以"十二五"规划文本为例,它涵盖规划背景(含"十一五"时期成效、主要存在问题、发展形势)指导思想、发展目标、主要任务、保障措施、实施和评估六大方面,整个文本反映出规划是对未来一段时间的谋划和安排,着眼于系统性地、有步骤地实施,近细远粗,定量指标和定性指标相结合,既包括宏观的定性说明,也包括量化可评估的阐述。如人才培养方面的规划目标为"全力打造'123'人才建设工程",这是一个较为宽泛的目标;而在任务当中予以量化说明,即"到2015年底,通过'123'人才建设工程,培养10名以上在本专业领域有较高水平、在国内同行中有相当知名度的学科带头人;20名以上省级科研、业务技术专家;30名以上在中心各业务领域起骨干作用、有发展潜能的优秀青年人才"。并对组织、财务和后勤等保障措施进行详细说明。

第四,规划文本评审。规划编制阶段的最后一项工作就是进行评审,对规划内容进行系统的分析和论证。首先,规划管理部门整理好规划文本后,反馈各职能部门和业务部门进行确认;其次,组织单位各业务分管领导、中层人员、规划领导小组和业务骨干,对规划内容进行再次确认、评价和审核,并根据修订意见,对文本进行修订;再次,邀请外聘的行业内专家、单位最高层领导,对规划全部内容进行最终确认、评价和审核;最后,编制人员将文本按成册要求整理、提交发布,以正式文件形式予以公布。

(三) 规划实施

规划的实施需要依靠单位各部门协作、共同努力。首先,规划管理部门根据规划文本,制定详细的规划任务分解表,使各项规划任务具体落实到各部门。各部门再根据所分解的目标、任务内容制定计划,重点回答六个"W"的问题,即"为什么做(Why)""做什么(What)""谁去做(Who)""什么地方做(Where)""什么时候做(When)"和"怎么做(How)"。计划体现近细远粗的特点,远期计划再根据形势变化予以修正。从而使得规划能够分阶段、分步骤、分层次地有效实施,形成发展合力。

（四）规划督导

在实施过程中,单位规划管理部门开展定期、不定期规划督导工作。定期督导,主要是将规划内容纳入年度目标考核体系,督促各处所每年对规划内容进行梳理和自查。不定期督导,一方面,在前期制定自查方案,督促各部门梳理、自查本部门的规划配套方案落实情况,及时查缺补漏,确保规划任务有效落实;另一方面,在中后期组织单位各部门分管领导、业务骨干组成督导组,开展现场督查,详细了解各项目标任务进展情况、存在问题和困难,预判规划终期任务完成可能性,并提出下一个规划建议。最后,督导意见一方面反馈给各个规划执行部门,另一方面整理各部门反馈的问题和困难,反馈领导予以决策。

（五）规划评估

目前,规划评估主要包括中期评估和终末评估,中期评估一般在规划实施中期开展,评估目标为及时了解各项工作的进展,发现工作中存在的问题和困难,分析工作成效,并结合业务发展形势,提出部分目标和任务的修订建议,其结果可为规划后一阶段的实施提供依据。终末评估一般在规划期结束后实施,重点评价规划目标达成情况,对于目标未达成或实施不好的内容予以分析,搞清楚这个问题的产生是因为规划本身制定得过高,还是形势变化未及时修正,抑或是执行部门没有很好地实施,从而促使规划管理者对制定的目标和实施过程进行进一步反省,为下一个规划制定提供依据。

以浙江省疾控中心"十二五"规划中期评估工作为例,根据《浙江省疾病预防控制中心建设与发展第十二个五年规划(2011—2015年)》(以下简称《规划》)的总体要求,2013—2014年,浙江省疾控中心通过全面与重点相结合、定性与定量相结合、处所自评与专家评估相结合的方式,对《规划》中期进展进行了客观评价,认真总结规划实施经验的同时,重点分析了存在的问题及改进建议,形成了《浙江省疾病预防控制中心建设与发展第十二个五年规划(2011—2015)中期评估报告》及三个子规划中期评估报告,报告经过外部专家审稿再评估、内部专家修稿、中心主任办公会议审定后,以文件形式发布,并编印成册发放给各部门参阅。随后,根据评估结果,规划管理部门组织开展了对规划部分指标和任务的相关调整工作,经过办公室初拟调整方案、处所征求意见修订方案、中心主任办公会议讨论、处所根据意见修订等过程,形成了《中心建设与发展第十二个五年规划中期部分指标、任务调整表》并发文。

（六）规划管理过程中应注意的问题

第一,规划制定前,要重视外部环境和卫生事业发展形势对规划编制的影响。在制定规划时要对各种影响单位发展的外界环境如技术、财政、政策、法律、社会文化、防病重点等进行科学分析,思考这些因素能为单位带来什么新的发展机遇,又会怎样影响与制约未来发展。

第二,确定规划内容时,要有一定的凸显比较优势。既要有特色、有重点、有差别地发展,又要根据内部因素和外部环境,明确自己的定位和发展方向,要找准突破口,不能一口吃成胖子,什么都想发展,哪里都是重点,而失去规划的引导作用。

第三,规划立足现实、以问题为导向,渐进循优、由近及远、不断改善。实施过程中,注意与年度计划的衔接,并注重三个落实:一是落实到行动目标,针对特定问题提出参与者能够感知的目标愿景;二是落实到行动任务,将每一项行动分解为可操作的一项项任务,指标可量化、可评估,尽量用数据说明,同时,对于"谁来实施、怎样去实施、怎样保证实施效果"都在规划中有明确的要求(任务、时间和要求一目了然);三是落实到具体的运作和实施背景,规划对每一条措施均须提出具体的操作方案。

第四,建立上下互动、横向联动的规划编制机制。加强规划管理部门和规划实施主体的互动,建立专门化管理与部门管理相结合的条块协调机制。建立综合协调办公室统筹规划和管理,同时协调各职能部门和业务部门,促进各部门紧密配合,各司其职、各负其责,共同推进规划建设工作。

第五,要有良好的政策保障。传统的规划在实施中常常限于规划部门的力量,实施措施相对单一、针对性不强。应配套规划出台实施管理规定,为相关问题做出规定,保障规划建设有章可循,鼓励各部门出台配套实施细则。

第六,建立一套定期考核和即时反馈机制。为保证行动规划的实施效果和实施进度,通常要"定期考核"行动主体的完成情况。开展定期评估与督导,了解各目标任务实施情况,保障措施落实情况,并及时反馈督导结果。通过发布阶段性规划评估报告,让规划实施主体了解目标和举措进展情况,督促各部门严格执行规划。

参考文献

[1] 杨晓滨.构建企业战略规划管理体系[J].中国石化,2014,(1):33-34.

[2] 罗勇.行动规划编制和实施的有效路径探索[J].城市发展研究,2014,21(4):8-11.

[3] 段俊霞,潘建屯.乔治·凯勒战略规划管理理论对我国高校管理的启示[J].黑龙江高教研究,2014,32(1):10-12.

[4] 陈智高.疾控机构实行目标管理现状与思考[J].江苏公共卫生管理,2008,10(6):30.

[5] 吴珂文.基于SMART原则的医院绩效规划研究[J].江苏卫生事业管理,2014,25(5):1-3.

(李　娜)

第二节　计划管理

在管理实践中，计划是决策的组织落实过程，是其他管理职能的前提和基础。美国著名管理学家哈罗德·孔茨曾经说过："计划工作是一座桥梁，它把我们所处的此岸和我们要去的彼岸连接起来，以克服这一天堑。"一个组织机构的高效运行离不开科学合理的计划制定、计划实施过程的有效管理和督导，以及对计划完成情况的总结评价与改进。

一、理论背景

计划的定义可以从广义和狭义两个层面去理解。广义的计划指制定目标并预先安排一系列行动方案的过程，包括计划的制定、执行和检查。狭义的计划就是指制定计划，即基于对外部环境和内部条件的分析，对措施和步骤进行部署，提出在未来一定时期内要达到的目标以及实现目标的方案途径。西方管理学将计划的内容简要地概括为七个方面，分别是What(目的是什么?)、How(怎么做?)、Why(为什么?)、When(何时?)、Where(何处?)、Who(由谁来承担?)、How much(做到什么程度?)，这就是著名的"5W2H"理论。

古人讲："凡事预则立，不预则废。"这说明计划对于工作的顺利开展具有十分重要的意义。首先，制定合理的计划能够预测未来，指明方向。有了计划，工作就有了明确的目标和具体的步骤，有利于增强工作的主动性，减少盲目性，使工作有条不紊地进行。其次，计划能够提高成功的可能性。计划为目标的具体实现提供切实可行的方案，因此按照计划实施，则成功完成预期目标的可能性大大地提高。第三是提高工作效率，通过计划，管理者可以对工作的轻重缓急进行安排，使得工作更加有效率。第四是提高抵御风险的能力，未来是不断变化的。计划是预测这种变化并且设法消除变化对组织造成不良影响的一种有效手段。第五是整合资源，减少浪费。制定计划时，通过对各种方案的分析，选择最有效的方案用于实施，使有限的资源得到合理的配置，从而减少资源浪费，提高效益。最后，制定计划还有利于对工作进行控制。计划所设立的目标、责任人、时限等便于对工作进度和质量进行考核，对计划的执行者有较强的约束和督促作用。

计划作为工作实施的前提与要求，具有目的性、首位性、普遍性、实践性、明确性、效率性和灵活性七个特点。①目的性。任何机构或者个人制定任何计划，都有一个明确的目的，都是为了实现和达到某一目标。②首要性。计划是在行动之前制定的，它是进行其他管理工作的必要前提，计划在前，行动在后。③普遍性。计划的普遍性体现在两个方面，首先，所有的工作项目都需要有计划；其次，计划工作涉及组织机构中每一位管理者和员工。④实践性。计划是用于指导工作开展的，一个科学合理的计划应从实际出发、易于操作、可以实现。⑤明确性。计划应明确表达出组织的目标和任务，明确表达出实现目标所需的资源以及所采取的程序、方法和手段，明确表达出各级管理人员在执行计划过程中的权力和职责。

⑥效率性。计划的效率是指从组织目标所作贡献中扣除制定和执行计划所需费用及其他因素后的总额。如果一个计划能够达到目标，但在计划实现的过程中付出了较高的代价或者是不必要的代价，那么这个计划的效率就是很低的。如果某项计划按合理的代价实现了目标，这样的计划就是有效率的。⑦灵活性。计划是面对组织未来行动的，计划所面临的是复杂多变的环境，任何一个组织都不可能确切知道未来将要发生的各种变化。因此，这种不确定就要求组织在制定计划时不能过于死板，要具有一定的灵活性，便于根据环境的变化对计划作出一定的调整。

二、疾控现状

1983年，卫生部在《全国卫生防疫站工作制度(试行)》中首先提出了计划与总结管理的要求。①工作计划应根据上级指示精神，结合本地实际情况讨论制定。②计划应于上一年12月末以前由各科室提出，交办公室综合整理，经站务会讨论通过后执行。③各科室必须有详细实施计划。做出季度和每月安排，把任务落实到人，明确完成任务的时间和质量要求。④工作计划内容不得擅自改动，确需增减和变动的要报主管站长批准。⑤计划执行情况，每季由各科室进行检查，每半年由站长组织有关人员进行一次检查，年末做出全面总结。⑥每年的工作计划、总结材料于1月底以前上报卫生行政主管部门和业务领导单位。由于当时的防疫机构管理体制较为简单，尚未形成计划管理的理念，主要通过工作计划与总结来实现管理。

近年来，随着疾控机构管理水平的不断提升，计划管理的概念已十分成熟，并逐步发展成了一套具体、完整的管理体系。计划可进一步细分为辖区面上计划、机构计划、部门(处所、科所)计划、专项工作计划及个人或岗位计划等。按照计划执行时间不同，可分为发展规划、年度计划、月度计划、一周工作安排等。其中辖区面上计划是根据机构工作职责、上级有关要求和全省实际情况，制定的辖区疾病预防控制年度工作计划；机构计划是根据上级有关部门的要求和本单位建设发展情况，制定的机构年度工作计划、发展规划等；部门(处所、科所)部门(处所、科所)计划是根据单位计划要求以及处所发展目标和有关工作安排，制定的处所年度工作计划、发展规划等；专项工作计划包括项目工作、监测工作、现场调查、督导评估、宣传活动等工作计划；个人或岗位计划主要是根据个人发展或岗位工作要求，制定的年度工作计划等。

三、管理实践

(一)计划制定的要求和程序

任何计划工作都要遵循一定的程序或步骤。虽然小型计划比较简单，大型计划复杂些，但是，管理人员在编制计划时，其工作步骤都是相似的，依次包括以下内容：

一是认识机会。认识机会先于实际的计划工作开始以前，严格来讲，它不是计划的一个组成部分，但却是计划工作的一个真正起点。因为它预测到了未来可能出现的变化，清晰而完整地认识到组织发展的机会，搞清了组织的优势、弱点及所处的地位，认识到组织利用机会的能力,意识到不确定因素对组织可能产生的影响及其程度等。认识机会,对做好计划工作十分关键。一位经营专家说过:"认识机会是战胜风险、求得生存与发展的诀窍。"诸葛亮"草船借箭"的故事流传百世,其高明之处就在于他料到了江上会起雾,而曹军又不习水性,断不敢在雾天贸然迎战,于是神奇地实现了自己的战略目标。

二是确定目标。制定计划的第二个步骤是在认识机会的基础上,为整个组织及其所属的下级单位确定目标,目标是指期望达到的成果,它为组织整体、各部门和各成员指明了方向,描绘了组织未来的状况,并且作为标准可用来衡量实际的绩效。计划的主要任务,就是将组织目标进行层层分解,以便落实到各个部门、各个活动环节,形成组织的目标结构,包括目标的时间结构和空间结构。

三是确定前提条件。计划工作的前提条件就是计划工作的假设条件,简言之,即计划实施时的预期环境。负责计划工作的人员对计划前提了解得愈细愈透彻,并能始终如一地运用它,则计划工作也将做得越协调。按照组织的内外环境,可以将计划工作的前提条件分为外部前提条件和内部前提条件;还可以按可控程度,将计划工作前提条件分为不可控的、部分可控的和可控的三种。外部前提条件大多为不可控的和部分可控的,而内部前提条件大多数是可控的。不可控的前提条件越多,不肯定性越大,就越需要通过预测工作确定其发生的概率、对组织的影响及程度的大小。

四是拟定和选择可行性方案。该步骤分三个内容:拟定可行性行动计划、评估计划和选定计划。拟定的可行性计划越多,则行动就越高效。评估环节需要做的是认真考察每一个计划的优缺点,比如一个方案需要的经费与时间。有时会发现同时有两个以上可取方案。在这种情况下,必须确定出首先采取哪个方案,同时将其他方案也进行细化和完善,以作为后备方案。

五是制定计划。计划内容包括名称、正文、结尾。计划名称应包括计划组织的名称和计划期限两个要素。计划正文应写明计划的具体要求,一般包括背景及资源分析、工作的目的和要求、工作的项目和指标、实施的步骤和措施、检查评估方法、拟获得的产出等,即为什么做、做什么、如何做、做到什么程度。计划的结尾应写明计划的组织名称和订立时间。计划工作的最后一步就是把计划转变成预算,使计划数字化。定性的计划往往在可比性、可控性和进行奖惩方面比较困难,而定量的计划具有较硬的约束。

不同类型的计划,在制定、执行、检查以及调整过程中应遵循不同的程序,以下是浙江省疾控机构各类计划的制定程序。

第一,全省面上计划制定。包括项目名称、任务来源、年度目标、项目分解、监测点(现场工作点)等要素,可根据省级卫生行政部门要求,加入其他相关单位公共卫生任务,每年年初由省疾控中心办公室组织制定,各处所根据本专业技术或主管业务工作范围分别拟订有关内容,中心办公室收集、汇总,分管领导审阅,征求基层等多方面意见,提交中心主任办公会议审定后印发,或提交省级卫生行政部门印发。目前浙江省全省面上计划任务通过编制成《××省××××年度公共卫生工作任务书》的形式由省卫生计生委下发,任务书采用表格的形式,保证了计划各要素的完整规范,也便于阅读,可供相关部门借鉴,任务书项目计划表范例见附录1。

第二,机构计划的制定。由本单位办公室每年年初根据上级有关部门要求,结合机构规划及财政项目预算等,拟订机构年度工作指导思想和主要目标任务,征求单位领导和各处所意见,由主任办公会议审定后提交职代会审议。审议通过后,由办公室组织分解落实到各处所。

第三,部门(处所、科所)计划的制定。各部门(处所、科所)根据单位年度工作指导思想和主要目标任务以及财政项目预算、全省工作安排等要求,按照处所职责和业务分工,制定处所年度计划,处所负责人进行审核、整理,报办公室汇总、审核后,由分管领导审定。涉及单位重要事项的计划需主任办公会议审定。目前浙江省全省面上计划任务通过编制成《××××年度计划任务书》的形式下发,任务书任务表范例见附录2。

第四,专项工作计划的制定。根据专项工作的总体安排,结合中心实际,该项工作责任部门(处所、科所)或负责人组织制定专项工作计划,明确进度安排和各阶段目标任务,并由分管领导审定,涉及机构重要事项的计划须经主任办公会议审定。

第五,个人或岗位计划的制定。根据机构、部门(处所、科所)的指导思想和任务目标,各部门(处所、科所)组织个人或岗位拟订本专业技术或主管业务工作范围的年度工作计划,由部门(处所、科所)负责人进行审定。

(二) 实施与检查

计划相关的责任部门(处所、科所)及项目或岗位的负责人应按照要求,认真组织实施,确保各项任务目标的按时完成。机构年度计划、部门(处所、科所)计划及实施与检查由办公室组织进行,考核内容包括完成目标任务的时限、数量和质量以及资料完整性等;专项工作计划的实施与检查按照项目要求进行。个人或岗位计划由各责任处所进行监督与考核,考核内容包括"德、能、勤、绩"四个方面。计划制定完成后,原则上不得擅自更改。在实施过程中发现问题或政策、环境、资源发生变化,确需增减和变动的,应由责任部门(处所、科所)或岗位提出申请。其中全省面上计划、机构计划更改要由分管领导审核后,报主任审定;部门(处所、科所)计划、专项工作计划、个人或岗位计划更改要由责任部门(处所、科所)负责人审核后报分管领导审定,更改后向办公室或人事部门备案。涉及机构重要事项的计划变更须经主任办公会议审定。

(三) 计划管理的原则

在实施计划管理的过程中,管理者必须严格遵守以下原则,才能有效实现管理目标。首先是实事求是的原则,即遵循客观规律,按照客观规律办事,脱离实际的计划不仅无法达到目的,还会挫伤实施者的积极性,造成资源和时间的浪费。第二是系统化原则,计划目标管理要分层次、分环节去实现。机构规模越大,对计划系统化的要求越高,只有将目标层层分解,相关部门与人员各司其职、通力合作,才能保证机构整体目标的实现。第三是科学化原则,制定计划时要依据科学理论,运用科学方法,不主观臆断、随意编造计划。最后要注意的是弹性原则,由于计划工作存在许多不确定元素,因此不可能对各个项目工作都进行周密细致的预测。当遇到重大的新事件新情况时,需要及时对计划进行修订或者制定相应的补救方案措施。

总而言之,计划管理对于任何组织机构都具有十分重要的意义。它不仅有利于管理人员明确工作目标,对成员进行有效的激励,而且能够促进对工作目标措施的管理,保证各种资源取得最佳的使用效果,从而更好地实现组织发展目标。

参考文献

［1］海因茨，韦里克，哈罗德等.管理学：全球化视角［M］.北京：经济科学出版社，2004.

［2］百度百科.计划［EB／OL］.http：//baike.baidu.com／link?url＝9bAgdjVaJ6HO2cZkv
5k1QFl6ArpI4d4OR1zYJznNg5Y_V2Io5K82lIkECMav6yyTJ_ORyTvvuntT-Qri_a7Hwa.

参考附录

（张人杰）

第三节　考核与评价

考核与评价是疾控机构加强内部管理、促进单位建设发展的重要手段和方法，包括对内设机构、处（科）所的考核评价，也包括对职工（岗位）的考核评价，是一项系统工程。一套良好的考核评价体系，不仅能够调动组织内部职工积极性、提高工作效率，而且能够促进组织管理运行和业务发展，最终实现组织的年度或规划目标，而差的考核与评价体系则往往适得其反，无法有效激励职工，造成组织绩效低下，影响机构职能的履行。因此，寻求适应疾控机构性质和工作特点的考核与评价机制或体系，具有非常重要的现实意义。

一、背景理论

激励职能不仅是管理的一项基本职能，而且是管理中最重要的职能，激励在现代管理中有着不可替代的重要作用。管理学上，激励理论主要有以下几种。①内容型激励理论：从探讨激励的起点和基础出发，分析、揭示人们的内在需要的内容与结构，以及内在需要如何推动行为。其主要代表有马斯洛（Abraham Harold Maslow）的需要层次理论、赫茨伯格（Frederick Herxberg）的双因素理论以及大卫·麦克利兰（David McClelland）的成就需要理论。②过程型激励理论：该理论侧重于研究动机形成和行为目标的选择以及行为的改变与修正，主要研究人们选择其所要做的行为过程和如何转化人的行为以达到组织预定的目标。其主要代表有弗洛姆（V.H.Vroom）的期望理论、洛克（E.A.Lock）的目标理论和斯金纳（Burrbus Frederick Skinner)的强化理论。③状态型激励理论:该理论的研究重点就是弄清公平或不公平的因素和挫折对人的行为的影响,目的是找到有效的手段或措施来消除不公平和挫折对人的行为的消极影响,最大限度地保证人的积极性得到充分发挥。其主要代表有亚当斯(Adams)的公平理论和杜拉德(J. Dollard)的挫折理论等。

考核激励是激励的重要手段之一。考核,古时即有"考查审核""考查核实"及"研究考证"之意。评价,通常与考核相联系,考核是众多评价方法的一种,即通过考核进行评价。任何组织,要实现组织正常运行和发展,必要的、定期的、科学的考核通常是非常重要的,综合运用管理学激励理论,通过考核对组织的目标、绩效、人员等进行客观评价,能发现存在的问题,并提出改进措施和建议,最终推进组织管理和业务的发展。

一般情况下,考核与评价根据对象不同,主要分为两种,一种是针对组织、机构的考核与评价,另一种是针对组织人员或岗位的考核与评价。两种考核与评价各有侧重,同时又相辅相成、联系紧密。

针对机构、内设部门的考核与评价是指组织管理部门或上级组织按照一定的标准,采用规范的程序和科学的方法,对组织或内部机构各项目标完成情况进行了解,并运用合理、有效的评价方法进行评价,主要包括管理目标、业务目标和发展目标等。有效的考核与评价,可以帮助组织发现问题、改进问题,推动组织整体发展,并通过评价结果的运用起到激励作用。

针对职工的考核和评价是指组织按照一定的标准,采用规范的程序和科学的方法,对所管理的员工的政治业务素质和履行岗位职责、完成工作目标的情况等进行了解、核实和评价,内容有"德、能、勤、绩、廉"五个方面。其主要目的是为了让员工更好地工作、为组织服务。通过考核与评价,一方面可以发掘与有效利用员工的能力;另一方面,为员工公正的评价与待遇,包括奖惩与升迁等提供依据;还有利于管理者了解下属,以便进行合理的岗位调整及职务晋升。

无论是针对组织机构还是职工的考核与评价,其工作均要求做到:必须坚持客观公正的原则,有正确的考核标准、科学的考核方法和公正的考核主体组成的考核体系,要实行多层次、多渠道、全方位、制度化的考核,注意考核与评价结果的正确运用。一般程序包括:制定针对性的考核与评价计划,制定考核与评价标准、设计考核与评价方法、培训考核人员,衡量内部机构或岗位工作、搜集基础信息,分析考核信息、作出综合评价,根据考核与评价结果进行二次培训。

目前,无论是政府还是企事业单位,较为流行的考核评价方法是绩效考核(performance examine),它是绩效管理中的一个环节,是指个人或组织在既定的战略目标下,运用特定的标准和指标,对员工的工作行为及取得的工作业绩进行评估,并运用评估的结果对员工将来的工作行为和工作业绩进行正面引导的过程和方法。常见绩效考核方法包括BSC(即平衡计分卡,由哈佛商学院发明的一种绩效管理和绩效考核的工具)、KPI(关键绩效指标)及360度考核(绩效考核方法之一,其特点是评价维度多元化(通常是4个或4个以上),适用于中层以上人员的考核)等。

绩效考核本质上是一种过程管理,而不仅仅是对结果的考核,涵盖制定计划、执行、检查、处理的PDCA循环过程,包括绩效目标设定、绩效要求达成、绩效实施修正、绩效面谈、绩效改进、再制定目标的循环,这也是一个不断地发现问题、改进问题的过程,旨在帮助员工找到差距、进行提升,有效的绩效考核能帮助个人或组织达成目标。

绩效考核的应用重点在薪酬和绩效的结合上。薪酬与绩效在人力资源管理中是两个密不可分的环节。在设定薪酬时,一般已将薪酬分解为固定工资(基础性绩效工资)和绩效工资(奖励性绩效工资),绩效工资正是通过绩效予以体现,而对员工进行绩效考核也必须要表现在薪酬上,否则绩效和薪酬都失去了激励的作用,应将员工聘用、职务升降、培训发展、劳动薪酬相结合,使得单位的激励机制得到充分运用,从而有利于单位的健康发展;同时对员工本人,也便于建立不断自我激励的心理模式。

二、疾控现状

(一)针对机构的考核与评价

1995年,为全面提高卫生防疫站的综合防病能力、技术水平和科学管理水平,卫生部决定在全国实施卫生防疫站评审制度,颁布了《全国卫生防疫站等级评审管理办法》(试点方案)和《全国卫生防疫站评审标准》,并于1996年开始对全国卫生防疫站实行评审。评审标准共分为基本条件、科学管理、业务技术、科研培训四部分,省、市、县三级均有不同的标准。等级评审对卫生防疫工作的发展起到了一定的促进作用,但由于评估标准的确定缺乏系统的充分论证,且偏重硬件建设与工作条件,对工作过程、结果、效果以及能力的评估显得单薄,导致在执行过程中,有些机构仅仅是为了评审,而忽视服务能力和服务质量,或为了晋级,竞相购置平时并未开展工作或利用率较低的设备,造成资金和人员浪费。

20世纪90年代末,绩效考核作为一种有效的管理工具已经为大多数政府部门所接受。绩效考核的特点是采用系统的绩效考核指标体系对特定的考核对象进行定期考核,包括对组织机构的绩效考核和对部门、个人的绩效考核。伴随着2000年卫生监督与疾病预防控制体制改革的推进,卫生防疫站更名为疾病预防控制中心,其职能也作了较大调整。2008年12月,国家卫生部下发了卫疾控字〔2008〕68号文件,确定了各级疾病预防控制中心的基本职责和疾病预防控制工作绩效考核评估标准,并构建了评估区域疾病预防控制工作绩效的指标体系。该指标体系共有17项指标,按其职能归属可分为6个类别,分别为:传染病预防控制能力、慢性非传染性疾病控制能力、突发公共卫生事件处置能力、健康危害因素监测评价与干预能力、健康教育和健康促进能力、运行保障能力。至此,针对我国各级疾控机构的以考核工作绩效为主的绩效评估体系基本确立。

目前,全国各地针对疾控机构的工作考核评估主要参照国家的绩效考核指标体系进行,重点是评估疾病预防控制机构工作过程、数量质量、能力水平和工作效果,兼顾疾病预防控制机构履行公共职能的政策环境和资源投入等。考核流程包括准备阶段(制定方案、落实组织、全员培训、指标分解)、考核阶段(搜集资料、验证核实、综合分析、录入数据)、报告阶段(综合评判、报告反馈、后续指导)。而针对部门和职工的工作绩效评估,不同单位所采取的手段不尽相同,如民主测评确定考核等次、工作量化考核、综合目标责任制考核,等等。

针对疾控内部科室的考核,目前有许多疾控机构采用目标管理(MBO)作为绩效考评的主要工具。其核心思想是对目标进行层层分解,建立机构—部门—个人的目标管理体系,实现责任到人、分工明确。相比民主测评等其他考核方式,目标管理更加科学合理,具有较强的客观性,避免了主管情感因素对考核评价结果的影响,是今后疾控机构考核与评价的发展趋势。如何建立科学有效的目标管理模式,完善考核与评价机制,发挥目标管理优势,对于确保疾控机构的稳定、高效运行和更好地履行职责具有重要意义,也是目前疾控机构内部考核与评价的重要课题。

(二)针对人员的考核与评价

在疾控机构内部职工的考核与评价方面,不同疾控机构不尽相同。目前,各级疾控机构已大多实施了绩效工资,将职工考核与评价的结果与奖励性绩效工资挂钩,奖励性绩效工资的发放或分配办法成为职工考核与评价的主要手段。

2009年,人力资源和社会保障部、财政部、卫生部发布了《关于印发公共卫生与基层医疗卫生事业单位实施绩效工资的指导意见的通知》(人社部发〔2009〕182号),文件指出,在全国范围推行绩效工资,将其作为公共卫生和医疗卫生单位人员考核与评价的重要手段,是事业单位收入分配制度改革的重要内容。绩效工资是在事业单位津贴补贴清理核查工作基础上,于2009年10月1日起正式实施的。绩效工资水平由县级以上人民政府人力资源和社会保障、财政部门按照与当地事业单位工作人员平均工资水平相衔接的原则核定,各地结合本地实际确定具体核定办法。绩效工资的构成包括基础性绩效工资(60%—70%)+奖励性绩效工资(30%—40%),按月发放。

奖励性绩效工资可采取灵活多样的分配方式和办法,按照专技、管理、工勤等岗位进行分类考核,体现"多劳多得,优绩优酬"的分配原则。各级疾控机构作为公共卫生事业单位,内部绩效工资的分配,应向承担疾病防治、突发公共卫生事件处置与救治、环境恶劣的现场(实验室)工作等任务的岗位倾斜。事业单位收入分配制度改革确定了"三个不得"原则:不得在核定的绩效工资总量外自行发放任何津贴补贴或奖金,不得突破核定的绩效工资总量,不得违反规定的程序和办法进行分配。同时改革还明确,公共卫生事业单位实施绩效工资所需经费,纳入财政预算全额安排,按现行财政体制和单位隶属关系,分别由中央财政和地方财政负担。在改革实施过程中,各地疾控机构正式实施绩效工资的时间不尽相同,到2015年,除个别地方外,疾控机构基本全部实施了绩效工资。由于实际情况不同,绩效工资在疾控机构职工考核与评价中的作用如何,是否真正能够激励职工提高工作效率等,还有待评估,各地的相关政策也在不断调整完善当中。

三、管理实践

目前,目标管理、绩效考核管理等考核与评价模式在国内疾控机构内部管理中得到了较为广泛的应用,也不乏一些较为成熟的案例,如山东省疾控中心的综合目标管理、河南省疾控中心的绩效考核管理、江苏无锡市疾控中心的现代化绩效管理,等等。根据目标管理理论,管理者应该通过目标对下级进行管理,当组织最高层管理者确定了组织目标后,必须对其进行有效分解,转变成各个部门以及各个人的分目标,管理者根据分目标的完成情况对下级进行考核、评价和奖惩。浙江省疾控中心作为直属浙江省卫生计生委的纯公益性事业单位,以目标管理理论为指导,在内部的考核与评价工作中,逐步探索和形成了基于目标管理理论的以岗位责任制为核心的综合目标管理模式,建立了中心—处所—岗位目标管理体系,使综合目标管理责任制成为中心对处(科)所和职工(岗位)主要的考核与评价手段,并在多年的运行中不断完善和发展,对促进中心管理和业务发展起到了重要作用。

（一）综合目标管理责任制考核与评价框架

主要由中心目标、处所目标、职工(岗位)责任目标三大部分组成,如图1.1所示:

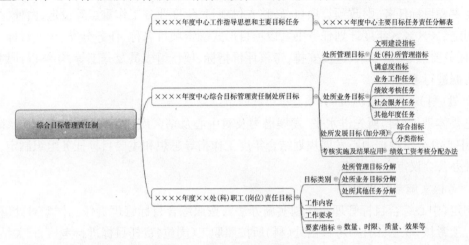

图1.1　综合目标管理责任体系

组织签订综合目标管理责任书,通过中心主任、处(科)所、职工层层签订责任书,将年度任务层层分解、落实到各个处(科)所、科室的每一名职工,责任到岗到人,使职工的岗位目标与科室、处(科)所管理目标以及单位目标紧密结合。对于每个具体指标均制定了详细的考核方法和评分标准、责任处(科)所及责任处(科)所要求。中心内部成立工作考核小组,对各项任务的完成情况进行定期考核。最重要的一点是,目标的实现程度,即最终具体指标的考核得分与职工的年终奖励性绩效工资相挂钩,这是目标管理的要点之一,也是管理学理论的组织激励职能的一种体现。

（二）中心年度工作指导思想和主要目标任务

主要依据国家和省卫生计生行政部门、国家疾控中心等上级有关部门任务和要求,结合中心年度工作重点确定。由中心办公室牵头,于每年年初组织制定《××疾病预防控制中心××××年度工作指导思想和主要目标任务》,并通过中心职代会审议通过后实施。中心办公室再将中心年度主要目标任务进一步分解,形成《主要目标任务责任分解表》,明确责任领导、牵头处(科)所和相关处(科)所,便于年终考核。

（三）中心综合目标管理责任制处(科)所目标

处(科)所目标由处(科)所管理目标、处(科)所业务目标、处(科)所发展目标(加分项)三个部分组成,采取百分制形式,各部分考核内容赋予不同的分值(每年可根据实际调整分值),年终以处(科)所为单位进行考核。具体做法如下:

1. 处(科)所管理目标(30分)

由文明建设、处(科)所管理和满意度三部分组成,每个部分设若干个指标,指标涵盖当年度中心的主要管理要求,每个指标提出年度的指标要求、分值和评分标准,一般指标数量在20个以内。

2. 处(科)所业务目标(70分)

包括业务工作目标、绩效考核任务、社会服务任务、科研任务等,也可根据年度管理需要或重点工作增加一些业务任务目标(如绩效考核任务即是原卫生部启动疾病控制绩效评估工作以后增加的业务目标)。其中业务工作目标,主要根据处(科)所制作、相关规范要求、中心年度主要目标任务、财政预算项目、转移支付项目、年度业务工作重点等设定,由处(科)所年初制定《××××年度计划任务书》,以项目形式确定项目名称、任务分类、年度目标、主要内容、任务要点、质量要求、进度安排、考核评价指标、项目组成员及分工等,年终以计划任务书为依据进行考核。

3. 处(科)所发展目标(加分项)

主要体现处(科)所先进水平、发展潜力及对中心及辖区疾控工作所做的贡献的综合指标,由中心办公室根据中心发展规划结合年度工作指导思想和主要目标任务组织制定,经中心主任办公会议审定后实施。

4. 考核实施与结果运用

制定《中心综合目标管理责任制实施办法》,按照综合目标管理责任制框架对处(科)所进行分项考核,职工(岗位)考核由处(科)所按照职工(岗位)责任目标进行考核,相关结果应用与年度奖励性绩效工资挂钩(每年制定《奖励性绩效工资考核分配办法》,并经中心职代会审议通过实施)。分配方式方面,20%的年度奖励性绩效工资以年度一次性考核计发。中心根据处所年度考核与评价结果(得分情况)与部门职工人数(含处所(科)长)确定处所的奖励性绩效工资总量。处所总量=处所年度考核得分/100×中心人均奖励性绩效额度×处所职工人数。根据各处所对职工岗位月度及年度考核结果计发。

(四)处(科)所年度职工(岗位)责任目标

按照岗位进行设定,将综合目标管理责任制处(科)所目标中的处(科)所管理目标、处(科)所业务目标进行有效分解,到岗到人,由每个职工(岗位)制定《××××年度××处(科)所职工(岗位)责任目标》,主要包括目标类别、工作内容、工作要求、要素/指标。其中"处(科)所管理目标分解"一般为通用要求,即对每一个职工(岗位)的要求,主要"工作内容"为中心对"处(科)所管理目标"要求的具体分解,如中心"处(科)所管理目标"中要求"年度学术讲座以处(科)所为单位,年度参加率不低于90%",则在职工(岗位)责任目标分解时,可将"工作要求"设定为"按中心要求参加相应学术讲座,不得无故缺席",将对应的"要素/指标"设定为"年度学术讲座参加率不低于90%"。"处(科)所业务工作目标"主要根据处(科)所年度《计划任务书》及其他年度岗位要求进行设定,内容设定应因岗位不同而有所区别,明确谁负责、谁参与、谁指导,提高实际工作中的可行性,调动职工(岗位)工作积极性。

(五)目标考核与评价存在的问题

各级疾控机构在实施目标导向的考核与评价时,通常容易出现以下问题:

第一,部分目标和指标很难科学量化。综合目标管理责任制的提出及应用实行目标管理,对疾控机构内易于度量和分解的目标带来了良好的绩效,但有些指标很难度量和分解,通常容易采用主观描述,比如"进一步""加强""较好""有效"等,导致目标的实现以及在最终的评估中很难把握。这也是国内事业单位目标管理的难点之一。

第二,单位性质导致目标管理的应用效果产生折扣。疾控机构工作性质具有较强的社会性和公益性,不以盈利(或积累资本)为直接目的,其工作成果与价值不直接表现或主要不表现为可以估量的物质形态或货币形态。因此,在目标管理的应用上,可能存在一些目标难以确定、组织实施难度大、人员激励难度大或激励效果不明显等实际问题。此外,在事业单位中,工作和目标的先后次序较难界定。德鲁克认为,并不是有了工作才有目标,而是相反,有了目标才能确定每个人的工作。但在疾控机构内部管理中,由于其事业单位体制,工作和目标的先后次序较难界定,表现在目标设定大多来自于岗位职责,而由于客观原因,业务岗位设置往往是因人设岗,会存在岗位空白或岗位弱化现象,这一定程度上制约了组织目标的分解和实现。

第三,保证目标实现的计划制定过程不够科学和严谨,往往缺乏足够的调查和因素综合分析,对实际情况估计不足,存在过分乐观或悲观态度,计划目标过高或过低,从而影响目标的可及性。如某些业务"规划"目标要求力争达到全国先进水平或领先水平等,虽然也制定了相应的一些指标,但由于量化指标有限,加之缺乏标准且很难横向比较,给目标的最终实现带来了难度。计划的组织实施及过程控制,严格来讲,既定计划任务或者目标应该尽量少改变,但实际工作中,由于各种人为因素、客观条件或经费使用等,往往导致既定目标无法实现或者目标更改,影响计划的效能和效率。

(六)实践经验与对策措施

1. 科学制定目标和指标

科学设置目标指标有利于考核与评价的实施,两者相辅相成。目标的正确设置与分解是目标管理最为重要的阶段,一定程度上也是决策的重要内容,尺度把握及实际操作上也势必存在很大难度。需要对疾控机构面临的内外环境、疾病预防控制形势和改革发展趋势等进行具体分析和预测,目标设置应切合实际,既不能过大而不可及,影响士气,也不能过小而容易达成,失去目标的意义。能够客观量化的目标尽可能量化,并确保指标的科学合理和操作性。对于确实无法量化的指标或者只能部分量化的指标,其目标任务的完成可依靠其他一些管理方式补充,如全面质量管理、文化管理等。同时,应尽可能避免因人设岗、因岗设置目标现象,确保目标在前,任务分工在后,最终便于科学地进行考核与评价。

2. 注重计划制定和实施

管理学上,计划组织是主要的管理基本职能之一,对于组织目标的实现有着至关重要的作用。考核与评价的实施要做好计划管理,计划管理的关键在于计划的制定过程,计划科学性直接影响到单位管理的效率。在计划制定上应投入足够的精力,组织人员力量,重点是目标任务的确定,计划实现的科学性、可行性和合理性,包括任务分解、职责分工、进度安排、考核与评价指标等,以《计划任务书》的形式将计划任务纳入综合目标管理责任制,是计划任务考核与评价的重要手段,这有利于及时发现、分析和解决问题,确保计划目标的实现。

3. 考核与评价的相对性

任何考核与评价制度都会因为不同疾控机构所要达到的阶段性目标以及实际的需要而有所不同,而且各机构所面对的外在环境及内部的人才、资金与管理亦存在差异。疾控机构的考核与评价只有依据内部与外部环境的情况,灵活运用管理原则,以寻求最适合的考核与评价制度,并切实加以彻底执行,才是根本之道。考核与评价制度本身也需要在实践中不断完善,没有一成不变的考核与评价制度,也没有"朝令夕改"式的考核与评价制度。考核与评价制度在执行中既要保持一定的稳定性、连续性,使大家有法可依,又要与时俱进、不断更新和完善,以适应形势的发展。考核与评价制度的变更也好,稳定也好,都要依据疾控机构的管理目标而定,把握住了这一点,也就把握住了根本。

总之,疾控机构实行以目标为导向的综合目标管理模式作为考核与评价的主要手段,一定程度上适应了当前疾控机构建设发展的需要,有利于确定疾控机构的目标指标、明确职责与分工、树立责任意识等,对疾控机构目标的完成起到保障和推动作用。以目标为导向的考核与评价也存在一些问题,如过于重视目标的结果而忽视考核过程和行为所导致的成本效益问题、考核趋于形式化所造成的激励作用有限和公正问题等,需要与其他管理如全面质量管理、绩效管理、文化管理等管理方式相结合,以期能够不断提高疾控机构内部管理能力和效率,尽可能地充分利用有限的资源,为疾病预防控制业务工作的顺利开展提供更好的服务,努力实现公共卫生服务的利益最大化目标。

参考文献

[1] 赵国华,赵平.管理学[M],北京:清华大学出版社,1989.

[2] 孙宗虎.关键绩效指标实操全案——KPI的选择、监控和实施[M],北京:化学工业出版社,2013.

[3] 战扬,蔡云芳,王越.试论目标管理与业务建设[J].黑龙江科技信息,2009,(36):356.

[4] 陈智高.疾控机构实行目标管理现状与思考[J].江苏公共卫生管理,2008,10(6):30.

[5] 金玉善,肖良成等.实行综合目标管理责任制缩短平均住院日[J].中国医院,2009,8(8):77-78.

[6] 梁青山.我国现行疾控机构管理体制存在的弊端及改革设想[J].中国卫生资源,2008,11(5):226-227.

[7] 郝素英.试论办公室管理的艺术性[J].社会科学论坛,2005,(3):115-116.

[8] 李基旭.疾病预防控制工作绩效考核模式实践与探讨[J].中国医药指南,2009,7(23):31-34.

[9] 郭晶,张学清.浅谈疾病控制机构员工绩效考评[J].现代预防医学,2010,37(12):2261-2262,2278.

[10] 蔡正茂.区域疾病预防控制绩效评估的方法学和指标体系研究[D].复旦大学,2009.

[11] 无锡市疾病预防控制中心.疾控中心现代化绩效管理的探索与实践[EB/OL].http://www.wxhealth.com/guanliluntan/2014-03-24/2604.html.

(韦余东)

第二章

人力资源管理

第一节　组织机构与岗位管理

疾病预防控制中心是政府举办的从事公共卫生服务的公益性事业单位,具备国家事业单位的属性,也是隶属本区域卫生行政部门的重要组织机构,具有自己的特性,有自己的活动内容,对疾病预防控制、保障公众健康、促进社会经济的发展起着重要的作用。根据中央编办、财政部、国家卫生计生委《关于印发疾病预防控制中心机构编制标准指导意见的通知》(中央编办发〔2014〕2号)规定:按照行政区划,原则上只设置1个疾病预防控制中心,承担辖区内疾病预防控制职能,其开展正常业务所需经费和编制内的人员经费由同级财政予以保障。疾控机构的性质和行使的职责决定其组织机构体系和岗位管理制度。

一、理论背景

(一)疾病预防控制中心机构性质

疾病预防控制中心在我国的组织机构体系中是经国家批准成立的并列入各级机构编制部门管理的事业单位。2004年6月国务院修改发布的《事业单位登记管理暂行条例》中对事业单位的定义是:经机构编制部门批准成立和登记或备案,领取《事业单位法人证书》,取得法人资格的单位,以及国家权力机关、国家行政机关、国家司法机关、国家党政机关、政协组织等法人单位的分支机构或派出机构。是"国家为了社会公益目的,由国家机关举办或者其他组织利用国有资产举办的,从事教科技、文化、卫生等活动的社会服务组织"。

近年来,国家实施了事业单位分类改革。根据《中共中央　国务院关于分类推进事业单位改革的指导意见》(中发〔2011〕5号)精神,按照社会功能,将现有事业单位划分为承担行政职能、从事生产经营活动和从事公益服务三个类别。

第一,承担行政职能的事业单位。即承担行政决策、行政执行、行政监督等职能的事业单位。认定行政职能的主要依据是国家有关法律法规和中央有关政策规定。这类单位逐步将行政职能划归行政机构,或转为行政机构。今后,不再批准设立承担行政职能的事业单位。

第二，从事生产经营活动的事业单位。即所提供的产品或服务可以由市场配置资源、不承担公益服务职责的事业单位。这类单位要逐步转为企业或撤销。今后，不再批准设立从事生产经营活动的事业单位。

第三，从事公益服务的事业单位。即面向社会提供公益服务和为机关行使职能提供支持保障的事业单位。改革后，只有这类单位继续保留在事业单位序列。根据职责任务、服务对象和资源配置方式等情况，将从事公益服务的事业单位细分为两类。

公益一类事业单位即承担义务教育、基础性科研、公共文化、公共卫生及基层的基本医疗服务等基本公益服务，不能或不宜由市场配置资源的事业单位。这类单位不得从事经营活动，其宗旨、业务范围和服务规范由国家确定。疾控中心应属于公益一类事业单位。

公益二类事业单位即承担高等教育、非营利医疗等公益服务，可部分由市场配置资源的事业单位。这类单位按照国家确定的公益目标和相关标准开展活动，在确保公益目标的前提下，可依据相关法律法规提供与主业相关的服务，收益的使用按国家有关规定执行。

（二）机构的组织系统模式

组织结构（organizational structure）是指，对于工作任务如何进行分工、分组和协调合作。组织结构是表明组织各部分排列顺序、空间位置、聚散状态、联系方式以及各要素之间相互关系的一种模式，是整个管理系统的"框架"，其本质是为实现组织战略目标而采取的一种分工协作体系，组织结构必须随着组织的重大战略调整而调整。典型的组织模型有：直线职能式、事业部式、混合式、矩阵式等。在直线职能式中，一方面需要根据单位的主要职能活动来进行业务部门的设置，并围绕业务部门的设置来安排管理部门的设置。疾病预防控制中心的组织结构大多是直线职能式的。如目前全国省级疾控中心分为中心、处所（科所）层面，副处级级别以上单位，多数设有科级层面，这样便于适应疾控中心业务工作的开展。一般省级疾控中心组织架构如图2.1所示（以浙江省疾控中心为例）。

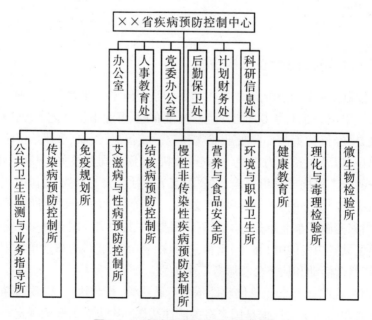

图2.1 一般省级疾控中心组织架构

（三）内设机构设置的基本原则

遵循"资源优化、精简高效、职责清晰、运作规范、统一指挥、权职对等"的原则,根据现有的人力资源情况,合理设置相应的内设机构。为了避免内设机构过于细化和繁多,可以按专业分类逐步向功能型设置转变,将专业相关的和控制手段相近的疾病整合,以更好地实现人员、信息、技术、仪器设备等资源共享。保证重大传染病和政府民生重点关注的公共卫生相关业务科所的建设。在职能管理方面,尽量减少管理部门和层次,强化综合管理。利用相应的工作流程,规范运作,提高管理效能。

（四）岗位设置基本原则和要求

坚持科学设岗、精简高效、按岗聘用的原则,公平、公正、公开、竞争的原则,合理调控、统筹兼顾、全面平稳的原则,岗位准入、专业匹配、择优入岗的原则。

根据《事业单位人事管理条例》要求,国家建立事业单位岗位管理制度,明确岗位类别和等级;事业单位根据职责任务和工作需要,按照国家有关规定设置岗位;岗位应当具有明确的名称、职责任务、工作标准和任职条件。

二、疾控现状

（一）疾控中心的主要职责

疾控中心的主要职责如下:

第一,传染病、寄生虫病、地方病、非传染性疾病等预防与控制;

第二,突发公共卫生事件和灾害疫情应急处置;

第三,疫情及健康相关因素信息管理,开展疾病监测,搜集、报告、分析和评价疾病与健康危害因素等公共卫生信息;

第四,健康危害因素监测与干预,开展食源性、职业性、放射性、环境性等疾病的监测评价和流行病学调查,开展公众健康和营养状况监测与评价,提出干预策略与措施;

第五,疾病病原生物检测、鉴定和物理、化学因子检测、评价;

第六,健康教育与健康促进,对公众进行健康指导和不良健康行为干预;

第七,疾病预防控制技术管理与应用研究指导等。

（二）疾控中心编制情况

2013年,全国上报的省级疾病预防控制机构有32个,地市级疾病预防控制机构有347个,县区级疾病预防控制机构有2972个。国家疾病预防控制基本信息系统报告的省、市、县级疾控机构人员共有184438名,其中,全国省级疾病预防控制中心共有11792人,省级平均人数380人;地市级疾病预防控制中心共有37308人,地市级平均人数110人;县区级疾病预防控制中心共有135338人,县区级平均人数48人。以浙江省、市、县(区)各级疾控中心人员编制情况为例,全省共有疾控中心99家,其中,省级1家,市级11家,县级87家。全省各级疾控中心共有编制5234个(截至2013年12月30日),其中,省级440个,市级1153个(平均105

个),县级3641个(平均41个)。现有在编人员4834名,其中,省级377名,市级1089名(平均99名),县级3368名(平均38名),全省各级疾控中心编外人员1477人。

(三)机构行政级别情况

全国32个省级疾控中心,机构行政级别为副厅的有11个(截至2013年底),分别是天津、上海、浙江、福建、河南、湖北、广东、海南、四川、重庆和贵州,其他21个省级疾控中心为正处级。以浙江省各级疾控中心行政级别情况为例:截至2013年12月,省疾控中心相当于副厅级;市级疾控中心2个为处级,3个为副处级,6个为正科级;县区级疾控中心17个为科级,4个为副科级,1个为股级,67个没有行政级别。

(四)内设机构情况

以浙江省疾控中心为例,根据浙江省机构编制委员会批准,内设机构共有17个处所,其中职能管理部门6个,分别是:办公室(挂牌:疾病预防控制应急办公室)、人事教育处、党委办公室(工会)、后勤保卫处、计划财务处、科研信息处。业务部门11个,分别是:公共卫生监测与业务指导所、传染病预防控制所、免疫规划所、艾滋病与性病预防控制所、结核病预防控制所、慢性非传染性疾病预防控制所、营养与食品安全所、环境与职业卫生所、健康教育所、理化与毒理检验所、微生物检验所。

浙江省市级疾控中心共有24种科室名称,其中办公室、传染病防控所(兼应急办)、艾滋病性病防治所、结核病防治所、健康教育所、理化检验科、微生物检验科等科所在所有市级疾控中心均有设立,除此之外,后勤总务科、消毒与病媒生物防制所、免疫预防所、慢性非传染性疾病防治所、环境与职业卫生所、营养与食品安全所等除个别机构外也均设立。另外,仍有5个市级疾控中心设有门诊部。

浙江省县级疾控中心共有9种科室名称,其中综合办公室(含中心领导、人事、后勤等)、传染病防制科(含艾滋病)是全部县级疾控中心均设立的科室。卫生监测科、慢病防控科(含地方病、结核病)、检验科、健康教育科等除少数机构未设外,其余县级疾控中心也均设立。而设立预防医学门诊部(含从业人员体检、皮肤病防治等)的机构占到44.8%。

(五)岗位设置情况

根据国家事业单位岗位设置制度要求,疾控中心近年来逐渐实施了岗位管理。疾控中心岗位分为管理岗位、专业技术岗位和工勤岗位三大类。全省省、市、县级疾控机构的专业技术岗占比最高,分别为80%、78.3%和82.6%,其次为管理岗位,工勤岗位占比最低,如表2.1所示。

表2.1　2011年浙江省各级疾控机构不同岗位人员占比(%)

级别	管理岗位	专业技术岗位	工勤岗位
省级	16.6	80.0	3.4
市级	8.6	78.3	4.9
县级	7.8	82.6	4.3

三、管理实践

（一）省、市、县三级疾控中心人员编制测算

根据中央机构编制委员会办公室、财政部、国家卫生计生委《关于印发疾病预防控制中心机构编制标准指导意见的通知》（中央编办发〔2014〕2号，以下简称《意见》），针对浙江省目前的实际现状，要坚持"保基本、强基层"的原则，提出省、市、县三级疾控中心人员编制配置建议。

第一，严格控制总量，重点向基层倾斜。以本省常住人口推算的编制总数作为全省疾控编制核定总数控制。通过调研省、市两级疾控中心编制原占总编制比例，根据向基层倾斜的原则，进行适当调整。本省调研结果及提出建议分别是：省、市两级的人员编制比例分别从原来的8.4%和22%下降到7%和20%，县级疾控中心编制所占比例从69.6%提高到73%。

第二，设置最低编制，确保基本职责履行。根据《意见》中对于疾病预防控制中心基本职能的要求，进行岗位定员调研和分析，提出县级疾控中心最低编制标准。

第三，分级分层核定，合理配置标准。县区级疾控中心的人员编制测算，根据《意见》精神，一些经济发达、城市化程度高、人口密度大、流动人口多的县（市、区）以及人口稀少、交通不便的边远和民族地区，可根据实际适当提高编制配置比例。考虑到不同的地域特点，对于县区级疾控中心人员编制分开测算。分别以常住人口平均数、平均人口密度和平均地域面积作为基准，合理进行分层和分级，提出调整系数，测算县级疾控的人员编制数。

（二）内设机构设置

根据《意见》要求：疾病预防控制中心的内设机构要精干设置。业务机构根据职能任务和辖区情况合理设置，不得低于内设机构总数的70%。党政、后勤等综合管理机构要从严控制，综合设置，不得高于内设机构总数的30%。内设机构设置要核定岗位数（人员编制）、明确部门职责，特别注意交叉职责的界定。

疾病预防控制中心内设机构根据职责任务、专业分类等可按照以下名称设置。

省级疾病预防控制中心综合管理机构可设：行政办公、党务、人力资源、科研培训、计划财务、后勤等。业务机构可设：传染病预防控制，慢性非传染性疾病预防控制，地方病预防控制，寄生虫病预防控制，消毒与病媒生物预防控制，免疫规划，食品安全风险监测与食源性疾病预防控制，职业性、放射性、环境性疾病监测评价，学校卫生与学生常见病预防控制，突发公共卫生事件应急管理，健康教育与健康促进，病原微生物与生物检验，理化检验，毒理检验与评价，业务管理，信息与网络管理等。

市级疾病预防控制中心包括：行政办公、人力资源、财务、总务等综合管理机构和传染病预防控制（消毒与病媒生物预防控制），慢性非传染性疾病预防控制，地方病与寄生虫病预防控制，免疫规划，食品安全风险监测与食源性疾病预防控制，职业性、放射性、环境性疾病监测评价，学校卫生与学生常见病预防控制，突发公共卫生事件应急管理，健康教育与健康促进，病原微生物与生物检验，理化检验，业务管理，信息与网络管理等业务机构。

县级疾病预防控制中心包括：行政办公、总务等综合管理机构和传染病预防控制（消毒

与病媒生物预防控制),慢性非传染性疾病预防控制,地方病与寄生虫病预防控制,免疫规划(学校卫生与学生常见病预防控制),食品安全风险监测与食源性疾病预防控制,职业性、放射性、环境性疾病监测评价,突发公共卫生事件应急处置,健康教育与健康促进,卫生检验(理化检验、病原微生物与生物检验),综合业务管理等业务机构。

（三）岗位管理

主要涵盖三方面的内容:岗位设置、岗位聘用、岗位考核。

1. 科学设置岗位,合理使用编制

按照疾控机构基本职责和工作任务科学设置岗位,明确岗位职责、规范管理,定岗定责。机构内部人力资源配置向疾病预防控制现场工作和实验室工作倾斜。专业技术岗位占单位总岗位数的比例不低于80%。为满足专业技术岗位需求,单位的专业技术人员所占比例不低于编制总额的85%,卫生专业技术人员不低于70%。管理、工勤技能岗位的设置要按照核定的编制,合理设置岗位。鼓励后勤服务社会化,逐步减少工勤技能岗位。以单位发展目标为主导,结合部门职责合理设置岗位。

一般省级疾控中心按照岗位类别可分为:行政办公,党务办公,纪检监察,人力资源管理,计划财务,后勤(保卫),传染病预防控制,消毒与病媒生物预防控制,慢性非传染性疾病预防控制,地方病与寄生虫病预防控制,免疫规划,食品安全风险监测与食源性疾病预防控制,职业性、放射性、环境性疾病监测评价,学校卫生与学生常见病预防控制,突发公共卫生事件应急管理,健康教育与健康促进,微生物检验,理化检验,信息与网络管理、业务管理等。

市级疾控中心可按照党政办公,人力资源管理,财务,总务,传染病预防控制,消毒与病媒生物预防控制,非传染性疾病预防控制,地方病与寄生虫病预防控制,免疫规划,食品安全风险监测与食源性疾病预防控制,职业性、放射性、环境性疾病监测评价,学校卫生与学生常见病预防控制,突发公共卫生事件应急管理,健康教育与健康促进,微生物检验,理化检验,信息与网络管理,业务管理等分别设置相应的岗位。

县级疾控中心可按照党政办公,总务,传染病预防控制,消毒与病媒生物预防控制(消媒),非传染性疾病预防控制,地方病与寄生虫病预防控制,免疫规划(学校卫生),食品安全风险监测与食源性疾病预防控制,职业性、放射性、环境性疾病监测评价,突发公共卫生事件应急管理,健康教育与健康促进,卫生检验(理化、微生物),综合业务管理等分别设置相应的岗位。

根据国家卫生计生委员会《关于疾病预防控制机构岗位设置管理的指导意见》(征求意见稿),省级疾控中心共计162个岗位名称,其中职能管理29个(含管理／专技岗28个),专业技术岗位131个,工勤岗位2个。市级疾控中心108个,其中职能管理21个(含管理／专技岗20个),专业技术岗位85个,工勤岗位2个。县级疾控中心47个,其中职能管理4个(含管理／专技岗3个),专业技术岗位41个,工勤岗位2个。各疾控中心可根据单位的人员编制、岗位设置及工作任务等情况,实行一岗多人。管理、专技和工勤等三大类岗位设置比例按照各单位批复的标准,合理设置。疾控中心以专业技术人员为主,在岗位设置中根据中央机构编制委员会办公室、财政部、国家卫生计生委《关于印发疾病预防控制中心机构编制标准指导意见的通知》(中央编办发〔2014〕2号)文件精神,疾病预防控制中心综合管理工作尽可能由专技人员兼任。

2. 竞争上岗,择优聘用

(1)制定职工岗位聘用实施方案,公布岗位职数和岗位说明书,明确岗位职责、聘用条件、岗位等级等事项。

(2)职工根据岗位聘用条件,填写《职工岗位应聘申请表》,经所在部门负责人审核并签署意见后,报中心人事管理部门;中心人事管理部门对应聘人员的资格、条件进行初审合格后,将申请表送交应聘岗位所在部门负责人。

(3)根据岗位职数,由部门负责人在应聘人员中进行选聘。竞聘人数超过岗位职数的,需进行公开、公平的竞聘;由部门组织竞聘,部门竞聘方案报中心人事管理部门审核同意后执行。

(4)部门负责人按聘用要求,提出处所岗位拟聘人员,并在《职工岗位应聘申请表》上签署意见后报中心人事管理部门。

(5)人事管理部门审核并提出岗位聘用意见,提交中心审定,拟聘用人员进行公示。

3. 岗位聘用,合同管理

根据中心各岗位的工作职责、目标任务、任职条件和考核要求等,经中心领导班子集体讨论,对于公示无异议、确定岗位聘用的人员,中心正式行文,予以聘用。并按照合同管理要求,由中心与岗位聘用人员签订聘用合同。合同聘期为3年。

4. 岗位考核,确定考核等次

单位应当根据聘用合同规定的岗位职责任务,全面考核工作人员的表现,重点考核工作绩效。考核应当听取服务对象的意见和评价。考核分为平时考核、年度考核和聘期考核。年度考核的结果可以分为优秀、合格、基本合格和不合格等档次,聘期考核的结果可以分为合格和不合格等档次。按照10%—15%比例确定考核优秀等次人员。考核结果作为调整事业单位工作人员岗位、工资以及续订聘用合同的依据。

参考文献

[1] 国家疾控中心.省级及副省级城市疾控中心绩效工资实施情况调查[C]//中华预防医学会公共卫生管理学组.全国基层公共卫生管理学组2014年学术年会资料汇编.盘锦,2014.

[2] 彭剑锋.人力资源管理概论[M].上海:复旦大学出版社,2007.

(程苏云 钟捷楠)

第二节　人员招聘与人员聘用

人员招聘与聘用是机构人力资源管理的核心模块。随着事业单位人事管理制度的改革,近年来事业单位全面推行公开招聘制度,进一步拓宽了事业单位的选人渠道,保证了新进人员的素质,强化了政府对人事管理的领导和监督,维护了社会公平,促进了招聘规范化建设。岗位聘用制度是事业单位基本的用人制度,从固定用人到合同管理、从身份管理到岗位管理,进一步推进了事业单位人员管理的法制化和规范化。

一、理论背景

（一）人员招聘

人员招聘是单位根据人力资源规划,具体实施人力资源获得和配置的重要内容,也是单位整个人力资源管理链条的第一个环节。长期以来,事业单位在计划经济体制下一直实行与机关相同的人事管理制度,新进人员主要采用国家统一分配、组织调配和吸收录用等方式。随着社会主义市场经济体制的建立完善,中央推行机关、事业单位、企业分类管理的人事制度改革思路,事业单位加快了人事管理制度改革探索,并于2000年明确提出试行公开招聘制度。事业单位公开招聘制度的实施是事业单位人事制度改革的重要措施,是事业单位人员配置的重大改革,是事业单位聘用制度稳步推进的重要保证。事业单位公开招聘是指通过科学有效的考试考核进行事业单位新进人员的公开竞争、择优聘用。事业单位公开招聘制度的推行,在扩大选人视野、加强人才队伍建设、实现公民平等就业、遏制用人不正之风等方面起到了重要作用。

第一,公开招聘制度的建立。2005年11月,人事部颁布了《事业单位公开招聘人员暂行规定》(人事部令第6号),明确从2006年1月1日起,除国家政策性安置、按干部人事管理权限由上级任命及涉密岗位等确需使用其他方式选拔任用人员外,凡事业单位新进人员都要实行公开招聘。6号令还对公开招聘的对象、条件、程序、办法以及纪律监督等方面进行了明确,它的颁布实施,标志着事业单位公开招聘制度正式建立。

第二,公开招聘原则。事业单位公开招聘制度坚持三项原则。一是贯彻公开、平等、竞争、择优的原则,兼顾人才选拔和公平就业的要求,保障公民平等竞争权利,突出三个"公开",即信息公开、过程公开、结果公开,并通过公开推动公平公正。二是坚持政府宏观管理与落实单位自主权相结合的原则,这既有利于促进事业单位改革,又有利于政府对事业单位乃至全社会人才资源开发的宏观调控和管理,同时保护了事业单位开发人才资源的积极性,促进了公益事业的发展。三是事业单位公开招聘工作实行统一规范、分类指导、分级管理,职能部门主要在基本原则、主要程序等方面作统一规范,负起指导、监督和管理的责任,而在具体实施时，针对不同类别、行业和层级的事业单位，针对不同层次、特点的应聘人员，在公开招聘的方式方法上，更多地体现灵活性和科学性。

第三，公开招聘程序。制定公开招聘方案；公布招聘岗位、资格条件等招聘信息；审查应聘人员资格条件；考试、考察；体检；公示拟聘人员名单；订立聘用合同，办理聘用手续。

（二）人员聘用

随着我国社会主义市场经济体制的建立，迫切要求转换事业单位用人机制，建立充满生机和活力的用人制度。在事业单位试行人员聘用制度，是加快推进事业单位人事制度改革、提高队伍整体素质、增强事业单位活力的重要措施，也是保护单位和职工的合法权益、促进社会稳定的制度保障。

第一，实行聘用制度的意义。通过实行人员聘用制度，转换事业单位用人机制，实现事业单位人事管理由身份管理向岗位管理转变，由行政任用关系向平等协商的聘用关系转变，建立一套符合社会主义市场经济体制要求的事业单位人事管理制度。

第二，聘用制度的基本原则。坚持党管人才的原则；坚持尊重知识、尊重人才的方针，树立人才资源是第一资源的观念；坚持平等自愿、协商一致的原则；坚持公开、平等、竞争、择优的原则；坚持走群众路线，保证职工的参与权、知情权和监督权。

第三，竞聘上岗的程序。制定竞聘上岗方案；在本单位公布竞聘岗位、资格条件、聘期等信息；审查竞聘人员资格条件；考评；在本单位公示拟聘人员名单；办理聘任手续，签订岗位聘用合同。

第四，考核。事业单位应当根据聘用合同规定的岗位职责任务，全面考核工作人员的表现，重点考核工作绩效。考核应当听取服务对象的意见和评价。

考核分为平时考核、年度考核和聘期考核。年度考核的结果可以分为优秀、合格、基本合格和不合格等档次，聘期考核的结果可以分为合格和不合格等档次。考核结果作为调整事业单位工作人员岗位、工资以及续订聘用合同的依据。

第五，奖励与处分。对长期服务基层、爱岗敬业、表现突出的，在执行国家重要任务、应对重大突发事件中表现突出的，在工作中有重大发明创造、技术革新的，在培养人才、传播先进文化中作出突出贡献的，以及有其他突出贡献的工作人员，事业单位应给予奖励。对损害国家声誉和利益的，失职渎职的，利用工作之便谋取不正当利益的，挥霍、浪费国家资财的，严重违反职业道德、社会公德的，以及有其他严重违反纪律行为的工作人员，事业单位应给予处分。

二、疾控现状

改革开放以来，随着经济体制改革的逐步深入和行政管理体制改革的不断推进，我国事业单位人事制度改革经历了初步探索、逐步深入、制度创新几个发展阶段，经历了由单项到综合、由点到面的逐步深化过程，疾控中心作为公益一类的事业单位，紧随事业单位的改革步伐，积极探索适合疾控发展的创新道路。

（一）疾控机构人员招聘现状

疾控中心作为公益一类的事业单位,人员招聘需求受到机构核定的编制限制,同时编制使用需要经机构编制部门审核批准。因此,疾控机构每年新招人员数非常有限,人力资源总量的增加不明显。就全国2013年全国疾病预防控制中心基本信息统计分析报告显示,全国疾控中心5年新进人员占总人数的13%。平均每年新进人员约在2%—3%。招聘需求更多的是服从编制总量。例如浙江省各级疾控中心的编制情况就存在严重不足,单位很难自主决定招聘人员的数量。据2013年的统计数据显示,在编人员4834名,其中,省级377名,市级1089名(平均99名),县级3368名(平均38名),均未满编,共有空余编制400个,省级有空编63个(2011年扩编),市级64个(平均6个),县级273个(平均3个)。但是全省共有在岗人员(在编在岗人员与编外人员的总数)6088人,省级479人,市级1256人,县级4353人,其中,在编在岗人员4611人,编外人员1477人。在岗人员数多于总编制数854人。存在编制内空编和实际使用超编的现象。

疾控中心现行的人员招聘基本实行公开招聘,对于人才引进实行特定的招聘方式。公开招聘由本区域的卫生或人事主管部门组织实施。一般报名和笔试统一进行,面试部分由用人单位在上级主管部门的监督和指导下,自主进行或统一开展。现有的公开招聘制度体现了公平公正的招人途径,但是,在实际运行过程中也存在专业和岗位不完全相配、备选的人员总量少、专业过于宽泛等情况,按照分数排名录用,用人单位往往招不到合适的人选。

（二）人员聘用现状

疾控中心人员聘用制度的实施,与单位的岗位设置密切相关。根据国家有关岗位设置政策和制度的要求,单位在完成岗位设置的基础上开展岗位竞聘和岗位聘用管理。

1. 岗位任职条件

在进行职工岗位聘用时,各单位制定相应的竞聘方案,公布相应的岗位信息,包括职数、任职条件和程序。任职条件的确定须经职工代表大会审议通过。按照管理、专技和工勤等不同类别的岗位,提出基本条件和主要的任职资格条件。其中管理岗位在疾控中心多数是由专技人员担任,实施的是双肩挑的任用和考评机制。以某省级疾控中心为例,单位管理岗位总数为73个,其中专技人员兼任占78%。中央机构编制委员会办公室、财政部、国家卫生计生委《关于印发疾病预防控制中心机构编制标准指导意见的通知》(中央编办发〔2014〕2号)中提出,疾病预防控制中心综合管理工作尽可能由专业技术人员兼任。现状与这一要求相一致,但是在实际操作过程中,目前相应管理岗位的晋升通道还没有完全打开,除了双肩挑人员外,其他管理岗位人员还是会受到晋升影响。浙江省人力社保部门下发了《关于事业单位岗位管理制度实施后有关问题的意见》,使部分从事管理岗位工作多年的职工得以晋升相应的管理岗位等级,但这些规定主要适用工作多年的老职工,对新职工而言,其晋升通道还没有形成。

2. 岗位等级管理

根据国家岗位设置有关规定,管理岗位设有十级,专业技术岗位设有十三级,工勤岗位设有五级。疾控中心的岗位等级结构比例执行人力社保部门的核定比例。符合相应等级条件的人员聘用到相应的岗位。职工的岗位等级聘用,各单位在核定的比例范围内通过相应的管理程序实施。各地疾控中心高学历高职称人员比例较高,目前专业技术高等级比例普遍显示不匹配,特别是基层疾控中心,各地核定的比例往往与医院和卫生院同等水平,没有考虑疾控中心现有的人员基本素质构成特点,使部分原来具备相应资格条件的人员不能竞聘到相应的专业技术等级。如某省疾控中心高等级专业技术岗位数约少10%。因此,在职工岗位聘用实施中,能否合理科学地设置相应的岗级比例,直接影响疾病预防控制中心人才队伍的稳定发展。

30年来围绕推进事业单位人事制度改革,从国家到地方,都先后制定出台了梯次配套的事业单位人事制度改革政策规定。党中央、国务院及人力资源和社会保障部等制定出台了与《关于加快推进事业单位人事制度改革的意见》相配套的10余个文件,以及《事业单位人事管理条例》,内容涵盖事业单位岗位设置、人员聘用、合同管理、竞争上岗、公开招聘、工资分配、考核奖惩、辞职辞退、养老保险等方面,使事业单位人员管理的各个主要环节有章可循。

事业单位人事制度改革,从设计、实施到完善,打破了计划经济时期的身份管理终身制和分配中的平均主义,制度的内在机制通过改革的实施和制度的落实已逐步发挥作用。公开招聘已成为事业单位进人的主渠道,随着竞争上岗全面推行,引入了竞争机制,优胜劣汰,更能充分体现平等竞争。

三、管理实践

疾控中心根据有关文件、政策、法规制定《人员调配管理规定》《职工岗位聘用考核实施办法》和《干部选拔任用考核管理办法》等人事管理制度,用以规范公开招聘和人员聘用管理。三项制度实行动态管理,每年根据各级政府的最新政策精神,以及单位建设发展需要进行修订,经中心职代会审议通过后,由中心主任签发实施。

(一) 公开招聘

除国家政策性安置、按照人事管理权限由上级任命、涉密岗位等人员外,凡新聘用工作人员均向社会公开招聘。招聘程序如下。

第一,制定年度公开招聘计划。在不超过编委核定编制数的前提下,根据疾控中心业务建设与发展需要和人才队伍建设规划,结合各处所人力资源现状,综合分析,制定年度招聘岗位、专业及人数计划。提交中心主任办公会议讨论审定,报上级主管部门批准后执行。

第二,发布公开招聘信息。制定公开招聘方案,根据《事业单位人事管理条例》《事业单位公开招聘人员暂行规定》和省、市、县(市、区)事业单位公开招聘人员暂行办法等法规、文件要求,分别在当地人社部门、卫生计生委以及疾控中心网站向社会公开发布招聘信息。信息包括单位简介与咨询方式、招聘岗位名称、招聘人数、招聘对象、资格条件(专业、学历、年龄等要求)等内容。

第三,招考与录用。招聘过程相关信息发布应公开透明。中心人事管理部门根据招聘方案,组织实施招聘资格审查、笔试、面试。按照既定录用规则,确定拟录用人员。拟录用人员经体检、考察后在省人社厅、省卫生计生委和省疾控中心网站同时进行公示。公示结束后,报省卫生计生委、省人社厅备案。

第四,与新进人员订立聘用合同,办理聘用手续。

目前,公开招聘制度在实施过程中还有许多地方不够完善,有的新进人员素质不全面,出现"会考试不会做事"的现象,用人单位不满意,也浪费了有限的政府资源。考试形式单一、面试过程考官的主观因素影响考试结果、对招聘对象的综合素质难以把握等公开招聘工作中存在的问题应引起高度重视。

对于完善公开招聘制度,以下几点应特别引起注意。

第一,严肃招聘纪律,做到宁缺毋滥。首先要把好资格审查关。对提供假学历、假证书等报名资料的,一律不予报考。认真核对身份证明材料,严防代考现象发生。对报名人数达不到招考比例的,不予开考。其次要把好考试关。对违反考场纪律,出现舞弊行为的,一律按零分处理。最后要把好考察关。要千方百计地了解应聘者的真实表现,对品行不端,工作责任心、工作能力不强的,不予录用。

第二,科学制定招聘办法,做到有的放矢。公开招聘强调的是"公开",目的是防止不符合条件的人通过不正当的方式进入事业单位。因而作为人事部门要主动和用人部门协调,集体商定招聘办法,针对管理、专业技术、工勤等不同岗位的特点,采取不同的考试方式。管理岗位,笔试和面试结合;专业技术与工勤岗位,面试与考核或笔试与考核相结合;对于单位急需的人才与高层次人才,则采用直接考核的方式,以利于其尽早顺利进入工作岗位。

第三,完善监督机制,做到公平公正。首先要做到信息公开。招聘信息要在受众广、影响面大的媒体上发布,扩大选择面。笔试、面试、考察、体检的结果应予以公示,在规定期限内无投诉后方能进入下一道程序。其次要完善组织监督。从报名、考试,到考察、体检,每一个环节都要主动邀请纪检监察部门进行全程监督。对招考工作的投诉、争议、受理,也应由监察部门负责,这样既便于监督又便于人事部门发现自身的问题,保持公正性。

第四,加强考察考核,做到能进能出。加强考察工作,是保证引进人才素质关键的一环。考察重点是思想政治素质、日常工作表现、实际业务能力。对上述方面发现较为严重问题的,要通过前期的简章制定、扩大考察范围进行淘汰。人才引进后,要建立试用期制度,时间一般为12个月。试用期满,对试用不合格的,应及时办理解聘手续。要加强平时和年度考核工作,对工作不努力、不能胜任本职工作或出现重大工作失误等现象的,要在聘用合同中约定予以解聘的相关条款。

第五,做好舆情处置。首先,要争取公开招聘舆情事件处置的主动权,必须加强舆情监测,提前做好必要的应对准备。其次,一旦发生舆情事件,应主动、及时、妥善地予以处置,并及时向上级卫生行政部门和人事综合管理部门报告。此外,在舆情处置工作中,应认真研究网络时代、微博微信时代媒体的特点,高度重视媒体影响力,处理好与媒体的互动关系。

(二)人员聘用

随着事业单位用人制度的改革,从身份管理到岗位管理,疾控中心应根据所承担的职责任务,在单位内部制定相应的规章制度,如《职工岗位聘用考核实施办法》《干部选拔任用考核管理办法》等,分别对一般管理岗位、专业技术岗位和工勤岗位的人员进行聘用考核,以及对中层干部的选拔任用考核进行规范。

1. 职工岗位竞聘程序

(1)制定职工岗位聘用实施方案,公布岗位职数和岗位说明书,明确岗位职责、聘用条件、岗位等级等事项。

（2）职工根据岗位聘用申报,填写《职工岗位应聘申请表》,经所在部门负责人审核并签署意见后,报中心人事管理部门;中心人事管理部门对应聘人员的资格、条件进行初审合格后,将申请表送交应聘岗位所在部门负责人。

（3）根据岗位职数,由应聘岗位所在部门负责人在应聘人员中进行选聘。竞聘人数超过岗位职数的,需进行公开、公平的竞聘;由应聘岗位所在部门组织竞聘,其竞聘方案报中心人事管理部门审核同意后执行。

（4）各应聘岗位所在部门按聘用要求,提出拟聘人员,并在《职工岗位应聘申请表》上签署意见后报中心人事管理部门。

（5）人事管理部门审核后,提交中心岗位聘用领导小组审议(其中高级职称高等级岗位聘用须经中心岗位设置评审委员会评审),由主任办公会议审定。

（6）中心人事管理部门根据中心主任办公会议审定意见和上级有关部门批准意见,对聘用人员基本信息进行公示,公示无异议,予以正式聘用。

2. 中层干部选拔任用程序

（1）制定《中层干部竞聘选拔工作方案》并按要求报送主管部门。制定中心干部民主推荐、公开竞聘、竞争上岗工作实施方案,充分征求职工意见,经中心党政领导班子集体讨论审定,并按要求报送当地卫生计生委党委(党组)批准后实施。

（2）公布职位数。在中心或社会公布职位、报考人员的资格条件、基本程序和方法等。

（3）报名与资格审查。符合任职条件的报名者填写《中层干部竞聘选拔报名表》,报民主推荐或公开竞聘管理部门。

（4）基本材料审核。民主推荐或公开竞聘管理部门负责对报名者基本材料进行审核,并予以公示。

（5）民主推荐与竞聘选拔。民主推荐:召开民主推荐会议,公布符合任职条件人员名单,由中层干部所在部门职工进行民主书面推荐,同时组织中心不同层面代表进行个别谈话推荐。公开竞聘和竞争上岗:经资格审核通过的竞聘报名者,参加中心组织的中层干部竞聘考试。考试通过者,参加面试。并接受中心职工的民主测评。

（6）考察预告。民主推荐或公开竞聘办公室负责统计民主推荐得票情况,或竞聘考试面试情况,提交中心党政领导班子集体讨论审定,确定考察名单,并发布考察预告。

（7）组织考察。由中心领导、党办、纪委和人事部门组成考察小组对被推荐者的德、能、勤、绩、廉情况进行全面考察。汇总考察情况,由民主推荐或公开竞聘办公室向中心党政领导班子报告考察结果。

（8）讨论决定。根据民主推荐或公开竞聘及考察等情况,中心党政领导班子集体讨论研究决定拟任人选。决定人选拟任职位尊重本人所报意愿,必要时在听取本人意见的基础上做组织调剂;如没有合适人选,该职位可以暂不任用。

（9）任前公示。拟任人选进行任前公示,接受职工对干部的任前监督,公示期为7天。公示期间未发现影响任用问题的,按干部管理权限办理任用手续。

3. 全员聘用

全员聘用一般每三年进行一次。

4. 中心与各岗位聘用人员签订(或变更)聘用合同

事业单位应与工作人员订立聘用合同,期限一般不低于3年;初次就业的工作人员与事业单位订立的聘用合同期限在3年以上的,试用期为12个月;事业单位工作人员在本单位连续工作满10年且距法定退休年龄不足10年,提出订立聘用至退休的合同的,事业单位应当与其订立聘用至退休的合同。

事业单位工作人员连续旷工超过15个工作日,或者1年内累计旷工超过30个工作日的,事业单位可以解除聘用合同;事业单位工作人员年度考核不合格且不同意调整工作岗位,或者连续两年年度考核不合格的,事业单位提前30日书面通知,可以解除聘用合同;事业单位工作人员受到开除处分的,解除聘用合同;事业单位工作人员提前30日书面通知事业单位,可以解除聘用合同(双方对解除聘用合同另有约定的除外)。

自聘用合同依法解除、终止之日起,事业单位与被解除、终止聘用合同人员的人事关系终止。

5. 职工岗位聘用其他有关操作注意事项

(1)为保持工作的稳定性和延续性,对所在岗位目前仅1人,且该岗位为工作必需,又无其他人员竞聘的职工,竞聘其他岗位须经原岗位所在部门负责人同意并报中心批准。新进人员在本岗位工作未满两年的,原则上不参加其他部门岗位的竞聘。

(2)全员岗位聘用期一般为3年,对接近退休年龄的人员,其聘期不超过国家规定的退休年龄期限。

(3)岗位回避规定:受聘人员与聘用部门负责人有夫妻关系、直系血亲关系、三代以内旁系血亲关系或者近姻亲关系的,不得在有直接上下级领导关系的岗位工作。有夫妻关系、直系血亲关系的职工原则上不能竞聘同部门岗位。

(4)重点岗位轮岗规定:根据国家惩治和预防腐败的要求,在中心的采购、招标等岗位聘用人员,原则上采用一届轮岗制度,在同一岗位上不连续聘用。

参考文献

《事业单位人事管理工作手册》编写组.事业单位人事管理工作手册[M].中国言实出版社,2014.

(于 村　钟捷楠)

第三节　人员培训与管理

作为人力资源管理的一项基本职能活动,培训是人力资源实现增值的一条重要途径,通过培训,疾病预防控制机构新员工能尽快了解熟悉疾控工作的内容和要求,老员工进一步掌握新技术新方法,从而具备持续开展疾病预防控制各项工作所应有的能力和综合素质,促进疾控工作的进一步发展和提高。

一、理论背景

培训从狭义上讲是指为提高员工实际工作能力而实施的有组织、有计划、形式多样的教育与学习行为。从广义上讲,培训是创造智力资本的途径,智力资本包括基本技能、高级技能,以及对工作的了解和自我激发的创造力。培训的最终目的是使员工更好地胜任工作,进而提高单位的生产力和竞争力,从而实现个人发展与组织发展的统一。做好培训组织管理、有效实施培训是提高疾病预防控制工作人员能力的重要方式。

(一)培训的作用

单位之所以越来越重视培训工作,主要是因为它具有非常重要的作用。其作用主要表现在:通过培训有助于改善单位的绩效,有助于增强单位的竞争力,有助于提高员工的满意度,有助于培育单位文化,有助于增强单位对优秀人才的吸引力。

(二)培训的原则

培训主要遵循以下几个原则:第一,全员培训和重点培训相结合;第二,当前需要和长远需要相结合;第三,按需施教、讲求实效。

(三)培训的分类

按照培训对象不同,可分为新员工培训和在职员工培训;按照培训形式不同,可分为在职培训和脱产培训;按照培训时间不同,可分为长期培训、中期培训与短期培训;按照培训性质不同,可分为传授性培训和改变性培训;按照培训内容不同,可分为知识性培训、技能性培训和态度性培训。

(四)培训的方法

培训的教学方法选择正确与否对培训实施及培训效果具有非常重要的影响,常用的教学方法有讲授法、讨论法、案例分析法、角色扮演法、视听技术法、演示法等,在卫生人力资源培训实践中常用讲授法、讨论法、案例分析法以及具有疾病预防控制特色的演练培训等。

(五)培训的实施

培训是一项非常复杂的活动,为保证其顺利实施,在实践中要按照一定步骤来进行。一般来说,实施培训前首先要开展培训需求分析,进行培训设计,然后实施培训,最后是培训评估。

培训需求分析是指在开展培训活动之前,由培训部门采用各种方法与技术,对组织成员的目标、知识、技能等进行系统的鉴别与分析,以确定是否需要培训及培训内容的一种活动或过程。20世纪80年代,戈德斯坦(Goldstein)等人经过长期研究提出培训需求分析的三要素模型,指出培训需求分析应包括组织分析、任务分析和人员分析等三个方面。

培训需求确定后,第二步工作就是做好培训设计,主要包括制定培训计划、做好培训前的准备等工作。在确定了培训项目、培训时间、地点以及参与者后,便进入培训实施阶段。在培训实施时要做好处理各类突发应急状况的准备,及时处理突发事件,确保培训的顺利进行。

培训结束后要进行评估,通过评估可监控本次培训是否达到预期目的,有助于以后培训的改进,同时也能作为员工绩效改进的证据,有利于提高单位高层管理者对培训工作的重视程度。培训评估的方法很多,应用最多的是柯式四层次评估模型,主要是以受训者作为评估对象,其优点在于依据行为学的研究结果,由表及里,由观念到行为直至结果的变化规律来划分层级,评价体系较为完整,具有较强的说服力。该模型主要包括反应层、学习层、行为层与结果层四个评估层次,其中前两个层次主要是对培训的过程进行评估,后两个层次主要对培训结果进行评估。在进行反应层评估时可采用问卷调查法、面谈法、座谈法等。在进行学习层评估时,可采取考试法、角色扮演法、演示法等方法。对行为层和结果层进行评估,多采取问卷调查、相关人员访谈等方法。针对卫生专业技术人员培训后常用的培训评估方法有培训后测试、对受训人员培训前后的对比测试以及通过诸如报告及时率、项目完成率、项目完成质量、突发事件处置率等指标来评价等。

(六)培训管理

做好单位培训管理工作,首先要建立完善的培训管理体系,包括设置合理的内部培训管理机构,并明确培训管理的职责,要有专门的部门或人员负责培训工作;制定培训管理制度,包括人员培训管理制度、培训班实施管理制度、继续学历学位教育管理制度等,确保培训有效实施。

二、疾控现状

目前,各个国家对疾病预防控制机构人员的培训都非常重视,但采取的培训方式不尽相同。

(一)国外疾病预防控制培训情况

美国实施公共卫生医师培训,开展一般的公共卫生科目、公共卫生信息化、实验室技能操作以及全球公共卫生管理等课程培训,同时还举办非常著名的现场流行病学培训项目(FETP),也通过与大专院校合作举办公共卫生硕士(MPH)培养公共卫生人才。英国学生经过5年医学院校本科学习,取得医学学士学位后,需要再经过3个阶段共5年的专科培训才能正式取得公共卫生医师资格。

美国、英国、日本、澳大利亚等国家对公共卫生人员都有继续医学教育(继续医学教育是继毕业后医学教育之后,以学习新理论、新知识、新技术、新方法为主的一种终身教育)的要求,并组织开展大量的专项或单项的业务培训。

(二)我国疾病预防控制培训情况

我国政府一直都很重视公共卫生人员的队伍建设工作,从卫生防疫体系建立起就持续不断地开展了大量的人员培训。1998年我国颁布了《中华人民共和国执业医师法》,对医师培训工作作了专门要求，规定"县级以上人民政府卫生行政部门应当制定医师培训计划，对医师进行多种形式的培训，为医师接受继续医学教育提供条件。医疗、预防、保健机构应当依照规定和计划保证本机构医师的培训和继续医学教育"。

为进一步加强对卫生专业技术人员的培训，我国也建立了继续医学教育制度作为对卫生专业人员的培训管理。根据要求，卫生专业技术人员每年都要参加相应专业的继续医学教育，其中中级及以上职称的卫生专业技术人员要取得不低于25学分的继续医学教育学分，其中Ⅰ类学分5—10学分、Ⅱ类学分15—20学分。疾病预防控制工作人员中大多是具有卫生专业技术职称的专业技术人员，要接受继续医学教育制度的监督和管理，每年需参加相应的继续医学教育培训。

近年来，国家对包括疾病预防控制人员在内的卫生人才培养工作越来越重视，2010年制定的《国家中长期人才发展规划纲要（2010—2020年》专门提出："要适应深化医药卫生体制改革、保障全民健康需要，加大对卫生人才培养支持力度。"2011年，卫生部发布了《医药卫生中长期人才发展规划（2011—2020）》，提出要加强公共卫生人才队伍建设工作。根据《关于疾病预防控制体系建设的若干规定》（国务院第40号令）要求，各级疾病预防控制机构均具有人员培训的工作职责，并规定各级疾病预防控制机构要建立健全疾病预防控制人员培训机制。加强对业务技术骨干和学科带头人的培养，保证业务技术人员按照规定参加培训。2014年发布的《事业单位人事管理条例》对包括疾病预防控制中心在内的事业单位工作人员培训作了要求："事业单位应当根据不同岗位的要求，编制工作人员培训计划，对工作人员进行分级分类培训。工作人员应当按照所在单位的要求，参加岗前培训、在岗培训、转岗培训和为完成特定任务的专项培训。"

因此，开展人员培训工作既是疾病预防控制机构的重要工作职责之一，也是疾病预防控制人才队伍建设的一项重要内容。近年来，各级疾病预防控制机构积极组织开展了多种形式的公共卫生人才培养活动，通过职工继续医学教育培训、公共卫生医师规范化培训、专业技术技能培训、学历学位教育等培训学习，进一步促进疾病预防控制中心专业技术人员能力的提升和综合素质的提高。2012年全国疾病预防控制中心平均开展专业人员培训教育314.9人天，培训以流行病学、实验室检验、卫生管理等内容为主。平均接受学历教育32.0人次，接受大专和本科学历教育的人次较多，平均达到13.27人次和9.16人次。

目前，各级疾病预防控制机构组织实施的培训项目较多，其中由中国国家卫生和计划生育委员会发起和组织，WHO、联合国儿童基金会（UNICEF）以及美国疾病预防控制中心支持，中国疾病预防控制中心（CCDC）具体负责的中国现场流行病学培训项目（Chinese Field Epidemiology Training Program，CFETP）是较为科学规范的一项培训项目。该培训项目于2001年10月正式启动，致力于建立一个适合中国特点又符合国际FETP标准的培训模式。该项目坚持理论与实践相结合，强化监测与应急反应能力，培养擅长开展现场工作的流行病学专业人才。随后，多个省市疾病预防控制中心参照此培训模式，相继举办了本地区的现场流行病学项目，为本地区培养了多名现场流行病学骨干人才并建立了一支既有理论知识又有现场应急处置能力的现场流行病学应急队伍，全面提高了本地区的疾病监测和突发公共卫生事件迅速应对、有效处置的能力。2011年北京市、浙江省等地开展了公共卫生医师规范化培训工作，率先进行了公共卫生医师规范化培训模式探索，通过理论课程学习、专业实践培训等环节，科学、规范地培养出了一支能适应目前公共卫生工作的专业技术人员队伍。

同时,疾病预防控制机构人员培训管理工作也逐步规范。各级疾病预防控制中心根据单位建设发展和人员培训要求,建立了相应的培训管理制度,制定年度培训计划,有专门的部门或人员负责培训工作,以讲座、演练、网络学习等形式,较为规范地开展人员培训及管理工作。如2007年,浙江省卫生厅制定并印发了《浙江省疾病预防控制培训工作计划(2007—2010年)》,初步建立起全省分级分类的培训管理体系。2012年又印发了《浙江省疾病预防控制培训工作计划(2012—2015年)》,再次对全省疾病预防控制机构的培训工作进行规划,进一步推进了全省疾病预防控制机构培训管理体系的规范化建设。浙江省各级疾病预防控制中心按照培训工作要求,认真组织实施各项培训项目,并积极选派专业技术人员参加各级各类专业技术培训和学历学位教育,疾病预防控制人员专业技术水平有了较大提高,人员整体素质也有所加强。

三、管理实践

作为当地疾病预防控制业务指导和专业技能培训中心,各级疾病预防控制中心应建立完善的培训管理体系,做好日常性的人员培训管理,重视人员培训工作考核。具体应做到:

(一)规范管理人员培训工作

疾病预防控制中心应成立培训工作领导小组,由中心领导分管培训教育工作,专门部门负责本中心专业技术人员的培训工作,建立中心—所(科)—职工三级培训管理体系,确保疾病预防控制中心培训工作的顺利实施。制定《学习制度》《人才培养与培训管理办法》以及《培训班管理办法》等规章制度,为人员培训工作提供制度保证。每年开展培训需求调查,结合单位发展规划和年度工作目标,制定本中心的年度人员培训工作计划,对中心的人才培养和职工培训工作进行具体部署。

为了保证中心培训教育工作的有效实施,在编制年度工作经费预算时应考虑人员培训经费支出,确保培训经费的落实。对培训工作可通过中心综合目标管理责任制、职工岗位目标责任制等实施管理并进行考核,对每位专业技术人员年度参加培训教育活动情况及卫生专业技术人员所获继续医学教育学分进行量化考核,作为专业技术人员晋升、聘任以及绩效奖励的依据。

根据《继续医学教育学分授予与管理办法》的要求,要按照规定进行学分审核及授予。为进一步加强管理,提高管理效益,可通过网络开展培训并通过软件系统管理培训,实现培训工作的信息化管理,通过信息化管理进一步提高培训管理工作效率,实现信息资源的共享以及管理的科学化、规范化。

(二)全面管理中心培训活动

疾病预防控制中心应将专业技术人员的教育培训工作与人力资源开发、学科带头人培养及业务发展需要结合起来,明确每年疾病预防控制中心专业技术人员必须参加的岗位知识培训。同时也可组织所(科)、职工制定年度人员培训教育计划,按计划派送专业技术人员参加各类专业技术培训、学历学位教育以及专业知识的进修学习。为实现学习知识的共享,可要求派出人员学习归来后在本部门进行学习内容的交流,出国(境)参加进修培训的同志在全中心予以交流,更大程度地发挥培训效益。

中心还应将培训教育工作作为建设"学习型疾病预防控制中心"的重要内容,利用学术报告、专题讲座、专题讨论会、学术论坛、业务培训、技术操作示教、新技术推广、现场流行病学应急处置、现场演习等多种形式开展培训教育活动,鼓励疾病预防控制中心人员自学及参加业余学历学位教育,营造浓厚的学习氛围,使专业技术人员的知识和技能不断得到更新、补充、拓展和提高,知识结构不断完善。

(三)有效实施人员培训项目

疾病预防控制中心培训类型较多,包括入职培训、岗位培训、业务培训、继续医学教育培训多种类型,各种培训项目的依据、目的、方法、内容等要求都不尽相同。现以新职工入职培训为例,按照培训实施的步骤进行详细介绍。

1. 培训的需求调查

目前各级疾病预防控制中心新进人员较多,对他们开展入职培训的主要目的是将中心的价值观、行为准则、岗位职责传达给每一位新职工,以指导新入职人员快速适应中心环境,尽快进入工作角色。开展新职工入职培训首先要进行培训需求分析,主要从组织分析、工作岗位分析以及新职工分析三个方面开展。组织分析可从对中心目前所处环境的分析、对中心自身的状况分析以及对未来发展的分析等方面进行,工作岗位分析可从任职资格、工作关系、岗位职责、岗位工作技巧等方面进行分析,新职工分析从新职工的工作态度、工作能力进行分析。培训需求分析以调查问卷法和观察法为主。搜集相关信息后要完成新职工入职培训需求分析报告,针对新职工感到欠缺的方面提出培训内容设置建议。

2. 入职培训的实施

根据培训需求分析的内容开发培训课程,确定与工作环境、工作制度、工作岗位相关的培训内容,一般包括疾病预防控制中心的历史、现状、发展趋势、单位文化、中心内部机构设置、环境与设施的使用和要求、中心的各项规章制度、岗位职责、技术要求、行为规范要求等内容。根据培训内容确定培训师资,一般中心领导、职能部门负责人、专业技术人员都可以被邀请来就不同的内容给新职工做入职培训。涉及提高新职工个人职业素养的培训课程,如时间管理、礼仪等方面的培训,可请专职培训讲师来讲授。入职培训通常采取课堂讲座、多媒体教学、工作实践指导的方法开展,也可以采用角色扮演法来提升新员工的基本技能,对专业技术强的培训需要通过实践指导、开展演练的形式进行。

入职培训实施管理主要包括培训资料的准备和培训后勤保障两大工作。培训资料主要来源于职工手册和内部培训教材(包括岗位说明书、专业技术文档等)。培训后勤保障工作主要包括培训相关人员的安排、培训器材的准备、培训场地的管理等。新职工入职培训工作涉及中心各个部门和相关的中心管理者、部门负责人,事先要明确职责,实施工作中要各司其职,确保入职培训的顺利开展。

3. 入职培训的评估

为保证新职工入职培训的实际效果,培训实施之后应及时进行记录,相关培训资料应进行归档,同时要做好培训效果的评估。入职培训的评估内容包括新职工对培训内容的掌握程度(可通过访谈或问卷的形式)、入职培训组织及教学工作的质量(可通过问卷的形式)等方面。入职培训的效果评估方法有两种,一种是定性分析法,包括观察法、小组讨论法、问卷调查评估法等;另一种是定量分析法,包括加权分析法、成本效益分析法等。在实际应用中问卷调查评估法应用较多。因新职工入职培训时间较长,一般在正式上岗前要接受为期6—12个月的培训,通过理论和操作实践考核合格后方可正式上岗。因此,在不同的培训时期,要针对不同的评估内容设计不同的问卷,包括入职培训及时调查(一般由受训新员工和培训讲师填写)、入职培训效果跟踪(由部门负责人对新职工的培训效果和工作表现作出考核与评估)、入职培训效果反馈(由新职工、新职工指导老师、人力资源部门进行填写)。

培训结束后,要撰写入职培训评估报告。报告内容应做到有理有据、公正合理,主要包括对入职培训过程的叙述、对培训评估调查数据的分析说明、对培训评估结果的阐述和预测、对存在问题的分析和改进等内容。

(四) 实践经验与注意事项

结合多年培训管理工作的实践经验,做好疾病预防控制中心培训管理工作需要注意以下几点。

一是单位重视是做好培训教育工作的关键。目前疾病预防控制相关的新理论、新知识、新技术、新方法不断涌现,知识更新的周期越来越短。随着卫生事业改革的深化及疾病预防控制事业的发展,对疾病预防控制领域专业人员的知识结构和业务水平要求越来越高。各级各部门的领导和职工要深刻认识到开展培训和继续教育是提高专业人员素质、培养高层次人才的重要措施,是疾病预防控制事业发展的需要,必须加强对培训教育工作的支持,从人员、经费、组织管理等方面予以充分的保证。

二是制度健全是实施培训教育工作的保障。人事政策的引导是开展培训教育的必要动力,也是调动卫生技术人员积极性的有力措施。2014年颁布的《事业单位人事管理条例》对培训工作作了专门规定,进一步支持培训教育工作的开展。根据要求,制定并完善培训教育规章制度,既保障了专业技术人员参加培训教育的权利,又充分调动了其接受培训教育的积极性和自觉性。

三是有效的激励措施是开展培训教育工作的动力。将培训教育工作列入年度工作考核中,把参加培训作为专业人员晋升、聘任的条件之一,同时在工作安排及时间上予以充足的保证,积极鼓励专业技术人员参加各类培训教育活动。

四是规范管理是提高培训教育质量的保证。按照培训教育相关制度和有关工作要求实施管理,通过制定年度人员培训教育计划、开展培训工作年度考核以及职工培训教育、继续医学教育学分年度考核等工作,确保培训教育工作质量。

五是信息化管理是提高培训教育管理水平的重要措施。随着疾病预防控制信息化建设的不断发展,开展网上培训教育并充分利用软件系统实施培训教育管理,可节约培训资金并方便培训,同时也能极大地提高管理工作效率,实现信息资源的共享和透明化。

参考文献

[1] 董克用,李超平等.人力资源管理概论[M],北京:中国人民大学出版社,2011.
[2] 蒋健敏等.疾病预防控制培训管理理论与实务[M],杭州:浙江人民出版社,2015.

［3］毛静馥等.卫生人力资源管理[M],北京:人民卫生出版社,2013.

［4］梅人朗.继续医学教育制度化的国际趋势[J].继续医学教育,1991,5(4):188－190.

［5］孟群.中国继续医学教育的发展状况[J].中国继续医学教育,2011,3(1):8－9.

［6］杨敬等.浙江大学公共卫生医师规范化培训模式探索[J].继续医学教育,2012,26 (7):1－6.

［7］周志男等.北京市公共卫生医师培训制度建立与执行情况调查[J].首都公共卫生, 2012,6(6):260－262.

［8］孙宗虎、姚小凤.员工培训管理实务手册[M],北京:人民邮电出版社,2012.

［9］曹建文,刘越泽.医院管理学[M],上海:复旦大学出版社,2010.

［10］唐文革、杨小伶、李全乐.培训需求分析评价及其在疾控系统的应用[J].现代预防 医学,2007,34(19):3731－3734.

［11］周维.基于柯氏四层次评估模型的高校教师教育技术培训效果评估指标体系设计 研究[J].新课程学习.2013,(9):154－155.

（郭妤浩　于迪迪）

第四节　岗位绩效工资管理

为了深化事业单位的改革,推动事业单位公益服务水平的提高,国务院于2006年9月通过了《关于公务员工资制度改革和事业单位工作人员收入分配制度改革实施中有关问题的意见》。文件明确指出,事业单位要贯彻按劳分配与按生产要素分配相结合的原则,建立与岗位职责、工作业绩、实际贡献紧密联系和鼓励创新创造的分配激励机制,实行新的岗位绩效工资制度。2009年9月2日,国务院召开常务会议,决定于2009年10月1日在公共卫生与基层医疗卫生事业单位和其他事业单位实施绩效工资。疾控中心被列入实施范围。

一、背景理论

（一）岗位绩效工资的概念

岗位绩效工资属于薪酬范畴,对于薪酬的概念,美国薪酬管理专家米尔科维奇的观点认为:薪酬是雇员作为雇佣关系中的一方所得到的各种货币收入,以及各种具体的服务和福利之和,是雇主与雇员之间的一种价值交换。而美国的另一位薪酬管理专家则认为:薪酬是雇员因完成工作而得到的内在和外在的奖励。内在是心理形式,外在则是包括货币和非货币奖励。这一认知更多地是把薪酬作为企业奖励员工,从而吸引、保留和激励人才的一种手段和工具。我们认为薪酬可以分为经济形式和非经济形式,事业单位现行的岗位绩效工资是作为政府或机构对职工完成工作的一种工资待遇,是薪酬构成的一部分,也是薪酬的经济表现形式。岗位绩效工资设计的目的,是认同职工的劳动付出,使其享受相应的待遇,实现多劳多得,优绩优酬,激发职工的积极性。

事业单位职工工资待遇同时也表现为直接的和间接的。直接的有基础工资、绩效工资和国家规定及岗位津补贴等;间接的有各类社会保险、补助、公积金及带薪休假等。岗位绩效工资是直接的经济形式,其主要构成为:基本工资为岗位工资和薪级工资,绩效工资为基础性绩效工资和奖励性绩效工资。各要素含义见下文工资构成相关内容。

(二)事业单位工作人员工资制度的演变

事业单位工作人员工资制度经历了四次重大改革,从职务等级工资制度、正常晋级增资制度、不同类型的工资制度到提出绩效工资制度,2009年的绩效工资实施是对2006年工资改革的一次延续。

新中国成立初期,我国国家机关工作人员的工资制度初步建立,国家机关和事业单位工作人员实行工资制和供给制并存的待遇制度。所谓供给制,是指按照工作和生活的基本需求,免费供给工作人员的分配形式。供给范围除每个工作人员外,还供给一部分家属。直到1954年国家将供给制改为包干制,即由国家给一定数量的实物和货币,由领取者自由支配使用。1955年,国务院发布了《关于国家机关工作人员全部实行工资制和改行货币工资制的命令》,从当年7月起全部改行工资制。后经1956年的建立职务等级工资制、1985年的建立结构工资制、1993年的建立职级工资制三次改革,基本建立了符合机关、事业单位特点的工资制度,改善了工资结构,建立了正常的工资增长机制,提高了工资水平。为建立合理的机关、事业单位工资制度奠定了基础。

2006年,党中央、国务院研究决定,改革事业单位收入分配制度,事业单位实行岗位绩效工资制。岗位绩效工资由岗位工资、薪级工资、特殊岗位津贴和绩效工资四部分组成。其中,岗位工资、薪级工资、特殊岗位津贴由国家实行统一管理。关于绩效工资改革,国务院提出了"分类指导、分步实施、因地制宜、稳慎推进"的"十六字方针"。按照国家统一部署,事业单位实施绩效工资分三步走:第一步,落实《义务教育法》规定,义务教育学校绩效工资从2009年1月1日起实施;第二步,配合医药卫生体制改革,特别是实施基本药物制度,公共卫生与基层医疗卫生事业单位绩效工资从2009年10月1日起实施;第三步,其他事业单位实施绩效工资,从2010年1月1日起实施。

(三)工资构成

事业单位现行工资制度于2006年7月1日起开始执行,是新中国成立以来第四次工资制度改革。改革的目的是:建立符合事业单位特点、体现岗位绩效和分级分类管理的收入分配制度,完善工资正常调整机制,建立宏观调控机制,逐步实现事业单位收入分配的科学化和规范化。

1. 基本工资

基本工资构成为岗位工资+薪级工资,这部分全国统一。

（1）岗位工资

根据国家事业单位工资序列分成管理、专技和工勤岗位三大类岗位不同的等级，分别是管理10级、专技13级和工勤技术工5级和普工。不同等级的岗位对应不同的工资标准，职工以所聘岗位执行相应的岗位工资。自2006年岗位工资实施以来，均是以相应级别的最低档工资执行的。2010年以来，在实施的岗位设置有关规定下，实施了相应级别的不同岗级聘用和执行相应的工资标准。

（2）薪级工资

主要体现职工工作表现和资历。专业技术岗位人员和管理岗位人员设立了65个薪级，工勤岗位人员设有40个薪级。对不同岗位人员规定了不同的起点薪级，通常来说，根据职工的工作表现，经工作考核达到合格以上方能调整薪级工资，特殊的奖励等根据有关规定调整。

2. 绩效工资

绩效工资构成为基础性绩效工资＋奖励性绩效工资，其中前者由岗位津贴、工龄补贴和生活补贴组成。主要体现的是职工的工作业绩和贡献。国家实行绩效工资水平核定与总量控制，规定经考核后发放。公共卫生单位实施绩效工资的核定水平按照国家有关规定是与当地事业单位平均水平相衔接的。

3. 津贴补贴

事业单位的津贴补贴分为艰苦边远地区津贴和特殊岗位津贴两类。

（1）艰苦边远地区津贴

主要根据自然地理环境、社会发展等方面的差异，对在艰苦边远地区工作生活的工作人员给予适当的补助。

（2）特殊岗位津贴补贴

对在苦、脏、累、险及其他特殊岗位工作的人员实行特殊岗位津贴补贴，国家统一制定特殊岗位津贴的项目、标准和实施范围。卫生防疫津贴属于该范畴。疾控中心岗位工作人员按照国家有关标准，根据接触有毒有害物质等有关情况，享受防疫津贴。其标准是：一类每人每日9元，二类每人每日7元，三类每人每日5元。

4. 其他工资

主要是老的工资制度下的保留贴，如老房贴等。

以上工资构成中除了基本工资和特殊津补贴由国家统一制定项目和标准外，其他因政策和资金的来源不同，采取省制定、行业制定、单位制定等多种形式。

二、疾控现状

（一）全国绩效工资实施情况

2009年9月2日，国务院总理温家宝主持召开国务院常务会议，决定在公共卫生与基层医疗卫生事业单位和其他事业单位实施绩效工资。按照国家统一部署，疾控系统从2009年10月1日起陆续实施绩效工资制度。根据卫生部2012年对全国32个省市省级疾病预防控制中心绩效工资的调查数据，有22个省级疾控中心实施绩效工资，10个没有实施。实施绩效工资的疾控中心有5个实行绩效工资后职工收入下降,5个持平,10个增长,增长幅度约为10%。各地疾控中心工资水平核定的参照系也各不相同,不低于当地公务员平均水平的有7家;与当地事业单位工作人员平均水平相衔接的有14家;按本单位上年度工资收入水平的有8家,按照其他核定的有5家。从全国的调研情况看,利用GDP平减指数,扣除物价影响后,2009—2011年东、中、西部地区疾控人员税前工资年平均增长速度分别为-0.96%、-1.62%和1.51%,疾控工作人员的工资年增长速度远低于GDP年增长速度,各单位内部绩效工资分配还存在"大锅饭"现象,并且尚未建立绩效工资自然增长机制。

(二)浙江全省疾控中心绩效工资实施基本情况

浙江省各级疾控中心和全国各级疾控中心一样,从2009年起到2014年已陆续实施绩效工资制度。2011、2012和2013年的全省调查数据显示,全省疾病预防控制中心实施绩效工资的占98%。市、县两级疾控中心绩效工资核定水平分别从2011年的6.11万元和4.71万元提高到2013年的6.54万元和5.61万元,增幅为7.04%和19.1%。基本实现核定绩效工资的全额保障和实际发放水平的90%以上保障,但仍有34.7%的疾控机构需要通过创收来实现绩效工资。绩效工资核定水平的参照系也各不相同。市县疾控中心年人均绩效工资按照当地事业单位平均水平核定的有34家,按照本级公共卫生机构核定的有19家,按照社区卫生服务机构(乡镇卫生院)核定的有22家,按其他核定的有4家,分别占总数的43.0%、24.1%、27.8%和5.1%。从总体收入的增长幅度来看,疾控中心增幅平均为6.71%,远低于同期当地其他事业单位增长水平,其中,90.9%的疾控中心未建立绩效工资增长机制。

三、管理实践

(一)绩效工资组成与含义

1. 绩效工资组成

绩效工资分为基础性绩效工资和奖励性绩效工资两部分。基础性绩效工资由岗位津贴、生活补贴、工龄补贴三个项目构成,主要体现地区经济发展、物价水平、岗位职责等因素,一般按月发放。

2. 绩效工资含义

奖励性绩效工资主要体现工作量和实际贡献等因素,相比基础性绩效工资,奖励性绩效工资侧重于业绩,在基础性绩效工资既定的前提下,奖励性绩效工资是单位搞活内部分配的主体。各单位在进行奖励性绩效工资分配时,要在考核的基础上,结合本单位实际情况,采取灵活多样的分配方式和办法,充分发挥激励作用。一是要避免平均主义,不能干好干坏一个样。对于考核不合格的人员,可以不发奖励性绩效工资。二是要避免重复按岗位进行分配。在奖励性绩效工资分配中不宜再简单化地按照岗位来分配,避免单纯因为岗位的因素拉大差距。奖励性绩效工资要重点向关键岗位、业务骨干和做出突出贡献的工作人员倾斜。奖励性绩效工资分配不唯职务、不唯资历,奖励性绩效工资应以工作量和实际贡献为主要的考量因素,多劳多得、优绩优酬。因此,对于个体而言,允许关键岗位、业务骨干和做出突出贡献人员的奖励性绩效工资水平高于单位主要领导,高于职称高、资历老的人员。

（二）岗位绩效工资制度实施的准备工作

1. 规范津补贴,合理申请绩效工资总量

按照国家和省里的有关规定,人事部门对本单位职工原有的工资福利及津贴补贴进行梳理和统计。以财政投入比例,以及疾控中心人才密集型等特点,积极向有关部门申请和争取合理的绩效工资总量。

2. 慎重实施,稳步推进

工资制度改革关乎每位职工的切身利益,在具体的实施过程中应慎重和稳步推进。重点在实施新制度时应加大新政的宣传,使每位职工对新政策能够理解。

3. 做好评估

岗位绩效工资与职工岗位工作分不开,因此要做好岗位工作评估,分析岗位工作性质和任务要求。科学合理设置单位管理岗位、专技岗位和工勤岗位的比例,满足中心业务和管理服务工作需要。合理实施定编定岗定员,实行聘用制管理。使聘用人员明确岗位职责、任务要求和考核要求,从而确定岗位绩效等级待遇。

（三）操作实践

1. 学习政策

应组织职工学习绩效工资政策,使其正确理解和认识制度实施的必要性。根据浙江省疾控中心实施绩效工资制度以来的情况调研,我们看到大家对这一政策的理解和认识还存在误区。认为总量一经核定,平均水平即个人应得的观念普遍存在,单位拉开差距的分配阻力较大,实施难度增加。所以,机构绩效工资实施管理部门首先要对政策的解读进行宣贯。

2. 核实信息

必须认真做好职工个人基本信息的核对工作,落实基础性绩效工资的计发。这一环节需要仔细查询核对,特别对于个人信息变更,需要合法合规的手续,有变更的必须有本人亲笔签名的文本存档。

3. 制定方案

合理制定奖励性绩效工资考核分配方案,并经职代会全体代表审议通过。奖励性绩效工资考核分配方案,应根据本单位的考核分配实践,建立科学的考核指标、公平公正的评价机制。

（四）实施绩效工资管理的原则

事业单位实施绩效工资主要把握以下四项原则:一是实施绩效工资与清理规范津贴补贴相结合,规范事业单位财务管理和收入分配秩序,严肃分配纪律;二是以促进提高公益服务水平为导向,建立健全绩效考核制度,搞活事业单位内部分配;三是分级分类管理,因地制宜,强化地方和部门职责;四是统筹事业单位在职人员与退休人员的收入分配关系,不断完善绩效工资政策。

（五）实施绩效工资中存在的问题

实施绩效工资目的是要实现组织和员工的双赢,但我国公共卫生机构在实施过程中却

发现绩效工资并没有发挥出应有的作用。公共卫生作为政府的重要职能,工作人员工资待遇低,不同岗位之间工资差距也不大,正常工资晋级幅度小,激励作用不大,且不同地区反映情况也不一,东部地区工作人员认为工资下降了,积极性受挫,西部地区由于政策和项目倾斜,工作人员工资上升,积极性提高。

1. 绩效工资核定缺乏动态调整机制,水平偏低

根据对浙江省99家疾控中心(省级1家,市级11家,县级87家)的调查,86.6%的疾控中心认为绩效工资总量偏低,47.1%的职工认为实施绩效工资后收入水平下降。其原因有三:一是绩效工资水平核定标准不规范,多数机构与当地乡镇卫生院一起计算平均后进行核算,导致绩效工资水平明显偏低;二是部分正常的津补贴被削减,原本应当正常发放的防疫津贴、鼠疫防治津贴、参照政府机构发放的年度考核奖励等被取消,直接导致绩效工资水平下降;三是各地多采用2008年的收入水平核定绩效工资,之后没有建立正常的增长机制。

2. 加班多、风险高、待遇低,影响积极性

各级疾控中心实行24小时传染病疫情报告值班制度和突发公共卫生事件应急处置等,应急值班和加班较多,但缺乏疾病预防应急处置加班工资补偿及科学合理的特殊岗位津贴政策。特殊岗位津贴(防疫津贴)采用的是2004年的标准,5—9元/每人每天,部分地区甚至将特殊岗位津贴也作为规范津补贴内容,不再计发。

3. 高等级专技岗位比例不合理,人才流失明显

根据《浙江省部分行业事业单位专业技术岗位结构比例控制标准(试行)》的规定,市、县疾控中心高级岗位比例分别为25%和15%,而目前市、县两级疾控中心该比例已分别达到30.6%和17.4%,在目前机构编制难以大幅度增加的背景下,大量高素质新进人才上升通道受阻,导致部分地区人才的集中流失。

4. 绩效工资总量受控,激励作用不明显

受绩效工资总量所限,各级疾控中心可用于奖励的额度普遍不高,平均分配的趋势明显,形成新的"大锅饭",难以起到激励作用,反而挫伤业务骨干、一线人员、特殊岗位人员、优秀人才的工作积极性,影响单位的创新与活力。

岗位绩效工资管理根本目的是提升职工工作能力、改善职工工作业绩、提高单位效益。薪酬与绩效工资是广大职工最关心的问题,如何制定符合疾控系统实际和特点的绩效工资分配制度,坚持按劳分配、公平公正的原则,发挥绩效工资的激励作用,提高职工专业能力,调动广大职工的工作积极性,吸引人才、留住人才、人尽其才,更好地促进疾控事业的发展,完善岗位绩效工资制度,有待进一步研究和探讨。

参考文献

李建民.事业单位绩效工资改革操作实务手册[M].北京:机械工业出版社,2010.

(庞孟涛 程苏云)

第五节　离退休人员管理

离退休人员是党和国家的宝贵财富，在我国革命和社会主义现代化建设中，他们发愤图强，为党和人民及新中国建设奉献自己的力量，在各自的岗位上取得了不可磨灭的成绩。他们在我国社会政治生活中和社会主义建设中，具有十分重要的地位和作用，是承传党和国家政治、思想和文化的重要力量。认真做好离退休人员管理及服务工作，是党中央、国务院交给各级党委和政府的重要工作，也是各级老干部工作部门及工作者义不容辞的职责。

一、背景理论

尊老敬老是中华民族的传统美德，正所谓"老吾老以及人之老"。老干部管理工作是国家老龄事业的核心内容，是一项涉及全局的系统工程，是制定国家经济发展战略必须高度重视的问题。面对人口老龄化以及由此带来的众多社会问题，都需要认真做好离退休人员管理工作。

（一）适应新形势需要，树立新理念

1982年，中共中央颁布实施了《关于建立干部退休制度的决定》，这是党和国家领导体制改革的一个重大成果，在党的历史上具有非凡的里程碑意义。30多年来，党中央、国务院以及各级党委、政府高度重视，为老干部工作提供了重要的政治和领导保证。党的十七大提出了"全面做好离退休干部工作"的总要求，充分体现了党和国家对老干部的高度关怀，对老干部工作的高度重视，也为我们做好新时期的离退休干部工作提出了更高要求。中共中央组织部、人力资源和社会保障部联合下发了《关于进一步加强新形势下离退休干部工作的意见》（中组发〔2008〕10号），这是中央出台的又一个全面系统的老干部工作指导性文件。进一步明确了新形势下离退休干部工作的指导思想、基本原则、主要任务和工作措施，要以科学发展观为指导，坚持以人为本，紧密联系本地本单位离退休干部工作实际，全面贯彻落实《关于进一步加强新形势下离退休干部工作的意见》精神，保证关于离退休干部工作的各项政策措施落到实处。进一步解放思想、树立新观念；积极探索新路子，采取新举措；不断总结新经验，把握新规律，以改革创新的精神推进离退休干部工作迈上一个新台阶。

（二）推进老干部工作转型发展

老干部工作转型发展是指以为党的事业增添正能量为价值取向，以最大限度地满足老干部精神文化需要为出发点和归宿，以提升人文关怀水平为主线，推进工作机制和工作方式方法改革创新，逐步从常规性的服务转到以提升生命质量为重点的轨道上来，促进广大老干部"勤学习、升境界、献余热"，为中国特色社会主义事业继续作出应有的贡献。其主要内容

如下。

1. 从注重"落实待遇"到注重激发"正能量"

落实好"两项待遇"是老干部工作部门应尽职责,但仅仅这些是不够的。要进一步教育引导广大老干部更好地自我超越、实现人生价值。把为党的事业做出新贡献、增添正能量作为老干部工作的价值取向。认真组织老干部深入学习中国特色社会主义理论体系、习近平总书记系列重要讲话精神,引导老干部实现自我价值,模范践行社会主义核心价值观,一如既往地关心支持改革开放和现代化大业,为建设美丽中国、创造美好生活立新功。

2. 从注重"物质利益"到注重"文化养老"

随着物质生活水平的提高,离退休人员对精神文化生活需求的层次在不断提升,转向文化养老是提升生命质量的必然选择。教育引导老干部通过学习人类优秀文化和参加社会实践等多种途径,不断地改造主观世界,提升自己的精神境界,始终保持良好的心态。

3. 从注重"集中学习"到注重"内生动力"的强化与"终身学习"

从实际情况看,由所在单位或老干部局组织的集中学习的时间毕竟是有限的,广大离退休人员要增强自我净化、自我完善、自我革新、自我提高能力,牢固确立"活到老、学到老、改造到老"的理念,把学习培养成第一爱好,内化为自觉行动,这是提升生命质量的源泉。拓展学习的广度、深度,把政治理论学习与现代科学、时事政治和优秀传统文化等知识的学习有机结合起来,在持之以恒的学习中不断提升自己的人生境界。

4. 从常规性"服务"到"人文关怀"

自离退休制度建立以来,一直坚持的走访慰问制度和困难补助政策等常规性的服务工作体现了党和政府对老干部政治上的尊重、生活上的关心和照顾。面对离退休干部"双高期"和人口老龄化加快发展的新情况,有必要进一步提升服务内涵,把深厚的人文关怀融入到日常服务工作中去。对"双高期"的老干部在精神和心理上要给予真诚的关怀与安慰,为他们安度晚年创造条件。

5. 从一般"服务型"干部到"文化知识服务型"干部

老干部工作转型发展首先要求老干部工作者转型。在工作理念上,要牢牢把握一切活动都要尊重老干部、依靠老干部,把满足老干部的精神文化需要作为工作的出发点与落脚点。在综合素养与能力上,进一步改善知识结构,学习行为科学、人类学和老年心理学等知识,学习中华优秀传统文化,掌握人文关怀的知识基础,提升人文关怀的能力和水平,努力成为老干部的知心人。

(三)进一步加强离退休干部思想政治建设和生活待遇落实

从政治上关心离退休干部,认真落实离退休干部的各项政治待遇。加强离退休干部党支部建设工作,把离退休干部党支部建设成为教育、组织、凝聚离退休干部的战斗堡垒。在离退休干部中深入开展中国特色社会主义理论体系教育,组织离退休干部深入学习党的十八届三中全会精神和习近平总书记系列重要讲话。进一步弘扬离退休干部的光荣传统和优良作风,教育引导广大离退休干部始终保持政治坚定、思想常新、理想永存。

根据经济社会发展水平,健全完善离退休干部共享经济社会发展成果的机制,逐步提高离退休干部生活待遇。保障"两费"和生活补贴等按时发放。巩固特殊困难离退休干部的帮扶机制,对生病住院、长期卧床、空巢独居等有特殊困难的离退休干部给予更多的关心照顾,帮助他们解决生活、医疗等方面的实际困难和问题。做好离退休干部的医疗保健和健康休养工作。

(四)做好离退休干部的服务管理工作

针对"双高期"离退休干部的特点,做好各项服务管理工作。利用社区、社会资源,完善离退休干部居家养老服务措施。定期进行看望和慰问,及时帮助解决生活中的困难。拓宽服务渠道,积极开展个性化、亲情化和多样化的服务活动。重视做好离退休干部的信访工作。

二、疾控现状

我国自1982年起实行干部离退休制度,30多年来,中心老干部工作是按照"2321"即"两项建设"(老干部党支部建设和思想政治建设)、"三项任务"(落实政治待遇、生活待遇和发挥积极作用)、"两个阵地"(老干部活动中心和老年大学)和"一支队伍"(老干部工作者队伍)的格局展开的,主要任务是落实好政策和做好常规性的服务工作。这种工作模式同老干部的需要基本相适应,但是,随着形势的发展和广大老干部对精神文化与生活质量需求层次的提升,高质量精神文化产品的供给能力与需求的矛盾日益突出。因此,切实推进老干部工作转型发展势在必行。

随着人口老龄化的到来,中心离退休人员的结构出现新特点。从整体上看,离休干部已整体进入"双高"期,退休人员的比例越来越高;从生活方式上看,离退休人员社会流动性增加,居住日益分散,异地居住情况增多;从家庭结构上看,空巢独居老人比例逐渐增大。现代科技正逐渐影响离退休人员的生活,电脑网络已极大地影响离退休人员的生活习惯和思维方式。离退休人员眼界更加开阔,思维更加活跃,思想更加多元化,同时观点更加鲜明,言论更加自由,更加关注个人权益,同时对精神生活的需求更为迫切。

1991年5月10日,经浙江省卫生厅批准,浙江省卫生防疫站建立老干部科。当年老干部人数65人,其中离休干部20人、退休职工45人。2014年,中心有离退休人员224人,人数达到在职职工数的2/3。其中离休干部15人、退休人员209人。其中副厅级以上干部3名,80岁以上高龄30名,75岁以上人员占离退休人员总数的1/3。中心离退休工作模式是:各部门人员离退休后,统一由人事处(离退休科)负责离退休人员的管理和服务工作。离退休人员管理的主要工作是紧紧围绕离退休人员政治、生活待遇的落实开展各项工作。安排好离退休人员的政治学习,组织落实离退休人员疗养健康体检工作,慰问离退休人员,关心关爱老同志。开展各项有益于老同志身心健康的活动,充分调动离退休人员老有所学、老有所为的积极性,发挥好老干部的作用。生活上照顾好离退休人员,为老同志做好服务工作,帮助其解决生活上的实际困难。

三、管理实践

(一)规范管理工作,提高管理效率

为进一步做好离退休人员的管理工作,确保离退休人员管理工作的顺利开展,中心制定

了有关离退休人员管理方面的作业指导书,以规范管理工作,提高管理效率。内容覆盖整个离退休管理工作,包括:离休干部学习管理作业指导书、离退休干部活动管理作业指导书、离退休干部慰问作业指导书、离退休干部联络站作业指导书、离退休干部疗养和体检作业指导书、离退休干部日常服务作业指导书等。

(二)重视管理工作,加强领导

1. 营造文化氛围

将尊老爱老纳入中心的文化建设中,在全中心营造浓厚的尊老爱老氛围。中心主任亲自分管离退休人员管理部门,每年将"关心离退休职工"列入到中心年度工作指导思想和综合目标任务书中。重大节日中心所有领导分组亲自带队慰问离退休干部。

2. 建立联络体系

利用职能处所管理职能,成立中心离退休联络组,督促各部门认真做好本处所离退休人员关心工作。各部门设立离退休工作联络员,共同做好离退休人员管理工作。

(三)中心离退休人员管理工作实践

1. 围绕离退休干部两项待遇落实开展各项工作

落实离退休人员的政治待遇。安排好老干部的政治学习,以参观、走访交流、爱国主义教育等各种形式开展学习活动。根据形势和需求落实政治学习的内容,及时向离退休人员传达重要文件和重要会议精神。

组织离退休干部召开中心年度工作通报会。由中心主任向全体离退休干部汇报中心年度主要工作,并认真听取老干部对中心建设发展的意见和建议。

2. 落实离退休干部的生活待遇

制定离休干部的疗养计划,全年落实好离休干部的疗养体检工作。落实中心200多名退休人员年度健康体检工作,做到疾病"早发现和早治疗"。

巩固帮扶长效机制,积极争取各级各部门对离退休人员的帮困补助。对生病住院的离退休人员第一时间安排探望和慰问,对80岁以上高龄、孤寡独居、生活困难等离退休老同志每年进行家访。认真听取离退休人员的意见和建议,及时掌握老同志的生活、身体动态变化情况,离退休人员中出现严重疾病、重大生活困难的立即向中心领导反映。

3. 离退休干部的综合服务与管理工作

开展各项有益于老同志身心健康的"走基层、看变化、促发展"活动,使老同志感受发展新变化。建立老同志手工制作、舞蹈等多种兴趣小组,丰富老同志的离退休生活。

积极搭建平台发挥老干部、老专家的作用,为防疫事业发展建言献策。邀请老同志在新职工岗前培训中传授学习工作经验。成立老卫协会预防医学专业委员会,积极支持老专家继续为卫生事业作贡献。利用老年大学、社区公共服务体系资源,鼓励老干部就地就近参加学习和活动。

为了方便老同志联系和办事,在单位宿舍楼附近设立离退休干部联络点,并配备专门的工作人员,为老同志提供日常交流、医药费报销等服务。热情接待每位来电来访的离退休干部,并做好必要的工作记录。为老同志办实事、解难事,协调中心有关部门在政策允许范围内积极帮助离退休人员解决日常生活困难。

关心离退休人员的心理，关注老同志的心理需求，积极做好老干部的心理慰藉工作。开展离退休人员健康讲座活动，提升老同志身心健康水平。认真做好离休干部的书报订阅工作，为离休干部送去精神食粮。为全体离退休人员送去生日祝福和慰问，利用社区资源为老干部服务，为离休干部配备援通呼叫器和助老员。

参考文献

中共中央组织部老干部局.老干部工作文件选编[M].北京：党建读物出版社，2008.

（李敏红　黄建民）

第三章

科研管理

第一节　科研项目管理

科学研究(以下简称"科研")是指利用科研手段和装备,为认识客观事物的内在本质和运动规律而进行的调查研究、实验、试制等一系列的活动。科研项目管理是科学研究管理的其中一部分,涉及申请立项、组织实施、检查评估、结题验收、成果鉴定、成果申报、示范推广等环节,其各环节相互关联、相互影响。

科研项目管理是一项系统工程,和谐理论强调系统和谐性,描述系统是否形成了充分发挥系统成员和子系统能动性、创造性的条件与环境,以及系统成员和子系统活动的总体协调性。科研项目实施与管理涉及各专业研究人员,涉及项目承担单位与合作单位,涉及人、财、物等方方面面,实现最大效益,要求总体上协调。疾病预防控制机构科研项目,大部分是以"公益性"为主要目标的研究项目,是为提高疾病预防控制能力而做的科学研究工作,在创建社会和谐的大背景下,基于和谐理论,从微观、中观、宏观三个层面,实行贯穿于项目设计、实施、验收、推广等环节的全程管理,意义重大。

一、背景理论

科研项目是组织一定的人力、物力、财力进行的一系列探索性活动,科研项目有别于一般工作项目,其科学性、创新性要求更突出。科研的基本任务是探索、认识未知,科研项目这一探索性活动从设计到实施,具有一定的风险性、复杂性和不确定性,这些特性决定了科研项目管理工作具有其自身的特点。首先,在项目设计方面,科研项目是探索性活动,创新性要求高,社会目标的设计自然呈现有限理性。其次,在项目实施方面,通常情况下,一般项目的生命周期分为设计、计划、执行、结束和评价五个阶段,其任务的执行与完成是上一个阶段紧接着下一个阶段而呈线性关系,各阶段的任务通常不会重复,而对于科研项目来说,其探索性的特点决定了项目实施过程带有一定程度的不确定性,因而研究项目这五个阶段的任务执行往往是重叠或反复的,呈现的是一种非线性关系。最后,科研项目运用的方法和工具通常不是现成的、成熟的,具有运作的风险性,这些可能会导致研究成果与预期的不一致,这些不一致对管理提出了新的要求。鉴于此,从宏观、中观、微观三个层面,实行贯穿于项目全程的协调、管理非常必要。

疾病预防控制各领域存在诸多科学和实践问题需要通过科学研究予以解决,比如重要传染病病原体的进化、变异、传播和致病规律,环境、职业性、放射等主要危害因素对人体健康的损害作用及其机制,重要慢性疾病发生、发展相关的社会、行为以及环境因素影响,常见恶性肿瘤的危险因素,营养失衡相关疾病的发生、发展和转归机理,化学污染物、生物因素在食物链中的转运与食品安全的关系等。疾病预防控制领域对科研的需求和依赖彰显了疾病预防控制科研项目管理的必要性、重要性和价值。

疾控预防控制研究以"公益性"研究为主,关系到人民群众健康、社会和谐。国家和政府对公共卫生领域的科技创新工作高度重视,在政策上加大了支持和保障,这也对公共卫生领域科研与管理提出了新的更高要求。事实上,当前疾病预防控制机构开展的研究种类多、涉及面广,包括基础研究、基础应用研究、应用研究,涉及与国内外研究院校、企业等合作的横向科研项目,也涉及厅级、省级、国家级等政府部门立项的纵向科研项目,不同资助来源的项目其管理要求不一,产出要求也不尽相同。因此,针对不同科研项目的特点和要求,按照"遵循依法管理、规范经费使用,明确职责、管理公开,精简高效、最大绩效"的原则,制定并落实一系列管理措施、实现项目全程管理,具有十分重要的意义。

二、疾控现状

面对现代科学技术的新形势,科学技术作为战略重点已被放在突出的位置上。随着科技在卫生事业发展中所起的作用不断加强,我国对卫生科技的重视程度也日渐增加。按照《国家中长期科学和技术发展规划纲要(2006—2020年)》的总体部署,科技部、国家卫生计生委等十个部委联合制定了《医学科技发展"十二五"规划》,对我国的卫生科技工作做了整体部署,提出了发展卫生科技的指导思想、总体思路与发展目标,明确了所需开展的主要科技工作,同时也提出了一系列保障措施。

疾控机构根据国家和上级主管部门制定的卫生发展总体规划和卫生科技发展子规划,制定切合当地疾控工作实际的科技发展工作规划,建立科学合理的目标指标体系,明确具体工作任务和保障措施,引领疾控机构科技工作发展。随着国家对疾控机构科研工作的不断重视、投入以及疾控机构的不断努力,疾控机构科研项目和成果取得显著增长。例如,"十二五"期间(2011—2015年),浙江省疾病预防控制中心累计获得各级、各类科研项目226项,其中国家级20项(牵头7项、参与13项),省部级38项,厅局级85项,其他83项,获得科研经费约5186万元。"十二五"期间所获项目总数、经费支持总额较"十一五"同期(2006—2010年)分别提高8.7%、152.6%。累计发表学术论文820篇,其中SCI收录论文189篇,SCI收录论文数量和质量有很大幅度提高(2006—2010年发表SCI收录论文为33篇)。此外,获得专利授权31项,其中国家发明专利21项,获得软件著作权17项,获得科技成果奖29项,其中省部级奖励2项,出版著作27部,均较"十一五"同期(2006—2010年)有显著增长。

当前,疾病预防控制领域业务存在诸多问题有待研究解决。如重要传染病病原体的进化变异与传播致病规律,环境、职业性、放射等主要危害因素对人体健康的损害作用及其机制,重要慢性疾病发生、发展相关的社会、行为以及环境因素影响,常见恶性肿瘤的危险因素,营养失衡相关疾病的发生、发展和转归机理,化学污染物、生物因素在食物链中的转运与食品安全的关系等。

另外,疾控机构科研项目管理方面也存在着一些需要解决的问题:科研团队建设有待加强,在国内具有较高知名度的高层次创新人才不多,缺乏结构合理的科研创新团队;还没有形成科研为主岗位的管理体系,在人员整合、专业整合、技术整合、资源整合等方面均有待加强;科学研究在解决防病工作实际问题等方面的支撑作用还有待加强,针对重大公共卫生问题,以及社会关注的公共卫生热点和难点问题的研究还不够。

三、管理实践

科研项目管理是按照科学技术和公共卫生发展规律以及管理学原理,通过科研过程的各个环节对科研活动中的人、财、物、时间、信息和效果等进行策划、组织、控制、协调、总结、评价,使科研目标达到最佳完成状况的一种组织活动。科研项目管理活动并不是单一的行政管理,而是具有特殊管理要素的综合性管理,是各种关系的协调服务。科研项目管理的要素包括科研人员、科研项目、科研经费、科研成果、科研评价、科研档案等,科研管理工作是由多个部门联合组织开展的一项系统性很强的工作,涉及面广、涉及部门多。科研项目管理要基于和谐管理理论,从微观、中观、宏观三个层面,实行贯穿于项目设计、实施、验收等各个环节的全程管理。

(一) 科研项目设计管理

科研项目设计要分析、阐明研究背景,即梳理、评价国内外相关研究进展,发现和寻找当前研究中存在的问题和不足,在此基础上总结、提出申报项目的研究意义和创新价值,明确项目的研究目标、内容、方法、技术路线,描述研究基础和项目实施可行性,拟定研究人员组成、时间进度安排和经费预算等。为了提高项目研究设计的质量和水平,机构科研管理部门应当建立专家咨询评估组织(学术委员会),对项目申报人提交的申报材料进行审核和论证,具体形式可由项目申报人自行寻找具备资质(比如机构学术委员会成员)的同行专家进行技术审核,并根据专家审核意见进行进一步修改完善直至取得专家同意,也可以是科研管理部门组织集中审核,并反馈专家审核意见至申报人,并交由申报人进行修改完善。对于限项申报且申报项目数超过限制数量的,应组织专家进行集中评审,并根据专家意见择优进行上报。

(二) 科研项目的实施管理

1. 科研项目申报管理

疾控机构纵向科研项目申报渠道主要包括政府科技部门、卫生计生部门、教育部门、人力资源和社保部门、国家和省自然科学基金委等部门、机构,也包括国家科技重大专项管理机构、国家和省外国专家局、国家博士后基金会等有关机构和组织。项目的立项程序一般包括发布项目申报指南、项目申请、专家评审、批准立项、签订合同五个基本程序。纵向科技项目发布时间每年基本上是固定的,如浙江省卫生计生委项目一般都在年底发布次年的申报指南,浙江省科技厅一般在年初发布申报指南,常年受理。疾控机构科研管理部门要根据掌握的信息,及时发布 / 转发各级、各类科技项目申报通知和指南,同时,科研管理部门有关管理人员要加强对科研项目申报通知和指南的学习，掌握项目申报的具体要求，尤其要对项目申报的限制性条款了然于心，做好项目申报的咨询和指导工作。科研管理部门要组织开展对各类上报科研项目的形式审查工作，为了提高形式审查的效果和效率，科研管理部门可以制作针对不同渠道项目的形式审查清单，指导项目申报人员对照清单进行自查，并做好本部门的审查工作。

2. 项目立项和执行管理

疾控机构科研管理部门接到科研项目立项通知后，要及时通知项目申报人，并按照立项部门要求，组织、指导项目申报人按要求填写项目合同和（或）项目实施计划。在项目合同签订与项目实施计划制定过程中，可以根据项目立项方规定，依据获得项目经费支持额度（对照申请额度和科研任务），进行相应研究工作量等的调整。项目实施管理过程中，要协助解决配套经费落实，督促项目负责人做好项目经费管理并确保专款专用，同时督促项目负责人按要求报告工作进展情况及重大问题，督促项目负责人做好原始资料档案管理和保密等有关工作。

3. 项目检查和报告管理

项目实施应建立年度执行情况检查报告制度，对项目执行产生重大影响的情况必须及时报告。项目执行期间，合同内容原则上不做变更，若确需变更合同内容的，由项目负责人提出申请，经立项方同意后方可变更，必要时，立项方可根据专家评估意见直接进行调整。由于不可抗力或其他特殊原因，不能执行合同的项目，经双方协商，由立项方做出中止或撤项的决定。

4. 项目的验收与报奖管理

科技项目在完成计划合同任务后须进行项目验收，主要对项目任务的完成情况、经费使用情况以及项目研究质量、技术水平等进行考核和评价。验收通过后的项目方经成果登记后可申报和推荐各级科技奖励。项目验收一般采用会议、通信两种形式，由组织验收部门根据项目具体情况决定。

（1）项目验收

验收应以项目合同文本约定的内容和确定的考核指标为基本依据，申请项目验收应提供以下相关材料：①项目验收申请表；②下达的计划文件和项目合同书或调整合同的批复意见书（适时用）；③项目实施工作总结、技术报告和自评估意见；④涉及技术经济指标的有关证明材料；⑤实验动物和动物实验证明（适时用）；⑥项目经费使用财务决算报告；⑦项目实施各年度总结材料；⑧进一步推广应用或转化的内容和建议等。

（2）项目结题

有下列情况之一的，可申请按结题处置：①因不可抗拒因素造成，或因现有水平和条件难以克服或实现的技术，致使项目不能继续或不能完成项目研究开发内容和目标的；②项目研究开发的关键技术已由他人公开，致使本研究开发工作成为不必要的；③项目负责人或主要研究人员发生重大变化，致使研究工作无法正常进行的；④导致项目不能继续实施的其他原因。

（3）项目延期

科研项目立项后，开展研究工作，由于种种原因，无法按期完成，项目负责人向项目主管部门延期申请，获准后继续开展工作，延期后仍无法完成研究工作的，有关项目主管部门对该项目作出撤项处理。

（4）项目报奖

根据主管部门报奖文件精神，报奖必须是经省市科技行政部门或省级行业主管部门科技成果登记,并同时符合以下条件之一:①通过科技计划主管部门验收的项目;②经省科技厅授权的科技成果管理部门鉴定或评审通过,且尚未获得过本次申报类别奖项的,如省医药卫生科技创新奖的科学理论、临床医疗、预防保健、高新技术、科技信息、学术专著、论著、教材、卫生标准、软科学等成果。

每一申报项目同时需上报装订成册的附件材料,一般情况下,内容编排顺序为:①封面、目录;②科技成果登记证书;③项目验收证书或鉴定(评审)确认书及鉴定(评审)证书;④项目总结报告和相关技术资料;⑤成果查新报告;⑥专利证书、论文、论著发表及引用情况证明;⑦成果推广应用证明和效益证明;⑧其他。

(三)科研经费管理

科研项目经费实行信息化管理,贯穿科研项目从批准立项、实施执行到结题验收的全过程。相应地,科研项目经费管理就是根据各级科研主管部门的管理政策,制定项目经费预算,根据管理规定和项目合同,监督项目执行过程中的经费支出,在项目验收结题时对项目经费进行决算以及处理结余经费等。科研项目经费管理的最终目的是使项目资助方、项目承担人及承担人所在单位三方利益最大化。具体执行以下科研经费的预算、日常和决算管理。

1. 科研经费预算管理

预算一般由项目组编制,科研管理和财务管理部门进行审核,预算应包括与科研计划相匹配的经费收入预算、经费支出预算、经费负担能力评估与经费调剂计划、科研资产发展预估以及科研风险负担能力评估。

2. 科研经费日常管理

从制度入手加强科研经费的日常管理,要制定科研经费管理办法,明确科研经费的使用范围、开支标准、审批权限等方面的内容。从项目申报、审批、管理到验收的全过程都应该有财务人员参与,变财务管理由事后管理为全程跟踪管理,定期或不定期对科研经费的使用和管理情况进行检查,根据存在的问题,不断完善经费的管理,建立适合的科研资金管理新机制。

3. 科研经费决算管理

科研项目完成后,一般规定在一个月内编制科研项目经费决算,科研项目经费决算应由财务部门和项目负责人共同编制,并经科研管理部门审核。

科研项目投入经费后要对绩效进行评估,根据绩效审计的规律和单位科研经费管理的特点,开展科研经费绩效评价,提高项目管理水平和资金使用效益,确保科研工作健康持续发展。

参考文献

[1] 席酉民,韩巍,葛京等.和谐管理理论研究[M].西安:西安交通大学出版社,2006.

[2] 孙家林.部门预算工作中的项目申报及管理[J].中国卫生经济,2007,7(26):43-44.

[3] 席酉民,韩巍,尚玉钒.面向复杂性:和谐管理理论的概念、原则及框架[J].管理科学学报,2003,(4):1-8.

(陈永弟　顾　华)

第二节 科研平台管理

科研平台作为创新体系的基础性工程，对于科技资源优化配置及开放共享、区域创新体系构建，以及创新型国家建设具有重要意义。医疗卫生科研平台作为机构科研、教学工作的一个重要组成部分，集研究生培养、卫生研究、生物技术交流等功能于一体，在提高医疗卫生科研水平和培养医学研究人才方面发挥着十分重要的作用。实现科研平台的科学管理，对于推动疾控机构科技发展非常重要。

一、背景理论

科研平台主要由资源条件、研究开发、科技成果转化、科技交流合作等物质与信息系统和相应的管理制度以及专业化人才队伍等组成。一般来说，广义的科研平台包括重点实验室、工程研究中心、重点学科、仪器、实验动物及科技文献共享平台等，也涵盖了诸如创新团队与博士后科研工作站等人才培养平台。当然，随着科技合作形势的发展，目前也出现了诸如实验室与实验室联合，以及跨省份的科研协作中心等大规模的科研平台。

高等院校是科研平台建设与发展的主要场所。随着时代的发展，之前一直沿袭的来自德国洪堡大学和美国霍普金斯大学的科学研究模式，即由一个主导教授带领几个研究生开展科研工作的方式出现了弊端。每个研究团队往往都需要成套的仪器或设备，"各自为政"导致资源重复配置，分散难以共享，影响了科学研究效率。为多方位开展开放与合作，激发创新的潜能，高校科研平台走上历史舞台。高校科研平台建设发展迅速，已经初步构建了比较系统的高校基础研究体系。当前运行的269个国家重点实验室中，有137个依托高校建立。

为提高科技发展水平和效率，发达国家和地区十分注重政府在科技平台资源开放共享中的主导统筹作用。例如，重点实验室在各国科技发展中扮演着重要的角色。美国联邦政府建有720多个国家实验室，有约10万名科学家和工程师，大约承担了全美基础研究的18%，应用研究的16%和技术开发的13%。此外，澳大利亚、日本、法国、芬兰等国家都建有国家层面的科研平台和实验室。科研平台非常重视仪器开放与共享，美国规定对利用联邦政府经费购置仪器设施的项目承担方，在不妨碍项目进行的条件下有义务向联邦政府部门所从事的其他研究项目开放。

我国从1984年开始筹建国家重点实验室，在国家重点实验室建设带动下，其他行业、地方重点实验室也开始积极筹建。教育部依托各高校建立有150多个重点实验室，各省份则根据各地特色与科研特长建立了省级重点实验室。为推动我国科技资源的整合共享，加强科技创新基础能力建设，2003年起，科技部与发改委、财政部、教育部等部门联合启动了科技平台建设重点领域试点项目；2004年，国务院办公厅发布了《2004—2010年国家科技基础条件平台建设纲要》；2005年科技部和财政部正式启动"国家科技基础条件平台建设专项"。经过数年的推进,科技平台建设取得显著成效,社会影响日益扩大,科技资源开放共享的社会效益愈加显著。

二、疾控现状

随着医疗卫生体制改革的深入,科研水平日渐成为支撑和衡量医疗卫生机构能力水平的重要指标。科研平台的建设首先在各大综合性医院获得了长足的发展,大量的中心实验室、实验动物中心、重点专科实验室及药物临床试验中心建立,为医院科技创新提供了强大的动力。

对于疾病预防控制机构而言,由于经费与软、硬件条件的限制,科研平台的发展还处在初级阶段。然而,近十年来,随着国家投入增加,科技竞争日益激烈,各级疾病预防控制机构开始筹建综合科研创新平台。中国疾控中心建有国家重点实验室1个,原卫生部重点实验室3个,中心重点实验室3个,另外建有博士与硕士培养点。广东省疾病预防控制中心成立有研究院,内设5个研究室,分别为综合研究室(主要承担院内日常综合协调和管理工作)、卫生政策和标准研究室(主要承担公共卫生政策和标准的研究及技术规范制定工作)、健康风险评估研究室(主要开展健康危害因素信息搜集、健康危害因素风险认知研究)、环境与健康研究室(主要开展人群环境因素暴露的监测和健康影响研究)、国际合作和学术交流室(杂志社)(主要承担世界卫生组织新发传染病监测研究和培训合作中心的国际合作交流日常工作)。上海市疾病预防控制中心(预防医学研究院)由上海市疾病预防控制中心主要业务科室、若干核心研究室和重点实验室组成,是以开展预防医学应用研究、提高卫生防病技术、加快公共卫生人才培养为目标的科研机构,包含实验室、信息、评估决策、预防医学应用研究四大平台。湖北省预防医学科学院湖北省疾病预防控制中心由研究院与中心统一管理,内设6个正处级研究(业务)所,即传染病防治研究所、血吸虫病防治研究所、慢性病防治研究所、卫生监测检验防护所、健康教育所、预防医学信息研究所。江苏省疾控中心与泰州医药高新产业园区签订全面合作协议,双方决定以新成立的省公共卫生研究院为载体,在疫苗临床试验、公共卫生成果转化等方面实施合作,共同打造国内一流的预防医学研发产业化基地。2013年,经浙江省编办批准,浙江省疾病预防控制中心成立公共卫生研究院,建立了传染病流行病学、食品与环境、健康促进与健康教育学、卫生理化检验学、卫生微生物检验学、疫苗临床试验基地6个研究中心12个PI(Principal Investigator)研究团队,建有3个省级重点实验室,1个省级公共卫生创新团队,1个省卫计委重点实验室和3个省卫计委重点学科,1个国家博士后科研工作站,1个疾病预防控制国际科技合作基地。

三、管理实践

科研平台管理与运行机制必须适应人才培养与科学研究核心功能需要,通行的做法宜采取管理委员会(理事会)聘任的主任负责制。委员会负责科研平台资源投入及平台运行管理政策制定,并聘请独立的专家咨询委员会对平台运行管理进行评估。

（一）重点实验室管理

重点实验室是疾控机构常见的科研平台之一。卫生系统重点实验室可分为国家重点实验室、国家卫生计生委(原卫生部)重点实验室、省级重点实验室、省卫生计生委(原省卫生厅)重点实验室、市重点实验室,分别需根据要求,向国家科技部门、国家卫生计生部门、省级科技管理部门、省级卫生计生部门、市级科技部门进行申报,获得批准立项后,方可挂牌并投入建设。一般市级卫生行政部门和县(市、区)级及以下科技部门、卫生计生部门不设立本级重点实验室。

为加强重点实验室管理,各级重点实验室所在机构均需制定相关管理办法,并设立学术委员会,负责审议重点实验室重大研究课题、对外技术合作项目及确定实验室研究与发展方向等重大事宜。重点实验室一般实行实验室带头人负责制,对重点实验室的技术发展和管理全权负责。实验室带头人负责制定实验室发展规划、年度工作计划、任务与指标分解责任书、成员考核方案等;督促实验室成员每年开展高新技术与方法的研究,每年有新技术、新方法建立或引进;每年向所在机构、上级主管部门汇报重点实验室建设进展情况并接受所在机构和上级主管部门的考核;对成员进行年度考核,每年将实验室有关资料交科研管理部门归档。重点实验室带头人负责本重点实验室科研经费的管理和审批;有参加国际国内学术交流、学历教育、业务培训、进修等的优先权和建议权;有权向所在机构申请抽调有关人员参加本实验室科研项目或课题的研究;有引进学科建设所需人才和业务技术骨干的建议权;有聘任、录用、考核和淘汰实验室成员等权利。实验室带头人因病或出国1年以上,无法继续开展项目研究工作的,由后备带头人主持。

重点实验室应建立一系列内部管理制度,内容应涵盖工作人员管理、进入与离开实验室制度、安全保卫与卫生管理、实验室对外开放、仪器使用、剧毒物品管理等方面。实验室实行"开放、竞争、流动、联合"的运行机制,每年面向国内省内高校、科研机构、企业开放仪器设备,实现资源共享。重点实验室定期向系统内基层单位招标开放课题,资助一定的研究经费并提供必要的研究场所帮扶基层疾控系统的科研发展。实验室与国内外较高水平、高层次学术机构开展学术交流,派出和接收研究人员进修。重点实验室科研队伍由老中青技术骨干组成,在学术层次上也实行高级、中级和初级相结合。重点实验室经费开支由带头人签字后参照所在机构资金审批和科研管理制度执行。

重点实验室要接受批准立项部门组织的定期评估工作,一般由批准立项部门委托第三方具体实施,实验室所在机构要对评估工作提供保障和支持。定期评估的重点一般是重点实验室的研究水平与贡献、队伍建设与人才培养、开放交流与运行管理。评估材料是定期评估的基础,一般包括年度报告、年度考核报告和周期建设工作总结。实验室根据评估期内每年提交的年度报告提出周期建设工作总结。周期建设工作总结中列举的论文、专著、数据库、专利、软件著作权、奖励、技术成果转让必须是评估周期内取得。实验室所在单位负责实验室年度考核,提供实验室年度考核报告,年度考核报告和实验室周期建设工作总结要在所在单位内部提前公示,且需经主管部门审核后按规定程序和日期提交评估机构。重点实验室批准立项部门根据第三方评估机构提供的评估报告、专家意见和完整的评估档案资料,确定并发布实验室评估结果及处理意见。重点实验室需根据上述评估结果和处理意见进行相应处理,比如国家重点实验室评估结果分为优秀、良好、整改和未通过评估四类,整改类实验室整改期为2年,2年后由科技部组织专家现场检查整改结果,检查通过的实验室评估结果定为良好,检查未通过的实验室不再列入国家重点实验室序列,未通过评估的实验室、不参加评估或中途退出评估的实验室,不再列入国家重点实验室序列。

(二)重点学科管理

医学重点学科一般可分为国家级、省级、市级、县(市、区)级四种,国家医学重点学科由教育部组织评选(根据国务院《关于取消和下放一批行政审批项目的决定》(国发〔2014〕5号),教育部的国家重点学科审批已被取消)。目前,国务院学位委员会负责对一些单位的学术水平、科研成果、师资力量、在国内外的地位和声誉突出的学科,评定为国家重点学科,省级及以下医学重点学科由医疗卫生机构提出申请,经同级卫生行政部门审核批准建立。

医学重点学科建设与管理,可参照主管部门管理办法进行管理。重点学科建设一般需与审核批准机构签订建设合同书,重点学科所在单位要依据合同书确定的目标和考核指标开展建设工作。重点学科所在单位应加强对重点学科建设的内部管理,择优选配学科带头人,按要求落实学科建设配套经费,并在学科发展规划、学科建设指标、学科支撑保障条件等方面对重点学科给予倾斜与扶持。重点学科建设一般需要接受评估验收,评估验收工作从形式上分可分为指标评估、会议评估和现场评估,从时间上分可分为年度评价、中期检查和终末验收,评价的主要内容包括人才队伍、科研能力、业务水平、核心竞争力等方面,批准审核机构将根据终末验收结果决定是否对重点学科进行滚动支持。

机构设置重点学科,需配套建立机构内的专门管理办法。机构可根据科研发展与人才队伍建设规划确定机构重点学科方向,由各部门根据确定的方向申报、组建团队,为促进多学科融合,鼓励跨部门联合申报。申报部门向科研管理部门提出申请,重点阐明学科建设的目标、预期水平、现有的工作基础,以及学科带头人、梯队成员的情况。机构召集学术委员会委员及(或)聘请有关专家组成评审委员会,对申报的相应学科进行综合论证和评审,提出评审意见。列入机构重点学科的,给予一定的启动经费,结合学科年度考核,对考核合格者追加下一年度学科建设经费。重点学科的资助时间一般不超过3年,对考核优秀者可推荐申报上一级重点学科,对考核不合格的取消学科奖励,并视具体情况采取限期整改等措施,对2次考核不合格的应取消该学科。学科带头人对学科组成员进行考核,按照考核结果发放奖金。

(三)实验动物平台

实验动物作为生命医学科学研究的基础和重要支撑条件越来受到广泛的重视,加强实验动物平台的建设和管理对于提高生命医学科学研究的水平有着不可替代的作用。实验动物平台的建设和管理要对实验动物质量和实验环境质量两个方面均给予重视,还要注重实验管理制度和技术规范的建立,以期达到节约资源、提高实验效率的目标。第一,动物实验室的建设,实验动物设施建设标准要求高,环境控制要求严,在筹划和设计阶段需要经过反复论证,要严格按照国家质检总局颁布的国家标准《实验动物环境与设施》(GB14925—2001)和国家住房与城乡建设部颁布的国家标准《实验动物设施建筑技术规范》(GB50447—2008)的要求进行设计和施工,核心区可建立犬类等大型实验动物区(饲养室、准备室、手术室、消洗室、隔离检疫室等)、兔类实验动物区(兔类实验室、豚鼠实验室、手术室、消洗室等)、功能实验室(生理生化指标检测、微生物检测等)、屏障环境实验室等。第二,实验动物环境与设施运行,净化通风系统、空调冷热源及视频监控系统、管道气体消毒系统、纯净水系统、报警系统、通信系统、门禁系统等实验室设施配套要进行科学设计,有条件的可以考虑建立相关的自动控制系统,进一步提高动物实验环境与运行质量。第三,实行规范化管理,包括制定各类人员岗位职责、建立动物实验室使用操作规程、设定设施维护管理制度、建立和实施自检计划、加强从业人员管理等措施,相关制度、规范内容要求可操作性强、简单明确,使具备专业知识的人经过培训后可以理解和掌握,并要求其严格执行,确保设施的正常运行。

(四)大型仪器平台管理

机构职能管理部门和检验检测等仪器保管、使用的有关业务技术部门要紧密配合,根据机构实际情况和需要,申请加入相应的大型科学仪器设备协作公用平台。机构应根据公用平台协作要求,仔细梳理并定期更新机构基本信息(包括机构简介、地址、联系方式、联系人等),并保有可实际投入运行的大型科学仪器设备种类、数量以及服务、价格等信息,选择合适渠道对外发布。机构要建立大型科学仪器纳入协作公用平台的管理办法,明确大型仪器使用的管理要求,针对公用协作申请、实施、结束等各个环节建立相应程序与制度,建立仪器设备使用维护要求、实验操作规程、生物安全管理制度及相关应急预案,并对大型仪器设备公用协作过程加强管理,确保公用协作活动顺利开展。

(五)博士后科研工作站管理

博士后科研工作站是获得国家人力资源和社会保障部批准、设站开展博士后培养工作的平台。博士后工作站应建立领导机构并在其领导下开展工作,领导小组成员由疾控机构领导与相关职能处所人员组成。要依据国家人力资源和社会保障部、全国博士后管理委员会及省级人力资源和社会保障部门的有关政策与规定,制定博士后工作站管理办法,保障工作站规范、有序运行。为了加强工作站的日常管理,可设立工作站办公室,可设于科研管理部门,成员应涵盖人事、财务、后勤等部门。工作站办公室的主要职责包括:负责博士后招收与录取工作,负责做好博士后的进、在、出(退)站管理工作,负责承担工作站的日常管理工作,负责制定和完善工作站各项规章制度,负责落实博士后科研和生活条件,负责协调解决工作站其他事宜。

疾控机构博士后工作站可视情况需要,与高校博士后流动站开展博士后联合培养。工作站办公室负责在疾控机构、高校两方聘任博士后导师,并在国家、省及高校博士后流动站发布招聘博士后信息,负责博士后进站手续的办理及协调博士后在站管理,人事部门负责博士后人事手续的办理,后勤部门负责落实进站博士后住宿、办公条件以及子女入学问题协调,计划财务部门负责对工作站各项经费的划拨、使用情况进行监督、审计等。博士后所在业务部门及重点实验室承担博士后的日常管理工作,协助做好博士后的技术质量考核和评估工作。博士后导师负责对博士后科研课题可行性论证报告进行审查,对课题的立项依据、研究思路、方法和主要研究内容及进度计划进行指导;负责对博士后研究工作进行检查,督促博士后按计划完成各阶段课题研究任务;参与组织博士后的入站答辩、中期考核、期满出站考核和研究成果的鉴定及验收,负责对博士后的研究成果和在站期间的工作表现做出评价等。

博士后在站工作期限一般为两年,如提前完成研究项目,由本人提出书面申请,经工作站审核并报省博士后工作办公室同意后,可以提前离站,同时合同终止。若两年内未能完成研究项目,需要延长在站期限,须本人在合同期满前三个月向工作站提出书面申请,经工作站审核并与合作流动站协商同意后,报省博士后工作办公室同意,可适当延长。延长期一般不超过一年。

(六)创新团队建设与管理

创新团队是一种新型的科研平台组织形式。公共卫生专业创新团队和其他创新团队一样,要制定团队章程,内容应涵盖团队组织原则、组建原则、目标任务、内部分工、组织机构、人才培养办法、项目管理制度、学术活动、对外服务、经费管理、收益分配、知识产权、开放与共享等,详细规定团队运作规程。与此同时,要制定团队建设任务书,明确团队主攻方向与目标,在每个子方向下规划项目课题及实施方案。创新团队应设立学术委员会,负责对团队科研与人才建设进行指导。为保障团队有效开展研究工作,可设立专用管理办公室和专职秘书,对项目进行实时管理,同时定期联系上级部门,定期接受检查并报送材料。

参考文献

[1] 王青峰,王敏,袁文才等.高校科研平台建设与管理机制探索[J].实验室研究与探索,2013,32(6):226-230.

[2] 毛健.建设科技平台,推动科技创新[N].人民日报,2010-4-13(7).

[3] 郑戈,张昭,杨礼胜.发达国家重点实验室管理运行情况及启示[J].世界农业,2010,372(4):5-8.

[4] 王波龙,李志光,张雪静等.大型综合性医院科研平台发展现状分析[J].中国医院,2014,18(5):50-52.

[5] 宁蓬勃,张彦明.高校院级科研平台开放创新管理初探[J].实验室研究与探索,2010,29(11):165-167.

[6] 戴国强.加强科技平台建设,推动科技资源共享[J].科研信息化,2013,28(4):468-475.

[7] 杨晓秋,于敬鹏.2010年国家重点实验室运行情况分析与建议[J].中国基础科学,2011(5):35-40.

[8] 杨少飞,许为民.我国国家重点实验室与美国的国家实验室管理模式比较研究[J].自然辩证法研究,2005,21(5):64-68.

[9] 李晔,谢尉慧.教育部重点实验室团队管理模式初探[J].科技管理研究,2010,(3):198-208.

[10] 张堪,徐建光.转化医学与医学科技管理[M].北京:科学出版社,2012.

[11] 王玲.科技创新与管理[M].北京:北京科学技术出版社,2013.

[12] 刘波.加强科研平台建设,提高大学科技创新能力[J].复旦教育论坛,2004,2(6):36.

[13] 谢金东,林玮,王训立.标准化动物实验室的建设与管理[J].实验动物科学,2011,28(1):33-36.

(陈　彬　顾　华)

第三节　科研伦理管理

科技发展日益繁荣,它在创造人类前所未有的丰富物质和精神财富的同时,所引发的问题和争议也与日俱增。转基因食品、克隆技术、干细胞研究、药物和疫苗临床试验等涉及的伦理问题日渐尖锐。为规范公共卫生科学研究伦理,在疾病预防控制机构中实施规范的科研伦理管理非常必要。

一、背景理论

医学伦理学是一门研究医学道德的科学,是运用一般伦理学原理,研究与指导医疗卫生领域的道德现象、道德关系、道德问题和道德建设的学说和理论。医学科研伦理是指在医学科学研究过程中涉及的伦理问题,具体包括从研究方案预设到研究完成过程中的各个环节存在的伦理问题,如在研究开始前研究的意义、研究的理论、方法和方案设计的科学性和实施的规范性等伦理问题,研究过程中存在的研究风险与具体的研究环境、研究的协议和沟通、受试者的招募是否符合规范要求、对受试者的治疗和保护、对受试者隐私的保护、利益冲突、对弱势群体的保护、知情同意的过程、研究数据的采集、对研究人员的保护等,结题过程中数据和成果发表的真实性等问题。

当前人们对伦理问题的认识越来越深刻,对医学伦理的要求也日渐提高。从世界医学大会的《赫尔辛基宣言》、世界卫生组织(WHO)的《评审生物医学研究的伦理委员会工作指南》到我国原卫生部的《涉及人的生物医学研究伦理审查办法(试行)》、国家食品药品监督管理局的《药物临床试验伦理审查工作指导原则》等文件,都对医学科研涉及的伦理问题进行了规范,使受试者的尊严、权利、安全和健康得到了越来越多的保护。随着我国科学研究快速进步、社会高速发展,科研伦理作为代表一个国家科学研究水平和人权状况的重要方面之一,已经越来越引起人们的关注。

科研伦理管理是指科研管理机构通过对科研伦理的引导、规范、监督和查处等工作抑制或减轻科学研究各个环节中不符合伦理要求的现象,还原科学研究促进社会发展和人类进步的本质特征。科学研究具有内在的伦理要求,默顿在其创立的科学社会学说中明确提出了科学精神应包括普遍主义、公有性、无私利性和有条理的怀疑主义等。但是科学的进步往往快于监管,随着科学研究的快速进步,出现了越来越多的科研伦理问题,也促使国外科研伦理审查与管理研究的进一步开展。对于一个机构而言,对其科研人员从事科学研究涉及的伦理问题进行监督与管理是非常必要的。在公共卫生、疾病预防控制等科研活动中,凡涉及人体的科学研究必须遵循人体医学研究的伦理准则,进行伦理审查,积极引导和规范科研行为,促进医学科学技术研究健康发展,保护人的生命健康,维护人的尊严,保护人类受试者的合法权益。

二、疾控现状

在国外,科研伦理已经取得了较为丰富的理论和实践成果,许多国家在这些成果的基础上对现实中的公共卫生科研伦理采取了监督、规范和审查措施,取得了较好的效果。2008年,国际医学组织理事会(Council for International Organizations of Medical Sciences,CIOMS)与世界卫生组织(World Health Organization,WHO)联合制定了《流行病学研究的国际伦理准则》。该准则旨在确保流行病学研究能够达到既定公共卫生目标的同时,还要遵循社会公正、尊重以及对个人的伤害最小的原则。

疾病预防控制中涉及较多的科学研究活动包括最基本的现场调查类研究以及疫苗人体试验研究等,其中都涉及保护受试者利益、知情同意以及信息保密等伦理学问题。针对当前快速发展的科研活动,中国疾病预防控制中心制定了伦理委员会的工作管理办法和工作实施细则,对中心本级及直属单位的伦理审查做了明确的规范。对于伦理审查的范围,明确规定"涉及人的公共卫生和生物医学研究,包括与疾病预防控制相结合的科研工作"均须进行伦理审查,其中包括"采用流行病学、社会学、管理学等方法收集、记录、引用、报告或储存有关人的样本、医疗记录、行为、思想、意见等科学研究资料的活动"。工作细则还对伦理委员会的组成及伦理审查操作程序做了明确规定。作为开展疫苗临床试验较早的疾病预防控制中心,如江苏省、广西省、北京朝阳区疾病预防控制中心,其伦理审查体系的建设相对比较成熟。其伦理委员会严格按照《药物临床试验伦理审查工作指导原则》和《疫苗临床试验质量管理指导原则(试行)》建立,有一整套科研审查的指南和SOP管理体系,不仅对项目立项进行审查,还对项目实施进程进行全面的监督,同时接受机构质量管理部门和国家、省食品药品监督局的监督,审查的质量得以保证。

目前,我国对于科研伦理的研究和监管还较少,主要是由于我国科学研究的大规模开展仅是近30年来的事,科研伦理问题才刚刚凸显,公众、科学研究人员和科技管理部门对于科研伦理都还不够重视。疾病预防控制机构伦理体系发展也相对较迟,公共卫生工作人员的伦理规范意识也相应较为薄弱,虽然省级疾病预防控制中心基本上都建立了机构伦理审查委员会,但伦理审查委员会仍然存在着成员结构欠合理、伦理审查操作过程规范性不够、监管不严格以及成员缺乏培训教育等问题。

三、管理实践

(一)建立机构伦理委员会

依据《涉及人的生物医学研究伦理审查办法(试行)》、《药物临床试验伦理审查工作指导原则》(2010年)、《疫苗临床试验质量管理指导原则(试行)》(2013年)等相关法规,借鉴《赫尔辛基宣言》(2013年)、世界卫生组织《评审生物医学研究的伦理委员会工作指南》(2000年)等国际伦理准则,开展涉及人的生物医学研究和相关技术应用活动的机构,应当设立机构伦理委员会。由涵盖预防医学、临床医学、非医学专业、法律和代表儿童利益的社会人士等专业人员组成伦理委员会,委员会设主任委员1名,副主任委员若干名,常设管理机构和秘书,负责管理伦理委员会审查与日常运作事宜。委员应接受生物医学研究伦理知识培训,提高伦理审查能力。

伦理委员会应当建立伦理审查标准操作规程或工作制度,可制定机构伦理审查相关管理办法和伦理审查委员会章程,应当坚持伦理审查的独立性按照伦理原则做出决定,机构伦理委员会主要承担保护受试者,并促进生物医学研究规范开展的职责,对本机构或所属机构涉及人的生物医学研究和相关技术应用活动进行伦理审查。

伦理委员会应当建立伦理审查标准操作规程或工作制度,应当坚持伦理审查的独立性按照伦理原则做出决定,及时签署审查意见并反馈给研究人员。

(二)开展除临床试验外的预防医学研究项目审查

针对除临床试验以外的涉及人的新申报科研项目、医学实验活动及其他疾病预防控制现场业务项目工作,如需伦理审查,相关责任人在开始试验或研究之前应向委员会提交审查的有关材料,包括伦理审查申请书、有关的批件、知情同意书样本与研究方案等。接到申请后,委员会秘书对报送资料进行审核,并尽快通知主任委员,确定评审时间和形式,评审可采用集中讨论或委员单独审评的方式进行。参加审评的委员应不少于规定的有效人数,对试验方案的审查意见应在讨论后以投票方式做出决定,审议结果由参加讨论的委员签名同意,并经主任委员或委托的副主任委员签发后下达,委员中参与试验者不参加投票。因工作需要,必要时可邀请非委员会专家出席会议,但不参加投票。委员会审议后签发书面意见,作出“同意”“作必要修改后同意”或者“不同意”的决定,并附上出席会议人员的名单及签名。伦理委员会的决定应当说明理由。审查项目经委员会同意并签发意见后方能实施。

对于预期损害或不适的发生概率和程度不超过受试者日常生活或者常规治疗可能发生的概率和程度的项目(即小于最低风险的项目),以及科研申报项目的审查可由伦理委员会主任委员或者由其指定一个或几个委员进行快速审查。

审查通过的项目在实施期间如果对试验方案的任何内容作修改的应向委员会报告,经批准后方能执行。在试验期间发生任何严重不良事件,均应向委员会报告。项目在执行过程中,要严格按照伦理委员会审查意见执行知情同意等程序,不得超出伦理委员会审查许可范围,不得违规实施其他违反伦理的活动。项目实施过程中应保留知情同意书等原始材料备查。

审查的主要内容包括:研究者的资格、经验是否符合试验要求;研究方案是否符合科学性和伦理原则的要求;受试者可能遭受的风险程度与研究预期的受益相比是否合适;在办理知情同意过程中,向受试者(或其家属、监护人、法定代理人)提供的有关信息资料是否完整易懂,获得知情同意的方法是否适当;对受试者的资料是否采取了保密措施;受试者入选和排除的标准是否合适和公平;是否向受试者明确告知他们应该享有的权益,包括在研究过程中可以随时退出而无须提出理由且不受歧视的权利;受试者是否因参加研究而获得合理补偿,如因参加研究而受到损害甚至死亡时,给予的治疗以及赔偿措施是否合适;研究人员中是否有专人负责处理知情同意和受试者安全的问题;对受试者在研究中可能承受的风险是否采取了保护措施等。

（三）开展临床试验研究项目的伦理审查

对于疾病预防控制中心而言,涉及最多的临床试验研究是疫苗临床试验。可参考国家卫生计生委、食品药品监督管理局相关法律法规结合机构实际情况制定临床试验研究项目伦理审查操作规程。主要的工作程序是:临床试验伦理审查委员会办公室按照规定时间期限接收项目负责人递交的伦理审查资料,召开伦理审查会议;申请人(申办者和／或主要研究者)填写临床试验伦理委员会相关申请表格,并提交研究方案、知情同意书等必要的支持文件或附件;委员会办公室接收申请材料并进行形式审查发放受理通知;主任委员确定审查方式和选择主审委员,委员会秘书在评审前至少5个工作日将审查资料送达主审委员进行预审。预审时可对提交资料中存在的疑问或没有理解的问题与申请人沟通;主任委员或受委托的副主任委员主持会议,委员会委员半数以上且不少于5人、委员性别和类别等满足要求时方可召开会议。审查、讨论后进行表决,并形成会议纪要和最终审查批件(意见);主任委员或受委托的副主任委员签署审查批件(意见);依据批件(意见)规定的跟踪审查频率对项目实施跟踪审查;临床试验结束后,主要研究者应报告临床试验伦理审查委员会。委员会对此项目中所涉及的伦理问题的执行情况作出最终评定。项目结束后资料归档。

临床试验伦理审查委员会根据具体情况采取会议审查、紧急会议审查或快速审查的形式,对提交的项目作出"同意""作必要的修正后同意""作必要修正后重审""不同意"或"中止或暂停已批准的项目"的审查意见。临床试验伦理审查委员会对审查意见以简单多数方式投票作出最终决定。5名及以上委员参加的评审及投票方为有效审查,并由委员会主任委员或受委托的副主任委员签发。对项目作出"不同意"决定应有明确的理由和依据。

申请人对临床试验项目研究方案、知情同意书等伦理审查批准的文件作出修改,均应以书面形式向临床试验伦理审查委员会提出复审申请,经批准后方可实施。为了避免对受试者造成紧急伤害而修改的临床试验方案,研究者可以在提交临床试验伦理审查委员会审查批准前实施,事后及时向委员会作书面报告。临床试验伦理审查委员会对批准的临床试验项目,进行跟踪审查,审查频度在初始审查时根据试验风险和研究周期决定,至少每年一次,直至研究结束。

临床试验研究项目提交的资料较多,主要包括:①伦理审查申请表;②研究方案及支持性文件;③知情同意书样本;④招募受试者的相关材料;⑤研究者手册;⑥主要研究者履历及研究团队资质情况;⑦临床试验批件;⑧其他相关材料。

临床试验研究项目伦理审查主要内容包括:研究者的资格、经历、经验是否符合要求;研究方案是否遵从普遍接受的科学、伦理、道德原则;临床试验项目是否进行了充分的实验室工作和相关性试验;是否对新方法的可能价值、存在的危险和出现的不适与现有的最佳方法进行了比较,受试者可能的预期风险和利益是否已有充分的评估。只有在试验目的的重要性与受试者的内在风险性相称时,生物医学研究才能合法地在人体中进行。临床试验项目是否已确定在什么情况下必须终止试验,以保护受试者不受严重损害,并提出如果出现损害如何补救以及相应的保险措施。是否遵守医学伦理学原则,受试者是否得到充分的知情权。临床试验项目考虑研究人员与项目研究之间的利益冲突,必要时采取限制性措施。

（四）职责与分工

研究人员:设计研究方案时,应维护和保护受试者的尊严和权益,确保研究不会将受试者暴露于不合理的危险之中。凡实施涉及人的生物医学研究和相关科研工作的研究人员应当在实施项目前向中心伦理审查委员会提请审查,并提交伦理审查有关材料。如在科研活动实施过程发生研究方案变化且涉及伦理学问题,也应及时向中心伦理审查委员会提交审查申请,并准备相关材料。

业务部门:应加强对所在部门涉及人的医学研究活动或其他项目的伦理监督,建立审批制度和活动中的监管制度,及时督促项目研究人员进行伦理审查。加强对项目实施过程伦理监督,确保研究活动在伦理审查委员会许可范围内进行。

委员会的职责任务包括:承担医学伦理知识的宣传;指导和协助有关职能部门编写、制定有关医德规范;审评科研及医学试验活动涉及的相关人身权利问题;承担科研及医学试验活动有关的生命伦理咨询和审评;组织委员等参加培训教育活动。

参考文献

[1] 姚莉.临床医学科研与医学科研伦理探析[J].中国社会医学杂志,2009,26(6):335-337.

[2] 谢海波.医学科研活动的伦理审查问题[J].中国医学伦理学,2009,22(5):69-70.

[3] 方玉东,张莉莉,陈越.国外科研伦理管理理论与实践综述[J].山东农业大学学报(社会科学版),2011,13(2):97-101.

[4] 张琳,李国红,郑志杰.公共卫生伦理学简论[J].生命科学,2012,24(11):1344-1348.

[5] 王明旭.医学伦理学[M].北京:人民卫生出版社,2010:20-32.

[6] 熊宁宁,李昱,王思成等.伦理委员会制度与操作规程(第三版)[M].北京科学出版社,2014:1-35.

（陈　彬　蒋征刚）

第四节　成果推广与应用

科技创新驱动社会发展最直接、最有效的方法是实现科技成果的转化和产业化。公共卫生科技成果要实现保障人民大众健康的目标,成果的推广和应用是最快捷、最高效的方式。疾病预防控制机构每年承担一定数量的科学研究工作,相应地会产生一定数量的科研成果,建立一套成果推广与应用管理制度,有助于实现科技成果转化为健康效益的目标。

一、背景理论

"科技成果"是科学技术研究成果的简称,是我国科技管理的专有名词,在美国等西方国家的科技管理中,"科技成果"一般以论文、论著、科技报告、专利及技术标准等为表现形式。在1986年出版的《现代科技管理词典》中,科技成果是指科研人员在他/她所从事的某一科学技术研究项目或课题研究范围内,通过实验观察、调查研究、综合分析等一系列脑力、体力劳动所取得的,并经过评审与鉴定,确认具有学术意义和实用价值的创造性结果。2009年,科技部《科技成果评价试点暂行办法》将科技成果概念进一步定位为:由组织或个人完成的各类科学技术项目所产生的具有一定学术价值或应用价值,具备科学性、创造性、先进性等属性的新发现、新理论、新方法、新技术、新产品、新品种和新工艺等。

1996年,我国实施了《中华人民共和国促进科技成果转化法》,其中将科技成果转化定义为"提高生产力水平而对科学研究与技术开发所产生的具有使用价值的科技成果所进行的后续实验、开发、应用、推广直至形成新产品、新工艺、新材料,发展新产业等活动"。科技成果转化包含了科技成果应用、科技成果推广、科技成果商品化和科技成果产业化等几层含义。其中科技成果应用指的是将科技成果应用于实际生活或生产,科技成果推广指的是对成熟的科技成果进行扩散、传播和应用。为推动国家创新驱动发展战略实施、推进科技成果转化和推广应用,党中央、国务院和有关部委密集推动相关法律法规、政策措施出台,2015年,《中华人民共和国促进科技成果转化法修正案》(草案)已提请全国人大常委会审议,《中共中央　国务院关于深化体制机制改革加快实施创新驱动发展战略的若干意见》出台,其中明确提出要"着力打通科技成果向现实生产力转化的通道"的总体要求,提出"完善成果转化激励政策""建立高等学校和科研院所技术转移机制"以及"改革科技管理体制,统筹成果转化等各个环节"等政策措施。

当前,科技成果的推广转化成为科学技术研究工作的落脚点与社会经济发展的根本。在卫生领域,医疗卫生工作者应将医学科技成果尽快转化为生产力,具体表现在降低疾病发病率与死亡率、提高治愈率与生存率、节约社会资源、提高人民群众身体健康水平、促进社会发展与进步等。近年来,通过卫生适宜技术转化与推广等方式,大量的适合基层使用的卫生技术被推广使用,惠及人民大众。

综上所述,对于一个卫生机构而言,非常需要科研管理部门进行高效的科研成果转化管理,通过整合产学研用体系,实现卫生科技成果尽早转化为人民群众的健康保障。

二、疾控现状

疾控机构开展科技成果转化推广的主要形式包括技术产业化(疫苗、检测试剂盒、新药创制等)、技术指导方案推广应用(艾滋病感染者和病人随访管理技术方案、结核病病人社区管理和医务人员直视下督导服药技术方案、水质监测和管理技术方案等)和检测技术/方法推广应用(传染病检测技术、食品安全检测技术、消杀检测技术等)三种形式。疾病预防控制系统建有完整的国家—省—市—县四级疾控中心网络,同时通过县级疾控中心技术指导基层社区卫生服务中心,在技术推广与应用上具有非常明显的优势,比如通过举办培训班、研讨班及现场指导等方式能将某项科技成果迅速推广到基层应用。卫生适宜技术推广是卫生领域科技成果推广的一项重要政策和措施,浙江省卫生计生委在全省建立"基层卫生适宜技术推广基地",将众多适宜技术经过筛选后推广到基层,其中就包括传染病管理、慢病管理及健康教育等公共卫生适宜技术。

疾病预防控制机构成果转化并取得良好社会效益的先例非常多。浙江省疾病预防控制中心浙江省出血热重点实验室曾承担国家"八五""九五"科技攻关项目"流行性出血热灭活疫苗的研究",先后研究成功Ⅰ型、Ⅱ型、双价和双价纯化四种出血热疫苗,均取得新药证书和生产文号,形成了规模化产业化生产,产品份额占全国市场70%以上。2008年我国把肾综合征出血热疫苗列入国家计划免疫,2008—2010年生产的出血热疫苗销售额达1.3亿元,利税5300余万元,出血热疫苗接种疫区,保护率达94%以上,疫苗对预防该病、控制流行起到了重要作用,具有很好的经济效益和社会效益,是浙江省科技成果推广转化的成功典范。2013年H7N9禽流感爆发期间,浙江省疾病预防控制中心成功研发了实验室快速检测试剂盒,并迅速推广到全省各市级疾控中心使用,为H7N9禽流感病例确诊提供技术支撑,这一多重荧光定量PCR基因诊断方法快速、特异、准确、灵敏,已用于全省100多例确诊病例、11000多份监测病例,以及5000多份环境标本的检测,有效保障了H7N9禽流感的预防控制工作。云南省疾病预防控制中心主持完成的"云南省二十年艾滋病流行规律及综合防治研究与应用"项目首次建立的哨点监测技术,推动了1995年以来在全国开展的哨点监测;实名制重点人群大筛查技术促成了2005年全国对在押人员开展HIV抗体筛查和在全国推广的艾滋病实名制报告制度的建立;阳性配偶告知、婚检人群筛查技术被列入2006年《云南省艾滋病防治条例》并实施,具有示范效应。

然而,总体来看,我国科研机构普遍存在成果转化效率偏低的问题,科技成果的转化利用率只有10%—20%,卫生行业,包括疾控机构,科技成果转化利用率更低,而发达国家一般都在50%以上。与一般科技成果推广应用相比,疾控机构卫生科技成果推广应用有一定的特殊性:首先,疾控机构在卫生科技研发、转化、生产、推广、培训等工作中与卫生服务需求衔接不够,表现为相关科技成果推广应用价值(包括安全性、有效性两方面)有限或实施可操作性不强;其次,在卫生科技成果推广方式上,目前多采取以行政为主、自上而下的推广方式,为单向性的由技术持有方向技术使用方的转移,推广应用渠道、方式单一且十分有赖于政策支持,信息不对称现象突出;再者,疾控机构卫生科技成果公益性强,以社会效益为主,直接经济效益不明显,科技成果推广应用方利益驱动不明显、积极性不高;还有,疾控机构卫生技术推广的专业人才队伍缺乏,卫生专业人员科研、业务工作任务繁重,很难直接从事技术推广工作,而非专业人员又因缺乏必要的专业素养、技术储备而无法从事推广工作。总而言之,当前疾控机构卫生科技成果推广应用还缺乏"以需求为导向开展科研创新,政府、市场双管齐下渠道畅通,兼顾技术研发、推广、使用以及服务对象各方利益,专业人才队伍齐备"的完善、顺畅的体制机制。因此,不少卫生科技成果在登记或鉴定后就被束之高阁。

三、管理实践

(一)健全规章制度,规范科研成果推广应用

建立相关管理办法或规章制度,对职务科技成果转化管理进行明确规定:所有职务科技成果的转化,须由该项科技成果的负责人提出书面申请,经所在部门同意后,报单位科研管理部门统一管理。科研管理部门牵头组织单位有关职能部门以及有关专家或评估机构对该项成果进行技术、市场、投资风险等情况的综合评估,并出具该科技成果评估报告。根据科技成果转化方式、科技成果评估报告和项目大小,组成科技成果转化项目谈判小组,负责该项目的具体谈判工作。谈判小组由机构领导、科研管理部门、财务部门、成果所属部门负责人组成。谈判结果经单位批准后签订科技成果转化技术合同。在签订科技成果转化技术合同后,根据需要由机构有关职能部门、业务部门及科技成果发明人组成科技成果转化实施工作小组,具体负责组织、协调科技成果转化项目的实施。以各种形式实施科技成果转化,均须签订书面技术合同,报机构科研管理部门备案,并根据需要向技术合同认定登记机构申请认定登记,办理减免税手续。

机构同时需要建立管理办法,明确规定科技成果的主要形式,并明确知识产权归属问题。如专利管理应明确要求职工在进行研究开发、技术改造、技术合作等活动中做出的发明创造,要在向社会公开之前及时申请专利,凡在机构工作中或利用本机构名义做出的发明创造或主要利用本机构物质条件(资金、设备、原材料、对外保密的技术资料等)完成的发明创造,包括离退休或因各种原因离开本职工作1年内做出的与其在原机构承担的工作相关的发明创造为职务发明。机构职工(含编外)完成的职务发明,其专利申请权和归属权属于机构,专利申请人为机构法人。

(二)采取多种方式激励科技成果转化

机构应对科技成果转化给予一定的奖励,以激励科研成果及时转化。科技成果转让后,机构应在一次性转让获益和转化投产后持续收益中抽取一定比例奖励给完成者和成果转化的主要实施者。比如浙江省疾病预防控制中心,在一次性转让扣除成本后所得净收入中提取40%,转化投产后获得持续效益的连续5年从新增留利中提取20%奖励给科技成果完成者和成果转化的主要实施者。机构对以机构为第一完成单位的调查研究报告,被上级或同级政府、行政部门采纳的,应给予奖励,相关作者需提供研究报告、相应政府部门的采纳材料及证明原件,可由机构学术管理机构(学术委员会)评审后确定奖励金额,如已经获得科研项目可不再重复奖励。此外,主办用于推广科技成果的国际性、全国性学术会议、国家级继续

教育项目，获得并实施政府部门立项的适宜技术或成果推广项目的，也应给予相应奖励。

（三）拓宽国际国内合作，打造产学研用平台

疾控机构应积极开展国际、国内合作交流，与国际、国内公共卫生领域知名的高校、组织、生物科技公司、研究机构、公共卫生机构等加强合作与交流，通过签订战略合作伙伴关系，深入推进科研平台（实验室创建）建设、合作项目开展，加强人才培养、出版和培训，努力打造产学研用综合平台，共同开发科技成果，实现技术转化。例如浙江省疾病预防控制中心，与天元生物科技有限公司签订了战略合作协议，长期开展出血热疫苗生产与销售的合作，产生了巨大的社会与经济效益。国际上，先后与世界卫生组织（WHO）、美国、德国、加拿大、澳大利亚等国家及组织开展了合作，承担了数十项国际合作项目，在艾滋病、结核病等重大疾病防控、食品安全、慢性病与伤害、职业与环境卫生等公共卫生领域取得了显著成绩，与加拿大艾伯塔省毒理研究中心联合建立的二噁英实验室，2005年以来已经累计监测各类科研样品5000余份，获得科研数据逾10万个，为两省的环境、食品和人体化学污染研究做出了重要贡献。

（四）积极申请科技转化项目推动成果推广应用

疾控机构应积极申报科技部门科技惠民计划、卫生计生部门适宜技术转化等项目，争取项目资金，推动科技成果推广应用。浙江省疾病预防控制中心依托项目支持，开展了社区HBsAg阳性母亲儿童乙型肝炎疫苗加强免疫、卡介苗预防接种异常反应的识别与处置、卫生适宜技术网络媒体监测、二级生物安全实验室管理手册、疫苗相关事件监测处置与评估技术、副溶血性弧菌核酸恒温扩增试纸条现场检测技术和疟疾PCR检测技术结合血片镜检等技术辐射推广等项目，提高基层相关技术应用能力，促进科技成果在卫生防病工作中的实际应用，提升疾病预防控制工作的效率和效果。此外，疾控机构还可以通过举办各级继续教育培训班，将社区慢性病自我管理、消除疟疾关键技术、环境危害因素检测与评估、食品安全理化检测、食源性疾病防治技术等疾病预防控制科技成果推广到全省乃至全国。

疾控机构在科研成果转化与推广应用方面取得了一定的成绩，但总体来讲，政策制度有待进一步健全，管理体制仍有待进一步理顺，人员队伍有待进一步加强，还有很大的潜力和上升空间。疾控机构应当牢牢抓住创新驱动发展战略实施的有利契机，切实提高对科技创新的重要性认识和转变发展方式的紧迫性认识，根据疾病预防控制工作的实际需要，加强学习和借鉴，完善切合疾控实际的科技成果推广与应用模式，促进疾病预防控制工作创新发展。

参考文献

[1] 李显文.卫生科技成果推广的三个关键环节[J].卫生经济研究,2007,(5):17-18.

[2] 张堪,徐建光.转化医学与医学科技管理[M].北京:科学出版社,2012:28-40.

[3] 王玲.科技创新与管理[M].北京:北京科学技术出版社,2013:3-30.

[4] 蒋健敏.卫生适宜技术理论与实践[M].杭州:浙江人民出版社,2012:10-25.

[5] 张衡,刘燕薇.对科技成果推广转化中存在问题的分析[J].内蒙古农业大学学报(社会科学版),2012,4(12):49-52.

[6] 李友良,贾氢.科技成果管理的核心——推广转化[J].解放军医院管理杂志,1998,5(1):46-47.

[7] 郑洁.浅析科技成果转让与推广中的问题与对策[J].海峡科学,2014,(3):54-55.

[8] 王忠儒.我国科技成果推广转化的现状及其对策[J].医学信息学杂志,2010,31(2):36-39.

[9] 谭映军,王魁英,谭燕等.医学科研成果转化的认识误区[J].西南国防医药,2013,23(10):1128-1129.

[10] 保天行,杨锉,余放争等.云南省卫生科技成果推广转化现状分析及策略研究[J].中国医院管理,2002,(6):25-29.

(顾 华 陈 彬)

第五节 国际科技合作与交流

国际科技合作工作是疾控中心对外交流合作的窗口与纽带,是加强学科建设和人才培养以及提高整体科研水平的重要组成部分,对推动疾控工作全面发展有重要作用。

一、背景理论

国际合作理论在历史上也经历了几个阶段的发展。第一阶段,20世纪70年代,国际关系中出现了一些新的变化:国际间的多边合作、非政府特别是跨国公司的迅速发展、全球金融市场初具规模,以及在此背景下国际合作的可行性及如何实现的问题。第二阶段,20世纪80年代,这一阶段的相关研究侧重于深入分析国际合作的概念及其实现条件和途径特别是国际制度对于推进国际合作的意义。第三阶段,20世纪90年代以来,国际社会进入了全球化时代,进一步关注国际制度的效用问题,特别是在国际环境领域。相互依赖和全球化是20世纪70年代依赖国际政治理论学者广泛使用以概括国际政治总体特征的两个概念,而国际合作是两者共同涉及的核心内容。相互依赖表达了国际政治中的一种状态,是对不同国际行为者相互影响的一种特征表达,这些相互影响往往是国际交往所产生的结果。而全球化特征,一般认为从罗马俱乐部的两份报告——《增长的极限》和《人类处在转折点》中已被提出,但其受到广泛关注则始于20世纪90年代前后。"全球化"表明这是一个国际社会联系日益密切、整体性日渐增强的过程,包含了经济、政治、科技、文化、社会生活等多个维度。

国际合作与交流的基础是国际行为主体相互利益的基本一致或部分一致。国家利益关系是国家对外行为的基本出发点。国家之间的利益关系既有对立和冲突的一面,也有协调和重合的一面。国家之间具有基本一致或部分一致的利益关系,构成了国际合作与交流的现实基础。国际合作与交流的实质是国际行为主体在一定的问题领域中所进行的政策协调行为。各个国家都以自身的利益为依据来制定对外政策。由于相互利益的不完全一致,国家所制定的对外政策之间往往出现差异和碰撞,从而使国家间关系陷入纷争状态。为了保障共同利益的实现,国家需要对本国制定的对外政策进行调整,以使自身的政策和其他国家的政策兼容。

国际科技合作与交流是国际合作的一种基本形式。国际科技合作与交流是指国际行为主体之间基于相互利益的基本一致或部分一致,而在一定的科技领域中所进行的政策协调行为,这种定义将合作和和谐、冲突或纠纷区别开来。国际科技合作与交流具体包括在境外或境内参加的有境外机构、组织、人员参与的科学技术开发、讲学、进修、培训、学术会议、文献资料交换、考察、谈判、合作研究、合作设计、合作调查、合作经营、种质资源交换、展览和咨询等活动。对我国而言,国际科技合作与交流活动的开展,是服务对外开放和外交工作大局一个重要方面,在更大范围、更广领域、更高层次参与国际科技合作与交流,可以有效发挥科技合作在对外开放中的先导和带动作用;其次,可以有效利用全球科技资源,促进国家、地区和单位科技进步和科技竞争力的提高;再者,与国外一流科研机构、著名大学、企业开展实质性合作研发,能够吸引海外杰出科技人才或者优秀创新团队来华从事短期或者长期工作,有利于增强我国自主创新能力。

二、疾控现状

我国自1978年改革开放以来,对外科技合作与交流已经步入新阶段。国际科技合作与交流推动中国改革和发展,增进中国和其他国家之间的相互了解和友谊。随着当今世界经济全球化及互联网技术的迅速发展,许多问题都已经成了国际性的问题。为应对各种重大挑战,解决可持续发展的许多突出问题,全球性合作就显得更为重要。

从全球卫生治理角度来看,疾控国际科技合作不但可以改善各国特别是相邻国家的疾病预防控制状况,同时也对疾控人才的培养、提升本国疾控机构的国际竞争力起到事半功倍的作用。在多双边合作方面,我国大力开展和扩大与世界卫生组织、联合国开发计划署、联合国儿童基金会、艾滋病规划署等国际组织的技术合作,与多个国家和国际组织建立了部长级定期对话机制,为疾控国际科技合作交流奠定了坚实的基础。

在建立广泛合作的基础上,我国大力引进疾病预防控制国际合作项目。近年来,外国政府以及盖茨基金会、默沙东基金会等多个国际非政府机构和跨国企业在华开展了艾滋病防治、生殖健康、卫生政策、人才培养、科研开发等合作项目,项目金额超过2亿美元。其中中国疾病预防控制中心近年来主要开展的国际合作项目包括中美新发和再发传染病合作项目、中国全球基金结核病项目、中国全球基金艾滋病项目、中盖结核病项目、中国儿童与家庭队列研究项目等。这些国际合作项目引进了大量公共卫生政策、卫生改革、疾病控制等领域的新思路、新观念,培养了数以万计的疾控人才。

按照"平等互利、讲求实效、形式多样、共同发展"的原则,我国向非洲、拉丁美洲等区域的发展中国家派出医疗卫生队,并提供力所能及的卫生援助。同时,还承担应尽的国际义务,帮助发展中国家落实千年发展目标,为我国建立了良好的国际形象,并促进了我国与发展中国家的关系向良好的方向发展。

当今社会,各国间的竞争是全方位的,其中作为第一生产力的科学技术的竞争尤为引人关注。但是竞争的时代也是合作的时代。对疾控机构而言,这种竞争与合作共存的形势对国际科技合作提出了迫切要求,也提供了良好的机遇。应该看到,科技合作的重要性和必要性是由现代科学研究本身的特点决定的,另外,我国已具备的工作基础和投入,也是引导和拉动外方参与和投入的一个重要因素,往往国内经费投入多的项目能吸引更多的国际合作经费,还有,政府对此类项目在政策上的倾斜,也有利于国际科技合作项目的建立和实施。

三、管理实践

近年来,疾控工作发展迅速,国际科技合作交流也日益广泛和深入,现已成为执行疾控机构整体战略的战地前沿,而不再是一项附属性的管理职能,必须通过多方位多角度切入,强化管理,达到国际双向沟通与跨国合作的科学化、常规化。

为加强国际科技合作项目管理,推动项目顺利实施,疾控机构应成立国际合作管理办公室。国际合作管理办公室应与相关职能处所、业务归口部门保持密切沟通,努力拓展合作伙伴关系并加强与其的日常联络,做好外事活动的接待和相关管理协调工作。在建立专职管理协调机构的同时,应建立国际合作管理制度,具体应涵盖国际合作项目管理、国际合作交流、国际合作人才培养、外宾接待等几个方面,以提高国际合作工作开展效率和规范化水平。

(一)国际合作科研项目管理

国际合作科研项目的申报、立项、实施管理与验收工作总体应按照国际合作项目管理办法及机构科研项目管理规定执行。国际合作办公室会同机构科研管理部门负责收集、发布国际科技合作项目申报通知,在发布申报通知时应根据项目申报指南及有关要求,阐明申报对象、时间要求、限项规定等形式要素,并对拟申报项目进行形式审查,确保上报项目符合形式要求。根据机构科研项目申报规定,通常项目负责人需取得2名以上非项目组成员的机构学委会专家(学委会成员中没有相关专业的可以请其他正高级职称同行专家)负责对申报项目内容、经费等项目进行评议(重大项目、有限额要求的项目一般需机构学委会组织专家评议),涉及伦理问题的项目按照伦理审查管理办法由机构伦理委员会审议,涉及人类遗传资源的项目需通过相关人类遗传资源审查,审查同意后方可对外申报。国际合作科研项目经立项部门给予立项后,应遵守机构科研项目管理规定,根据相关规章制度组织实施科研工作,建立科研档案规范记录研究工作进展情况,每年撰写年度研究工作进展报告并报送国际合作管理办公室/科研管理部门。为确保国际合作科研项目顺利实施并达到预期研究目标,国际合作管理办公室要会同机构科研管理部门、财务部门加强对项目实施的过程性管理,对于研究工作的具体开展情况和经费使用情况进行阶段性的检查和管理,对存在研究工作进展滞后、经费执行不合理等问题的提出整改要求和建议。国际合作科研项目验收应参照项目具体规定执行,科研项目研究结束后,负责人应按照项目要求完成验收或结题报告。

验收方式包括会议验收和函审验收两种形式,根据立项单位具体规定执行。

(二) 国际科技论坛、学术讲座、交流会、短期培训和专家指导等多种形式的学术交流活动管理

国际合作学术交流活动应实行归口管理、分工负责。国际合作办公室作为国际合作活动管理部门,按照国际合作交流制度负责国际合作学术交流工作的管理、协调。国际合作管理办公室要积极追踪机构主攻科研方向的研究进展和相关国际研究进展,及时了解机构科研团队的有关需求,通过多种渠道和途径,比如建立合作伙伴关系的国外研究机构、高校、国际组织等,寻找学术活动合作伙伴,与合作方(外方)共同讨论、确定活动目标与内容、活动形式、活动日程、参加对象、外宾信息等。在前期与合作方一起做好充分的准备工作的基础上,要做好活动现场的组织、实施和管理工作,包括场地的确定、人员的通知和落实、材料的编印、食宿的安排等,确保计划的各项活动内容顺利实施。在活动结束后,要开展国际合作学术交流活动效果及满意度评估,总结活动举办的经验和教训,提出下次举办相关学术活动的改进意见和建议。国际合作学术交流活动过程中外宾接待需按照外事接待制度进行,安全保卫等相关职能部门要负责好外宾在活动期间的安全保卫工作,相关业务部门做好陪同接待工作。接待陪同人员必须严格遵守外事纪律和保守国家秘密,在接待过程如遇到任何突发情况要及时向国际合作办公室报告,并在国际合作办公室的指导下进行处理。

(三) 联合人才培养管理

国际合作管理办公室和机构人事管理部门应当加强协调,共同做好机构人员出国(境)培训、进修和留学及执行援外公务等有关工作。国际合作管理办公室要会同机构人事部门根据机构业务和科研发展的需要,建立人才培养目标,并有针对性地协调国(境)外大学、国际组织、研究机构等与疾控机构签订人才培养合作协议,并明确合作双方责、权、利,在协议框架下,确定人才培养的具体目标、方式、数量、周期及经费等方面内容。国际合作管理办公室要与机构人事管理部门共同挑选合适人选,并根据所在机构具体程序和方法确定人选,协助、指导具体人员办理好出国(境)培训、进修、留学等国内、国外的手续和准备工作。国际合作管理办公室要加强对外派人员在外期间学习、工作、生活的联系和协调,重点关注学习、进修方面的进展、困难、问题等,与外派人员共同研究解决办法,并积极开展与外方的联系和协调,确保各项学习、进修活动顺利实施。国际合作管理办公室应会同所在机构人事管理部门做好人才培养活动的总结评估工作,具体包括指导外派人员撰写学习(培训)小结(报告),可同时安排外派人员做专题报告,安排座谈讨论等,展示、扩大学习成果。

参考文献

[1] 陈岳.国际政治学概论[M].北京:中国人民大学出版社,2000.

[2] 汪晓风.从相互依赖到全球化——国际合作理论的发展[J].国际论坛,2002,4(2):43-49.

[3] 员智凯,张昌利,侯小娅.中国专家参与国际组织活动的对策研究[J].北京理工大学

学报(社会科学版),2005,7(5):71-73.

[4] 员智凯.科学技术全球化与中国专家更多参与国际组织研究[J].未来与发展,2007,(8):33-35.

[5] 姚嘉文,周晓农.全球卫生治理视角下被忽视的热带病防治与国际合作[J].中国血吸虫病防治杂志,2013,25(2):190-193.

[6] 郑如青,张琰.北京大学科研国际合作的成效与发展对策[J].北京大学学报(自然科学版),2010,(5):851-854.

（汪正婷　陈　彬）

第四章

财务管理

第一节　项目预算管理

项目预算管理是确保资金合法合理、科学有效使用的一种管理方式,经过多年的探索、实践与发展,已形成了一整套行之有效的管理模式。项目预算管理方法已经成为一些单位管理财政项目资金及其他资金的有效手段,并在实践中起着越来越重要的作用。

一、背景理论

项目预算管理是指通过项目负责人和项目组的工作,运用科学的系统理论和方法对项目预算进行计划、运用、控制、核算,以实现其最佳社会、经济效益的管理方法体系。

(一)项目预算管理的对象与目的

项目预算管理的对象是指为完成"在一定的约束条件下,具有特定目标的一次性任务"而提供的资金,即为完成项目所提供的财政及其他资金。

项目预算管理的目的是实现项目资金的最佳社会、经济效益。其核心是运用科学的管理手段对项目资金进行精心计划、合理运用、严格控制、科学核算。具体而言,就是指对项目资金进行规划、安排,规范使用方向与结构,把握投入的节奏,计算分析耗费与效益。

(二)项目预算管理的特征

公共卫生项目预算管理是根据公共卫生事业单位的特点与公共卫生管理发展大环境的要求而建立起来的资金管理方法,它具有以下基本特征。

1. 项目预算管理是一套管理方法体系

项目预算管理是目前公共卫生预算管理中一种有效的管理模式,为了适应项目预算管理的要求,浙江省疾病预防控制中心自创了一套"预算管理系统",并在实践中证明了其运用的价值。项目预算管理就是对项目资金进行的一次科学、系统的管理过程。它不仅仅是会计核算这一资金管理过程,也包含了职能部门的供给、协调、监督、控制的服务过程,它更是项目组与职能部门共同管理项目预算的活动过程。因此,项目预算管理已经形成一套管理方法体系。

2. 项目负责人是项目预算的主要执行者,并受分管领导人与财务负责人的监督

项目预算必须由项目负责人进行管理,项目负责人承担着项目的设计、运作和责任,他负责项目的安排与进程,直接关系到项目完成的质量和项目组的工作业绩。只有真正掌握了资金调度权的项目负责人,才有可能管理好项目。因此,项目负责人必须直接掌握项目预算。

为了确保项目预算安全、合理、有效、节约地使用,项目负责人在独立行使项目安排与预算使用的同时,必须接受单位分管领导人的业务督导与财务负责人的预算使用监督,以保障资金的安全、高效和专项使用。

3. 项目预算的监督、实施、核算有其自身的特点

财政部门和卫生计生委是项目预算使用的监督者。政府部门将项目预算核定给疾病预防控制中心后,预算的下达、落实、使用等情况将由财政、卫生计生委两部门进行定期的监督检查,以确保项目预算的专款专用,保证各项目任务的顺利完成。

项目预算管理适合资金量大、周期长的项目。对于那些意义重大、资金投入量较大、周期长的项目,采取项目预算管理是科学的选择,它能全面、准确地反映项目所费的全貌,能够提供评价项目效益的真实数据。

项目预算管理体现了财务管理水平的提升与发展。即从原先单纯的预算核算发展成为对项目及其资源进行计划、组织、协调、控制的行为过程,对项目预算的管理主要集中在筹集、安排、控制、核算等方面。因此,做好项目预算的财务管理是项目预算管理的基本要求。

二、疾控现状

(一) 大环境项目预算管理的现状

当前,项目预算管理作为一种管理模式已在全国不少地区开始推行,探索研究其管理的方法在不断扩展与深入,尤其是理论研究和管理规范有了较快的发展。但是,作为项目预算管理模式的执行手段——"项目预算管理系统"却处在相对落后的状态,基本还是沿用原有财务核算的方法进行操作,即使有一些地区应用了商业开发的财务软件,却远不能符合疾控机构对项目预算管理所提出的及时、准确、高效、便捷的要求。一些专业财务软件就通常的财务核算是有比较优势的,但深入到部门、项目的相关管理应用就显得力不从心,限制了项目预算管理应有的作用。因此,开发适用的"项目预算管理系统"并应用到实际工作中去已成为现实的需要和必然。

(二) 小环境项目预算管理的发展现状

1988年,浙江省卫生防疫站开始实行业务预算的两级核算,采用内部支票簿管理核算即项目预算管理的雏形,以确保项目的顺利开展与完成。

预算管理方法如下:当财政将项目预算下达到本单位后,先由项目负责人提出项目预算使用申请报告,经主管领导同意签批,财务部门根据项目预算下达计划数与审批同意的报

告,为其签发内部支票簿并拨入项目预算进行项目核算。

但是,由于当时整体的管理意识、管理手段、管理方法的相对落后,以及部分管理人员的责任心和业务水平不够,项目预算管理在实际运行中暴露出许多问题,主要表现在以下几个方面:①内部支票使用不规范;②预算透支时有发生,制度落实难以到位;③工作责任性不强,开具内部支票金额不准确;④项目预算合并管理,造成账目难清;⑤现有财务软件无法满足项目预算管理的要求。严酷的现实状况对管理提出了新的要求,发展创新势在必行。

2004年浙江省财政厅确定浙江省疾病预防控制中心为"项目预算管理"的试点单位,拉开了项目预算管理工作的新序幕。为了做好这项工作,浙江省疾病预防控制中心确定了"款到立户、计划用款、控制支出、定期分析"的项目预算管理原则,以确保项目的顺利开展和完成。

三、管理实践

(一) 加强制度管理

浙江省疾病预防控制中心制定了财政项目管理制度、财务收支管理制度、财务预算和决算管理制度、资金审批制度、采购管理制度,从制度上保证各项项目预算开支必须按照有关规定执行,

(二) 加强项目预算日常管理

各业务处所为项目执行的主体。各职能管理部门负责项目预算的综合管理,如财务部门负责经费日常管理,后勤部门负责设备、疫苗等政府采购招标办理,办公室负责会议、印刷等管理,科信处负责培训管理,人事部门负责聘用人员管理,各环节紧密联系,为项目工作开展服务。中心将各处所项目执行情况列入年度综合目标责任制考核,财务处负责预算执行率、符合率考核,各处所按照当年项目设定的目标、工作任务进行对照检查,撰写项目绩效自评报告提交办公室,作为年终考核依据。

为提高项目预算管理水平,2004年浙江省疾病预防控制中心自行开发了一套"项目预算管理系统",用信息化的手段加强项目预算管理。经过11年的摸索与实践,项目预算管理系统从诞生到成长、成熟,经历了完整的发展过程,形成了一套行之有效的管理信息系统。

为了创建符合项目预算管理要求的"项目预算管理系统",浙江省疾病预防控制中心提出了"科学实用、操作简单、实时动态、取数灵活"的指导思想。科学实用指的是所设计的软件必须符合财务核算的平衡关系,同时满足项目管理工作的实际需要;操作简单指的是所设计的软件必须使职能部门的管理人员、项目预算管理人员在使用、查询、统计预算时简便;实时动态是指各项目预算的增减变化能即时更新,管理者能在第一时间了解和掌握最新的收支余的总账和明细账的数据;取数灵活是指软件处理形成的数据可以根据管理者的需要导出作其他分析运用。"项目预算管理系统"实现了部门、部门之间所属项目预算管理的一体化管理。该系统具有提供部门、项目、科目以及人员等基础信息的功能,记录各个项目预算拨入、支出、结余等明细情况,针对项目进行核算,能及时、准确地掌握各个项目预算的详细信息,并且动态生成项目预算明细和汇总的查询报表,同时为下一周期的项目预算安排及预算

提供准确、可靠的基础数据。在具备核算、统计、报表、查询功能的基础上,增添了科目费用计划控制功能,限制和规范了项目预算的开支范围,以确保预算的严格执行与完成;还增添了与人事、科教处数据的横向对接,实现了人员信息资料和科研项目资料的同步更新。

浙江省疾病预防控制中心的项目预算管理具有完整的管理流程:项目立项—预算—预算到本中心—项目负责人申请建卡管理—处所审批—财务确认预算—办公室或科信处确认—中心分管领导批复—总会计师批复—中心主任批复—财务建卡拨预算—项目负责人持项目预算卡—按项目计划使用预算。

(三) 项目预算管理应注意的问题

项目预算管理没有现成的经验可借鉴,只有靠自己摸索取得经验,因此,在实践中要把握好几个方面的问题。

第一,项目管理与处所管理交叉重复,部分一级项目跨处所,项目负责人并不掌握其他二级项目的使用情况,难以准确了解项目完成的进度,项目支出预算责任人缺乏相应的制约,相关项目绩效不能为项目投资管理进行科学决策服务,也就难以达到支出预算的预期效果。所以一级项目负责人应全面把握项目进展情况,掌握预算及执行进度。

第二,职能部门(岗位)必须严格按照项目预算管理的要求、规定操作。管理人员素质的高低、责任心的强弱直接关系到项目预算管理效果。各职能服务窗口必须严格把好项目预算的使用关,对那些不按规定使用项目预算者,在没有特殊理由的情况下必须拒绝给予办理支付、结算业务,以确保项目预算管理的正常运转。

第三,各管理环节的制约措施是否健全、有效,是项目预算管理成败的关键。一套先进的管理系统,如果没有健全的规章制度作保障,如果没有责任心强、素质高的员工来操作,如果没有领导的规范指示,再好的系统也发挥不了应有的作用。

第四,加强项目预算管理的宣传、取得职工的认同是项目预算管理取得成功的保证。只要业务人员及时将所发生的费用按规定的项目出示预算卡,管理人员认真做好凭证审核、费用刷卡工作,就能准确地归集费用。因此,加强全体职工参与管理的意识教育、提高其实际操作能力和责任心是极其重要的。

第五,财务部门要加强项目预算管理的力度,确保预算规范使用。定期与不定期地分析检查项目预算的使用情况,及时将发现的问题报告中心领导并反馈给项目负责人和职能部门,从而促使预算的合理使用。

(四) 项目预算管理所取得的经验

现代化的项目预算管理系统应该是人与技术的完美结合。项目预算管理系统不能简单地理解为上述因素的叠加,应该从更广泛的意义去理解:它是优秀人才的领导水平、管理艺术、技术才能与计算机网络等技术、应用软件的结合,即人的意识行为与现代科技的有机结合。

第一,领导的重视是做好项目预算管理工作的重要保证。浙江省疾病预防控制中心有一个懂业务、会管理的领导班子,对于项目预算的管理提出了重要的指示,要求建立一个简捷实用的项目预算管理系统,并在预算上给予保障,使开发工作从一开始就进入了良性循环,保证了开发工作的顺利进行。

第二,高素质的管理人员是"系统"正常运转的保障。经过多年两级核算的锻炼和职工素质的教育以及各项管理制度的健全落实,管理人员的素质得到了提高与强化,管理人员在操作运用"系统"工具时能够各负其责,严格按规定程序进行规范操作,保障了项目预算管理工作的正常进行。

第三,精通计算机网络和编程的技术人员是确保"系统"正常、高效运转的技术保障。浙江省疾病预防控制中心有一支精通业务、热爱创新的计算机专业人才队伍,他们是系统顺利建成并正常运转的技术力量,正是他们的努力工作,才使项目预算管理系统开发成功并在管理中发挥积极的、巨大的作用;正是他们的敬业精神,保证了"系统"的正常运转。

第四,先进的计算机网络设备是"系统"正常运转的硬件基础。经过多年建设和政府投入的不断加大,浙江省疾病预防控制中心的办公网络设备的建设取得了较高水平,网上办公有了很大的发展,为项目预算管理系统的运作提供了良好的物质技术平台,为项目预算管理的实现奠定了基础。

第五,科学、实用的应用软件使先进理念、先进技术在项目预算管理上得到了充分体现。任何先进的预算管理系统都不能缺少科学、实用的应用软件作支持,否则就没有先进可言。为了管好用好项目预算,设计、开发了体现本单位特点的、科学实用的预算管理应用软件,该软件已在实践中得到了验证,体现了浙江省疾病预防控制中心的设计理念和技术要求。

第六,良好的管理氛围和基础能使"系统"发挥最大作用。浙江省疾病预防控制中心的领导班子,常年坚持抓管理的教育和岗位技能的培训,使职工懂得管理能出效益、技能是立命之本的道理,多年的教育、培训、实践已在职工中形成了良好的管理氛围和较扎实的管理基础,为项目预算管理提供了管理队伍和人才。

四、结论

现代管理就是人才、先进理念、科学技术与方法的综合体现。没有优秀的人才,再先进的管理设备也只能是一堆废铁;没有先进的管理理念和管理设备与方法,再优秀的人才也是空有一身本领;先进的管理理念、设备与方法要靠优秀的管理者与员工加以运用才能起作用。

因此,加强人才培养与引进,建立现代管理的工作环境,学习与应用先进的管理思想和管理方法是项目预算管理建立、运用、发展的基础保证,更是财政及其他资金发挥最佳社会、经济效益的重要保证。

参考文献

[1] 梁世连.工程项目管理学[M].大连:东北财经大学出版社,2001.

[2] 胡振华.工程项目管理[M].长沙:湖南人民出版社,2001.

[3] 姚乐.务实电子商务[M].北京:经济管理出版社,2005.

[4] 田志刚.财务信息管理[M].北京:中国财政经济出版社,2005.

(刘 军)

第二节 内部控制

近年来,各级疾病预防控制机构财务管理水平和经济活动的合规合法性总体上不断提升,但仍存在着不同程度的问题。提高风险防范意识、建设和完善单位内部控制体系,在规避财务管理风险、保障经济活动合规合理开展等方面具有重大作用。

一、背景理论

内部控制,是指单位为实现控制目标,通过制定制度、实施措施和执行程序,对经济活动的风险进行防范和管控。1992年,美国"反对虚假财务报告委员会"下属的由美国会计学会、注册会计师协会、国际内部审计人员协会、财务经理协会和管理会计学会等组织参与的发起人委员会(COSO)发布了《内部控制整体框架》,即"COSO"报告。按照COSO委员会的报告,内部控制应理解为"由管理当局设计,董事会核准,董事会、管理当局和其他员工共同实施的,旨在为实现组织目标提供合理保证的一个过程"。可见内部控制本身是为了达到特定目的的一个过程,但它本身不是目的,它帮助实现的是多种既互相区分而又紧密联系和重叠的目标,它由人实施并影响着人们的行为,组织内的所有人员对内控都有相应的责任,内部控制只能为管理层提供合理的保证,而不是绝对的保证。内部控制框架应由控制环节、风险评估、控制活动、信息沟通、监督五部分构成。上述框架是内部控制的理想框架,相对而言,行政事业单位内部监督更加强调自身功能分离与职能独立,加强其对决策和执行过程的日常与专项监督,形成以监督责任部门为主、全员广泛参与的内部监督体系。

2012年11月29日,财政部印发《行政事业单位内部控制规范(试行)》(以下简称《内部控制规范》),该规范根据《中华人民共和国会计法》《中华人民共和国预算法》等法律法规和相关规定制定,于2014年1月1日起施行。《内部控制规范》第七条规定:"单位应当根据本规范建立适合本单位实际情况的内部控制体系,并组织实施。具体工作包括树立单位各类经济活动的业务流程,明确业务环节,系统分析经济活动风险,确定风险点,选择风险应对策略,在此基础上根据国家有关规定建立健全单位各项内部管理制度并督促相关工作人员认真执行。"

内部监督与内部控制的关系正如《内部控制规范》所述,即内部监督应当与内部控制的建立和实施保持相对独立。早在党的十七大报告中就已经提出建立健全决策权、执行权、监督权既相互制约又相互协调的权力结构和运行机制。行政事业单位内控机制的建设可以完善权力结构并规范权力运行,防止权力滥用且从源头上预防腐败,通过加强单位内部控制可以建立制度化的权力分配和制衡机制,对权力进行约束,适当分解决策权和执行权的集中度可以促进不同性质权力之间互相制约、互相协调,形成决策科学、执行高效、监督有力的权力结构。

二、疾病预防控制现状

我国目前没有出台专门针对疾病预防控制机构的内部控制规范性文件,疾控机构能参考的除《内部控制规范》外,只有卫生部于2006年6月21日印发的《医疗机构财务会计内部控制规定(试行)》。其中,出台较早的《医疗机构财务会计内部控制规定(试行)》对医疗机构预算、收入、货币资金、资产物资、工程项目、对外投资、债权债务、监督检查等方面作出了规定,更为注重内控角度下各项财务管理工作的制度完整性、机构健全性及岗位设置合理性等。《内部控制规范》则从风险评估、单位层面、业务层面、评价与监督等方面出发,对行政事业单位经济活动的决策、执行和监督进行了制度、岗位、流程设计,更为注重单位内部控制在经济活动管理中全面性的体现。

综观我国各级疾病预防控制机构,国家及各省级疾病预防控制机构在内部控制制度建设上较为完善,多设有独立的纪检监察部门,并在部门职能中体现监察、审计功能。而市县疾病预防控制机构受限于经费规模、机构编制、人员素质等因素,往往未能建成全面内部控制体系,可能存在内部控制意识不到位、制度建设不健全、岗位分工不明确等问题。各级疾病预防控制机构较少设立独立的内部审计部门,主要有两方面原因:一是疾病预防控制机构作为事业单位,更为注重干部纪律监督,因此内部审计通常为纪检监察服务;二是疾病预防控制机构的管理多线并行,直接上级管理部门是各级卫生计生委,经费拨付由各级财政部门和卫生计生委共同管理,上一级疾病预防控制机构对下级机构只有业务指导权,使得系统内审计工作延伸性较弱。总体而言,疾病预防控制机构现行内部控制工作往往以日常规范性制度的设立和执行为主,专项监督、审计、评价为辅,在国家和省级层面体系建立较为全面,市县层面则较为片面和零散。

三、管理实践

疾病预防控制机构应从制度、流程、岗位设置、监督评价机制等方面入手,建立完善的内部控制体系。根据相关规范文件要求和内部控制相关理论,结合疾病预防控制机构实际情况,内部控制体系的建立主要有以下几方面内容。

(一) 机构设置

首先需要明确疾病预防控制机构内部控制职能部门或牵头部门,负责组织协调内部控制工作。内部控制职能部门或牵头部门负责内部控制日常工作,研究单位内部控制体系,并协调组织相关部门对内部控制工作的落实。经济业务相关部门应配合内部控制职能部门或牵头部门对本部门经济业务进行监督和评价,积极参与单位内部控制体系建设,在日常工作中落实内部控制要求。

(二) 程序和岗位设计

建立内部控制体系应对单位经济业务各流程进行梳理,发现高风险节点,并根据内部控制要求查找现有管理制度中的风险漏洞。在此基础上,设计决策过程、执行过程、监督过程相分离的经济活动运行程序。例如,对于疫苗管理工作,可通过免疫规划数据采集和分析、预算申报流程管理疫苗的采购预算确定和申报,通过经费收支管理流程、资金审批流程、政府采购流程、物资管理流程等程序管理疫苗的采购、经费支付、出入库、调拨等,通过内部审计程序、中心目标考核机制等对疫苗管理工作进行全程监督和考核。随着经济活动运行各流程的确定,应对相关部门的职能进行科学合理的分解,确定具体岗位的职责和工作要求,明确各个岗位的权限和相互关系,对不相容岗位进行分离。通过设置内部控制关键岗位、落实岗位责任制、实行轮岗制度等机制,加强各部门内部控制执行能力。

(三)制度建设

将内部控制上升到制度建设层面,才能真正使得内部控制具有可操作性。大部分疾病预防控制机构原已建立了较为全面的管理制度,应在原有基础上进行修订和完善,落实内部控制具体内容,并对单位的特定业务制定有针对性的管理制度。可编写具体操作指南或作业流程书,串联制度、流程和岗位,强化内部控制在制度管理中的可操作性。

(四)评价和监督

应建立对内部控制执行监督、经济活动风险评估、内部控制制度评价的长期评价和监督机制。单位内部审计部门和纪检监察部门应发挥监督主体作用,定期和不定期开展监督和自我评价工作,并关注外部环境和单位经济活动的重大事项,及时对内部控制的成效及内部控制体系的有效性提出评价报告。内部控制评价和监督的结果应当作为单位完善内部控制的依据和考核评价相关部门、人员的依据。

以浙江省疾病预防控制中心为例,中心于2007年8月编制了《浙江省疾病预防控制中心会计内部控制制度》,并于2011年12月进行修订。该会计内部控制制度是中心为了提高会计信息质量,保护资产的安全、完整,确保国家有关法律法规和财务制度的贯彻执行等而制定和实施的一系列控制方法、措施和程序,对财务岗位、货币资金、实物资产、基本建设项目、债权债务、会计核算、收入与票据控制管理及其他相关管理业务的会计控制作出了规范。制度规定,内部会计控制制度的执行由中心主任、总会计师及计财处负责,各处所要严格执行各项内控管理制度,执行情况列入年度综合目标考核内容。

中心对计划财务处及会计工作岗位职责都作出了规定。《浙江省疾病预防控制中心计财处工作职责》规定,计划财务处是在中心领导下的职能处所,担负着反映、分析、预测中心资金活动的全过程和加强经济管理、提高资金使用效益的任务,并就10项具体职责进行了详述。2013年5月修订的《财会人员岗位责任制度》,明确了每个会计工作岗位和职责范围,加强了各会计岗位之间的内部牵制,便于建立科学的会计工作秩序,更好地发挥会计工作的职能作用。制度对财会负责人岗位、出纳岗位、凭证编制和记账岗位、报表和财务分析岗位、工资核算岗位、财产物资核算岗位、往来业务结算岗位、稽核岗位、档案管理岗位、票据管理岗位、公积金和住房基金核算岗位、物价管理岗位、内部经费核算管理岗位、内部综合管理岗位等14个会计人员岗位进行了职能定位,并就相关业务操作程序设定了规范化要求,明确不相容岗位相互分离。两项制度的确定对内部控制的主要执行主体财务部门的职能、定位进行了规范。

中心制定了各具体业务领域规章制度,并进行多次修订,2015年修订版共有56个制度,在各方面体现了内部控制要求。

第一,综合管理方面。《综合目标管理责任制实施办法》将中心年度目标任务分解到处所、岗位(职工),建立过程监督机制和三级考核机制,考核结果确定奖励性绩效,并作为下年度中心目标体系制定的依据,综合目标管理责任制的确立使内部控制管理考核结果得以应用。《全面质量管理办法》制定中心全面质量管理体系,以质量为中心,将全年目标任务指标化,明确各部门、各环节的质量责任、权限,确定相应的预案、技术方案、工作规范、标准等,并将全面质量管理奖惩纳入中心综合目标管理责任制,该办法融合了内部控制程序及岗位设计要求,流程规范化使得内部控制易于执行。《中心行风建设若干规定》制定了廉洁自律规定、行风建设督察及相关奖惩等三项规定,落实了内部控制关于廉政风险防控的要求。《中心领导值周制度》《会议管理办法》规范了主任周会议事制度及中心主任办公会议制度,符合内控规范关于单位重大经济事项应当由单位领导班子集体研究决定的要求。《会议管理办法》还就业务工作会议的预算编制、预算申报、宾馆选择、经费结算、临时会议申报等事项作出规定,符合内部控制预算业务控制、收支业务控制、合同控制、政府采购业务控制及廉政风险防控等要求。《中心事务公开制度》对中心各项事务的公开原则、组织结构、公开内容、公开程序、公开形式与时间作出规范,通过中心内部信息公开的方式,达到加强监督,促进部门间沟通协调、督促相关部门自觉提升工作效率的效果。《保守国家秘密的规定》规定了中心各级人员的保密职责及涉密事项操作规范,规避了内部控制相应风险。《印鉴使用管理制度》规范中心印章保管、使用审批等内容,防范协议书、合同、报告、公文等文书无授权印章的风险。《中心财政项目管理办法》对省财政项目、中央转移支付项目的立项、预算申报、项目管理、项目考核等内容进行了规范。

第二,人事管理方面。《职工奖惩办法》规范了中心各类奖惩内容、标准及程序。《职工岗位聘用考核实施办法》规范了岗位设立、竞聘程序、岗位考核等内容,并规定了重点岗位轮岗制度。《岗位绩效工资发放管理办法》对职工岗位绩效工资构成、待遇扣发等作出规定。上述三项办法结合中心综合目标管理责任制,把中心经济活动全面内部控制的效果与具体岗位的设免、职工个人的前途相挂钩,将内部控制落实到人。其中重点岗位轮岗制度符合内部控制关键岗位责任制要求,有利于尽早发现内部管理中存在的问题和隐患,也有利于避免关键岗位人员管理的"疲劳效应"。

第三,科教管理方面,《培训班管理办法》对中心各类培训班的预算申报、政府采购、费用收取、经费结算等作出规定,符合内部控制预算业务控制、收支业务控制、合同控制、政府采购业务控制及廉政风险防控等要求。《科研经费管理与奖励办法》对科研项目的经费申报、使用、管理、审批、考核等作出规定,与规章制度财务管理部分一同完善了中心会计内部控制具体要求。

第四,财务管理方面,《资金审批制度》对中心各类经费的支出审批权限与程序作出规范,明确了中心各级领导和业务管理部门在中心会计内部控制管理中的控制节点。《财务预算和决算管理制度》对预算编制、预算执行、预算分析、预算调整、预算监督与考核、预算绩效评价等作出明确规定,体现了内部控制管理关于预算业务控制的要求。《财务收支管理制度》对中心收入、支出的分类、内容、使用要求、结算方式及特殊经费的管理要求作出规范,体现了内部控制管理关于收支业务控制的要求。《差旅费管理制度》根据省财政厅有关文件要求,对差旅费这一特殊控制费用的开支管理作了具体规定。

第五，后勤管理方面，《物资管理制度》对中心固定资产、消耗品、危险、易制毒品、剧毒物品、应急物资、图书报刊等财产物资的验收、领用、调拨、使用、保管、报废等作出规范，体现了实物资产的内部控制全面管理要求。《采购管理办法》对中心各类货物、工程、服务的采购组织机构、采购方法、采购工作要求等作出规范，体现了内部控制合同控制、政府采购业务控制、建设项目控制、廉政风险防控的要求。《后勤管理制度》对维修项目的审批权限、采购方式、招标方式、验收要求、费用结算作出规范，体现了内部控制合同控制、政府采购业务控制、廉政风险防控的要求。

另外，中心制定了《结防所、艾性所系统调拨药品、试剂管理办法》，对由相关处所负责库存管理的药品、试剂就采购、验收、调拨、经费核算、库存管理等作出补充规定，完善特殊物资的内部控制管理。

为了规范日常业务工作操作流程，中心根据《综合目标管理责任制实施办法》和《全面质量管理办法》的基本要求，对所有岗位的业务工作予以制度化、规范化、程序化，编制了全面质量管理作业指导书，使得中心职工业务工作规范有据可循，便于内部控制执行力指标考核。

中心重视制度执行的事中、事后监管，除按照综合目标管理责任制要求进行年末考核外，每季度末由相关职能管理部门对相应制度的执行情况进行检查，及时纠正不当行为，督促各部门切实履行本部门职责，如期完成本年度目标任务。

中心党委履行内部监督职能，防控中心经济活动中可能出现的廉政风险。如对本年度签订廉政协议的政府采购定点宾馆、饭店进行不定期检查，从源头遏制会议、培训经费使用中的不正之风。中心计划财务处履行内部审计职能，定期或不定期检查单位内部管理制度和机制的建立与执行情况，对发现的问题提出改进建议，并委托外部机构定期或不定期对中心经济活动开展财务收支审计、专项审计等。

各级市县疾病预防控制中心可参考省中心及兄弟单位的管理实践经验，结合本单位内部控制现状，从制度、岗位两方面建立健全内部控制体系。制度方面，需梳理本单位现有各类管理制度，从是否符合现行政策法规、是否符合单位管理需求、是否反映最新管理理念、是否存在内部控制漏洞、是否明确监督考核奖惩机制等角度出发，对相关制度进行修订、完善。岗位方面，应分析管理制度的各个关键控制节点，结合现有人员结构，分离不相容职务，明确关键岗位职责，将制度执行落实到人，避免把制度流于纸面。

抓好内部控制需要做到全面控制、预防为先、不断完善。全面控制不仅指内部控制要贯穿单位经济活动的始终，更指这项工作需要从单位负责人到具体业务人员的全面参与，只有领导重视，各部门切实协调配合，才能将内部控制管理落到实处。预防为先指内部控制具有"未病先防"的管理理念，就像疾病预防工作，内部控制也是通过一系列制度的建立、流程的规范、岗位的合理配置，实现单位日常管理的风险管控关口前移，防患于未然。不断完善指单位内部控制需要定期开展自我评价，对执行成效进行监督、奖惩，并根据本单位实际情况不断调整和完善防控体系。抓住这三个重点，才能将内部控制做活，提高单位管理水平和服务能力，为创建一流疾病预防控制中心添砖加瓦。

参考文献

[1] 财政部会计司.行政事业单位内部控制规范讲座[M].北京:经济科学出版社,2013.

[2] 田翔宇,王鹏,唐大鹏.我国行政事业单位内部控制制度特征研究[J].会计研究,2013(9):29-35.

[3] 王瑞龙,张浩.COSO内控框架的最新发展及启示[J].会计研究,2014(8):52-55.

(朱奕雨)

第三节　财政支出绩效评价

随着公共财政体制改革的深入,政府财政预算向完整、规范、透明、民主化与法治化的方向发展,财政资金使用效益逐渐提高,实行财政支出绩效评价对充分发挥财政资金使用效益,推动经济社会发展大局具有很强的现实意义。

一、背景理论

"绩效"是一个相对的概念,对其定义涉及各不相同的术语,比如"成就""收获""实现""完成""表现""履行""业绩""性能"等,指人工作的好坏或机器性能的好坏。简单地理解,绩效即行为过程的可测量的结果,包括产出或效果。"绩"为产出,"效"为效果。从管理学的角度看,绩效是组织期望的结果,是组织为实现其目标而展现在不同层面上的有效输出,它包括个人绩效和组织绩效。如何评价或者考核投入所带来的产出就涉及对绩效的评价,绩效评价是绩效管理的一个重要组成部分,是运用一定的评价方法、量化指标及评价标准,对组织或部门实现其所确定的绩效目标的程度,及为实现这一目标所安排预算的执行结果进行的综合性评价。

财政支出绩效评价是按照市场经济管理体制的要求,对财政支出行为、投入成本及其产生的效益进行科学的衡量和比较,以综合评定财政支出运行和管理状况。开展财政支出绩效评价的意义在于通过建立以财政支出绩效评价为核心的"追踪问效"制度,强化部门预算编制的权威性和约束力;通过绩效评价,调整和优化支出结构,使有限的财政资源能得到更合理的配置;通过绩效评价,强化财政资金使用的监督力度;通过绩效评价,提高各单位的资金使用效益和财务管理水平。

（一）绩效管理的主要内容

第一，绩效目标管理：绩效目标的设定、审核、批复。绩效目标是指绩效评价的对象计划在一定期限内达到的产出和效果。

第二，绩效运行跟踪监控管理：对绩效目标运行情况进行跟踪管理和督促检查，纠偏扬长，促进绩效目标的顺利实现。

第三，绩效评价（政策评价）实施管理：财政支出绩效评价是财政绩效管理的基础和手段。

第四，绩效评价结果反馈和应用管理：研究建立结果应用的"五个机制"。一要建立绩效评价结果反馈整改机制，二要研究绩效评价结果与预算安排有机结合机制，三要建立通报制度，四是逐步建立绩效问责制度，五要研究建立绩效评价结果公开机制。

（二）绩效管理的主体责任

推进财政支出绩效管理，不仅仅是财政部门的职责，更重要的是发挥资金使用部门的主动性。其组织体系是在各级政府的领导下，由财政部门牵头，各部门分工负责。逐步建立政府负责、财政部门牵头、部门具体执行、各方共同参与的预算绩效管理组织体系。因此，财政部门是组织主体，其他各部门是预算绩效管理的实施主体（工作主体），负责组织、指导、检查本部门和所属单位开展预算绩效管理工作。

（三）绩效管理的评价方法

从广义上讲，评价方法指评价工作的整体思路与策略；狭义上讲，指可供使用的具体评价方法。通常有以下几种常用的评价方法。

第一，目标比较法：指通过对财政支出产生的实际效果与预定目标的比较，判断目标完成情况，从而评价绩效的方法。这是我们目前采用的最主要方法之一。

第二，询问查证法：通过对项目相关部门及具体执行者、项目实施对象等，以口头或书面的形式，核查项目相关资料是否真实、合理，从而对项目做出初步的判断。询问查证可以依据项目实施的相关制度文件（如管理办法）等进行。

第三，专家评议法：指通过邀请相关领域的专家，通过实地勘察、查看项目资料，充分了解掌握项目情况后，进行评议，根据专家的专业判断，得出指标分值或评价结论的方法。其适用于专业性强、难以直接量化的项目指标。

第四，成本效益法：又称投入产出法，是将一定时期内的支出所产生的效益与付出的成本进行对比分析，从而评价绩效的方法。其使用前提是成本和收益都能量化。

第五，问卷调查法：又称公众评判法，指通过设计不同形式的调查问卷，在一定范围内开展问卷调查，通过汇总分析调查取得的相关数据进行评价和判断的方法。其适用于具有明确受益群体的项目。调查问卷与问卷调查方案要科学设计。

另外，还有历史比较法、横向比较法等评价方法。

二、疾控现状

20世纪50年代开始，美国、英国等国家先后将绩效管理的理念运用到政府及其公共部门。在卫生领域，世界卫生组织于2000年第一次提出了三项总体目标的绩效考核指标：健康状况的改进度、人群期望的反应性和卫生筹资的公平性。初级卫生保健、健康城市等概念、目标和指标的提出也在世界各国间产生了重大的影响，促进了卫生系统绩效的提高；而在我国，卫生系统开展的诸多绩效考核研究和实践主要集中于医疗领域，而对于公共卫生领域，尤其是疾病预防控制体系的绩效考核工作很少：仅原卫生部颁布了《全国卫生防疫站等级评审管理办法》（试点方案）和《全国卫生防疫站评审标准》，并于1996年开始对全国卫生防疫站实行等级评审。20世纪90年代后期，伴随着卫生监督与疾病预防控制体制改革的推进，卫生防疫站更名为疾病预防控制中心（以下简称疾控中心），其职能也进行了较大调整，如何考核其工作绩效，尚缺乏深入而系统的研究。因此，如何集成国内外其他领域成熟的理论与方法，紧密结合我国疾病预防控制体系的特点，研制系统评价绩效的指标体系及综合评价模型，并将其付诸实践是一个科学难题。

疾病预防控制体系服务的对象是社会公众，提供的是纯公共服务或准公共服务，作为政府公共服务的重要内容之一，其绩效状况自然成为政府与社会关注的重点，也应体现在政府财政支出绩效评价的范围之中。然而现阶段我国疾病预防控制机构公共产品的提供效率并不容乐观，"重有偿服务轻无偿服务"现象突出，公共职能缺位、工作效率低下问题严重。2009年中共中央、国务院颁发的《关于深化医药卫生体制改革的意见》明确指出，公共卫生体系需要"加强绩效考核，提高服务效率和质量"，促进公共卫生服务的均等化。科学进行疾病预防控制工作绩效评价与管理，切实提高提供优质和高效的公共服务能力，成为新时期继续完善疾病预防控制体系建设的需要。

2001年，财政部提出了"积极探索建立财政支出绩效评价体系"的工作思路，并率先在湖北省选择了5家行政事业性单位开展财政支出绩效评价的试点工作，随后，湖南、河北、福建等地也进行了小规模试点，通过试点摸索实践经验，为开展财政支出绩效评价打下了基础。此后北京、广东等地区的财政部门也相继出台了一些管理规定，并取得了一定的成绩。2005年起浙江省为了解决各单位在财政预算管理工作中"重分配、轻管理，重取得、轻绩效"的问题，省财政厅先后出台《浙江省财政支出绩效评价实施意见》（浙财绩效字〔2009〕5号）、《浙江省省级预算绩效目标管理暂行办法》（浙财监督〔2013〕16号）等文件，要求各市、县和省级部门进一步推进财政支出绩效评价工作，并率先在省卫生系统开展财政支出绩效评价试点工作，浙江省疾控中心被原省卫生厅首先列为财政绩效评价试点单位。

三、管理实践

（一）绩效目标

绩效目标应清晰明确，设定依据充分，符合法律法规和省委、省政府的相关规定，有量化的绩效指标且清晰反映项目绩效实现程度。以浙江省疾控中心为例，财政项目立项都有明确的立项依据,如《传染病防治法》和国家卫生计生委、省卫生计生委有关规定、工作规范,中心的职能、职责、绩效目标及中长期发展规划、年度工作计划等。

(二)指标体系

绩效评价指标体系是综合反映财政预算绩效总体现象的特定概念,是衡量和评价财政支出经济性、效率性和有效性的载体。通俗讲就是对单位使用财政资金干什么、干得如何进行量化考核,通过办多少事给多少钱来预算控制,将单位的行为结果与预算支出联系起来,使单位的各项工作更符合公众利益、更加有效率。

1. 评价指标设计原则

第一,目标性原则。绩效指标体系的设计要具有针对性,最终为实现疾控单位的长远规划和年度主要计划服务,充分体现公共卫生支出目标和发展要求。

第二,公平性原则。效率性和公平性是公共卫生支出不可或缺的两个方面,指标不仅要始终贯穿效率准则,使成果和付出成正比,而且要保证评价标准的均衡和可比性,以确保评价结果的公平、准确。

第三,引导性原则。指标设计应鼓励单位加强管理、勤俭办事,提高资金的使用效益,引导单位加强对重大疾病的预防与控制、人才的培养及其能力提高的重视程度。

第四,可操作性原则。指标在设计上应充分考虑单位的特点,力求客观公正、简便易行、通俗易懂、数据可得且具有较强的操作性。

第五,定性指标与定量指标相结合的原则。指标设计时能量化的尽可能量化,不能量化的使用定性指标,以定量指标为主。

第六,全面性原则。指标体系中要全面、科学地反映疾控中心支出的动态、运行和绩效,要包含绩效以及可能对绩效产生影响的全部重要因素,使单位的各项工作尽可能得到体现。指标体系包括指标设置、各指标的权重、指标的分值及评价标准四部分。

2. 指标设置

指标设置可分为一级、二级、三级三个级次。一级指标可分两类:业务指标、管理指标。二级指标可分为三类:目标性指标、过程性指标、影响及结果性指标。三级指标为设置的具体指标。疾控中心绩效评价的具体业务指标主要有:工作要点符合率、主要目标任务完成率、项目任务目标完成率、检验项目新开展率、监测点增加率、法定传染病网络直报审核及时率、重大疫情现场到达处置率、重大疫情查明率、常规计划免疫接种率、DOTS覆盖率、艾滋病高危人群监测覆盖率、重点传染病培训覆盖率、居民健康知识普及率等。省疾控中心绩效评价的具体管理指标主要有:财政拨款占单位总支出比率,收入预算完成率,支出预算完成率,人员经费、日常公用经费、项目经费预算完成率,人员经费、日常公用经费、项目经费支出占总支出的比重,必备仪器设备新增率,固定资产利用率,科教经费支出占总支出的比重,信息化支出占总支出的比重,财务制度健全性及执行的有效性,会计信息质量,服务对象综合满意度等。

3. 指标的权重、分值及评价标准

指标确定后还需要对指标所占的权数、分值及评价标准进行合理的设置。对以上指标先按业务指标与管理指标设置一定的权重,再按工作重要性对不同的指标设置不同的分值,然后再根据各指标的特点确定评价标准。

（三）评价的步骤和方法

评价分两个步骤，一是单位组织自评；二是外部专家的复评，包括对自评工作的复评和自评结果的复评。

单位自评原则上是谁使用谁评价，即先由各经费管理部门根据设定的评价指标及相关的评价标准通过填列相关的基础信息表进行自评打分后出具各项目自评报告，然后由中心组织有关专家对各处所的自评情况进行核查后汇总，形成中心的自评报告。外部专家的复评是由财政部门、上级部门及相关部门的领导及大专院校、疾控系统的有关专家组成的评价组，根据单位自评情况进行检查复核，出具评价报告。

评价的方法：采取定量与定性分析相结合的方法。对定量指标主要是检查核对有关数据的来源是否真实、完整、相关。对定性指标主要是通过听取单位汇报、抽查有关过程性资料、发放调查表、找知情人谈话及召开座谈会等形式来评价信息的可靠性。

（四）评价报告的主要内容及评价结果的利用

评价报告的主要内容包括以下几个方面：一是部门职责与组织机构基本情况，二是单位规划中的战略目标、年度工作计划中的年度绩效目标，三是单位年度的实际工作绩效，四是年度实际工作绩效与计划绩效目标的对比分析，五是年度预算与实际支出比较，六是年度预算与工作计划绩效目标的相关性分析，七是实际支出与工作绩效的相关性分析，八是本年度经费支出、绩效与上年度经费支出、绩效的比较分析，九是单位财务管理状况，十是关于年度单位在实现绩效目标及财务管理中存在的问题与建议。另外在报告后还应附相关的业务指标数据明细表、单位收支预算执行情况表、收入结构表、支出结构表、人员支出明细比较表、日常公用支出明细比较表、项目支出预算完成表、项目支出大类比较表、项目目标完成情况对照表等附表。通过报告与相关附表形成一个比较完备的绩效报告。

1. 绩效评价结果的使用

第一，评价结果作为预算安排的重要依据。使用财政资金后实行绩效评价，必须把绩效与单位的发展目标结合起来，对绩效显著的项目给予鼓励，对绩效良好的项目在同类项目中优先给予安排，对绩效差劣的项目视情况减少安排或不予安排。

第二，实行绩效评价结果内部通报制度。对使用财政资金绩效好的给予充分肯定，对绩效不好的指出存在的问题，并要求整改，加强对部门的激励和监督，增加财政支出透明度，提高单位财务管理水平。

第三，将绩效评价结果与单位干部业绩考核制度相结合。防止各部门盲目申报和使用财政资金，遏制财政资金被"合法"损失浪费的现象，提高财政资金的使用效率。

第四，通过对财政绩效评价结果的分析，使管理者可以发现在绩效评价过程中存在的问题，进一步完善绩效评价的指标、评价标准、评价方法，使评价结果更加科学可信。

2. 存在的问题

财政支出绩效管理工作通过实践应用，已经取得了一些成效，但毕竟财政支出绩效管理是一项系统性工作，政策性强，技术含量高，涉及面广，加之起步时间不长，还处于不断探索和积累经验阶段，仍然存在一些问题，需要深入思考与探讨。主要体现在以下方面。

第一，绩效目标设定欠科学。前期论证不够充分，可行性和科学性不够。

第二,预算编制不够细化。预算编制一般以"基数加增长"的方法测算,仍未真正做到"立项有依据、计算有标准"。

第三,绩效评价结果在预算编制中的应用还有待加强。

3. 改进的措施

基于上述问题,可从以下方面进一步做好财政绩效评价。

第一,优化和完善预算管理流程(重点是编制预算时要设立可行且有效的量化绩效目标),提高预算编制科学化、精细化水平。

第二,全面推进财政支出绩效评价,运用科学、合理的评价方法,设置、选择合适的评价指标和评价标准,对财政支出全过程及其实施效果进行客观公正的综合评判。

第三,建立并落实绩效评价结果应用机制,积极探索和建立一套与部门预算相结合、多渠道应用评价结果的有效机制,提高绩效意识。

参考文献

[1] 徐一心.财政支出绩效评价实证研究[J].中国统计,2005(3).

[2] 霍素军.财政支出绩效评价初探[J].财政监督,2007(10).

[3] 徐赫.浅谈财政支出绩效评价标准的设定[J].中国财政,2003(10).

[4] 曹艳芝.关于行政事业单位财政支出绩效评价的思考[J].地方财政研究,2006(9).

[5] 蒋正华.行政事业单位财政支出绩效评价的不足及对策[J].新财经:理论版,2011(6).

[6] 朱衍强.公共项目绩效评价[M].北京:中国经济出版社,2009.

[7] 李程跃.我国疾病预防控制绩效考核的研究与实践[D].复旦大学,2011.

(曾宗祥)

第四节　国库集中支付

近几年来,财政部将财政国库管理制度作为当前财政改革的重点之一,大力推进并取得明显成效。其中国库集中支付制度改革是财政改革的一项重要举措,实行国库集中支付可以实现支出直达,减少中间环节,降低行政成本,能够有效提高政府宏观调控能力和配置资源的效率、加强和完善财政监督,同时也是强化预算管理、反腐倡廉的一项根本性措施。作为财政全额拨款预算单位的疾病预防控制机构,无论在预算编制还是在会计核算方面必然面临着改革。

一、理论背景

当前正在进行的财政制度改革理论基础之一是委托—代理理论及信息不对称理论,该理论认为当存在信息不对称时,就会产生道德风险,造成目标背离。为减少这一目标背离,可采取以下方式解决。第一,设计一种合理、科学的机制,使得代理人在实现自身利益最大化的同时,也实现委托人利益的最大化。为有效激励代理人,有必要实行激励与惩罚相结合的机制。第二,建立公开、透明的信息披露制度,尽可能减少委托方与代理人之间的信息不对称,减少双方的利益背离。故国库集中支付管理改革,是委托—代理理论以及信息不对称理论的新发展。根据委托—代理理论,财政国库部门代表政府履行受托责任,最终要实现三方面的功能:控制预算执行,高效管理现金和债务,全面、准确反馈政府收支信息。

国库集中支付是以国库单一账户体系为基础,以健全的财政支付信息系统和银行间实时清算系统为依托,支付款项时,由预算单位提出申请,经规定审核机构(国库集中支付执行机构或预算单位)审核后,将资金通过单一账户体系支付给收款人的制度。国库单一账户体系包括财政部门在同级人民银行设立的国库单一账户和财政部门在代理银行设立的财政零余额账户、单位零余额账户、预算外财政专户和特设专户。财政性资金的支付实行财政直接支付和财政授权支付两种方式。

(一) 运作程序

预算单位按照批准的用款计划向财政支付机构提出申请,经支付机构审核同意后在预算单位的零余额账户中向收款人支付款项,然后通过银行清算系统由零余额账户与财政集中支付专户进行清算,再由集中支付专户与国库单一账户进行清算。在国库集中支付方式下,由于银行间的清算是通过计算机网络实时进行的,因而财政支付专户和预算单位的账户在每天清算结束后都应当是零余额账户,财政资金的日常结余都保留在国库单一账户中。

(二) 运作基本条件

国库集中支付系统功能的实现,在财政系统必须建立连接财政业务部门、央行国库、集中支付机构、预算单位和经办银行的财政支付管理信息系统,该系统向有关各方提供实时的预算指标信息和支付指令信息;在银行系统必须建立连接央行国库、财政集中支付专户经办银行和所有预算单位经办银行的银行间清算系统,该系统在预算单位发生支付时能实时提供央行国库与财政专户及预算单位零余额账户的资金清算。另外,国库集中支付制度的改革,还涉及现行的预算管理、国库管理、银行结算等方面的有关法规必须进行相应的修改,以保证此项改革的合法实施与规范运作。

二、疾控现状

2001年,部分省市地区试行国库集中支付制度之后,许多省市成为第一批国库支付改革试点,比如陕西省于2000年下半年在全省100余个预算单位实施会计集中核算改革,次年4

月又在此基础上推行国库集中支付制度;江苏省也于2002年"以国库单一账户体系为基础、以信息系统为支撑",拉开国库支付改革的大幕;此外,河南、河北、辽宁、黑龙江、山东等省份也都迅速开展了国库集中支付工作并取得了明显成效。

浙江省省级国库集中支付自2005年10月起开始试点。2006年1月起所有省级集中核算单位转向国库集中支付,《浙江省人民政府办公厅转发省财政厅等部门关于浙江省财政国库管理制度改革方案的通知》(浙政办发〔2005〕71号)要求,2007年1月起所有省级预算单位实施国库集中支付改革。截至2012年底,169家集中核算单位和405家非集中核算单位以及127家最终用款单位都已经实行国库集中支付,涉及资金378.61亿元。浙江省疾控中心作为非集中核算的二级预算单位也于2007年起开始按照省财政的要求实行集中支付。

而在推行国库集中支付之前,浙江省大部分市县疾控中心早在2000年前后就已纳入会计集中核算管理模式。随着浙江省国库集中支付改革自省级向市县不断深入,会计集中核算制度正逐步和国库集中支付制度相互融合,主要是进一步完善了会计核算中心的职能定位,赋予其财政国库支付执行职责,增加其财政直接支付功能,同时逐步扩大直接支付范围,拓展财政直接监控领域和力度,从而使现行会计核算中心向国库支付中心转化,并兼备会计集中核算功能。

尽管实行会计集中核算的疾控中心没有会计,其核算由核算中心进行,但由于单位的预算没有改变,资金的所有权、使用权和财政自主权没有改变,所以核算的主体依然是单位,只是财政部门代理记账。

从总体上来看,各地的国库集中支付改革存在较多问题,主要表现在几个方面:制度建设方面存在一定问题;各地财政的特点不一加大了制度的实施难度,降低了实施主体的积极性;信息系统尚待完善,财务人员素质相对较低,人才保障和技术支持还不到位;财政配套制度的改革进度难以平衡;预算批复时间较晚,审批质量不高;等等。

三、管理实践

实行国库集中支付后,各级疾控机构的财务管理在预算编制、资金支付和会计核算方面产生了较大的变化,下面以浙江省疾控中心为例进行阐述。

(一)预算编制

采取零基预算。每年7—8月浙江省疾控中心按照省财政部署,按照工作任务编制"一上"预算,包括人员经费、日常公用经费和项目经费。其中人员经费和日常公用经费按财政定额编制,项目经费预算需提供详细的立项依据、测算依据、绩效目标等。10—11月省财政下达"一下"预算,各部门按照省财政意见调整预算,上报"二上"预算,次年省财政下达"二下"预算指标。预算指标下达后不允许随意调整和更改。

(二)资金运作

第一,开立零余额账户。经省财政批准,在财政部门指定的商业银行中选择一家开设财政零余额账户,用于记录、核算预算单位所有纳入预算的开支业务。

第二,编制用款计划。用款计划是办理财政资金支付的依据,预算单位必须按照批准的年度预算分月编制用款计划。按照省财政厅统一制定的《预算单位用款计划表》编制分月用款计划，《预算单位用款计划表》按财政直接支付和财政授权支付两种支付方式分别编制。基本支出用款计划按照年度均衡性原则编制，项目支出用款计划按照实施进度编制；涉及政府采购的，凭《政府采购预算执行确认书》编制。

第三，支付。支付方式分直接支付和授权支付。直接支付的范围包括：工资支出、工程采购支出、货物和服务采购支出，以及适宜财政直接支付的其他支出（具体支付项目在用款计划中确认），财政授权支付的范围为未纳入财政直接支付管理的购买支出和零星支出。

实际发生业务时，根据具体开支业务的性质及用款计划，出纳开具支付申请，经会计审核后生成《财政直接支付凭证》或者授权支付指令（如为直接支付，还需省财政会计核算中心核准），代理银行根据收到的《财政直接支付凭证》和授权支付指令，通过财政零余额账户及时将资金直接支付到收款人或用款单位账户，并在支付资金的当日将支付信息反馈给省级财政国库支付执行机构。

第四，管理和监督。财政部门负责所有财政资金支付业务的审核和监督。预算单位根据批复的用款计划额度发起直接支付申请，财政审核岗按相关要求进行审核，对符合规定的申请予以通过，生成直接支付指令，提交代理银行支付；对不符合规定的申请说明原因并予以退回。代理银行核对无误后将资金支付到收款人，并将支付回单信息及时反馈。同时动态监控组还对授权支付业务进行日常动态监控，对违规问题及时进行处理并跟踪整改。

实施国库集中支付，单位预算执行从资金管理转移到指标控制，实现了指标与资金管理分离的管理模式，预算管理部门对预算支出和拨付全程监控，为预算编制、执行分析提供了充分的依据，使得我们有条件对预算执行情况进行评价，确保预算编制准确有效，财务管理信息畅通、透明，有利于加强监督，提高资金效益。

（三）会计核算

1. 会计科目的增设

实行财政国库集中支付制度后，根据财政国库集中支付会计核算管理的需要，按照《事业单位会计制度》资产类增设"零余额账户用款额度"和"财政应返还额度"会计总账科目。

"零余额账户用款额度"科目用于核算反映财政直接支付和财政授权支付的用款额度，按支付方式（财政直接支付、财政授权支付）设置明细科目。本科目借方，登记用款计划所确定的用款额度；本科目贷方，登记用款额度使用数；本科目借方余额反映尚未使用的用款额度。

"财政应返还额度"科目用以核算反映结转下年使用的用款额度，按支付方式（财政直接支付、财政授权支付）设置明细科目。本科目借方，登记年终结账后，从零余额账户用款额度转入；本科目贷方，登记次年转回的零余额账户用款额度数，本科目年终余额在借方。

财政资金收入、支出类科目下设置"基本支出"和"项目支出"两个二级明细科目，并按《政府收支分类科目》中支出"功能分类科目"下的"项"级科目设置明细账；在财政资金支出类科目下设置"基本支出"和"项目支出"两个二级明细科目，并按《政府收支分类科目》中支出"经济分类科目"下的"款"级科目设置明细账。

2. 会计核算的账务处理

收到省财政厅批复的分月用款计划时，按照用款计划所确定的各类资金的财政直接支付和财政授权支付额度，作如下会计分录。

（1）财政直接支付

借：零余额账户用款额度（直接支付）。

贷：财政补助收入。

（2）财政授权支付

借：零余额账户用款额度（授权支付）。

贷：财政补助收入。

对财政直接支付的支出，依据《财政直接支付入账通知书》及相关原始凭证入账，作如下会计分录。

借：事业支出、材料等。

贷：零余额账户用款额度（直接支付）。

对财政授权支付的支出，从单位零余额账户支取使用时，作如下会计分录。

借：事业支出、材料、现金等。

贷：零余额账户用款额度（授权支付）。

实际支用现金时，作如下记录。

借：事业支出、材料等。

贷：现金。

各项支出构成新增固定资产的，应同时作如下会计分录。

借：固定资产。

贷：固定基金。

3. 年终结转

财政直接支付和财政授权支付额度年终对账无误后，若用款额度留归预算单位中心结转下年继续使用的，经省财政厅批准，留归预算单位使用的零余额账户用款额度余额注销后转入财政应返还额度，分录如下。

（1）财政直接支付

借：财政应返还额度（直接支付）。

贷：零余额账户用款额度（直接支付）。

（2）财政授权支付

借：财政应返还额度（授权支付）。

贷：零余额账户用款额度（授权支付）。

次年，据省财政厅批复的分月用款计划，按照用款计划所确定恢复各类资金的财政直接支付和财政授权支付额度，作相反的会计分录。

若用款额度不再留归结转下年使用，年终对账无误后，经省财政厅批准，预算单位将零余额账户用款额度注销，同时冲减收入，会计分录如下。

财政直接支付：

借：财政补助收入；

贷：零余额账户用款额度（直接支付）。

财政授权支付：

借：财政补助收入；

贷：零余额账户用款额度（授权支付）。

在会计核算上，以收付实现制为基础的国库集中支付与基于谨慎原则而采取权责发生制为基础的会计核算会产生不一致的问题。以购入材料为例，根据收付实现制，购买材料支付的货款按国库支付金额应全部列事业支出，即无论金额大小，都视同购买就已经消耗掉。而根据《事业单位会计制度》及《事业单位财务准则》，购入材料应按购入金额计入"材料"科目，按照领用或者消耗金额列支出，余额反映库存金额，此金额应按时与物资保管部门核对，保证账账相符，加强材料物资的管理。

各级疾控机构目前管理的材料包括一般办公用品等消耗品，实验试剂、生物制品、艾滋病药品、结核病药品、消杀药品等，随进随出的做法按照内控要求显然欠妥，缺少财务监管。故按照领用或消耗金额列支，年终决算时账面支出与国库支付金额必然产生因未领用或消耗而产生的差额，为保证一致，在实践中可采取如下会计核算方法。

在负债类科目"其他应付款"下设二级科目"待分发存货"并按种类设明细。

购入材料时，按照支付货款金额，作如下分录。

借：事业支出。

贷：零余额账户用款额度。

同时根据入库金额作如下分录。

借：材料。

贷：其他应付款（待分发存货）。

领用时，根据领用金额，作如下分录。

借：其他应付款（待分发存货）。

贷：材料。

待分发存货贷方余额反映库存未领用材料金额。

采用此法后，账面事业支出数与国库实际支出数应一致，材料借方余额反映实际库存数，从实践看有效解决了账面支出与国库支出数不一致的矛盾。

随着财政预算体制改革的不断深入，国库集中支付制度也在不断完善。作为全额预算单位，各级疾控机构的财务人员也应与时俱进，恪守会计职业道德，积极探索和创造性地解决难点，提出合理化建议，在管理实践中继续摸索适合自己的财务管理和核算模式，协助领导决策，当好家，理好财。

参考文献

[1] 梅迎春.我国国库集中收付制度改革研究[R].北京:财政部财政科学研究所,2010.
[2] 肖畅.试论国库集中支付制度的改革与完善[J].北京:财经界(学术版),2008(8).
[3] 张丽.建立和推行国库集中收付制度的思考[J].北京:经营管理者,2012(12).
[4] 舒惜.浙江省省级国库集中支付改革成效研究[J].浙江统计,2009(9).
[5] 陈孝,关于县级国库集中支付改革的调查——基于浙江省部分县(市)的问卷分析[J].地方财政研究,2009(3).

（曾宗祥）

第五章

后勤管理

第一节　安全保卫和消防安全管理

安全保卫和消防安全工作是单位工作的一项重要的基础工作,也是单位内部行政管理的重要职能和手段。单位内部安全保卫和消防安全工作的好坏直接决定着一个单位的安全稳定,影响着一个单位的建设和发展。

一、背景理论

我国自古以来就十分重视安全工作,《左传》有记载:"居安思危,思则有备,备则无患。"汉代刘向在《说苑》中写道:"患生于所忽,祸起于细微。"寥寥数语,却不失为"警世良言"。

安全保卫工作从广义上讲,是指我国公安机关保卫部门与企事业的保卫组织与机构、保安服务公司、其他社会组织和力量对我国的机关、团体、企事业单位、特定的目标与场所、重要人物所实施的保卫工作。从狭义上讲,是指公安机关的国内安全保卫部门依照宪法等法律法规的规定,为了维护国家安全和社会政治稳定,运用专门力量和手段进行的特殊工作。其具有隐蔽性、保密性、阶级性、科学性、综合性和应用性等代表性特征。

消防安全管理从狭义上讲,是指各级政府及其所属或所辖区域内各个单位(企业、事业单位和集体、个体、合资、独资、合作经营单位),为使本辖区、本单位免遭火灾危害而进行的各项防火和灭火的管理活动。它是政府及各个单位内部行政管理活动的主要内容之一。

(一)安全保卫和消防管理目的

安全保卫管理的目的是为了加强单位内部治安保卫工作,保护公民人身、财产安全和公共财产安全,维护单位的工作、生产、经营、教学和科研秩序。

消防管理的目的是为了预防火灾和减少火灾危害,加强应急救援工作,保护人身、财产安全,维护公共安全。

（二）安全保卫和消防管理方针

安全保卫工作贯彻预防为主、单位负责、突出重点、保障安全的方针。消防工作贯彻预防为主、防消结合的方针。

（三）安全保卫和消防管理工作要求

安全保卫工作的要求：①有适应单位具体情况的安全保卫制度、措施和防范设施；②单位范围内的安全保卫工作得到专人检查，重要部位得到重点保护，治安隐患得到及时排查；③单位范围内的安全隐患和问题及时得到处理，发生治安案件、涉嫌刑事犯罪的案件及时得到处置。

消防工作的要求：①落实消防安全责任制，制定本单位的消防安全制度、消防安全操作规程，制定灭火和应急疏散预案；②按照国家标准、行业标准配置消防设施、器材，设置消防安全标志，并定期组织检验、维修，确保完好有效；③对建筑消防设施每年至少进行一次全面检测，确保完好有效，检测记录应当完整准确，存档备查；④保障疏散通道、安全出口、消防车通道畅通，保证防火防烟分区、防火间距符合消防技术标准；⑤定期组织防火检查，及时消除火灾隐患；⑥组织消防安全知识的培训和进行有针对性的消防演练。

（四）安全保卫和消防管理原则

在体制上即为属地管理和分级管理相结合的原则，在机制上则为"谁主管、谁负责"的原则，在法制上为依法管理的原则，在社会层面上为服务经济建设的原则。单位的主要负责人是本单位的安全保卫工作和消防安全责任人。

二、疾控现状

我国的各级疾病预防控制中心，均是由各级政府举办的实施各级疾病预防控制与公共卫生技术管理和服务的公益事业单位。其使命是通过对疾病、残疾和伤害的预防控制，创造健康环境，维护社会稳定，保障国家安全，促进人民健康；其宗旨是以科研为依托、以人才为根本、以疾控为中心。原卫生部令第40号《关于疾病预防控制体系建设的若干规定》明确规定疾病预防控制机构的职能是：疾病预防与控制、突发公共卫生事件应急处置、疫情报告及健康相关因素信息管理、健康危害因素监测与干预、实验室检测分析与评价、教育与健康促进和技术管理与应用研究指导。

虽然各级疾控机构的职责不尽相同，但与安全保卫和消防安全工作有密切相关的大致可以归纳为：开展病原微生物检验检测和毒物、污染物的检验鉴定；开展疾病监测和食品卫生、职业卫生、放射卫生和环境卫生等领域健康危害因素监测；开展传染病疫情、疾病与公共卫生事件相关信息报告；开展疫苗应用效果评价和实施预防接种免疫规划等涉及生物安全、化学品安全、放射性物质安全和网络安全等安全保卫工作和消防安全工作。

当前，卫生系统安全保卫工作的形势严峻，影响疾控机构安全保卫的因素呈现出多样化、复杂化、国际化的趋势，维护稳定的任务十分艰巨，给疾控的安全保卫和消防管理提出了新的要求。目前，疾控机构的安全保卫工作参照《企事业单位内部治安保卫工作条例》（2004

年9月13日国务院第64次常务会议通过,自2004年12月1日起施行),消防安全管理参照《机关、团体、企业、事业单位消防安全管理规定》(公安部令第61号,自2002年5月1日起施行)。单位根据内部治安保卫工作和消防安全工作的需要,设置相关的保卫机构和配备专职、兼职的安全保卫人员,并将安全保卫机构的设置和人员的配备情况报主管公安机关备案。疾控系统的安全保卫机构一般有独立设处(科)和与后勤或人事等部门合署办公的,重点做好24小时安全值班制度,单位重点部位和消防设施设备、消防疏散通道等的安防工作,切实落实人防、技防、物防,实行24小时安全监控和人员巡逻。

三、管理实践

(一)健全组织机构

健全的组织机构是全面落实上级有关安全保卫和消防安全的法律法规和规定,组织单位内部各种安全检查活动,及时整改各种事故隐患,确保单位内部安全保卫和消防安全工作的重要组织保证。

第一,应建立健全安全生产组织机构并配置相应人员,成立安全保卫和消防安全管理领导小组,由单位主要负责人任组长,分管领导任副组长。以进一步加强单位安全保卫和消防安全工作,认真履行职责,有效防止不安定因素和安全事故的发生,保障单位职工生命财产安全。

第二,设立安全保卫机构。根据各级疾控机构的情况,设立相应的处、科或者合署办公,其职责为负责单位的安全保卫管理工作,制定单位安全保卫工作计划并组织实施;指导和监督检查各部门安全工作,抓好单位员工安全知识教育和培训工作;严格落实各项安全防范措施,采取定期和不定期的方法对单位进行防火、防盗、防毒、防破坏、防自然灾害事故的安全检查;承担防火安全检查管理工作,制定消防器材配备计划并负责监督检查消防器材完好率;负责办理上级及公安部门交办的有关安全保卫和消防安全工作及日常工作联系;维持、维护单位日常工作、生活的安全秩序,做好安全保卫和消防专业档案的管理等。

第三,每年应与单位内部各部门签订安全保卫和消防安全管理责任书,按照责任书的职责,要求各部门"管好自己的人,看好自己的门,办好自己的事"。单位各部门均应设有1名安全保卫干事,使每个部门的安全保卫和消防工作有人抓、有人管,确保单位的安全保卫和消防安全在组织机制上落到实处。

第四,应建有义务消防队,认真贯彻上级和单位的有关加强消防工作的规定,切实做好单位的防火、灭火工作。

(二)规范制度预案

制度预案的规范,可以约束全体组织成员行为,确定办事方法,规定工作程序,以便指导开展工作。

第一,规范安全制度,单位应制定相应的《安全保卫制度》,一般包括门卫管理规定、治安保卫管理规定、消防安全管理规定、门禁管理规定和车辆安全管理规定等内容,并结合工作实际,及时进行修订完善。

第二,规范实验室的生物安全手册及程序性文件。应制定实验室的《生物安全管理手册》《BSL-3实验室安全手册》《二级生物安全实验室应急处置手册》等安全手册和《设施和环境条件控制程序》《实验室安全和内务管理程序》《危险化学品等安全作业管理程序》《实验室"三废"处理管理程序》等涉及安全与生物安全的程序文件,强化各种实验室安全措施,保障实验室和人员的安全。

第三,规范安全预案。制定单位的《反恐怖防范应急预案》和《灭火和应急疏散预案》等预案,并以文件形式下发至各部门,以进一步加强单位的安全保卫和消防安全管理,明确在处理突发事件时各部门的职责,为应急准备和响应的各个方面预先作出详细安排,是开展及时、有序和有效应急救援工作的行动指南。

(三)培训教育制度

通过不断地普及安全生产和消防安全知识,形成人人讲安全、人人要安全的局面,进一步提高干部职工的安全保卫和消防安全的业务素质,切实有效地预防各种违法犯罪事件和火灾等事件的发生。

疾控机构要充分利用各种会议、网络、培训、宣传画等载体向单位全体干部职工宣传《中华人民共和国消防法》《中华人民共和国安全生产法》和《中华人民共和国道路交通安全法》等法律法规。每年对新进职工、新进实习生和进修生进行有关安全保卫制度、消防安全知识和实验室生物安全相关知识的培训。同时做好保安人员的岗前和岗中培训,定期对保安人员进行包括法律法规、安全知识和体能等的培训。及时传达上级和公安部门组织的各类安全保卫和消防安全工作会议精神,结合单位的实际情况,部署落实各项安全防范工作。根据《中华人民共和国消防法》的有关规定,疾控机构每年要举办消防安全知识全员培训,以及开展全员职工参与的消防安全实战演练,进一步强化单位全体职工的消防安全意识,提高单位"检查和整改火灾隐患能力、扑救初期火灾能力、组织引导疏散逃生能力和消防安全知识宣传教育培训能力"四个能力建设。

(四)安全检查制度

安全检查是整个安全工作的重要组成部分,是部门落实安全防范措施的最基本的形式,它对消除隐患,预防火灾等起着十分重要的作用。疾控机构的安全检查一般分为日常检查、夜间检查和定期检查等。

第一,日常检查。日常检查是根据岗位责任要求,疾控机构职工和安全保卫干事日常对工作学习环境用水、用电、用火和用气等的安全检查,以及下班前对办公室门、窗和空调等关闭情况的检查;保安人员每2小时对单位整个辖区的巡查;消控值班人员每日对单位防火的巡查,并做好每日防火巡查记录和消防控制室值班记录,根据属地消防大队的要求,做好社会单位消防安全户籍化网上登记工作。

第二,夜间检查。夜间检查也包含着非工作日的检查,是预防夜间及非工作日发生火灾、漏水和防盗等安全事件的有效措施。保安人员应定期对辖区内办公室、实验室各楼道和辖区外围进行巡查,以确保非工作时间(夜间、休息天)水、电等安全,并按要求做好巡查记录。

第三,定期检查。定期检查是根据季节的不同特点,并与重大活动相结合,以及在元旦、春节、清明节、端午节、五一、中秋、国庆等法定节日前和敏感时期,由单位领导组织带队,职能部门人员参加,除对日常检查内容以外,对重点部位进行重点检查,以解决一些重大的安全隐患问题。各部门的安全保卫干事应每月对本部门的重点场所、重点部位等进行安全检查,将检查情况及时登记并汇报给单位安全保卫部门,对督查巡查中发现的隐患进行及时的整改。

(五)安全检查内容

主要包括:各部门安全保卫措施和人员的落实情况;用火、用电、用气有无违章使用情况;下班时办公室门、窗和空调等及实验室门禁关闭情况;实验室易燃易爆、强酸、强碱等危险品的领用、保藏、登记等管理;高致病性病原微生物及阳性样本的领用、保藏、登记等管理;放射性同位素的领用、保藏、登记等管理;剧毒品的领用、保藏、登记等管理;安全出口、疏散通道是否畅通,有无消防安全疏散标志;消防设施、器材和消防安全标志是否在位、完整,并能正常使用;电梯、锅炉、高压容器等安全使用情况;红外报警系统、视频监控系统、门禁系统等技防设施和消防自动报警与联动控制系统是否正常运行;门卫制度和24小时值班制度的落实情况;单位车辆的行驶及停放情况;安全巡查落实情况及其记录。

(六)安全保卫和消防安全管理中需要注意的问题

第一,必须要提高认识,责任到人。要按照"谁主管、谁负责"的原则,明确各部门负责人为本部门安全生产工作第一责任人,同时将安全责任落实到每一个岗位、每一位职工,从而形成一个纵向到底,横向到边,纵横结合的安全保卫和消防安全管理网络。

第二,必须要明确要求,落实措施。要严格执行各项安全生产规章制度,全面落实各项安全措施,有效防范和预防特重大事故,维护单位职工身体健康和生命安全。

第三,必须要积极自查,加强督查。各部门要针对安全生产工作的重点和弱点,开展安全隐患的自查工作,不仅要查找现场隐患,更要查找管理上的漏洞和制度上的缺陷,做到严格细致、不留死角。职能部门要加强督查,对发现的隐患和问题,要制定整改计划,及时整改。

参考文献

[1] 张弘.保卫与安全管理理论研究综述[M].北京:中国人民公安大学出版社,2013.
[2] 秦立强.大型活动公共安全管理创新理论与实践[M].北京:中国人民公安大学出版社,2013.
[3] 公安部消防局.消防安全管理[M].北京:新华出版社,2005.

(俞 莎)

第二节　固定资产管理

行政事业单位的固定资产是国有资产的重要组成部分,是行政事业单位运转的必要条件。因此,加强固定资产管理是十分重要的一个环节。行政事业单位固定资产管理的主要任务是建立健全各项制度,合理配备、有效使用,提高使用效能,保障固定资产的安全和完整。固定资产的管理和使用则应坚持依据政策、统一领导、分级管理、责任到人、物尽其用的原则。疾控机构是公益性事业单位,通过对固定资产的有效管理,保证资产质量和良好的运行状态,提高使用效率,以更好地适应疾病预防和业务发展需要。

一、背景理论

广义来说,行政事业单位固定资产(fixed assets for non-profit organizations)是指由单位占有、使用的,依法确认为国家所有,能以货币计量的各种经济资源的总称。它是一种非经营性国有资产,与国有企业的经营性国有资产有所不同。狭义来说,事业单位固定资产是指事业单位持有的使用年限超过1年(不含1年)、单位价值在1000元以上(其中专用设备单位价值在1500元以上),并在使用过程中基本保持原有物质形态的资产。单位价值虽未达到规定标准,但使用期限超过1年(不含1年)的大批同类物资,也可以作为固定资产核算和管理。长期以来,人们偏重于对经营性国有资产的管理,而对行政事业单位的巨额固定资产却疏于监管,导致行政事业单位固定资产管理漏洞百出、流失严重。为此,中央和地方通过制定《固定资产管理办法》《固定资产管理实施细则》等,以加强固定资产管理,提高固定资产使用效益。

(一) 事业单位固定资产的特点与分类

1. 固定资产的特点
(1) 可长期使用并保持原有实物形态,属于非流动资产。
(2) 成本一次列入当期支出不再分期计提折旧。
2. 固定资产的分类
固定资产一般分为六类:房屋及构筑物,专用设备,通用设备,文物和陈列品,图书、档案,其他。
(1) 房屋及构筑物,是指房屋、构筑物及其附属设施。房屋包括工作办公用房、生产经营用房、仓库、职工生活用房、食堂用房、锅炉用房等;构筑物包括道路、运动场、围墙、水塔、雕塑等;附属设施包括房屋和构筑物内的电梯、通讯线路、输电线路、水气管道等。
(2) 专用设备,是指各种具有专门性能和专门用途的设备,包括仪器仪表、机电设备(除交通运输车辆)、电子设备、印刷机械、卫生医疗器械、文体设备等。

（3）通用设备，是指办公和事务用的通用性设备、交通工具等，包括行政办公设备和交通设备、通信设备等。

（4）文物及陈列品，是指古玩、字画、纪念品、装饰品、展品、藏品等。

（5）图书，是指图书馆（室）、阅览室保存的图书、资料等。

（6）其他固定资产，是指未包括在上述各类资产的固定资产。

未达到固定资产核算起点的低值易耗品不作为固定资产管理。

（二）固定资产管理的目标任务

固定资产管理的目标：按照各类国有资产管理体制和制度的要求，建立与公共财政体制相适应、国家统一所有、政府分级监管、单位占有使用的资产管理体制，实现行政事业单位国有资产管理的"归属清晰、权责明确、配置合理、处置规范、运作高效"目标。

固定资产管理的任务：通过加强管理，建立和健全各项规章制度，推动国有资产的合理配置和有效使用，保障资产的安全和完整。

（三）固定资产管理的主要内容

第一，根据固定资产管理相关规定的标准和分类，结合单位实际，制定固定资产台账，作为财务核算依据。

第二，以固定资产对外投资应按规定程序报批。

第三，报废和转让一般经单位负责人批准后上报，经过有关部门鉴定，报主管部门或者国有资产管理部门、财政部门批准后核销（尤其是大型、精密贵重设备、仪器的报废与转让）。

第四，变价收入（国家另有规定者外）应转入修购基金。

第五，融资租入的固定资产比照自有固定资产管理核算。

第六，定期或不定期地对固定资产进行清查盘点，尤其会计年度终了前，应进行一次全面清查盘点。

（四）固定资产管理的要点

做好单位固定资产管理工作，重点着眼于：上下重视，提高认识；完善制度，规范流程；及时建档，完善资料；全程监督，奖罚并举。

从固定资产购置（调拨）进单位的那一天起，做到五定五统一：管理定位、保管定人、资料定卡（片）、定期检查使用、定期核对账物，统一管理、统一编号、统一核算、统一调拨、统一报废。

固定资产的管理贯穿设备整个寿命期，包括设备的选型、购置、验收、登记、转移、更新维修、报废处置等环节，管理的好坏直接反映一个单位整体的管理水平。此项工作做好了，就能尽可能保护资产设备的完好，延长设备的使用寿命，提高使用效率。

二、疾控现状

一直以来，行政事业单位固定资产管理中存在家底不清、责任不明、重购置轻管理、资产使用效率不高等问题。为了规范和加强事业单位国有资产管理，维护国有资产的安全完整，合理配置和有效利用国有资产,保障和促进各项事业发展,建立适应社会主义市场经济和公共财政要求的事业单位国有资产管理体制,2006年7月1日《事业单位国有资产管理暂行办法》经财政部部务会议审议通过实施。事业单位依据暂行办法开展固定资产管理。

疾控机构的固定资产管理比一般事业单位难度更大。2000年前后,由于全国卫生防疫体制的改革,原各级卫生防疫站分列为疾病预防控制中心和卫生监督所两个单位,随着人员调动,办公、车辆、实验仪器等固定资产也相应进行了分割和转移,固定资产账目需要重新进行核对核实。2003年非典型性肺炎(SARS)疫情发生以后,国家采取了一系列重大措施加强疾控体系建设,各级疾控机构购置、调拨入大量的专用设备,固定资产不断增加;此外,疾控系统的工作性质决定了其固定资产的特殊性:以检测、研究仪器为主,其中专用设备所占比重最大。检测研究用仪器设备是疾控中心固定资产的核心,也是开展各项业务的基本保障,很多实验设备不仅要保证其正常使用功能,同时还必须符合实验室计量认证和国家实验室认可的要求,这些专用设备管理是否规范、正确,直接影响到实验检测结果。因此管理难度更大,要求更高。

近年省、市、县疾控中心固定资产总额不断增加,从上千万元到几亿元不等,各级疾控机构通过提高认识,规范制度,加强管理,利用自动化、信息化管理手段,单位固定资产逐步走向系统化、规范化、动态化管理。大多数单位逐步采用自动化管理软件,资产购置、验收入库、维护保管、报废处置等更有条理,并与当地财政网相联结,及时上报和更新单位固定资产信息;疾控机构还专门对固定资产中实验专用设备信息进行专项管理,各类专业仪器设备情况通过网络定期上报中国疾控中心,并每年予以更新。

三、管理实践

疾控机构应将固定资产管理作为后勤管理的重要内容之一。以浙江省疾控中心为例,早在省卫生防疫站时期,就在当时的行政科、总务科安排专门人员进行专项管理,相关人员在日常管理中摸索经验,在固定资产采购、验收、入库、建立台账、材料归档、报废核销等环节中把关。在各科所设立固定资产管理员,承担部门的资产管理职责。仪器设备指定专人保管,并定期组织资产核查,建立单位固定资产清单,每件仪器设备有唯一编号,贴上标签或铭牌。2000年浙江省疾控中心成立,当时的后勤部门与财务部门积极配合,对中心固定资产进行全面的清查,一件件查实,确保账物相符,陈旧、破损、过时无修复使用价值的仪器设备按规定办理报废核销手续。

近年来,浙江省疾控中心固定资产管理进一步加强,制定了和固定资产管理有关的《采购管理制度》《物资管理制度》《维修管理制度》等,并经职工代表大会通过后组织实施。

(一) 固定资产采购有计划进行,由中心统一论证,统筹安排

由各处所根据业务发展规划结合部门实际进行仪器设备的请购申请。在每年8月底以前向中心质量管理部门提出次年仪器设备装备计划,并提交单价10万元(含)以上设备的论证报告。中心质量管理部门负责汇总各处所提交的仪器采购计划,并组织专家讨论论证。同时根据省财政厅设备采购配额管理规定,质量管理部门在论证采购计划时同步认证该类设备中心装备总量标准,结果提交后勤管理部门申报采购配额。信息设备采购计划由中心

信息管理部门审核论证。论证或认定结果提交中心主任办公会议审批最终确定。按照省财政厅《省级行政单位家具购置费预算标准（试行）》的要求，中心通用办公设备、家具采取配额管理制度，由后勤管理部门根据各处所工作需求和在编人员情况，制定通用办公设备的配额。

各处所在申领计算机、打印机、照相机及复印机、摄像机、投影仪、碎纸机、传真机、扫描仪、办公桌和文件柜等固定资产时，需先经后勤管理部门核查配额情况，配额有空缺时，允许申领，配额不足时不得申领。通用办公设备超过使用年限且性能落后无维修价值的，可以申请报废后更新。

（二）严格把好固定资产验收，建立完善设备档案

后勤管理部门负责按政府采购有关要求申报审批并组织采购。组织专人负责计划审核和采购实施，按合同规定时间和技术指标验收。如发现问题由后勤管理部门，在合同规定期限内与供应商联系处理；对进口仪器的验收，按商检部门的有关规定办理。

后勤管理部门负责建立仪器设备等固定资产档案，属计量仪器的，同时建立仪器计量检定档案，使用处所将验收报告、说明书原件、操作软件等资产档案资料在验收合格后5个工作日内交后勤管理部门归档。上级单位或其他部门划拨、赠送的固定资产，相关处所及时按财务管理要求通知中心后勤管理部门办理入库、入账手续。有关划拨文件及档案资料则在资产到位后5个工作日内交中心后勤管理部门统一建档，统一管理，不私自留存。

（三）加强固定资产使用管理

固定资产的使用遵照以下规定执行。

第一，中心实行固定资产管理处所长负责制。处所长因各种原因离任时，会同中心后勤管理部门完成固定资产清点并办理移交手续。

第二，中心仪器设备等固定资产不允许外借。向外单位借用的仪器设备等物品必须在使用前报中心分管领导同意并到中心后勤管理部门登记备案。

第三，职工退休、离职应办理固定资产移交手续。在职职工在中心内部变动岗位时，归其使用的台式电脑和便携式电脑可以在办理资产变更手续后带到新处所。

第四，中心各处所间的固定资产转移和借调，必须经中心后勤管理部门审定后报后勤分管领导同意，处所设备管理员及时办理资产转移手续。

第五，各业务处所接收生产企业和商业公司赠予、免费提供使用或试用的设备，须经中心后勤管理部门审核备案。

第六，对检测结果有影响的主要仪器设备编制操作规程，日常使用严格按照操作规程执行，并做好使用记录。处所长期不使用或富余的设备及时报中心资产管理部门备案，由中心后勤管理部门调剂到其他处所使用。

第七，按照"专管公用、资源共享、成本核算、利益共享"的原则，将大型仪器设备及开放性实验室向中心各处所开放，提高利用率。

第八，计量仪器由中心后勤管理部门会同使用部门根据检定周期按时检定，检定结果由中心后勤管理部门统一归档保存。

第九，中心后勤管理部门定期组织专家对大型仪器使用效果进行评估。

(四) 固定资产报废

固定资产的报废核销手续由中心后勤管理部门负责办理。遵循以下原则。

第一,不到使用年限不得报废。通用办公设备的使用年限为6—12年,通用办公家具为10年,专业仪器设备为8—10年。

第二,需报废的固定资产,填报中心固定资产报废网上审批流程。

第三,处所上交的报废固定资产必须保持完整,不得拆卸截留零配件,任何部门和个人不得截留、私分,不得擅自处理报废固定资产。

第四,根据省财政厅批复意见,中心后勤管理部门按要求办理报废资产移交手续,统一上交省国有资产处置中心集中处置。

(五) 固定资产管理的薄弱环节和主要问题

第一,资产流转程序不够规范。虽然设置了实物资产管理员岗位,但在资产的购置、验收、转移及处置等环节实物资产管理员不经手,实物资产管理员的职权发挥不好。《事业单位国有资产管理暂行办法》中明确规定,"资产送达后,严禁没有经过资产保管人员验收直接送达使用部门"。在实际工作中要特别防止资产验收、保管、资产使用的登记与监管流于形式。

第二,资产日常管理不够到位。在资产验收入库、出库、领用及交回等环节,忽视对资产的质量,特别是资产的型号、配置等技术指标的查验。在实际工作中,往往将资产的验收、入库和出库三个环节合并,甚至将资产出库环节省略了,这样就造成采购部门只验了资产数量,资产管理员只按合同登记资产的规格型号,却没有查验资产实物,使用部门只管使用资产,不管资产的规格型号,使资产的质量监督成为盲区。

第三,资产日常管理动力不足。在资产日常使用过程中,忽视对资产的维护保养等管理工作,将资产管理工作置于绩效考核之外。保障国有资产的安全完整,充分发挥资产的使用效益,防止资产使用中的不当损失和浪费是资产日常管理的主要任务,但在实际工作中,资产的维护仅依靠使用人的素质,资产的保养根本谈不上。资产管理中对行政、财务以及使用部门的职责要求仅停留在制度的规定上,没有对资产使用不当造成的损失和浪费进行应有的责任追究,资产的使用与监管置于工作绩效考核之外。

第四,固定资产档案不够完善。在资产的购建及调拨等环节中,忽视固定资产档案资料的积累和存档工作,固定资产档案亟待完善。特别是疾控系统的实验专用设备有其特殊性,除了发票、合同、设备说明书、验收资料等,还不能缺少维修、校正/检定、期间核查等资料。

第五,资产日常管理不够仔细。保管人往往疏于资产的日常管理,忽视设备的清洁保养,缺少维修和专用仪器设备检定、校正记录等。

(六) 疾控机构固定资产管理要点

1. 加强教育,提高认识

资产的爱护程度从小的方面反映了个人素质,从大的方面更能体现出一个单位的整体素质和集体观念。资产管理不仅仅是资产管理员或某个人、某个部门的事,它与每个人员息息相关,是每个人的责任。要着力提高人员的责任意识,积极倡导"勤俭节约,爱护公物"的风气,尽可能地保护资产的完好,做到物尽其用,以延长资产的使用寿命,提高资产使用效率。

2. 完善制度，规范流程

一是规范资产入库登记制度，严把数量、质量关。采购小组对计划购置的设备特别是电子设备和专用设备等，在设备的规格、型号、内部配置及其他技术要求方面要做细致的验收，必要时聘请专业技术人员协助验收，提高实物资产验收工作质量。二是规范资产的领用交回制度。完善资产转移手续，新购置的资产出库时，要将数量、质量和规格等内容让资产使用部门和使用人进行确认。三是规范资产保管核查制度。资产的保管由专人负责，并确保切实负起责任，除了对保管的资产要清数量、清质量、清规格、有序存放以外，还要规范资产的维修登记、检定校正、报废鉴定工作等。三是管理部门要保证每年对实物资产进行清查盘点，在人员变动和调整时，应履行资产盘点和移交手续，始终保持卡片信息与实物资产的真实、统一。在资产的定期盘点中，资产管理员要报告资产的存量、结构和使用情况，对闲置的资产以及利用率不高的资产要提出合理调配计划，使单位领导对资产管理情况有比较全面的了解，充分发挥资产的使用效率。四是完善资产维护保养制度。资产的维护保养主要是资产使用部门或资产使用人的职责，在物资管理办法和实施细则中往往只作了条款式的规定，而使用单位对资产要维护保养什么、有哪些要求等不够清楚。资产管理员应按资产的类型、技术要求、操作规程等在工作要点、流程等方面对资产的维护保养作出明确规定，特别是对车辆和电子设备、实验专用设备等贵重、精密的资产要加强定期的维护与保养。资产管理员要制订资产维护维修计划，检查并改善资产的使用状况，减少资产的非正常损耗，延长其使用寿命。

3. 及时建档，完善资料

加强固定资产档案资料的日常积累，建立与完善固定资产档案，使资产管理的基础性工作更加规范化。财务部门要在资产入账时，严把审核关，保证资产的购置、验收入库及出库等手续齐全，并对相关凭证和资料进行日常积累和整理，与后勤管理部门协调配合，随时掌握资产的存量结构和使用状况，为资产信息统计上报、资产处置及资产的动态管理等做好基础性工作。

4. 全程监督，实施奖惩

资产管理员要按照工作职权和管理制度的要求，对资产进行全程监控。没有管理制度约束和维护保养等工作考核的监督，资产管理工作只能停留在形式上。资产管理员要参与资产购建和流转的每一个环节，对验收入库的资产要进行详细的登记和信息录入，做到数量清、质量清、规格清，掌握资产整体情况。同时，要将资产的日常监管、常规使用与维护保养等工作作为每个部门及个人年度考核的内容之一，对责任心不强、管理不善、造成不当损失的人员按规定进行处理；对工作做得好的，应给予表彰，并在评先评优等方面给予优先考虑，激发其工作热情和责任心，从而不断提高单位固定资产管理水平。

（王赞信）

第三节　物资采购供应管理

采购是一个从资源市场获取资源的过程。疾控机构作为资源的使用者,必然要从市场中选取自身发展所需要的各项资源,包括货物、工程和服务等。通过采购获取资源,保障机构建设发展顺利进行,这是采购效益;同样的,采购过程中会产生各种费用,即采购成本。用最低的成本去获取最大的效益是采购的普遍意义。而作为承担公共卫生职责的关键机构,疾控机构的各项经费均来源于财政拨款,因此,按照财政资金管理要求开展采购,使采购活动符合公开、公平、公正的政府采购原则,是疾控机构采购的另一个重要意义。

一、理论背景

采购涵盖了从供应商到需求方之间的货物、技术、信息和服务流动的全过程。通过实施有效的计划、组织和控制等采购管理活动,合理选择采购方式、采购品种、采购数量、采购频率、采购地点,疾控机构能够以有限的资金保障业务工作的有序开展,在降低采购成本、加快经费执行和促进业务发展等方面发挥积极的作用。

采购在美国历经百年发展。传统意义上的采购属于支持部门的职责,即确定需求、谈定价格下单、跟单、催单、收货和付款。采购集中在"买"和"价",如果采购的产品没有达到业务需求,采购部门会在事后介入,和供应商进行谈判、协商。21世纪初,美国采购供应管理发展经历了几大里程碑。美国采购经理联合会改名为供应管理协会,标志着采购不再局限于采购本身,而是延伸到运输、物流、库存、风险和全成本管理。首席采购员的出现标志着采购部门在公司管理层地位的提升。采购从一个打杂机构逐渐成为关系企业存亡的战略部门。从询价、下单、围绕订单转的"小采购"向管理供应商、供应链的"大采购"转变。

不管是"大采购"还是"小采购",由于机构独特的公益性质以及预算管理、国库集中支付等财务管理要求,疾控中心的采购工作还必须紧密围绕政府采购的相关法律法规妥善开展。

政府采购制度源于财政支出管理的改革。2003年1月,《中华人民共和国政府采购法》颁布实施,确定了政府采购的法律定义:政府采购,是指各级国家机关、事业单位和团体,使用财政性资金采购依法制定的集中采购目录以内的或者采购限额标准以上的货物、工程和服务的行为。根据浙江省政府采购目录和相关规定,省级政府采购有以下三种组织形式:一是政府集中采购项目,此类项目必须委托省政府采购中心实施采购;二是部门集中采购,主要是省教育、卫生系统的专用器材、基本药物和设备项目,可由主管部门自行组织集中采购;三是分散采购,由各采购单位自行组织采购,也可委托社会中介代理机构实施采购。

按照政府采购法等法律法规,现行的政府集中采购方式分为公开招标、竞争性谈判、询价(含网上在线询价)、邀请招标、单一来源采购等五种。采购单位所购项目如需采购进口产品的,应在办理确认书时向财政部门提出申请,只有确认书中明确可以进口的才能采购。因特殊原因需要采用非公开招标采购方式的,应由采购单位提出书面申请,按照政府采购法等法律法规报省财政厅政府采购监管部门审批后实施。公开、透明是政府集中采购的本质特征和要求,也是保证政府集中采购客观、公正、廉洁的有效手段和途径。政府集中采购的各项信息,包括采购需求、采购预算、采购程序、采购结果、采购纪律及各相关事项均须公开,自觉接受社会各界监督,保证结果公平公正。

二、疾控现状

按照建设发展需要,疾控机构采购项目包括三大类:货物、工程和服务。一般都以货物采购为主,包括办公用品、家具、试剂耗材、仪器设备、防病药品、疫苗、报刊图书以及信息软件等;其次为服务,包括会议培训、印刷、物业管理、软件开发、信息系统集成、班车租赁、电梯维保、花木租赁、车辆设备维修维护、设备检定校准、餐饮管理等;再次则为工程,包括建筑物和构筑物的新建、改建、扩建、装修、拆除、修缮项目。

疾控机构的各项采购工作均须接受上级卫生行政部门和财政部门的监督指导,同时又与机构内部项目管理、预算管理、资产管理等工作紧密关联。每年财政经费下达后,采购部门和财务部门需将列入政府采购目录及纳入政府采购管理的货物、工程和服务类预算金额统一管理,包括专用材料费、设备购置费、会议培训费、印刷费、车辆保险、维修维护费等。上述经费使用前由采购部门通过网络平台向上级卫生行政部门和财政部门发起采购申请,审核同意后方可组织采购。

目前,常用的采购方式包括政府集中采购、委托代理机构招标采购和自行组织采购三种。按规定纳入政府集中采购目录的项目需由政府采购中心实施集中采购。预算总额在10万元以上,且经采购监督管理部门审核批准为分散采购、委托代理的项目可委托有资质的采购代理机构依法实施采购,单位监察部门参与采购全过程监督。自行组织采购,是指采购监督管理部门审核批准为分散采购的其他项目,由疾控中心自行组织采购。

在大型企业和跨国公司,采购纳入战略管理,是企业降低成本、增加利润的一个重要措施。与企业相比,疾控机构的采购供应工作仍是传统的买卖交易行为,停留于货比三家、讨价还价的阶段。除此之外,现阶段疾控机构的采购还存在以下几个问题。一是很多疾控机构都由总务或办公室人员兼职完成采购工作,采购服务思路传统,能力有限,与业务技术水平和信息化发展现况有一定的差距。二是疾控业务范围宽泛,采购物资类别繁多,试剂耗材供应质量直接关系到检测结果的可靠性和准确性,因此采购要求很高,难度也很大。三是随着政府采购管理要求的不断提高,审批审核流程日益复杂、采购效率有所降低。同时由于招标采购效率不高,及时性不能保证,导致政府集中采购要求和业务部门分散采购期望的矛盾突出。四是缺乏与供应商建立战略合作的思路,对各类供应商服务质量的评价不足,管理松散,监督作用不能有效发挥。

三、管理实践

结合工作实际,公开、公平、公正地组织各项采购活动,择优选取诚信供应商,为业务建设发展提供质优、价廉的资源保障是目前疾控机构采购管理工作的主要目标。浙江省疾控中心近年来主要通过以下几个措施加强采购管理工作。一是制度及程序保障措施。在相关规章制度的基础上，采购部门根据处所职责和岗位设置编制全面质量管理体系文件，包括程序2个、作业指导书14个，相关记录表式30余份，基本覆盖采购岗位的各项工作。二是人员轮岗和流程审批措施。通过实施轮岗制度，加强人员培训，提高岗位工作广度。实施流程管理，强调先审批后采购、未经审批不得采购不得报销的程序要求。三是集中采购措施。将免疫规划疫苗、二类疫苗纳入政府集中采购，委托省采购中心组织实施。动员和鼓励业务部门集中采购计划，增加检测试剂公开招标比例。广泛应用询价采购措施，利用集体意志确定万元以上项目、品牌试剂、办公用品、常用耗材的协议采购单位，确保采购过程公开透明，采购结果公正公平。四是数据反馈措施。按月、按年分析各部门试剂、耗材、常用办公用品开支项目、领用数量、采购总额，提醒各部门关注采购数据，提高节约意识。五是廉政措施。警钟长鸣，通过廉政座谈、廉政协议、黑名单查询等措施加强供应商管理，通过培训、学习时刻提醒岗位职工保持清醒头脑，防微杜渐，安全采购。

疾控机构采购工作规范，要从采购管理的各个环节入手。

（一）采购管理的组织体系

采购属于高风险岗位，为更好地规避风险，保护采购人员，浙江省疾控中心成立采购领导小组，负责制定采购程序、规范和工作纪律，听取采购工作汇报和建议，审定采购计划和实施方案，裁决采购纠纷，监督采购工作并纠正相关错误。采购领导小组成员包括中心领导、监察室和相关职能部门负责人。采购领导小组下设采购管理办公室，负责接收和审核采购申请，制定、修订和完善采购方案并组织实施，审核和办理采购合同、承担付款，会同监察室确定参与政府招标采购的业主代表或评标专家等。采购管理办公室挂靠负责采购工作的职能部门。监察室主要负责审查中心内部采购供应商资质，抽取中心参与政府采购的业主代表或评标专家，监督采购准备工作及采购过程是否符合相关程序和规定；监督代理机构和中心内部询价采购的发标、开标、评标、定标和谈判过程；受理招标工作中的各种举报或投诉，对招标工作中可能存在的违法违纪行为进行调查核实并提出处理建议；监察中标合同的执行及验收情况等。

（二）采购实施

1. 采购计划的确定

各采购项目的计划均由业务部门制订：比如疾控机构免疫规划疫苗采购计划由免疫规划所制订；会议、培训、印刷采购计划由业务处所提交需求，中心办公室审核后确定；专业设备和通用办公设备采购计划分别由相应的管理部门负责制订；艾滋病、结核病、寄生虫病防治药品分别由艾滋病防治所、结核病防治所、传染病防治所制订；消杀药品采购计划由中心组织专家根据全省防病需要论证后确定；各类检测试剂、办公耗材、实验耗材以及服务项目的采购计划由各需求部门按照实际需求制订。

2. 采购需求审批

采购计划确定后，需求部门通过网络或纸质文件发起采购申请审批流程，按财务管理经费审批权限经处所长（2000元以内）、分管主任（2000元—50000元）和中心主要领导（50000元以上）审批同意后提交采购部门实施。

如需通过公开招标等程序采购进口试剂、耗材或设备的,需由业务部门提出书面申请,采购部门按照政府采购管理要求,向采购监管部门提交进口申请,组织进口论证,经公示无异议后方可通过审批,准予采购。

如因供应商不足三家需使用竞争性谈判方式组织采购,或只有唯一供应商需使用单一来源方式组织采购的,由业务部门提出需求,采购部门按照监管部门要求组织论证,经公示无异议后方可实施。

3. 采购类型

采购部门通过政府采购管理平台向上级卫生主管部门和财政主管部门发起采购申请,审核同意后取得"采购确认书"。根据采购内容和金额数量,确定采购类型,包括政府集中采购、定点采购、协议供货采购、分散采购委托代理和单位自行采购等情况。纳入政府集中采购目录的免疫规划疫苗、仪器设备、软件和网络设备按要求为"政府集中采购",委托省采购中心组织实施。会议、培训、车辆保险、车辆维修、办公用纸、办公设备耗材按要求为"定点采购",由采购部门根据需求在政府采购管理平台向协议供货商发起采购确认、签订采购合同并备案。计算机、打印机、照相机、投影仪、车辆等为"协议供货采购",由采购部门在浙江政府采购网平台发起采购流程,入围供货商参与报价,签订采购合同后备案。单项采购额度在10万元以上且未纳入政府集中采购目录的项目,一般采用"分散采购委托代理"的方式,由采购代理公司在浙江政府采购网发布采购公告,按公开招标、竞争性谈判或单一来源的方式组织采购。单项采购额度在10万元以下的项目,按"单位自行采购"方式向省财政厅申请采购确认书,由中心自行组织采购。

4. 采购执行

委托代理机构组织公开招标的采购项目,由采购部门按照业务部门提交的采购参数和采购要求编制采购文件,确定评标方法,按照规定时间完成公示后组织开标。评标专家根据项目内容、金额和性质决定,一般为3人以上的单数。经监管部门审批同意后,疾控中心可派出采购人代表参与现场评标。采购结果经公示无异议确定入围供应商。

单位自行采购占疾控机构全年采购资金的比例不大,但总量不小。根据管理要求,浙江省疾控中心主要通过建立协议供货商制度和组织询价采购两种方式加强采购管理。

协议供货商制度:通过公开征求,采购部门与业务处所共同确定每年使用量大、采购频次较多的办公用品、试剂耗材和服务项目,建立年度协议供货商采购目录。年度协议供货商入围采购公告通过中心外网公示,经现场询价谈判后确定。目前浙江省疾控中心每年通过询价采购确定品牌试剂和常用服务的协议供应商大约有30家。业务处所采购入围供应商提供的试剂和服务时,可以按照谈判确定的优惠折扣先行联系,提高采购效率。

询价采购方式:采购部门充分利用询价采购方式,对万元以上的项目实施询价采购。询价采购公告在中心外网发布,邀请符合条件的供应商参加谈判,确保内部采购公开透明。每次询价均组建包括中心采购领导小组成员、相关领域技术专家、财务和监察人员参与的采购小组,以现场谈判、集体讨论的方式选择信誉可靠、价格优惠、服务保障的供货商,签订采购协议,以达到降低采购金额和规范采购行为的目的。

除现场谈判询价外,采购人员也可视情况通过传真、电话询价、比价、议价来确定入围供应商,不仅方便供应商应标,也加快了应急项目的采购进度。其他小额采购项目由采购供应部门根据业务科所需求实施。突发公共卫生事件相关防病物资的紧急采购工作可以根据需要临时组织。

5. 合同签订

采购结果确定后，由采购部门负责与入围供应商签订采购合同。经招标采购、询价采购确定的主要供应商还要与中心签订廉政协议。各采购项目的验收由采购部门会同需求部门共同进行。如供应商不履行合同义务，或提供物品与合同约定不符的，由采购部门联系供应商进行换货、退货或终止采购合同处理。采购过程中形成的所有文件资料由采购部门收集整理，按照档案管理要求归档保存。

6. 经费支付

根据采购内容确定经费支付方式。一般来说，货物类产品的经费支付方式为货到验收合格后付款。设备类特别是进口设备需要较长时间的备货过程，因此经常采用合同签订后支付30%的货款，设备验收合格后支付余下的70%货款。软件以及其他基建服务类项目根据进展情况在项目实施的各个阶段确定经费支付比例，验收合格后支付尾款。有些特殊的产品，比如标准品、菌毒种等也会根据对方公司的管理要求先付款然后采购。

（三）供应商管理

建立合格供应商目录以及定期组织供应商评价是疾控机构从"小采购"向"大采购"转变的必经之路。采购部门与供应商不仅仅是订单关系，要从合作互赢的角度出发，与供应商建立长期稳定的战略伙伴关系。合格供应商目录可以根据每年的业务需求做相应的调整，也可以根据业务部门的评价结果优胜劣汰。

（四）疾控机构物资采购供应工作要点

以双赢采购为宗旨，注重发展与供应商的长期战略合作关系，是新形势下的采购管理新趋势。为提高采购质量、采购效率和服务水平，疾控机构的采购工作应特别关注以下几个方面。

第一，集中采购。通过采购量的集中来提高议价能力，降低单位采购成本。一方面通过加大政府集中采购比例，利用政府采购公开、公平、公正的采购程序减轻中心采购压力；另一方面通过采购数据分析、加强规划、合并需求，减少采购物品的差异性，提高集中采购比例。

第二，寻源采购。通过扩大供应商范围引入竞争、寻找上游供应商等来降低采购成本。寻源采购不仅可以帮助寻找最优资源，还能保证资源的最大化利用，提升采购管理水平。

第三，优化采购流程。一方面制定明确的内部采购流程，完善、补充现有流程，加强预算内和计划外采购的审批管理，提高管理效率；另一方面确定有效的外部采购流程，通过控制环节(要素)避免漏洞，实现战略采购目的。如货比三家，引入竞争机制和公开招标换供应商博弈机制，选择最符合自身成本和利益需求的供应商；通过电子商务降低采购成本(交通、通信、运输等费用)；通过批量计算合理安排采购频率和批次，降低采购费用和仓储成本；对供应商提供的服务和产品进行"菜单式"购买等。

第四，产品、服务的统一。在采购前充分考虑未来储运、维护、补充、更新等环节的运作成本，致力于提高产品和服务的统一程度，减少后续压力。通过加强供应商管理，建立可靠的战略合作关系。加强采购评价，有效监督采购质量。同时采购团队也要加强学习，外练技能，内修实力，逐步提高管理水平和服务能力。

参考文献

[1] 刘宝红.采购与供应链管理:一个实践者的角度[M].北京:机械工业出版社,2013.
[2] 赵勇,陈川生.招标采购管理与监督[M].北京:人民邮电出版社,2013.
[3] 李峰,陈锦红.采购管理必备制度与表格[M].北京:化学工业出版社,2010.

（姚亚萍）

第四节　后勤保障管理

后勤保障管理,就是运用相应的制度手段、管理方法,组织、指挥和协调后勤职工的活动,正确处理好服务职能与管理水平的关系,着力提升组织或单位后勤管理人员的服务意识和服务质量,及时并切实解决机构运行过程中遇到的服务需求,以便高效率高质量地完成好后勤工作任务。疾控机构的建设与发展需要高效规范的后勤保障管理。

一、背景理论

"后勤保障管理"原意为"后方勤务",是指从物资、卫生、技术、运输等方面保障军队需要的勤务管理。现代社会,"后勤保障管理"的含义已有更为宽广的外延,泛指是为各单位职能工作开展而提供的以服务为主要目的的工作。后勤保障管理工作日益为人们所重视,尤其是在新形势下的疾控机构职能工作运行过程中,后勤保障管理工作要逐步实现科学化、规范化和社会化服务,真正做到管理到位、保障及时、服务规范。

（一）后勤保障管理的特点

疾控机构的后勤保障管理工作有其独特的性质,归纳起来有以下几个方面。第一,社会性。后勤保障管理工作门类繁多,涉及与社会上多部门多层次的管理机构和人员联系与沟通。第二,服务性。后勤保障管理工作并不是独立的一个职能,其职能是只要疾病预防控制工作需要,就要做好相关的服务保障工作。第三,时效性。后勤保障管理服务必须按照职能进行的程序要求开展工作,但对于业务工作中的应急需求,要做到特事特办。第四,复杂性。表现在政策性强、任务繁多、涉及面广、内外关系复杂等诸多方面。第五,群众性。后勤保障服务的工作和群众的切身利益有着密切的关系。第六,先行性。"兵马未到,粮草先行"说明了后勤保障工作的先行特点。第七,突发性。后勤保障管理中有一些突发性工作,要求工作人员具有一定的应变能力及时正确处置遇到的相关问题。第八,政策性。后勤保障管理工作的开展,不仅要处理好头绪繁多的各类琐事,而且在涉及政策性问题时,需要正确把握好。

(二)后勤保障管理的地位

疾控机构后勤保障管理工作的基本职能决定了它在单位工作中的作用:①为业务工作的顺利开展提供了物质保障;②可以提高对人、财、物的利用率;③可以体现组织对职工的关怀;④可以促进疾控机构的精神文明的建设;⑤可以稳定职工队伍和生活秩序。

(三)后勤保障管理的运行原则

疾控机构的后勤保障管理运行原则是指后勤保障管理活动中必须遵循的行动准则和工作规范,它包括以下几个方面:①系统性原则,要求从整体出发去研究管理中的问题,通盘筹划,实现最佳效应;②整分合性原则,做到后勤保障管理体系的统一领导,分级管理;③封闭性原则,形成一个指挥、执行、监控、反馈的封闭回路;④反馈性原则,在执行的过程中取得灵敏、准确、有力的反馈,形成新的决策;⑤能动性原则,要求管理者根据各人能量大小、强弱,实行分级管理,达到人尽其才,物尽其用;⑥动态性原则,要求管理者要有善于发现、研究、解决问题的能力,以发展变化的观点化消极因素为积极因素;⑦效益性原则,既考虑需要,又考虑能力和条件,既考虑技术的先进性,又考虑合理性和效益性;⑧动力性原则,充分利用物质动力、精神动力和信息动力,发挥后勤职工的积极性完成各项任务。

二、疾控现状

各级疾控机构的后勤保障管理工作大多由后勤处(科)或总务处(科)负责,随着疾控事业的不断发展,为适应新形势的工作需要,各级疾控机构均对后勤保障管理服务体制进行了改革,经过历次调整优化,尤其是在引进ISO／IEC的实验室质量管理体系和全面质量管理实施以后,后勤保障管理工作由原来单纯的服务工作向科学化、正规化、合理化的综合工作转变,其职能也不断扩大。如浙江省疾控中心后勤管理规章制度中包含有物资管理制度、安全保卫制度、采购管理办法和后勤管理制度等4个方面,根据相关的法律、法规并结合单位的实际情况,规范物资管理,提高物资保障能力,最大限度地发挥资产的作用;规范安全保卫工作,以维护单位正常的治安秩序,防止违法犯罪和灾害事故发生,保护国家财产和职工人身安全;规范各类采购活动,遵循公开、公平、公正原则,提供质优、价廉、高效的采购服务;规范单位节能、车辆、维修、卫生、禁烟、邮件寄发、职工食堂、集体宿舍、丧事等后勤管理,切实提高后勤管理服务质量。

目前,由于后勤工作涉及多个职能,岗位繁多,各级疾控机构的后勤保障管理工作普遍存在没有统一的岗位设置标准,不能有效地对每个岗位的作业流程、作业条件等加以规定,以发挥最大的岗位效能的问题。同时,后勤保障管理工作在积极应对突发公共卫生事件中的作用也日趋重要,因此要探索科学、快速、有效地配置资源、提升服务的途径,以提高防范、响应、处置各种突发公共卫生事件的效率。在目前信息化技术突飞猛进的时代,如何运用先进的信息化技术为后勤保障管理工作服务,也将成为提高后勤保障工作的重点。当前新的形势对后勤保障工作的服务质量、服务内容和服务方式都提出了新的挑战,只有不断研究新情况、提出新问题、探索新方法,才能达到管理到位、保障及时、服务优良的后勤保障目的。

三、管理实践

根据现状,疾控机构的后勤保障管理工作必须通过科学化、规范化和社会化管理,真正为疾病预防控制工作的开展提供保障,主要应着手做好以下几个方面的工作。

(一)健全组织机构

后勤保障管理工作是疾控机构不可缺少的,其在各级疾控中心统一领导之下开展,由后勤管理负责人负责总体工作,下属各处(科)室的相关处(科)长负责具体管理服务工作,各具体工作岗位人员做好相关具体工作。针对后勤工作的特殊性,应加强全面管理,制定各项规章制度、操作规程。

(二)建立岗位责任

后勤保障工作需要相关人员有高度的工作责任心。要组织本部门职工认真学习和分析处(科)职责、单位主要目标任务和综合目标管理责任制实施目标任务中的各项要求,采用逐条分解的方法,将任务具体落实到科,将责任落实到人,明确后勤处与科室、职工三级的责、权、利关系。对后勤保障工作的岗位性质与职责,按照处(科)管理目标和处(科)业务工作目标分解,进行合理化制定,以更好地切合后勤部门的工作需要,并与处(科)人员签订《岗位综合目标管理责任书》,细化每位职工的工作职责,落实相关岗位,以更进一步促进和提高后勤工作人员的工作责任心。

(三)制定工作规范

后勤保障工作的每个岗位,都应针对各自的性质特点制定相关工作规范和工作流程。如浙江省疾控中心的后勤管理,在物资管理制度中,明确固定资产的管理、消耗品管理、危险品管理、易制毒品和剧毒品管理、应急物资储备管理、图书报刊的管理、物资车库的管理和赔偿等;在安全保卫制度中,明确门卫管理规定、治安保卫管理规定、消防安全管理规定、一卡通管理规定和车辆安全管理等;在采购管理办法中,明确采购组织机构及工作职责、采购项目和方法、采购工作要求、其他采购规定和廉政建设要求等;在后勤管理制度中,明确节能(约)管理、车辆管理、维修管理、卫生管理、禁烟规定、邮件寄发管理、职工食堂管理、集体宿舍管理和丧事管理等。中心要求后勤人员严格遵守相关工作规范和工作流程,确保工作开展有章可循、有法可依,使后勤服务人员能以高度的工作责任心和热情的服务态度,为疾病预防控制工作开展提供及时周到的优质服务。

(四)开展教育培训

目前,后勤保障工作专业化、精细化、技能化的发展趋势对后勤人员的专业知识水平提出了更高的要求,因此,要积极开展后勤人员的教育培训,以不断提升其各项综合素质和专业技能,使其适应不断发展的后勤保障职能的需要,从而增强后勤保障的应变能力和创新发展能力。

建立科学的职工培训体系，多渠道、多层次、多角度开展职工培训。目前，社会发展日新月异，高智能的设施设备应运而生，后勤保障服务的好坏，很大程度上取决于相关人员的各项专业技术水平，因此人才的培养显得尤为重要。要建立一套切合工作岗位、职责特性，符合有关法律法规的"规划合理、设计科学"的培训体系。

要制订合理的年度培训计划。年度培训计划是规划后勤工作的重点，要让职工有意识地思考和提出自己的学习发展计划与目标，以激发其工作热情和积极性。要根据《中华人民共和国消防法》《中华人民共和国安全生产法》等法律法规，同时结合后勤岗位职责，及时开展消防知识、安全生产、特种设备、基建工程、政府采购、免疫规划等涉及后勤保障管理内容的培训，确保特殊岗位的执证上岗。

要做好职工的入职培训、岗前培训和在职培训。

第一，入职培训。开展新进人员的入职培训，使其了解单位的创建背景、组织概况、管理制度、组织文化、服务和安全常识等公共知识与技能内容，对自己将要进入的"家"有一个全面的认识。

第二，岗前培训。向新进或换岗职工介绍后勤保障部门的基本情况，包括部门概况、岗位职责、工作程序、工作标准和基本应急能力等内容，使其尽快适应新岗位工作。

第三，在职培训。根据职工的岗位职责，有针对性地开展专业技能培训和学位培训等，以进一步提高员工工作技能，使其更好地完成各自职责范围要求的工作任务。

（五）提升管理水平

后勤工作是整个单位工作的重要组成部分，是做好其他各项工作的重要保障。一要加强学习意识，提高管理能力。深刻认识到学习是加强党性修养、坚定理想信念、提高精神境界的重要手段，是获取知识、提升能力、增长本领的必经之路。不仅要认真学习党的路线、方针、政策，还要学习各项后勤专业知识，增长实际工作的本领，努力培养理性思维能力。二要加强进取意识，提高创新能力。为了适应时代的发展要求，适应后勤保障的社会性、服务性、时效性、复杂性、群众性、先行性和突发性等特点，要突破原有的思维方式和习惯模式，不断探索新形势下后勤保障工作的新思路、新方法、新举措。努力培养进取意识，强化创新能力，有效履行和提升后勤管理的职能，推动后勤事业持续的发展创新。三要加强奉献意识，提高服务能力。后勤部门作为服务性部门，后勤工作更需要强化奉献意识。要进一步激发职工的爱岗敬业精神，培养其强烈的使命感、责任感和主人翁精神，帮助其树立奉献意识并强化服务能力。四要加强廉政教育，提升职业素质。要开展形式多样的廉政教育，特别是强化重点岗位、重点人员和重点环节的廉政教育，加强学习《中国共产党纪律处分条例》等法律法规以及各部门所制定的岗位廉政风险防范规定。要在思想上和行动上筑牢拒腐防变的"堤坝"，把自我价值观与后勤保障工作相结合，真正树立起淡泊名利、全心全意为人民服务的思想。

参考文献

[1] 刘晓勤.医院管理学——后勤管理分册[M].北京:人民卫生出版社,2003.
[2] 朱永庚.后勤流程管理[M].天津:天津大学出版社,2009.
[3] 孙宗虎.人力资源与行政后勤工作执行流程[M].北京:人民邮电出版社,2010.
[4] 李云波.消防部队基层后勤管理[M].北京:机械工业出版社,2014.

（林　雷）

第五节　后勤服务社会化管理

后勤服务社会化,指在社会主义市场经济条件下,单位的后勤服务突破自我配套的封闭模式,引进竞争机制,把内部后勤服务与社会上的服务行业融为一体,一方面建立起对称合理的责、权、利关系,另一方面为单位和职工提供优质、高效、低耗的工作与生活保障服务,最大限度地发挥单位资源中后勤方面人、财、物的综合效益。

一、背景理论

后勤服务社会化旨在进一步解放和发展后勤生产力,对后勤服务生产关系进行调整和变革,对后勤资源和各方面利益进行优化组合和统筹兼顾,以尽快提高单位后勤的保障能力,使更多的职工从改革中获益,推动社会不断进步和发展。

后勤服务社会化的主要动因是市场经济规律。马克思认为,服务也是商品。因此,服务适用于市场经济规律。在市场经济条件下,随着生产力的发展,产品日益丰富,消费者有权要求生产者和服务者提供更加优质、廉价的有形和无形产品,而消费者的消费取向,又直接决定了生产者与服务者的前途和命运。所以,后勤服务社会化不以人的意志为转移,后勤部门必须遵循价值规律,用社会化的方式以最优的价格生产最好的产品,以满足消费者需求。

后勤服务社会化是建立社会主义市场经济体制的必然要求。党的十四大提出我国的经济体制改革以建立社会主义市场体制为目标。随着我国经济体制改革的深入和经济增长方式的转变,各项事业和工作围绕建立市场经济体制的轴心,遵循市场经济规律,取得了显著成绩。单位后勤从管理体制的改革到服务经营机制的转变,从服务质量和水平的提高到保障实力的增强,都是以市场为导向,在市场经济规律的支配下实现的。过去计划经济时代所形成的以封闭式、供给制、福利型为主要特色的传统后勤体制,造成了机构臃肿、资源浪费、效益低下等多种弊端。这种体制既严重地阻碍着后勤资源的合理配置，又直接制约着后勤保障水平的提高。

后勤服务社会化是社会第三产业发展的本质要求。改革开放以来，社会服务行业蓬勃发展。如餐饮、住宿、会务、幼教、汽修、汽车租赁、物业管理等方面，基本满足了单位后勤服务的需求。来自第三产业急剧膨胀和卖方市场向买方市场渐变的压力，对调整后勤产业结构，提高服务工作的效率和效益提出了新的要求，迫使单位后勤服务卖方社会化的步伐日益加快。

后勤服务社会化是机构改革的内在要求。随着政府机构改革力度的加大，职能转变、精简机构、人员分流等必然促使一部分单位后勤部门脱离单位主体，走向社会、进入市场，参与竞争，逐步由事业型、供给型向企业型、经营型转变。

1983年中央书记处会议提出机关后勤服务社会化问题以来，1989年国家编委会议审议批准了《关于中央国家机关后勤体制改革的意见》，1993年中编办和国管局印发了《国务院各部门后勤机构改革实施意见》，1998年国务院办公厅转发了国管局负责起草的《关于深化机关后勤体制改革的意见》，1999年朱镕基同志提出"要坚持管理科学化、保障法制化、服务社会化的方向，逐步建立适应社会主义市场经济要求和新时期机关建设需要的后勤保障体制"。2004年，温家宝总理对国管局工作作了"管理、保障、服务。廉洁、高效、务实。贯彻始终，蔚成风气"的重要批示。目前，按照"管理科学化、保障法制化、服务社会化"的基本方针，后勤服务社会化改革从局部、单项的改革探索转变为全面、系统化的有序推进，初步建立了适应新时期各单位建设发展需要的后勤保障体制。

卫生事业单位后勤服务社会化改革就是依靠社会力量和利用社会资源，为卫生事业单位提供后勤服务，同时将现有后勤服务部门逐步从单位中分离出来，改制为独立核算、自负盈亏、自我发展的实体，最终建立起优质、高效、低耗、快捷的满足卫生事业单位发展需要的后勤保障系统。

二、疾控现状

2003年非典之后，各地对疾控机构的建设投入空前加大，无论是建筑规模、实验室环境还是设备设施等，较之过去有了很大改善和提高。由此，也给疾控机构的后勤管理和服务带来了新的挑战和压力，比如楼宇自动化控制、专业实验室运行维护、设备设施维护保养等，原有人员配备、技术力量和管理方式均不能满足现代疾控中心后勤管理和服务的需要。各级疾控机构后勤工作管理与服务职能混在一起，管办不分、职责不明、权限不清、效率低下且无法对工作进行量化管理。后勤队伍由于受长期的计划经济体制的影响，基本形成了定时、定岗、定事的工作作风，办事程序化、拖沓、互相推诿、乐于安稳、不思进取的现象普遍存在。

根据原卫生部制定下发的《关于医疗卫生机构后勤服务社会化改革的指导意见（试行）》要求，结合疾病预防控制机构后勤服务社会化管理的探索和实践，逐步推进疾病预防控制机构后勤服务社会化的改革。疾控机构后勤服务社会化的改革是医疗机构综合改革的重要组成部分，应通过理顺职能，创新机制，进一步降低成本，提高后勤服务的质量和效率，建立与社会主义市场经济体制相适应、与疾病预防控制事业发展相协调、与疾控机构后勤保障需要相符合的后勤管理新体制和后勤服务社会化运作新机制。花钱买服务，利用市场机制获取全面、低耗、优质的服务,让疾控中机构集中力量进行疾病预防控制与检验工作。

疾控机构随着事业单位后勤体制改革也逐步引入了后勤社会化的各项工作,将疾病预防控制中心的后勤服务纳入社会主义市场经济体制,建立由政府引导、社会承担为主的市场化后勤服务体系。剥离疾控机构办社会的职能,把疾控后勤这一经济属性较强的行业回归社会,恢复其商品的属性和职能,从而为疾控机构的发展甩开包袱。

疾病预防控制机构后勤服务改革的总体目标是实现后勤服务社会化,引入竞争机制、激励机制和制约机制,引进后勤服务实体或集团,用若干年的时间,基本上将后勤服务职能和人员规范分离,最终实现三个转变:一是后勤服务要从单位各自为政、"小而全",转变为集约化、专业化、社会化的后勤服务;二是按照"人随事走"的原则,后勤人员通过整体规范分离或单项逐步分离,从"单位人"转变为"社会人";三是疾控机构要从办后勤服务转变为购买后勤服务。

具体做法如下。一是实行后勤管理职能和后勤服务职能分开。在理顺职能的基础上,规范后勤管理和后勤服务,明确后勤管理、后勤服务机构的职责及有关所有权、使用权和经营权。将非核心的业务外包出去,利用外部最优秀的专业化团队来承接其业务,从而使疾控机构专注核心业务,达到降低成本、提高效率、增强核心竞争力和对环境应变能力的目的。二是提高质量和效率。通过引进后勤服务专业化实体,改变"单位办社会"的传统模式,打破行政隶属关系,整合后勤服务资源,转变运行机制,走社会化、集约化、规模化和专业化道路。同时注重引入竞争机制,营造规范有序的市场竞争氛围,降低成本,提高后勤服务质量。三是积极稳妥推进后勤服务社会化管理。结合单位的实际情况,总体设计,积极推进,正确处理好改革、发展和稳定的关系,疾控机构由办后勤向购买后勤服务转变,逐步形成优质、高效、安全、低耗、快捷、方便的新型疾病预防控制机构后勤服务保障体系,确保疾病预防控制机构各项业务工作的正常开展。

三、管理实践

(一)理顺后勤管理和服务职能

实行后勤管理和后勤服务职能分开。明确疾控机构后勤管理职能主要是后勤服务保障项目的招标签约、财产管理、房产管理、基本建设和修建管理、设备物资管理、车辆管理、招标采购管理、动力能源管理、通信、安全和消防管理、环境秩序管理、后勤服务规划的制定和规划实施的监督管理等;疾控机构的后勤服务主要是为疾病预防控制机构的业务工作开展、职工工作和生活而提供的各项劳务或技术服务,主要包括实验室运行维护、设备设施维护保养、餐饮服务、会议服务、物业管理(保洁、维修、设备运行、绿化、保安、洗涤、污水处理)等。

(二)改革后勤管理和后勤服务机构

后勤管理部门承担管理单位内财产、设备和物资运作,代表本单位购买后勤服务并监督服务机构的服务行为等职责。负责制定本单位后勤服务社会化改革的具体目标并组织实施,应按照社会化、市场化、专业化的原则,妥善安置或分流原有后勤服务人员,实行"老人老办法,新人新办法",确保改革平稳实施,同时要切实加强后勤人员的思想政治和宣传教育工作,确保疾病预防控制业务工作的正常开展。

(三)加强后勤服务的规范化、制度化建设

根据疾病预防控制工作的业务特点和实际需求,通过健全各类后勤服务规范和管理制度来规范后勤服务行为,建立和健全各项管理制度和后勤服务工作要求,建立科学合理的服务结算制度。引入的后勤服务单位(物业公司等)要依照疾控机构后勤服务规范,提供高效优质、成本合理、保障有力的后勤服务。

(四)后勤服务社会化的主要内容

1. 物业管理

物业管理是疾控机构委托物业服务企业依据委托合同进行的房屋建筑及其设备、市政公用设施、安保、绿化、卫生、交通、生活秩序和环境容貌等管理项目进行维护和修缮活动。

(1)设备设施的管理和维运:设备维运范围包括电梯、暖通系统、供配电系统、给排水系统、弱电系统、消防系统;市政公用设施和附属建筑物、构筑物的维修、养护和管理,包括道路、室外上下水管道、化粪池、沟渠、池、自行车棚、停车场等。

(2)环境卫生保洁及管理、会议服务:房屋建筑内所有共用部位公共环境卫生,包括公共场所、房屋共用部位的清洁卫生,垃圾的收集、清运,室内墙面完好,外观整洁,大小会议室室内卫生保洁及会议优质服务。

(3)实验室、办公区域环境的绿化与美化:保持办公环境的整洁,消灭"四害";公用绿地、花木、建筑小品、室内花卉盆栽等的养护与管理;对花草树木进行精心养护,保证公共区域内植物不枯死、不受损。

(4)安全保卫及消防、内部交通秩序、停车场的管理:维护正常秩序、安全保卫、监控、消防、停车库(场)秩序等管理工作,建立各类处理突发事件的应急预案。

(5)工作服的洗涤及消毒管理:遵守衣物分类洗涤原则,回收的脏白大褂及时进行消毒、浸泡、清洗、晾晒,清洁物品按时下发,做好清点登记。

2. 环境和设备设施维护运行

(1)污水污物及医疗废弃物的处理:委托具有资质的专业公司负责污水污物和实验室产生的各类医疗固体废弃物的处置。

(2)专业实验室维护保养:委托具有资质的专业实验室生产厂家对洁净实验室、动物房以及P2、P3等负压实验室进行专业维护保养。

(3)电梯空调维护保养:委托具有资质的专业生产厂家对客货电梯、中央空调系统、VRV智能空调系统进行专业维护保养。

3. 生活服务

(1)职工食堂就餐服务:委托具有资质的专业单位管理职工食堂,满足职工、实习进修生以及办事人员的饮食需要。

(2)职工上下班班车服务:委托专业汽车租赁公司开通职工上下班接送班车。

(五)监督考核

第一,根据《物业管理条例》、国家规定的标准和规范等以及社会化管理服务质量要求,

对提供后勤服务外包单位的各工作岗位持证上岗、出勤情况、仪容仪表、礼貌礼节、服务质量、卫生情况、工作效能、团队精神、应急能力、服从意见等方面进行综合考评。

第二,对物业公司在建筑外观、设备运行、房屋及设施设备的维修养护、公共场所、环境绿化、安全保卫、消防监控、停车库秩序管理等方面的服务质量以及其他外包单位的专业服务根据合同要求随时进行抽查和监督。发现问题,及时书面通知整改。

第三,满意度测评。了解职工对提供后勤服务外包单位的综合满意现状,找出服务过程中的不足,采取措施加以改进,以提高服务水平和服务质量。

参考文献

[1] 杨蕾.浅谈医院后勤服务的社会化[J].医院管理论坛,2005(1).

[2] 徐天涯,周莉,张克宁.医院后勤服务管理体制改革的探索与思考[J].卫生经济研究,2001(6):15.

[3] 罗瑞云.疾控中心后勤管理社会化工作模式探讨[J]中国公共卫生管理,2012(4):440-442.

(黄学敏)

第六章

党务工作

第一节　党委建设

党委是党的各级委员会的简称,疾病预防控制中心党委是党的基层委员会,在单位建设发展中发挥政治核心作用。新形势下,党委建设就是要把党的建设工作与单位改革发展紧密结合起来,同步规划,同步推进,全面加强党的思想、组织、作风、制度和反腐倡廉建设,不断提高党的建设科学化水平,保证党的路线方针政策全面贯彻落实。

一、背景理论

党委建设,是指党委为完成自身的使命而进行领导国家、社会和提高自身生机与活力的实践活动。党委建设是同党的政治路线密切联系在一起的,其旨在保持党的先进性。

党的十八大提出,全面提高党的建设科学化水平,牢牢把握加强党的执政能力建设、先进性和纯洁性建设这条主线,坚持解放思想、改革创新,坚持党要管党、从严治党,全面加强党的思想建设、组织建设、作风建设、反腐倡廉建设、制度建设,增强自我净化、自我完善、自我革新、自我提高能力,建设学习型、服务型、创新型的马克思主义执政党,确保党始终成为中国特色社会主义事业的坚强领导核心。习近平总书记指出,办好中国的事,关键在党,管党治党一刻不能松懈,党要管党首先是管好干部,从严治党关键是从严治吏,以踏石留印、抓铁有痕的劲头抓作风建设,以零容忍态度惩治腐败,以改革创新精神全面推进党的建设新的伟大工程,为实现"两个一百年"奋斗目标、实现中华民族伟大复兴的中国梦提供坚强保证。

2012年9月,中共中央办公厅印发《关于在推进事业单位改革中加强和改进党的建设工作的意见》(以下简称《意见》)。各单位党委要按照参与决策、推动发展、监督保障的要求,认真履行党章和有关规定明确的职责任务,会同行政领导班子共同做好本单位工作。凡涉及本单位改革发展稳定和事关职工群众切身利益的重大决策、重要人事任免、重大项目安排、大额度资金使用事项,党组织必须参与决策。《意见》要求,要着力增强事业单位基层党组织的创造力、凝聚力和战斗力,积极推进事业单位基层党组织工作创新。进一步增强基层党组织服务功能,通过为本单位中心工作服务、为广大党员服务、为职工群众服务,把党建工作的成效体现在推动发展、服务群众、凝聚人心、促进和谐上。大力推进学习型党组织建设,积极拓展学习内容、途径和渠道,不断在武装头脑、指导实践、推动工作上取得新进展。把党的建设与推动社会主义文化大发展大繁荣紧密结合起来,努力建设和弘扬先进文化,自觉抵制各种错误思想影响,切实增强文化自觉和文化自信,为事业单位改革发展提供精神动力。加强党内基层民主建设,推进党务公开,建立健全党内情况通报等制度,扩大党员对党内事务的了解和参与,切实保障党员的民主权利。充分运用网络、手机等手段,推进基层党建工作信息化,构建开放互动的基层党组织活动平台。

二、疾控现状

(一)组织机构

疾病预防控制机构党的组织,根据工作需要和单位党员人数,经上级党组织批准,分别设立党的基层委员会、总支部委员会、支部委员会。一般正式党员超过100人的可成立党委,党员人数超过50名的可成立党总支,正式党员人数超过3名、不足50名的可成立党支部。根据目前国家、省、市、县四级疾控机构的人员配备和党员数量,国家和省级疾控中心均设立党委,市级疾控中心一般设立党委或党总支,县级疾控中心一般设立党总支或党支部。党的基层委员会由党员大会或代表大会选举产生,每届任期三至五年;总支部委员会和支部委员会由党员大会选举产生,每届任期两年或三年。党委(党总支、党支部)委员一般由党员领导班子成员和重要部门负责人担任。

(二)基本任务

第一,宣传教育。宣传和执行党的路线、方针、政策,宣传和执行党中央、上级组织和本组织的决议,充分发挥党员的先锋模范作用,团结、组织党内外的干部和群众,努力完成中心所担负的疾病预防控制任务。组织党员认真学习马克思列宁主义、毛泽东思想、邓小平理论和"三个代表"重要思想,学习科学发展观,学习党的路线、方针、政策和决议,学习党的基本知识,学习科学、文化、法律和业务知识。

第二,党员管理。对党员进行教育、管理、监督和服务,提高党员素质,增强党性,严格党的组织生活,开展批评和自我批评,维护和执行党的纪律,监督党员切实履行义务,保障党员的权利不受侵犯。对要求入党的积极分子进行教育和培养,做好经常性的发展党员工作,重视在工作第一线和青年业务骨干中发展党员。

第三,群众工作。密切联系群众,经常了解群众对党员、党的工作的批评和意见,维护群众的正当权力和利益,做好群众的思想政治工作。充分发挥党员和群众的积极性创造性,发现、培养和推荐他们中间的优秀人才,鼓励和支持他们在疾病预防控制工作中贡献自己的聪明才智。

第四,党风廉政。监督党员干部和其他任何工作人员严格遵守国法政纪,严格遵守国家的财政经济法规和人事制度,不得侵占国家、集体和群众的利益。教育党员和群众自觉抵制不良倾向,坚决同各种违法犯罪行为作斗争。

（三）党建成效

一是思想政治工作得到强化。进一步强化党委实施思想政治领导的职责意识，集中主要精力开展党的路线、方针、政策的学习教育，上级党组织决议的贯彻执行，以及党委自身建设等重大问题。二是先锋模范作用发挥明显。党员带头执行党的路线、方针、政策，带头执行各项规章制度与规定；带头履行职责，敬业爱岗，努力成为本职工作的行家能手；带头勇挑重担，在执行突发公共卫生应急处置等一些特殊任务的关键时刻，敢于打头阵、冲在前。三是精神文明建设扎实有效。目前，全国31个省级疾控中心，已有海南省疾控中心、湖北省疾控中心、浙江省疾控中心、安徽省疾控中心、河南省疾控中心、江苏省疾控中心、河北省疾控中心、福建省疾控中心、甘肃省疾控中心等9家单位被评为全国文明单位。

三、管理实践

疾病预防控制机构党委建设主要包括党委班子自身建设、党员队伍管理、党风廉政建设主体责任实施等方面，只有按照合理的程序，采用适当的方法，才能有效推动党的建设各项工作有条不紊开展。

（一）党委班子自身建设

第一，加强教育。学习要放在党委班子自身建设的首要位置，抓好学什么和怎么学。学习什么，重点是明确学习内容，深入学习马克思列宁主义、毛泽东思想、邓小平理论、"三个代表"重要思想、科学发展观和习近平总书记系列重要讲话精神，切实增强坚持党的基本理论、基本路线、基本方针、基本经验的自觉性和坚定性，带头学习管理、法律、经济知识和优秀传统文化，自觉钻研疾病预防控制业务，完善知识结构，不断提高综合素养和业务水平。怎么学，重点是健全学习制度，建立党委中心组理论学习制度，中心组集中学习每年不少于6次12天，每次重点围绕一至两个专题，深入研讨交流，增强学习的针对性和实际效果。每年至少召开一次理论学习务虚会，对疾病预防控制工作的重大问题进行深入学习和研讨，统一思想，凝聚共识，推进发展。同时，要坚持集中学习和个人自学相结合，通过领导干部带头讲党课、作形势报告，举办专题讲座等，营造浓厚学习氛围。如山东省疾病预防控制中心将班子建设作为单位的"龙头工程"，铸就坚强政治核心。其中，首要的就是抓学习，提高政治素养，班子成员自觉做到勤于学习、善于思考，提高了班子适应形势、迎接挑战、驾驭全局的能力。

第二，维护团结。党委班子团结是搞好一切工作的前提和基础，是增强执行力的可靠保证，是凝聚力、战斗力的集中体现，重点做到"两坚持"。坚持民主集中制原则，按照集体领导、民主集中、个别酝酿、会议决定的原则，明确党委会议事规则，凡涉及党建工作规划、党员组织发展、先进评选表彰等党内重要事项，由党委班子集体讨论决定，做到议而有决，决而有行；凡涉及中心改革发展稳定和事关职工群众切身利益的重大决策、重要人事任免、重大项目安排、大额度资金使用等事项，党委参与决策，不同意见坦诚相见，自觉服从集体决定。坚持民主生活会制度，党委班子成员过双重组织生活，自觉参加所在党支部或党小组的组织生活，接受党员群众监督；党委班子成员之间在班子民主生活会前要开展谈心交心活动，民主生活会上积极开展批评与自我批评,做到真心听取意见、真情交流思想、真正查找突出问题、真挚表达努力方向,增强班子解决自身问题的能力,会后要以适当形式及时向群众通报。

第三,作风建设。注重实事求是,提倡讲真话、讲实话、讲真情,不讲套话、空话、虚话;提倡办实事、鼓实劲、求实效,反对弄虚作假、浮夸作风和形式主义。切实改进文风、会风,倡导开短会、写短文,提高工作效率。密切联系群众,通过座谈恳谈、调研走访等渠道,敞开大门,搜集民情,沟通民意。深入调查研究,建立领导干部调查研究制度,每年确定部门重点调研课题,每位党委班子成员领衔课题,深入基层开展调查研究,形成高质量的调研报告;建立领导干部联系制度,每位领导班子成员从分管工作实际出发,建立党支部联系点,深入走访,掌握实情,指导开展工作。如中国疾病预防控制中心党委开展"走基层 知民情 强党性"主题党日活动,深入基层疾控机构,通过"一讲一听一谈一看"进行全方位互动对接,推进共同发展,生动践行了党的群众路线。

(二)党员队伍管理

第一,组织建设。遵循党支部建在处所的模式建立党支部。如浙江省疾病预防控制中心按照党员人数在8人以上的处所单独成立党支部、8人以下的处所与职能相近处所成立联合党支部的原则,在中心共17个处所成立15个党支部,党支部书记均为处所长或科长,从组织架构上为党员队伍管理提供了有力的保障。

第二,党员教育。通过党内的"三会一课"制度,将党员的教育工作落到实处,重点做好四个方面的教育。一是马克思主义基本理论的教育,提高党员的思想觉悟,使党员具有坚强的党性;二是党的基本路线的教育,提高党员的政策理论水平,使党员自觉在思想上、政治上、行动上同以习近平同志为核心的党中央保持高度一致,坚定不移地执行党的基本路线;三是科学技术和疾病预防控制业务知识的教育,提高党员为人民健康服务的本领;四是党纪国法的教育,提高党员的组织观念和遵纪守法的意识。

第三,党员管理。做好发展新党员工作,按照"坚持标准、保证质量、改善结构、慎重发展"的原则,严格履行发展党员的各项手续,吸收优秀的同志加入党的队伍;组织开展民主评议党员工作,评选表彰先进党员,妥善处置不合格党员,对长期不参加党的组织生活、不履行党员义务、不发挥党员作用、不符党员条件的党员,经过教育和考察仍无良好表现的,可采取劝其退党或除名的方式予以处理;对严重违法犯罪或确已变质的腐败分子,必须坚决清除出党员队伍。

第四,党员监督。监督党员贯彻执行党的路线方针政策和决议的情况,如思想和行动是否同党中央保持一致,是否按照党的要求完成党所分配的各项任务;监督党员的思想作风和宗旨意识,如是否按党章规定的党员条件严格要求自己,是否履行党员义务,是否在工作和生活中坚持克己奉公、全心全意为人民服务等;监督党员执行党的各项纪律的情况,如党的政治纪律、组织纪律、廉洁纪律、群众纪律、工作纪律、生活纪律等是否得到了很好的贯彻执行;监督党员发挥模范作用的情况,如党员是否在学习、工作中发挥了先锋模范作用,所辖党支部是否在实践中发挥了应有的作用、完成了自己的任务。

(三)党风廉政建设主体责任实施

第一,建立责任体系。疾病预防控制中心党委担负全面领导党风廉政建设和反腐败工作的责任，主要领导是党风廉政建设第一责任人，领导班子成员根据工作分工对职责范围内的党风廉政建设和行风职业道德建设负分管责任，谁分管、谁负责，落实好"一岗双责"，做到守土有责、守土尽责。各党支部、处所主要负责人对所在部门党风廉政建设和行风职业道德建设负直接领导责任，每年与中心签订责任书，将党风廉政建设与业务工作相结合，一起部署落实，一起检查考核。

第二，规范权力运行。疾病预防控制中心要构建决策科学、执行坚决、监督有力的权力运行体系，用制度管权管事管人。一是规范主要负责人和班子成员的责任和权力，执行主要负责人"五个不直接分管"规定，即不直接分管人事、财务、行政审批、项目建设、物资采购等具体事务，以及落实主要负责人末位表态制度。推进权力运行公开，在梳理中心和各部门职责任务的基础上，建立权力清单制度，公开权力运行流程，强化廉政风险防控机制建设，推进办事公开、决策公开、管理公开、服务公开、结果公开。强化党内监督，党政班子定期向卫生计生委党组和驻委纪检组报告党风廉政建设工作情况，落实党员领导干部述职述廉、个人重大事项报告、廉政谈话等制度。

第三，具体工作落实。疾病预防控制中心纪委协助党委加强党风建设并组织协调反腐败工作，强化执纪监督问责，按照管辖权限查处党员干部违纪行为。浙江省疾病预防控制中心党委办公室负责落实有关党风廉政建设和反腐败的教育培训、监督检查等具体工作，对发现的廉政建设方面的隐患提出整改建议，纠正不正之风；办公室负责规章制度执行和综合目标管理实施，严格落实检测服务收费标准；人事处负责对干部职工的人事教育管理，严格执行选人用人等方面的工作纪律；计财处负责财务预决算和审计，严格财务制度并执行财经纪律；后勤处负责物资采购，规范招投标工作，防范医药购销领域商业贿赂；科信处负责科研、信息与培训管理，严格执行科研、信息与培训经费使用规定。

（黄　良）

第二节　党支部建设

党支部是党的最基层组织，也是党密切联系群众的桥梁和纽带，是从思想上、政治上和组织上团结和凝聚广大群众的核心，是实现党的政治任务的组织保证。因此，加强党支部建设，充分发挥党支部的战斗堡垒作用和党员的先锋模范作用，能进一步增强党组织的凝聚力和战斗力，促进疾控机构的改革和发展。

一、背景理论

中国共产党的组织体系是依据党的纲领和章程，按照民主集中制的原则自下而上组织起来的，由中央、地方和基层组织三个基本层次构成，它们之间互相连接，互相作用，形成了一个严密而完整的统一体。在这个组织体系中，党支部是党的组织基础中的基础，是构成党的强大肌体的细胞，是中国共产党的一个重要组成部分。

因此，党支部建设是党的基层组织建设的一项基础工程。新形势下党支部建设的目标方向和基本方针是：切实做好基层党建工作，增强党的阶级基础并扩大党的群众基础。党支部是党的工作和战斗力的基础，是贯彻科学发展观的组织者、推动者和实践者，要坚持围绕中心、服务大局、拓宽领域、强化功能，扩大党的工作的覆盖面，不断提高自身的凝聚力和战斗力。

党章规定的基层组织的八项基本任务，也是党支部的八项基本任务，归纳起来，实际上就是三大方面的任务，一是政治性的任务，二是自身建设的任务，三是群众工作的任务。在党支部的八项基本任务中，加强自身建设是最关键的一个方面。俗话说："打铁还需自身硬"，"村看村，户看户，群众看党员，党员看支部"。党支部本着"党要管党"和从严治党的原则，抓好党支部自身建设，具体来说，主要有党员教育、党员管理和发展党员，只有这三个方面都抓好了，党支部的自身建设才能得到加强，才能不断增强凝聚力和战斗力。

党员教育工作的目标是要增强党性，提高素质，使党员更好地发挥先锋模范作用。为了实现这个目标，党支部对党员进行教育时，就要联系当前的形势和任务，联系党员的思想和工作实际。

教育要依靠必要的管理，党支部对党员的管理，是党支部按照党的纲领和章程，运用一定的形式和手段，对党员进行组织、教育、培养、考察、协调、监督、奖惩等一系列管理活动的总称。它包括党员教育，党员监督，对党员的纪律检查、对不合格党员的处置，发展和追认党员，对过好组织生活的监督、检查，党内活动的开展和示范引导，党费的收缴使用管理，党员统计和档案管理，党员评议鉴定，党员组织关系转移，等等。

发展党员是指党支部对群众中涌现出来的积极靠拢党组织、愿意为社会主义和共产主义事业献身的积极分子进行培养、教育和考察，在其具备入党条件后，通过严格的组织发展程序，及时地将其吸收为中共预备党员，并继续进行教育和考察，在其预备期满具备党员条件时，及时将其转为中共正式党员的全过程。发展党员是不断壮大党的队伍，保持党的生机和活力，使党的事业兴旺发达、后继有人的重要保证。

二、疾控现状

由于国家、省、市、县四级疾病预防控制机构承担的工作任务和党员人数不一样，因此党支部的设置也不一样。国家疾病预防控制中心的党支部一般由各个所的所党委根据所内科室的党员人数设立，党支部的上级党组织是所党委，所党委的上级党组织是国家疾病预防控制中心党委。省级疾病预防控制中心的党支部一般由中心党委根据处所(科室)的设置设立，党支部的划分原则基本遵循"支部建在处所(科室)"，如果处所(科室)党员人数偏少，则一般遵循"业务性质相近、职能属性相关"的处所(科室)划归为一个党支部的原则设立党支部,上级党组织是省级疾病预防控制中心党委。市级疾病预防控制中心根据党员人数的不同,设立党委、党总支和党支部,党委、党总支可下设党支部,遵循原则与省级疾病预防控制中心党委下设党支部一致。如果党员人数较少,则只设党支部,上级党组织是当地市卫生计生党委,支委会一般由中心党员领导班子成员和重要部门负责人担任。县级疾病预防控制中心由于党员人数较少,一般只设党支部,上级党组织是当地县卫生计生局党委,支委会一般由中心党员领导班子成员和重要部门负责人担任。各级疾病预防控制机构下设的党支部,书记基本都是部门负责人兼任,实行"一岗双责"。上级党组织是当地卫生计生局党委的疾病预防控制中心党支部,书记由局党委任命。

浙江省疾病预防控制中心以"有坚强有力的领导班子、有本领过硬的骨干队伍、有功能实用的服务场所、有形式多样的服务载体、有健全完善的制度机制、有群众满意的服务业绩"为目标加强党支部建设。党支部以党要管党、从严治党为方针,以思想理论教育、党性教育、道德教育为重点,以"三会一课"、民主生活会、主题实践活动等为抓手,加强对党员的教育、管理和监督,保持党的先进性,充分发挥党员的先锋模范作用。

发展党员工作是党支部建设的重要组成部分,是加强党员队伍建设的重要内容。新时期,中心党支部严格按照《党章》和《中国共产党发展党员工作细则》规定,把发展党员的质量放在第一位,同时逐步改善党员队伍建设,提高党员素质。

三、管理实践

基层疾控机构党支部应在上级党委的领导下,从各自的特点出发,认真履行党章规定的职责,贯彻党的路线、方针、政策,紧紧围绕各级疾控机构的职能,不断加强党支部的建设、加强支部委员的管理、加强支部党员的教育、加强思想政治工作和精神文明建设,充分发挥党支部的战斗堡垒作用,团结和带领党员群众完成所承担的职责。党支部积极创建党支部示范点,加强自身建设和管理,在党员教育、党员管理、发展党员三大任务中发挥凝聚力和战斗力,主要包括以下方面。

(一)"三会一课"制度

"三会一课"是指定期召开支部党员大会、支委会、党小组会,按期上好党课。"三会一课"制度是党支部建设的一项基本制度,是党组织生活的主要形式,是增强党支部战斗力和党员先进性的有力举措。坚持"三会一课"制度,保证"三会一课"质量,对于健全党的组织生活,加强党员教育,严格党员管理,增强党支部的凝聚力、吸引力、战斗力具有重要的作用。

一是定期召开,做好记录。党员大会一般每季度召开一次,也可根据工作需要提前召开或适当增加大会次数。支委会会议一般每月召开一次,也可根据需要随时召开,必要时可召开支委扩大会,吸收党小组组长和有关党员干部参加。党小组会一般每月召开一次,必要时可随时召开。党课一般每季度召开一次,每次会议做好记录,统一填写在《党支部工作记事簿》上。二是注重质量,创新载体。会议要做到重要问题重点研究,急难问题及时研究,学习教育要做到与时俱进、理论联系实际,提高"三会一课"的质量。在创新活动平台方面,除了传统的会议模式之外,党支部还积极探索多渠道的形式来开展"三会一课",如座谈会、培训、爱国主义教育等,提高党员的积极性。三是突出党课教育,提升党员素质。党课要突出思想教育、党性教育、道德教育和形势教育,内容应根据不同时期的形势和任务,结合支部的工作实际和党员的思想状况确定。主讲人可以由党支部书记、支部委员或其他党员主讲,也可邀请上级党组织或相关同志讲课。党课教育的形式可采取以发言人为主、讨论为辅的形式,或者观看纪录片、警示片等形式。坚持课前调查分析,课后组织讨论,增强针对性和时效性。四是党员领导干部,以普通党员身份参加支部活动,参与理论学习,开展批评与自我批评,密切联系群众,接受群众监督。

(二)组织生活会

召开组织生活会,是坚持党要管党、从严治党、严格党内生活、加强党支部建设的重要途径,是党员教育管理的重要形式。党支部组织生活会,是指党员在支部以交流思想、总结经验教训、开展批评和自我批评为主要形式的组织活动制度,是我们党在长期的革命和建设实践中形成的优良作风,是增强党的生机和活力的一大法宝。

开展民主评议党员工作,一般以党支部为单位,召开组织生活会,做到会前学习总结、会上民主评议、会后考察表彰。一是学习教育,主要学习党章和党内有关规定、习近平总书记系列讲话精神、中央及省委有关规定等。二是自我总结,在学习讨论的基础上,对照党员标准,总结个人在思想、工作、学习等方面的情况,肯定成绩,找出差距,明确努力方向。三是进行民主评议,召开党支部组织生活会,党员先作自我总结,再由与会党员逐个进行评议,开展批评与自我批评。还要采取适当方式,听取非党群众的意见。四是组织考察,支委会对党内外评议的意见,进行实事求是的分析、综合,形成组织意见,反馈给本人。五是表彰处理,对评出的优秀党员,由党组织给予表彰;对于评议出的不合格党员,区别不同情况,按照有关规定,严肃处理。

2014年,浙江省疾控中心党委结合党的群众路线教育实践活动,开展了2012—2013年民主评议党员工作,以党支部为单位进行。会前,全体党员干部认真学习中央八项规定,省委"28条办法""六个严禁",以及省卫生计生委31条实施细则,仔细查找"四风"方面存在的问题,剖析原因,提出整改措施及努力方向。组织生活会上,党员开展批评与自我批评,领导班子以普通党员的身份参加支部组织生活会。会后,党员对会上提出的问题,及时落实整改措施,接受群众监督。

(三)发展党员工作

发展党员是党支部一项经常性的重要工作,是党支部建设的重要组成部分,是保持党组织的生机和活力的需要,也是不断与时俱进、开拓创新,开创中国特色社会主义事业新局面的根本保证。

按照党章及《中国共产党发展党员工作细则》要求,坚持慎重发展、提高质量的原则,禁止突击发展,反对"关门主义"。一是开展调研,了解情况。定期开展党员队伍的调研,对党支部片职工的政治面貌、年龄结构、学历职称等进行情况摸底,分析党员发展特点和存在的问题。每年初,制定党员发展计划,报党委审核。二是上门谈心,教育培养。党支部对本支部片内无党派人员进行一对一谈话,了解其思想动态,增加后备队伍力量。落实入党积极分子的培养联系人,确定二对一关系,从思想上、作风上、组织上、学习上、生活上加强培养,特别注重在岗位上的锤炼培养，全方位提升培养对象的党性修养和工作能力。三是优化结构，突出重点。把发展党员工作向一线的重要岗位倾斜，向高知群体、青年业务骨干倾斜，积极吸引优秀的同志向党组织靠拢，不断优化党员队伍的结构，提高党员队伍的素质。2004—2013年，浙江省疾控中心共发展党员43名，其中中级及以上职称占72.1%，本科及以上学历占83.7%。四是动态管理，严把入口关。加强对入党积极分子的监督和管理，定期进行分析评议，实行动态管理，使入党积极分子队伍有进有出，充满生机和活力。在组织发展工作中，坚持标准，成熟一个，发展一个。

（四）规范化管理

一是成立专门的党员活动室，进行文化上墙布置，将党员活动室打造成为多层次、多角度、多形式宣传党的政策方针的前沿阵地，使党员有"家"的归属感，从而完善全面党建工作。二是进一步做实做细党建工作，使支部工作规范有序。将党支部的工作任务细化，在此基础上列出支部的年度工作档案目录清单，制作统一的档案盒，下发至各党支部，并逐一进行说明布置，做到提前部署、规范有序。设计发展党员工作流程图，注明工作中遇到的注意事项，对吸收预备党员公示、党员转正公示、接收预备党员的支部大会决议、预备党员按期转正的支部大会决议等制定范本或示例，供党支部参考，统一规范化管理。三是推进党支部会议常态化、制度化，定期召开党支部书记例会，组织学习，传达上级及中心党委工作要求。每年年中、年底召开党群工作总结会，总结工作经验，分析存在问题，讨论工作思路，加强党支部之间的交流学习。

此外，疾控机构党支部建设实践中需要注意如下问题。

第一，推广示范点建设工作。进一步推进党支部标准化建设，积极推广省直机关基层党组织建设示范点、省卫生计生系统基层党组织建设示范点的先进经验，通过典型引路，示范带动其他党支部，推进党建科学化水平。

第二，"三会一课"要与实际紧密结合。不能简单地传达学习文件和会议精神，还要结合实际开展讨论交流，细化具体工作的落实措施，集体讨论决定重大问题，解决职工关心关注的热点问题，提高"三会一课"应有的吸引力、感召力和约束力，增强成效。

第三，提高组织生活会的质量。要做到会前准备充分，按照"征求意见—专题学习—谈心交心—自我剖析—开展批评—研究整改"的方法步骤开展，不能存在"只要材料准备好了，会前准备工作就算做好了"的想法。会议不走形式，不能纯粹地跟着材料走，要实事求是地开展批评与自我批评。会后要整改，针对会上检查和反映出的问题，制定得力的整改措施，切实加以解决。

第四，发展党员要慎重发展、提高质量。党支部要主动做好党外青年职工、业务骨干的思想政治工作，继续加强后备队伍力量。但不能以单纯的工作业绩的优劣来代替理想信念的正确、政治立场的坚定，即完全以业务标准代替政治标准，要经过全面衡量，符合党员标准的，才能吸收入党。

参考文献

[1] 金钊,王政堂.党支部工作实用方法与规程一本通[M].北京:国家行政学院出版社, 2013.

[2] 胡光伟.新时期党务手册[M].北京:人民日报出版社,2004.

[3] 金钊,王政堂.新编发展党员工作手册[M].北京:国家行政学院出版社,2008.

参考附录

附录3　浙江省疾病预防控制中心党支部结构

（陈　颖）

第三节　群团建设

群团组织是党联系群众的桥梁和纽带,在推动社会发展中发挥着重要的作用。疾控机构群团组织的建设与党的建设紧密联系,实践中必须坚持党建带工建、带团建、带妇建,加强党、群工作"一体化"建设。

一、背景理论

群团事业是党的事业的重要组成部分,党的群团工作是我们党治国理政的一项经常性、基础性工作,是党组织动员广大人民群众为完成党的中心任务而奋斗的重要法宝,要做好疾控机构的群团建设,就必须要提高认识,切实保持和增强群团工作的政治性、先进性、群众性。工青妇组织是工人阶级、先进青年和各族各界妇女的群众组织,是国家政权的重要社会支柱,在推动疾控中心建设发展中发挥着重要作用。

工会是中国共产党领导的职工自愿结合的工人阶级群众组织。工会以宪法为根本活动准则,自觉接受中国共产党的领导,遵守《中华人民共和国工会法》和《中国工会章程》,独立自主地开展工作,依法行使权利和履行义务。工会承担社会的维护职能、建设职能、参与职能和教育职能,维护职工合法权益是工会基本职责。《中华全国总工会关于加强协调劳动关系,切实维护职工合法权益、推动建立社会主义和谐社会的决定》提出从政治、经济、文化、社会四个方面维护职工的七项权利：劳动就业权利、获得劳动报酬权利、社会保障权利、劳动安全卫生权利、民主权利、精神文化权利、社会权利。

中国共产主义青年团（简称共青团）是中国共产党领导的先进青年的群众组织，是广大青年实践学习中国特色社会主义和共产主义的学校，是中国共产党联系青年群众的桥梁和纽带，是中华人民共和国的重要社会支柱之一，也是中国共产党的助手和后备军。中国共产主义青年团在现阶段的基本任务是：坚定不移地贯彻党在社会主义初级阶段的基本路线，以经济建设为中心，坚持四项基本原则，坚持改革开放，在建设中国特色社会主义的伟大实践中，造就有理想、有道德、有文化、有纪律的接班人，努力为党输送新鲜血液，为国家培养青年建设人才，团结带领广大青年，自力更生，艰苦创业，积极推动社会主义物质文明、政治文明和精神文明建设，为全面建成小康社会、加快推进社会主义现代化贡献智慧和力量。

妇女委员会（简称妇委会）是党政机关、教科文卫等事业单位妇女的群众组织，是妇女联合会的基层组织，是党和政府与妇女群众联系的桥梁和纽带。妇委会接受同级党组织和上级妇女组织的领导，是单位党委领导下的群团组织，是单位妇女职工的贴心"娘家"，是倾听妇女诉求、反映妇女呼声、增进妇女福祉、维护妇女权益，积极为妇女贡献才智、成就事业搭建平台，为保障妇女合法权益、促进妇女共享发展成果创造条件的组织，是引领单位全体女职工通过学习不断充实自己、提高自己、完善自己，做自尊、自信、自立、自强的时代女性的组织。

二、疾控现状

疾控机构的工会、共青团、妇委会等是疾控机构党联系群众的桥梁和纽带，肩负着促使各级疾控机构职工、青年、妇女努力奋斗的历史使命，为疾病预防控制事业的发展增添生机和活力。

各级疾控机构都建立基层工会委员会，下设经费审查委员会，如女职工人数较多，再下设女职工委员会。各级工会委员会由会员大会或会员代表大会民主选举产生，基层工会委员会每届任期三年或五年。一般设工会主席1人、专职工会副主席和委员若干人，单位职工均自愿加入工会组织。工会每年召开会员大会或会员代表大会，讨论决定涉及单位改革发展和工会工作的重大问题。工会在单位的精神文明建设、文化建设、组织建设、宣传教育、民主管理、参政议政、职工福利、文体活动等方面作出大量贡献。在调动职工积极性、提高职工素质、维护职工合法权益、营造并维护安全、舒适的工作环境等方面发挥着重要的作用。同时积极开展创建"工人先锋号"和"职工小家"等活动，开展丰富多彩的文体活动，以促进单位民主建设为基础，以参与单位文化建设为载体，以完善工会服务体系为重点，努力使工会工作迈上新台阶。

共青团是党的助手和后备军，是青年人的政治组织，是党领导和联系广大青年的桥梁和纽带。《中国共产主义青年团章程》规定，根据工作需要和团员人数，经上级团的委员会批准，建立团的基层组织，团员在3人以上的单位可以建立支部；团员在30人以上的单位，可以建立总支部；团员在100人以上的单位，可以建立基层委员会。在基层委员会、总支部下建立支部。如果工作需要，在基层委员会下也可以建立总支部。目前，国家、省级、市级疾病预防控制中心一般设立团委、团总支，并下设团支部；县（区）级疾病预防控制中心由于青年团员人数较少,一般只设团支部,上级团组织是当地县卫生局团委。团组织始终坚持"服务青年、引导青年"的工作方针,开展团员思想教育,规范团的组织建设,注重推进青年文明号、青年岗位能手和志愿者工作等青年品牌工程,创新文化活动载体,团结带领广大团员青年充分发挥生力军作用,为单位的建设发展作出贡献。

妇委会是党联系妇女群众的桥梁纽带,是具有广泛的群众性的妇女组织,拥有3名女性就可成立妇委会,妇委会根据需要可下设妇委会分会、妇女小组。妇女委员会一般设主任1名,副主任根据工作需要确定,委员人数较多的,可推选常委若干名,组成常委会,主持日常工作。全国各级疾控中心大都设有独立的妇委会,部分单位由工会女工委承担妇女工作,主要负责宣传贯彻党的路线、方针、政策;教育引导妇女增强自尊、自信、自立、自强精神,成为有理想、有道德、有文化、有纪律的新女性;推动并参与有关妇女发展政策的制定和落实,维护妇女的合法权益,代表妇女发挥民主参与、民主管理、民主监督作用;开展"巾帼建功"和"五好文明家庭"活动;组织培训、交流和研讨等活动,提高妇女的理论素养、知识水平和工作技能,弘扬社会公德、职业道德和家庭美德等。

三、管理实践

疾控机构的群团工作要更加紧密地团结在党的周围,更好地发挥工人阶级主力军、青年生力军、妇女半边天作用,维护和发展群众利益,深入基层、深入群众,更多关注、关心、关爱在疾控事业上奋发图强的广大人民群众,增进对群众的真挚感情,为健康中国作出贡献。

(一)工会工作

参与民主管理,建立健全职工代表大会制度。将职工代表大会制度纳入单位的规章制度管理,使单位的民主管理、参政议政工作逐步走向制度化。按照《工会法》的要求和程序,每年至少召开1次职工(会员)代表大会,所有涉及单位改革发展、综合目标管理、财务预决算、奖惩分配、职工利益等重大事宜均须提交职代会审议通过。职工代表以提案的形式积极参与民主管理,建言献策。工会应对所有立案的提案做到件件有答复,代表对提案答复满意率要达到95%以上。

创建职工之家,构建和谐劳动关系。职工之家是工会基层组织合格化的名称,职工之家建设是发挥工会作用的主要平台,是增强工会活动的有效手段,是全面提升工会工作水平的综合载体。根据《中华全国总工会关于新形势不加强基层工会建设的意见》(总工发〔2014〕22号)和《关于在新形势下深入开展建设职工之家活动的意见》(总工发〔2003〕18号)有关要求,通过布置园地、加强学习、规范台账、制定标准、关爱职工等工作,把单位工会建设成为组织健全、维权到位、工作规范、作用明显、职工信赖的职工之家,有计划、有目标地创建各级"模范职工小家"和"模范职工之家"。根据中华全国总工会《中华全国总工会关于组织劳务派遣工加入工会的规定》(总工发〔2009〕21号)精神,通过托管的方式,把编外职工(劳务派遣工)吸收到工会组织中来,进行日常工会活动的管理。

加强劳模管理,弘扬劳模精神。单位要建立劳模档案,及时更新劳模信息,便于及时、全面、周到地做好劳模服务工作。通过节日慰问、交流座谈、组织休假疗养等形式,加强与劳模的沟通和联系;通过宣传教育等,大力弘扬劳模精神、劳动精神,引导单位广大职工树立辛勤劳动、诚实劳动、创造性劳动理念,营造学习劳模、争当劳模氛围,使劳模精神不断发扬光大,让劳动最光荣、劳动最崇高、劳动最伟大、劳动最美丽蔚然成风,成为推动中心建设发展、构建和谐社会的重要精神力量。

开展文体活动,构筑特色工会文化。工会要积极开展各类职工喜闻乐见的文体活动,丰富活跃职工群众的业余文化生活,增强单位的凝聚力和向心力。努力创建学习型组织,搭建多渠道宣传平台,共享电子书屋和读书网络系统;打造温馨之家,不定期地举办养生、保健、急救、插花、摄影等讲座;倡导健康生活方式,坚持开展健步走、登山等活动并定期举办职工运动会;组建职工文体协会,开展瑜伽、乒乓球、羽毛球、太极拳、篮球等健身活动和比赛,举办读书征文活动,开展摄影书画、手工作品展,不断充实职工文化生活,提升职工文化内涵,推动中心文化建设发展。

加强经费管理,保证工会工作顺利开展。工会财务工作是工会全局工作的重要组成部分,也是工会组织履行职能的物质基础,要依法计提上解工会经费,工会经费应独立设立账户或设立科目,经费审查委员会要发挥民主监督作用,每年对单位工会经费进行审计,要切实管好、用好工会经费,为推进单位工会工作向前发展做好保障。

(二)团委工作

强化思想道德教育,提高团员政治素质。团组织要通过上团课、知识竞赛、演讲比赛、读书会等形式组织团员青年学习党的政治理论制度,使青年团员在思想上与党中央保持一致,提高其政治敏感性,并就社会热点问题组织团员青年开展讨论。同时,以学雷锋活动、五四活动等为主题,开展系列主题教育活动,丰富活动载体,提升团员青年的思想政治素质。

提升团的自身建设,发挥团组织凝聚力。团组织要定期召开团员代表大会,按时组织换届选举。修订和健全团的工作制度、程序,建立全面质量管理体系,如制定《团支部工作手册》;利用新媒体扩大团组织的影响力,如建立团员交流QQ群、微信公众号等,及时将团的工作动态、学习资料等上传共享;扎实开展推优工作,建立党团联系制度,做好与入党积极分子所在党支部的联络工作,对于表现优异者向党组织推优。注重提升团干部综合能力,加强培训,派团干部参加上级组织的培训,拓宽团干部工作思路。

深化青年文明号工作,扩大团组织影响力。青年文明号创建活动,是一项以倡导职业文明为主题,培养优秀青年人才为内容的文明工程。这项以"一流服务、一流管理、一流人才、一流业绩、一流文化"为宗旨的创建活动,是凝聚青年,团结青年,带领青年建功立业的有效形式。团组织要根据实际条件,结合疾病预防控制专业特点,积极开展青年文明号创建工作,在青年文明号创建过程中形成"党政领导挂帅,团委牵头实施,创建集体密切配合、各方齐抓共管"的良好局面。创建集体要有明确的创建宗旨、创建目标、创建措施、创建承诺等,结合实际,亮出特色。

开展志愿者活动,引导青年树立奉献精神。团组织要秉承走出去的理念,把志愿者服务作为一项长期性、常态性的工作,联合其他单位、部门积极开展志愿者活动项目,通过多种途径、采取多种形式推广健康生活方式的理念和行动。如浙江省疾病预防控制中心团委协助政促会成立了全省疾病预防控制志愿者服务队,制定了《管理办法》,8个地市25家疾控单位1400余人参加,积极投入到抗震救灾、世博安保以及手足口病、H7N9禽流感等的防治工作中,志愿服务大队被评为2010年度浙江省优秀志愿服务集体,也涌现了一批省级、委系统优秀志愿者。

加强团的文化建设,营造积极良好的氛围。团组织坚持以服务为主调,立足团员青年的根本需求,丰富团员的文化生活。积极鼓励团员青年结合工作实际,开展各类文体活动。如浙江省疾病预防控制中心团委每周举办英语沙龙,通过口语风暴、学术研讨会、原声影院和英文大讲堂四个系列活动,渲染了英语学习氛围,为单位职工提供学习英语的平台。根据青年特点,团组织要组织素质拓展、单身联谊活动、篮球比赛、羽毛球联谊赛、户外爬山等活动,营造良好的文化氛围。

(三)妇委会工作

加强妇委会自身建设,发挥参谋作用。妇委会组织健全,妇委会主任全面负责相关工作,根据需要设副主任、维权委员、组织委员、宣传委员、文体委员等岗位,副主任协助主任负责妇委会工作;维权委员负责妇女思想政治工作,反映妇女呼声,代表和维护妇女权益;组织委员负责妇委会的日常管理,包括组织建设、创建工作,与上级妇委会的联系;宣传委员负责妇委会工作的宣传报道等;文体委员承办妇委会的各项文体活动,负责妇委会的对外联络工作,加强与其他妇女组织的联系。妇委会定期召开工作会议,讨论活动形式,主动走访服务客户,积极发挥女职工在单位建设中的参谋作用。

规范巾帼文明岗创建,推进岗位立功。创建"巾帼文明岗"是女职工岗位立功的重要抓手。3人(含3人)以上,女性人数60%以上,而且岗位主要负责人为女性的集体即满足创建条件。创建单位领导必须高度重视,建立领导小组,将创建工作纳入单位整体工作安排,提供必需的人力、物力和财力保障。岗位成员遵纪守法,诚实守信,办事公道,技能熟练,为社会提供优质服务,有获得岗位能手、巾帼建功标兵等荣誉称号的先进个人。工作场所标识明显,有便民的服务设施,完善的服务功能,整洁的工作环境。岗位文化建设突出,有明显的创岗标志、统一的服务理念、公开的服务承诺,并经常组织职工开展世界观、人生观、价值观和以社会公德、职业道德和家庭美德为主题的教育活动。创建活动成效显著,有良好的社会信誉和高效的团队,在本系统或行业中有较强的影响力。工作创新具有亮点,确保各项任务保质保量完成,社会评价好。管理制度科学规范,有切实可行的创建目标和计划,有根据本系统和行业工作特点的考核内容和管理方法。品牌建设意识较强,能借助网络信息化平台展示"巾帼文明岗"风采和建立电子台账提升创建水准。

关心女职工生活,丰富活动形式。妇委会根据女性特点,针对性组织缓解工作压力、儿童成长和家庭教育的专题讲座,提高女职工自我心理调节能力。联合团委组织学雷锋志愿活动,联合工会组织女职工生病孕产慰问活动和六一儿童节职工子女关怀活动。同时也通过运动项目、业务评比、基本情况调查等方式丰富团队活动形式,关心爱护女职工。

群团建设实践中需要注意以下问题。

第一,研究新形势下工青妇工作的新特点、新情况、新任务,切实加强群团组织建设,充分发挥群团组织的职能作用。

第二,进一步完善群团组织的管理制度,对于未能健全群团组织的单位,要及时建立相应的群团组织,充分发挥党联系群众的桥梁纽带作用。

(孙　红　张双凤　费方荣)

第四节　党风廉政建设和行风职业道德建设

党风廉政建设是中国共产党开展的端正党风的一项工作，其根本目的是密切党与群众的关系，同心同德建设中国特色社会主义，是党的建设的重要组成部分。行风职业道德是指人们在职业生活中应遵循的基本道德，即一般社会道德在职业生活中的具体体现，是职业品德、职业纪律、专业胜任能力及职业责任等的总称，行风职业道德建设就是通过公约、守则、制度等对职业生活中的某些方面加以规范。

一、背景理论

廉洁是政府建设之本，是维系政府兴衰存亡的生命线。在现代行政管理活动中，廉洁性更是成为评价政府管理水平与状况的一个重要指标，也是现代政府追求的"善政"的基本要素之一。国外一些国家非常注重廉政建设，制定权力行为制度规范，以种种形式对权力行为规范作出系统规定。这些规范大多包含在刑事法、公职人员法、公务员法等法律和法规性文件中。如加拿大政府早在1960年就出台了《政府官员行为准则》，规范官员的道德行为。法国、英国、日本等国的《公务员法》，新西兰的《公务员行为准则》，韩国的《公职人员道德法》等，都规定任何公职人员都要按照法律和职业道德的基本规定履行自己的公务职责，不得逾越法律规定的界限，不得从事有损国家利益和政府形象的活动。

建设廉洁政治是我们党一以贯之的政治追求。早在1941年，我们党在陕甘宁边区发布的施政纲领里就明确提出要"厉行廉洁政治"。1947年10月，毛泽东同志在中国人民解放军宣言中，把"肃清贪官污吏，建立廉洁政治"作为党的一条重要政策。1989年9月，邓小平同志明确提出，在整个改革开放过程中都要反对腐败，搞廉洁政治。十八大报告进一步指出，"反对腐败、建设廉洁政治，是党一贯坚持的鲜明政治立场，是人民关注的重大政治问题"，并提出要做到"干部清正、政府清廉、政治清明"。党的十八届三中全会强调，"落实党风廉政建设责任制，党委负主体责任，纪委负监督责任"，这是我们党在党风廉政建设上的重大理论创新和实践创新。加强以完善惩治和预防腐败体系为重点的反腐倡廉建设，是我们党深刻总结反腐倡廉实践经验，准确把握我国现阶段反腐倡廉形势得出的科学结论。在十八届中央纪委三次全会上，习近平总书记对如何落实党风廉政建设的主体责任作了深刻阐述。这些论述是廉政理论的政策依据，为廉政理论的发展和走向成熟奠定了基础，指明了方向。

2013年，《中共中央关于建立健全惩治和预防腐败体系2013—2017年工作规划》指出，全面推进惩治和预防腐败体系建设，是党的十八大和十八届三中全会作出的重要部署，是全党的重大政治任务和全社会的共同责任，深入开展党风廉政建设和反腐败斗争，对推进国家治理体系和治理能力现代化，实现"两个一百年"奋斗目标和中华民族伟大复兴的中国梦，具有重大意义。

二、疾控现状

疾病预防控制机构的党风廉政建设和反腐倡廉工作坚持标本兼治、综合治理、惩防并举、注重预防的方针。党委担负全面领导惩治和预防腐败体系建设的政治责任,坚持党要管党、从严治党,加强党对党风廉政建设和反腐败工作的统一领导,积极推进反腐败体制机制创新和制度保障。纪委履行协助党委加强党风建设和组织协调反腐败工作的职责,并形成相互配合、相互支持的工作格局。在实施过程中,单位领导班子成员根据工作分工对职责范围内的党风廉政建设和行风职业道德建设负领导责任,各党支部和部门负责人对职责范围内的党风廉政建设和行风职业道德建设负直接领导责任。组织人事部门负责对干部经常性的管理监督,党委办公室负责党风廉政建设和行风职业道德建设的学习教育和宣传、强化舆论引导,纪检监察等部门强化执纪,充分发挥制度纪律的约束作用,多措并举,增强整体效果。

在国家、省、市、县四级疾病预防控制机构中,设立党委的疾病预防控制中心一般均设立纪委,纪委书记按单位副职配备,首要职责是做好纪检监察工作。设立党总支或党支部的疾病预防控制中心一般不设立纪委,但在党总支或党支部内设纪检委员。在纪检监察机构设置方面,国家和省级疾病预防控制中心一般单独设立纪检监察机构,负责人按单位中层干部配备。市、县级疾病预防控制机构一般不单独设立纪检监察机构,相应的工作职能由党委办公室或综合办公室承担。

2014年6月,浙江省疾病预防控制中心制定《关于建立健全惩治和预防腐败体系2013—2017年实施意见》,计划通过五年的努力,着力在改进行业作风建设上取得新突破,着力在强化执法执纪、落实制度上取得新突破,着力在预防重点岗位、关键环节违法违纪上取得新突破,着力在加强反腐倡廉长效机制上取得新突破。

三、管理实践

疾病预防控制中心党风廉政建设和行风职业道德建设具有较明显的行业特点。首先是随着医药卫生体制改革的不断向前推进,疾病预防控制业务领域不断拓展,业务创新不断涌现,廉政风险防控任务不断加大;其次是重点防范目标明确,所涉及的"人、财、物",在疾控机构就表现为疫苗购销、招标采购、经费使用、干部管理等方面,做好这些重点防范,就等于牵牢了"牛鼻子",党风廉政建设事半功倍。根据上述特点,在管理实践上要针对性地做好理清责任、加强教育、完善制度、防范风险四项重点工作。

(一)理清责任

疾控机构要使党风廉政建设和行风职业道德建设责任执行和责任追究到位,从一开始就必须解决好责任由谁负、谁负什么责的问题。中央规定,落实党风廉政建设责任制,党委负主体责任,纪委负监督责任。党委负主体责任,主要是加强领导,选好用好干部,强化对权力运行的制约和监督,从源头上防治腐败。纪委负监督责任,既协助党委加强党风廉政建设和反腐败工作,又督促检查相关部门落实工作和任务,经常进行检查监督,严肃查处腐败问题。通过制定《党风廉政建设和反腐纠风工作的组织领导和责任分工》、签订党风廉政建设和行风职业道德建设责任书等形式，签字背书，强化领导干部"一岗双责"意识，细化责任内容，层层传导压力，使领导对各自所承担的党风廉政建设负责，种好自己的"责任田"，切实做到守土有责。

（二）加强教育

加强党性教育，大力弘扬党的优良传统和作风，严格执行党的政治纪律、组织纪律、财经纪律、工作纪律和生活纪律等各项纪律，要求党员领导干部一级管好一级、一级带动一级，讲党性、讲原则，清正廉洁，保持共产党人政治本色。加强忠诚教育，开展理想信念教育、宗旨教育、勤政教育、权力观（廉洁用权）教育、社会主义荣辱观教育和社会主义法治理念教育，以及疾病预防控制职业道德教育、岗位廉政教育，坚定中国特色社会主义信念，筑牢防腐拒变的思想防线，打造一支忠于党、忠于人民健康事业的疾控队伍。加强警示教育，开展以党章为核心的党风党纪教育、诫勉教育、反面典型案例教育、国家法律法规教育，组织观看警示片、发送廉政短信、旁听职务犯罪庭审等，让干部职工了解当前廉情新动向，启发职工廉洁自律的自觉性，做到慎思、慎言、慎独、慎行，时刻怀着如履薄冰的危机感。

（三）完善制度

健全科学民主决策制度。完善重大事项决策的规则和程序，建立领导班子议事制度、重大事项集体决策制度、干部选拔任用制度，以及以民主集中制为核心的党内各项制度，涉及"三重一大"（重大问题决策、重要干部任免、重大项目投资和大额资金使用），必须经集体讨论作出决定。规范权力运行制度。查找权力清单，并针对权力运行的风险点进行梳理，查找制度漏洞，编制岗位职权目录和业务流程，进一步优化权力运行程序，固化工作流程。如仪器设备招标采购、疫苗管理、人员招聘等涉及人财物管理的工作，均需制定相应的工作制度和流程，从源头上预防腐败，接受群众监督。建立职工廉政档案。开展职工行风职业道德考评，对能够切实履行"一岗双责"、工作实绩突出、干部群众反映好的职工给予相应的表彰，对没有认真履行职责、干部群众意见比较集中的职工及时进行提醒和诫勉谈话，考评结果与职称晋升、干部选拔、执业医师资格管理等紧密挂钩。

（四）防范风险

廉政风险查找。领导班子成员岗位风险重点查找在"三重一大"等方面的廉政风险，中层干部特别是各部门负责人岗位风险重点查找在行使决策参谋、干部人事管理、物资采购、资金使用、基建、内部管理等权限方面的廉政风险，一般人员岗位风险重点查找在人、财、物管理等具体工作流程操作过程中存在或潜在的廉政风险。廉政风险分级。按照风险发生的概率或可能造成的危害程度评估廉政风险。廉政风险分为三级：一级风险为发生概率高，或者一旦发生可能造成严重损害后果，有可能触犯国家法律、构成犯罪的风险；二级风险为发生概率较高，或者一旦发生可能造成较为严重损害后果，有可能违反党纪政纪和相关法规、受到党纪政纪处分的风险；三级风险为发生概率较小，或者一旦发生可能造成一定负面影响，但未达到党纪政纪处分程度的各类苗头性问题。疾病预防控制机构的一级廉政风险岗位，主要是指参与"三重一大"决策的中心领导，行使部门职责、主持部门工作的中层干部，以及承担中心人事管理、财务管理、物资采购供应、基建等重要管理职能的中层副职。二级廉政风险岗位主要是指其他不承担中心人事、财务、物资采购供应、基建等管理职能的中层副职，科研项目及财政项目负责人，直接从事中心人事、财务、物资采购招标、基建、会议培训等重要职能岗位的职工。三级廉政风险岗位主要是指不担任科研及财政项目负责人，不承担或基本不掌握人事、财务、物资采购招标、基建、会议培训等权力岗位的职工。廉政风险防控。一是决策管理坚持公开透明、民主决策、防范风险的管理原则。二是对重大决策事项以及专业性较强的决策事项，应当事先进行必要性和可行性论证。凡涉及职工切身利益的重大事项，必须通过职工代表大会决定。三是全面落实事务公开工作，严格执行法律法规和规章制度关于权力公开透明运行的规范要求。

（五）强化监督

守纪律讲规矩，不折不扣贯彻落实中央八项规定精神，规范并严格执行公务用车使用、办公用房、公务接待、因公出国（境）等方面制度，严控"三公"经费，建立反对"四风"长效机制。接受群众监督，畅通投诉举报渠道，在大厅、样品收发室和网站等设立投诉举报信箱，对外公布投诉举报电话和邮箱，拓宽职工群众意见建议和案件线索的收集渠道。严格执行事务公开规定，中心物资采购、干部任免、党员发展、职工招聘、职称评审、科研奖励、因公出国以及对外技术服务收费标准等均上网或在公告栏公示。开展满意度测评，通过中心领导、职工、社会公众、基层疾控等层面对中心整体和各处所进行测评，及时发现存在的问题与不足。加大正风肃纪力度，坚持有纪必执、有违必查、有错必纠、有责必问，对违反纪律的部门，按照"谁主管、谁负责"和"一案双查"的原则，严肃追究相关责任人的责任，使纪律真正成为带电的高压线。

（黄　良　毛萍雯）

第五节　文化建设

随着疾病预防控制事业的快速健康发展，文化建设已成为管理的重要内容。特别是在推进公共卫生服务均等化的进程中，疾控机构的工作定位、社会形象、服务水平越来越受到人民群众的广泛关注，文化建设也越来越被重视。新时期，虽然文化建设处于"隐形管理"的地位，但其核心作用已经在整个管理中突显出来。

一、背景理论

文化建设就是发展教育、科学、文学艺术、新闻出版、广播电视、卫生体育、图书馆、博物馆等各项文化事业的活动，它既是建设物质文明的重要条件，也是提高人民思想觉悟和道德水平的重要条件。文化建设的基本任务就是用当代最新科学技术成就提高人民群众的知识水平，通过合理和进步的教育制度培养社会主义一代新人，并用最能反映时代精神的健康的文学艺术和生动活泼的群众文化活动来陶冶人们的情操，丰富人们的精神生活。

文化建设是民族的血脉。在我国五千多年文明发展历程中，各族人民紧密团结、自强不息，共同创造出源远流长、博大精深的中华文化，为中华民族发展壮大提供了强大精神力量，为人类文明进步作出了不可磨灭的重大贡献。

文化建设是国家实力的象征和体现。文化既是软实力，又是硬实力。当它成为一种科学核心价值观时，它是精神动力、吸引力，是软实力；当它转变为文化产业时，它又是物质生产力，是硬实力。

改革开放特别是党的十六大以来，我国始终把文化建设放在党和国家全局工作重要战略地位，推动文化建设不断取得新成就，走出一条中国特色社会主义文化发展道路。党的十六大把文化建设与经济建设、政治建设相提并论，把发展社会主义先进文化与发展社会主义市场经济和社会主义民主政治共同纳入全面建设小康社会的系统工程，并提出了"文化体制改革"的任务。党的十七大首次明确提出了"提高国家文化软实力"的新论断，作出了"推动社会主义文化大发展大繁荣"的重大部署，从全局和战略高度把文化建设提到一个空前重要的位置。党的十七届六中全会，通过了《中共中央关于深化文化体制改革推动社会主义文化大发展大繁荣若干问题的决定》，首次从完整意义上制定"文化强国战略"，为深化文化体制改革、推进文化创新、解放和发展文化生产力、增强文化发展的动力和活力指明了方向。党的十八大把文化建设推向一个新高度，强调"建设社会主义文化强国，关键是增强全民族文化创造活力"，把建设社会主义文化强国，作为全面建成小康社会目标的一个重要内容。

如今，大到城市，小到单位，都越来越重视文化建设。疾控机构也是如此，积极加快文化建设的步伐，提升文化建设的内涵，推进文化建设的质量。

二、疾控现状

疾控文化是疾控机构及其全体职工的精神风貌、价值取向、共同目标、职业道德、疾控形象、制度建设、环境建设及文化活动等方面的总和。根据疾控机构集疾控、应急、科研、教育于一体的职能特点，疾控文化可概括为精神文化、制度文化和物质文化。全国疾病预防控制机构在经历了"非典"、"汶川地震"、人感染H7N9禽流感等突发公共卫生事件后，在科学管理方式上不断完善，而文化建设也逐步具有了鲜明的特点。国家、省、市、县四级疾病预防控制机构都非常重视单位文化建设，培育疾控文化理念，开展丰富的文化活动，营造和谐的文化氛围，积极创建文明单位并巩固文明单位成果，提升疾控机构的形象和社会影响力。如浙江省疾控中心制定了《关于进一步深化文化建设的实施意见》，提出了要构建"组织文化、行为文化、制度文化、环境文化、创新文化、廉政文化"六个文化专题，将中心文化融入各项任务，实现"营造团结向上、干事创业的良好氛围,锤炼拼搏进取、争创一流的职工队伍,提升创新发展、服务健康的业务能力,塑造'一切为了人民健康'的中心形象"的目标。概括起来,疾控文化建设的主要内容涵盖了单位组织文化建设、文明单位建设和"三型"单位建设。

单位组织文化建设是推进文化建设的基本要素。结合时代要求,全国疾病预防控制机构均深入开展中国特色社会主义和中国梦宣传教育,用习近平总书记的讲话精神统一全行业思想,自觉与党中央保持高度一致。国家、省以及部分市、县疾控机构对单位组织文化建设进行了具体的设计定位,确定单位的标识及意义,提炼单位的服务宗旨等一系列组织理念,创作单位歌曲,开展社会主义核心价值观学习,实施文化上墙工程,宣传疾控先进人物和事迹,提高职工个人的思想、信念、追求,并将个人的利益与疾控事业的目标相结合,通过文化这一黏合力,产生一种巨大的向心力和凝聚力,形成"心往一处想,劲往一处使"的局面。

文明单位建设是推进文化建设的重要内容。目前全国获得国家级文明单位称号的省级疾控中心共9家,浙江省疾控中心属于其中之一,是第二批全国文明单位,并连续三届蝉联全国文明单位称号,文明单位创建工作位于全国疾控系统前列。浙江省疾控系统充分发挥省卫生系统政促会疾控专业委员会平台优势,积极推进全省疾控机构文明单位的创建工作,目前全省各级疾控中心被授予"文明单位"的达90%以上。

三型单位建设是推进文化建设的重要载体。党的十八大报告提出建设学习型、服务型、创新型马克思主义执政党的战略任务,疾控机构随后相应提出要创建学习型、创新型、服务型单位,进一步加强职工队伍素质,改进单位作风,提高工作效能。如浙江省疾病预防控制中心于2014年提出了创建学习型、创新型、服务型的"三型"单位,建设一流省级疾控中心的目标,并制定了具体的实施方案加以落实。

三、管理实践

(一) 单位组织文化建设

一是单位标识与组织精神提炼。通过开展社会主义核心价值观学习,进行卫生计生职业精神大讨论,提炼全省卫生系统价值观核心词等,弘扬卫生价值观,形成广大职工一致认同的精神追求和价值取向,凝聚行业思想共识。如浙江省疾控中心早在2002年就开展了单位标识系统的创建和核心组织精神的提炼,结合疾控工作特点,动员全体职工共同参与,确定了中心的标识及意义(见附录4),并将中心的组织精神提炼成"和谐、求实、奉献、创新",同时还概括了"核心价值观""发展理念""服务理念"等一系列组织理念。2015年,省疾控中心编制了《职工文明手册》,对职工的言行举止、着装穿戴、文明礼仪等进行了规范。单位的组织文化建设需要全体职工的共同参与,通过主题讨论、意见征集等多种形式,不断丰富新时期疾控文化的内涵,拓宽单位文化建设的发展思路。二是挖掘身边典型,培育文化氛围。通过开展先进集体、先进个人评选活动,推出一批在抗震救灾、各类突发公共卫生事件应急救援中涌现出的行业楷模,大力宣传其先进事迹,组织员工学习身边榜样。如在全省疾控系统开展"感动浙江疾控人物"评选活动,并将事迹汇编成册,在网站上宣传。举办援助菲律宾抗台救灾、援助非洲抗击埃博拉疫情事迹报告会,推崇"不畏艰苦,甘于奉献,救死扶伤,大爱无疆"的中国医疗队精神。还通过演讲比赛、制作微电影、事迹展板、网站宣传等多种方式展示疾控人、疾控事和疾控精神,形成崇尚先进、学习先进的浓厚氛围。三是实施文化上墙工程。对单位的大厅、走廊、实验室、会议室和处所(科室)办公区域的墙面进行统一规划设计,以名言警句、职工的字画和摄影作品等形式,全面展示有单位特色的文化元素,充分彰显疾控文化特色。建设处所(科室)、党支部文化展示栏,展示处所(科室)简介、团队成员、亮点工作(科研成果)、党建园地、党员一句话承诺等,充分展现团队精神。如浙江省疾控中心除了规划单位走廊文化以外,还建立了党员活动室,将入党誓词、中央八项规定精神、省委"六个严禁"和省纪委《关于进一步严明纪律切实解决"酒局""牌局"等问题的规定》以板报形式上墙,让每位党员铭记于心,达到较好的效果。

(二) 文明单位建设

一是完善工作保障机制。制定争创文明单位的目标,根据单位的实际情况,争创国家级、省级、市级或区(县)级文明单位。建立组织领导机构,健全工作机制,落实措施责任,根据《文明单位测评体系》规定的标准开展创建工作,坚持创建为民、创建惠民的根本原则,把创建的着力点放在服务群众、造福百姓上,吸引群众参与,得到群众认可。将文明单位创建活动纳入单位的综合目标管理,与业务工作同布置、同实施、同考核,建立单位、党支部(或处所)两级文明建设领导机构,层层分解任务,落实责任,形成了党政工青妇和各处所齐抓共管、各负其责,全体职工共同参与的文明单位建设常态工作机制。文明单位创建还要建立动态管理机制,对于正在创建文明单位的要注重创建的质量和水平;对于已经荣获文明单位的要不断巩固提高,防止"牌子到手、创建到头",应向更高级别的文明单位迈进。二是深化细胞工程建设。充分发挥群团组织的作用,工会、团委、妇委会积极组织开展文明单位细胞工程建设,通过开展技能比武、业绩展示、竞标答辩等形式,选拔优秀团队创建模范职工小家、青年文明号、巾帼文明岗,激发职工爱岗敬业、奋发向上的热情,不断提高服务质量,提升创建内涵。通过抓好细胞工程建设,提高文明单位创建工作的积极性,打下扎实广泛的群众基础,有力推进单位业务发展。三是推进行业文明建设。坚持以创建文明单位为抓手,充分借助省卫生系统政促会疾控专业委员会平台,积极推进全省疾控机构行业文明建设。专业委员会通过组织开展全省疾控系统思想政治工作优秀论文比赛、书画摄影比赛、运动会等活动,丰富文化活动载体,推进全省疾控机构的精神文明建设。

(三) "三型"单位建设

创建"学习型"单位方面,以建设学习型处所、学习型党支部、学习型群团组织为基础,打造全员学习、终身学习的"学习型"单位。通过党委中心组理论学习、开展主题教育活动、处所月度政治和业务学习、党支部"三会一课"制度等形式,营造浓厚的学习氛围;通过开展学术论坛、英语角、知识竞赛、读书活动等学习平台,增强职工学习的积极性,实现以学习成果有效推动实际工作的开展。创建"服务型"单位方面,把服务人民群众多元化、多样化、更高层次的健康需求,作为疾病预防控制工作的根本出发点和落脚点,在联系基层、服务群众上下功夫。如浙江省疾控中心2013年启动了"服务基层 服务群众"活动,委派业务骨干下基层开展业务指导,深受基层疾控中心欢迎。打造省级"双服务"基地,确定5个"双服务"基地,每年派驻蹲点人员20余批次,每人次蹲点时间不少于1个月,有效提升了全省疾控系统业务能力;组建省级专业指导团队成员库,涵盖49个专业领域184人,适时开展菜单式团队指导服务;深化省级业务指导员制度,每年选派4位省级业务指导员,分片区开展专业技术指导,实现中心对各地市的指导专人负责全覆盖。同时,大力开展志愿服务活动,充分发挥疾控志愿者服务队的作用,开展健康进社区、科普讲座、免费检测等志愿服务,提高社会影响力,提高群众满意度。创建"创新型"单位方面,结合新时期疾控工作的特性,研究新情况,解决新问题,不断创新思维、方法技术、工作机制,推动单位建设和全省疾控事业的发展。重点抓好科技创新,实施创新驱动发展战略;抓好人才培养创新,加强青年人才培养、后备干部培养、专家队伍管理;抓好管理和业务创新,探索职能管理和业务发展创新机制。

此外,文化建设实践中需要注意以下问题。

第一,不断加强对文化建设的认识。加强文化建设,必须从根本上认识到文化建设的基本内涵和重要性。文化建设不仅仅是简单的文化活动,更是要融入疾控工作的发展目标中,融入职工的事业追求中。疾控中心的形象要靠文化来塑造,社会影响要靠文化来传播,综合素质要靠文化来提升,因此加强疾控特色文化建设是促进疾控事业科学发展的现实需要。

第二,注重打造富有特色的疾控文化。疾控机构具有鲜明的行业特征和特定的文化内涵,因此要打造具有生命力和影响力的文化,必须具有鲜明的个性特征。要坚持创新服务水平、创新工作质量、创新品牌形象,创建模范职工之家、青年文明号、巾帼文明岗、基层党组织示范点等品牌工程,发挥示范带动作用,树立良好的社会形象,以品牌服务带动文化建设。

第三,引导全员参与文化建设。文化建设的本质特征是以人为本,离开职工参与的文化建设是空中楼阁,没有活力,注定会失败。文化建设需要得到职工的认可,通过广泛发动群众、共同参与,将蕴藏在群众中的宝贵精神和经验挖掘出来,进一步培养职工的主人翁责任感,使之真正成为推动文化建设和疾控事业发展的主力军。

参考文献

[1] 中央宣传部,中央文献研究室.论文化建设——重要论述摘编[M].北京:学习出版社,2012.

[2] 胡锦涛.坚定不移沿着中国特色社会主义道路前进 为全面建成小康社会而奋斗——在中国共产党第十八次全国代表大会上的报告[M].北京:人民出版社,2012.

[3] 刘海波.疾控文化建设的思考[J].中国公共卫生管理,2012,28(4):419-421.

参考附录

附录4 浙江省疾病预防控制中心标识及意义

（陈 颖）

第七章

培训与指导管理

第一节 业务培训管理

疾病预防控制机构是我国承担公共卫生工作最主要的机构之一,随着群众对公共卫生服务的需求不断增长,对公共卫生工作日益关注,各级政府也对疾病预防控制机构建设越来越重视,对机构建设的投入不断加大,各级疾病预防控制机构的条件和能力得到了前所未有的改善和提高。2014年国家发布的《关于疾病预防控制中心机构编制标准的指导意见》,提出将进一步扩大各级疾病预防控制机构人员编制,意味着进一步提高培训工作的"针对性、系统性、实效性、科学性",持续提高培训质量,加快培养一支数量充足、素质优良、结构合理、能满足疾病预防控制事业发展需求的人员队伍,已成为完善疾病预防控制体系内涵建设、提升服务质量的重要工作。

一、背景理论

培训是一种有组织的知识传递、技能传递、标准传递、信息传递、信念传递、管理训诫行为。为了达到统一的科学技术规范、标准化作业,通过目标规划设定、知识和信息传递、技能熟练、作业达成评测、结果交流公告等流程,让从业人员通过一定的教育训练技术手段,达到预期的水平。从狭义上讲是指为提高员工实际工作能力而实施的有组织、有计划、形式多样的教育与学习行为。从广义上讲,培训是创造智力资本的途径,智力资本包括基本技能、高级技能,以及对工作的了解和自我激发的创造力。

著名的管理学家彼得·德鲁克认为接受培训是现代员工提升自我的一种途径,同时培训也是单位和个人共同发展的需要。美国人力资源管理学者斯坦认为培训的主要目的包括四个方面:导入和定向(induction and orientation),即通过培训引导新员工进入组织,了解单位的工作内容和条件;绩效改进(performance improvement),即通过知识的更新,传播新的方法、知识和技能,使员工掌握实现良好绩效的方法;提升个人价值(broadening staff usefulness),即通过培训使员工提高自己的工作能力,实现自我价值;开发高层领导技能(developing top leadership),即通过培训提高管理层的领导能力。

业务培训管理是为了实现培训目标而采取的培训计划、组织、领导和控制等一系列工作,业务培训管理的主要目的是为了提高培训质量和效果。现代培训管理发轫于发展竞争过程中,现代培训理论最早是在1911年由"科学管理之父"弗雷德里克·泰勒提出的,通过试验并在此基础上形成了科学管理制度,为推动企业的培训观念奠定了基础。之后,雨果·芒斯特伯格(Hugo Munsterberg)和维特尔斯将心理学与培训的专题相结合,发表了各自的著作,专门讨论了培训的问题,1961年迈克格希(W.McGehee)与赛耶(P.W.Thayer)出版了《企业与工业中的培训》。此后,随着人力资源科学的不断丰富,对培训的研究也逐渐增多,培训成为与工作分析、人力资源规划、招聘与选拔、绩效评估、薪酬管理、劳资关系等并行的一项重要职能。

二、疾控现状

疾病预防控制机构是各个国家承担公共卫生工作最主要的机构之一,培训工作主要是为了提高公共卫生人员知识和技能而组织实施的教育学习活动。不同国家对疾病预防控制等公共卫生人员的培训均非常重视,但采取的培训模式各不相同,美国的公共卫生医师培训主要由美国疾病控制与预防中心(Centers for Disease Control and Prevention,CDC)承担。美国CDC不倾向于自己培养人才,而是把全国各地的人才汇聚到CDC。美国也较早开展了现场流行病学和公共卫生硕士的培训工作。1997年在WHO、CDC和Merieux基金的支持下,成立了一个国际性非营利、非政府组织——流行病学培训项目和公共卫生干预网络,通过建立、支持现场培训项目并使其网络化,以增强流行病学应用和公共卫生实践的能力,最终提高全球公共卫生应对水平,各成员国以美国EIS为样板,强调培训模式与本国实际情况相结合,坚持"干中学"等现场流行病学培训的精髓。公共卫生硕士(Master of Public Health,MPH)是国际上公认的公共卫生领域的主流学位,它最早发源于美国,其任务主要为公共卫生部门,包括政府有关部门、疾病控制中心、社区卫生机构、检疫机构、医院、咨询部门和国际卫生组织等培养高素质、复合型、应用型的高层次公共卫生专门人才。英国总医学委员会(General Medical Council,GMC)总管医师执照的注册、监督,并负责毕业后公共卫生医师教育培训标准的起草和实施及继续医学教育的相关管理事宜。国外公共卫生医师培训教育既看重人文方面的培养,又对理论知识和实践能力的要求极为严格,尤其重视知识的运用和独立解决实际公共卫生问题的能力。

中国对疾病预防控制机构的人才培养工作越来越重视,在《国家中长期人才发展规划纲要》(2010—2020年)和原卫生部发布的《医药卫生中长期人才发展规划》中提出了要加强公共卫生人才队伍建设。根据《关于疾病预防控制体系建设的若干规定》(国务院第40号令)规定,省级疾病预防控制中心要开展对设区的市级、县级疾病预防控制机构的业务指导和人员培训;规范指导辖区内医疗卫生机构传染病防治工作的要求。

中国疾病预防控制中心积极推进公共卫生医师规范化培训工作,为各级疾病预防控制与其他公共卫生机构培养具有良好的职业道德、扎实的预防医学和相关临床医学基础理论知识和实践技能,能独立、规范开展疾病预防控制与公共卫生工作的合格公共卫生医师,已起草了公共卫生医师规范化培训相关内容与标准总则、培训基地认定标准总则等,明确公共卫生医师规范化培训目标、对象、内容、时限、方式和考核要求等。开展了全国疾病预防控制机构人员教育培训现状与需求调查,了解和掌握省级疾病预防控制中心教育培训现状,以及新入职人员的培训需求。积极筹建中国现场流行病学培训网络,全面掌握全国各级疾病预防控制中心现场流行病学培训项目举办情况,了解各地FETP的发展现状和不同模式,积极引导和促进不同地区创办或发展适合的FETP模式以及配套措施。各省级疾病预防控制中心面对新的疾病防控形势,与时俱进,高度重视教育培训工作,并将其纳入年度目标责任制,强化上岗前培训和岗位培训,制定培训计划,以重点业务工作岗位需求为导向,灵活培训模式,多层次、突出重点、分类开展培训,增强干部职工综合素质,制定培训班管理及培训经费管理等管理制度,科学、规范开展培训管理与实施工作,明确专业技术人员参加年度培训率、学习时间、培训内容等要求。

浙江省卫生厅于2007年制定并下发了《浙江省疾病预防控制培训工作计划(2007—2010年)》,初步建立起全省分级分类的培训管理体系。2012年下发了《关于印发浙江省疾病预防控制培训工作计划(2012—2015年)的通知》,再次对全省疾病预防控制机构的培训工作进行规划,按照按需培训、分类指导,整体推进、分级实施,统一管理等原则,对公共卫生人员开展分级分类培训。浙江省卫生厅开展骨干公共卫生医师培训工作,在2011—2013年,委托浙江大学每年从县级综合性医院公共卫生科(预防保健科)、妇幼保健院、卫生监督所、疾病预防控制中心、中心卫生院(规范化社区卫生服务中心)招收两期复合型公共卫生骨干学员,通过系统化、规范化的培训,为基层培养具有医防知识结构、懂得管理的公共卫生专业人员。浙江省疾病预防控制中心印发了《浙江省疾病预防控制培训工作实施方案》《浙江省疾病预防控制培训工作规范要求》,要求各级疾病预防控制机构建立培训工作领导小组,负责全省疾病预防控制培训工作的领导,加强培训工作过程性管理、考核评估和督导检查工作,建立了覆盖全省疾病预防控制机构和基层公共卫生机构的三级培训网络体系。

随着新兴信息技术产业的兴起,培训工作的教学手段、资源、方式、管理等方面在信息技术的带动下,不断进行创新发展,发生了日新月异的变化。突出表现了教学资源"云储存"化、培训资料"海量化"、教学手段"立体化"、培训方式"互动化"和培训管理"现代化"。MOOC(Massive Open Online Course)是一种课程模式,是一种新型的在线教育形式。其中"M"代表Massive(大规模),指的是课程注册人数多;第二个字母"O"代表Open(开放),指的是学习资源的开放共享;第三个字母"O"代表Online(在线),指的是学习时间、空间灵活,具备学习评价、随堂测验、互动和回应,自我管理学习进度,小组协作等。2014年中国医学教育慕课联盟正式成立,这也是全球首个医学类的慕课教育联盟,由全国高等医学教材建设研究会、人民卫生出版社联合全国近200家医学院校、行业学会、科研院所共同组建。对于疾病预防控制教育培训管理者来说,MOOC是一种新的教育方式的转变,强调教育者角色的转变、学习模式的转变,将开放、共享、自学的理念运用到培训管理工作中。浙江省疾病预防控制中心也积极探索远程培训教育平台,搭建了公共卫生网络学院。通过网络学院的建设,实现统一培训管理、资源最大化利用与共享、自主在线学习等,给培训管理带来了极大的便利,有力推动了培训信息化。

三、管理实践

（一）培训管理体系建设

1. 培训管理机构

各级疾病预防控制机构设置培训管理委员会或领导小组,统筹辖区制定、落实培训规划,定期开展督导,提高培训管理和实施的规范化水平,此时培训不仅是培训管理人员的责任,而且是全体职工共同的行为。通过建立健全培训组织机构,使得培训工作融入单位的各项工作中,从而保证了培训管理者能够真正处在战略推进者的地位上,使培训服务于人才队伍建设,服务于疾病预防控制事业的发展。

培训管理委员会主任或领导小组组长可由疾病预防控制机构主任担任,副主任或副组长可由主管业务或培训工作的副主任担任,组员由培训管理专家、相关部门负责人组成;在领导小组下可设多个项目工作管理组,负责各培训项目的技术指导和管理。

2. 培训管理与实施部门的职责

要做好疾病预防控制机构的培训工作,就需要明确培训管理与实施部门的职责,充分发挥作用。

培训管理部门根据人才培养规划,拟订和执行系统的年度培训计划;制定本单位年度培训计划;拟订培训制度、培训政策和工作流程;指导、审查和协助各业务部门开展业务条线培训项目;加强培训经费的预算与管理;监督各部门的培训制度执行情况;与外部培训机构建立良好的关系,积累资源。

培训的具体实施由各职能或业务部门承担,应积极参与对疾病预防控制人才培养和开发计划的评估与修订;根据培训性质、具体培训对象不同等因素,组织和实施各类培训项目,包括新进疾病预防控制人员岗前培训、"三基知识"培训、业务培训、网络培训等;评估培训效果,提出培训建议,全力推进疾病预防控制机构培训工作。

3. 培训管理制度

培训管理制度是培训管理体系建设的内容之一,是评价培训体系是否完善的重要指标,培训管理制度的建设是保障疾病预防控制机构培训有效实施的关键。在早期管理阶段,疾病预防控制机构将培训有关的规定和办法统称为制度。一般疾病预防控制机构都建立培训班管理制度,对培训项目的设立、申报、举办、实施、经费和归档等方面的工作管理作出规定。

（二）疾病预防控制机构培训组成

对于疾病预防控制机构来说,培训体系的构成应包含三个方面:基于岗位的入职前培训、基于职能的业务培训、基于职级的管理培训。

1. 入职前培训

入职培训主要包括疾病预防控制新进人员的入职培训和岗位资质培训。针对疾病预防控制新进人员,进行单位概况和文化、职业道德、法律法规、规章制度等方面的介绍,就行风职业道德教育、疾病预防控制工作现况、办事流程、质量管理、信息系统、科研培训、安全保卫、保密等有关的规章制度等内容开展培训,通过短期的培训,让新员工了解疾病预防控制的文化和精神,熟悉有关规章制度。对新入职专业技术人员的培训可通过网络学院平台进行,以自学与辅导相结合的形式开展相关内容的学习。

岗位资质培训是根据岗位工作要求具备的知识、技能而开展的培训,目的是使在岗人员在上岗前能够具备相应的知识、态度和技能。岗位资质培训具有很强的针对性,应按需进行相关内容的培训。

2. 业务培训

各级疾病预防控制中心总体按照原卫生部规定的疾病预防控制机构的七大职能来设定业务部门,包括传染病防控、慢性非传染性疾病预防控制、免疫规划、健康教育、职业卫生、环境卫生、食品卫生、理化微生物检验检测等。

根据疾病预防控制机构的职能构建疾病预防控制机构的培训体系是一种方向,要针对承担不同职能的业务部门专业人员制定不同的培训策略和培训重点。

3. 职级培训

职级就是一定职务层次所对应的级别。职级是体现职务、能力、业绩、资历的综合标志。作为疾病预防控制机构的职级主要有两个体系,一个是行政职级,一个是业务职级。按照普通疾病预防控制人员、中层管理人员、高层管理人员划分为三到四个职级,或根据业务人员的职称系列来划分,不同行政职级和职称人员在疾病预防控制机构中所承担的业务工作不同,对知识和技能的要求也有所不同,在培训中应该区别对待。

(三)培训项目管理与实施

1. 培训需求确定

培训需求分析是在培训规划或计划制定前,采用各种方法和技术,对组织及其成员的培训知识、技能、能力等进行系统鉴别和分析,以确定是否需要培训,以及培训的内容和方式的活动。通过培训需求分析可以了解疾控机构和业务人员等对培训的需求,它是培训工作实施的首要环节。

2. 培训计划制定

培训计划的制定必须满足疾病预防控制机构及业务人员两方面的需求,兼顾现有资源条件及人员素质基础,从组织的战略出发,在全面、客观的培训需求分析基础上做出对培训对象、培训方式、培训内容、培训时间、培训地点、师资安排及组织管理等的预先系统设定。培训计划的确定与执行,都是以培训经费为保证的。没有经费,培训计划就是纸上谈兵。在培训计划中,预算工作是一个关键环节,它的基本任务包括确定培训费用总量,明确使用方向、预算管理机制和规定等。

3. 培训实施管理

培训实施管理是指培训开展过程中的组织实施与管理,是培训工作的重要阶段,这一阶段意在实施培训的计划并根据目标对培训过程中出现的问题及时作出调整,以控制整个过程的顺利发展。培训实施管理一般包括培训准备、培训过程管理、培训资料管理等几个过程,是一个连贯的工作流程。

4. 培训效果评估

培训效果的评估,是指在培训对象完成培训任务后,采用一定的形式,把培训的效果用定性或者定量的方式表示出来。它是对各个环节的全过程评估,包括对培训的前期需求、方案评估,中期组织实施评估和后期效果评估等。目前,国内外运用得最为广泛的培训评估方法,是由柯克帕特里克在1959年提出的培训效果评估模型。至今,它仍是培训管理人员经常使用的经典培训评估模型。

参考文献

[1] 王瑞永.培训管理制度[M].北京:人民邮电出版社,2011.

[2] 刘琮玮,王慧,孙美平,周志男,顾凯辰.国内外公共卫生医师规范化培训进展与现状[J].首都公共卫生,2012,6(3):129-133.

[3] 群峰企业管理教育有限公司《培训管理工具箱》编写组.培训管理工具箱[M].北京:机械工业出版社,2011.

[4] 李勤,曹启峰,高榕等.浙江省社区公共卫生人员培养现状与发展策略[J].全科医学临床与教育,2010,8(5):481.

(顾　华　蒋征刚)

第二节　继续教育管理

继续医学教育是医学教育体系的重要组成部分,是广大在职卫生技术人员主动适应卫生服务需求、全面提升职业素质、实现终身教育和职业发展的一项基本医学教育制度。在我国进入全面建成小康社会的关键时期和深化医药卫生体制改革、推动"十三五"卫生事业科学发展的攻坚阶段,全面加强继续医学教育工作,充分发挥继续医学教育在提高卫生技术人员素质能力、改进医疗卫生服务、推进医药卫生科技创新等方面的作用,对于深化医药卫生体制改革、维护和增进人民健康,具有重要意义。通过继续教育管理,建立相应的规章制度,各级疾病预防控制机构应该重视与加强疾病预防控制相关人员参加继续医学教育活动,确保继续医学教育活动的顺利实施。

一、背景理论

继续医学教育作为一种教育观念和持续终身的教育制度,在第二次世界大战后得以发展起来,世界上发达国家都先后建立了相应的制度。从1972年开始,美国医学会提出了CME的定义和目标,法国是世界上最早通过立法将继续教育形式制度化的国家之一。1971

年7月，国民议会通过了继续教育法，从而把法国的CME工作向前推进了一步。国际医学教育界广泛接受了"医学教育连续统一体"（Continuum in Medical Education）概念，其主要有三个阶段。第一，医学院校教育（Undergraduate Medical Education）阶段，指医学生在医学院校学习基本理论、基本知识和基本技能，属于基础性教育。第二，毕业后医学教育（Postgraduate Medical Education）阶段，指医学生在掌握基本临床实践技能、理论的基础上接受的正规的专业化培养，为独立从事某一专业的工作打基础的过程，可分为住院医师培训和研究生教育两类。第三，继续医学教育（Continuing Medical Education，CME）阶段，指在完成上述阶段后，为了自身进步需求及工作需要不断积累自己领域的新技术和新知识的过程。继续医学教育是继毕业后医学教育之后，以学习新理论、新知识、新技术、新方法为主的一种终身教育。有关CME的概念，尽管各国依据自己的国情有所侧重，但大多认同美国医学会于1983年给出的定义：为保持、发展和增强医生服务于病人、公众和同行所要的知识、技能、专业工作能力及人际关系的各种教育活动。从教育的职能上看，它属于成人教育的范畴，是专业教育的继续、补充和完善。

继续医学教育是卫生事业发展的有机组成部分，是实施"科教兴国"战略和卫生人才战略的重要措施。继续医学教育已经成为疾病预防控制机构增强核心竞争力和卫生技术人员提高能力素质的重要途径和手段，在卫生人才队伍建设中发挥了重要作用，为提高人民群众健康水平和全面建设小康社会提供人力资源保障。

应加强对继续医学教育工作的领导和对继续医学教育管理，按照继续医学教育的有关要求，强化各个工作环节的管理与实施，促使继续医学教育工作科学化、规范化和制度化，持续推进继续医学教育法制化建设，不断提高继续医学教育的质量和效益，保证继续医学教育工作健康、有序地进行，为卫生技术人员参加继续医学教育活动创造良好条件和环境，真正把卫生技术人员参加继续医学教育转变成自觉自愿的行动。

二、疾控现状

美国提倡继续教育终身制。美国的继续医学教育已从开始的自愿参加，过渡到了法制化的强制参加。美国公共卫生人员的继续教育主要由CDC组织实施，完备的网络化系统可记录所有公共卫生人员参加的课程、会议、专业年会和案例分析。这些培训课程不仅局限在美国CDC内部，更多的是在其他的大学、专业协会和研究所。印度的继续医学教育由卫生与家庭福利部（Ministry of Health & Family Welfare，WoHFW）管理，并由印度医学理事会MCI协助其制定相关规定。印度为使自己的公共卫生水平一直保持在较高的水平上，经常邀请国际著名专家进行相关的培训，并由政府承担相关培训费用。中国香港的公共卫生医师制度把继续医学教育看得相当重要，所有医师都被强制要求参加医学学会提供的课程，其目的是让已取得公共卫生医师资格的医生了解最新的医学信息，保持高水准的专业素养。香港特区医师条例规定，所有列入医师名册的注册医师，都要符合继续教育的要求，即每三年至少要取得90个继续医学教育学分，才可以保住"公共卫生医师"的头衔，没有按要求完成的需要补修，如果不符合要求，将取消其注册医师资格。

中国也较早开展了继续医学教育工作。1978年，中国引入继续医学教育概念，开始继续医学教育工作的探索实践。2006年，出台了《国家级继续医学教育项目申报、认可办法》和

《继续医学教育学分授予与管理办法》,对继续医学教育项目以及继续医学教育学分授予管理作了规范要求。自2002年以来,我国在职卫生技术人员的远程医学教育工作开始逐步开展,教学内容主要包括经审核批准的继续医学教育、毕业后医学教育、岗位培训、乡村医生教育培训等教学项目或课程。同时,经批准的好医生网、双卫网、复旦大学中山医院网、北京大学医学网络教育学院和华西大学附属华西医院等5家远程继续医学教育试点单位开展了国家级远程继续医学教育项目,参加学习的学员能够获得I类继续医学教育学分。2007年,印发《国家级远程继续医学教育机构申请条件、评审程序及结果认定》通知,进一步加强对远程继续医学教育机构的管理。

按照继续医学教育工作相关规定,中国疾病预防控制中心加强了继续医学教育项目的管理。根据全国继教委安排,统筹协调继续医学教育项目的管理工作,开展项目常规申报、备案、执行汇报和现场督导评估,起草了中国疾病预防控制中心继续医学教育项目管理标准化操作程序,以及国家级继续医学教育项目现场督导评估方案。各省对照疾病预防控制机构职能,针对传染病防控、慢性非传染性疾病预防控制、免疫规划、健康教育、职业卫生、环境卫生、食品卫生、理化微生物检验检测等专业开展继续医学教育项目的申报,加强继续医学教育项目的过程管理,按照申报实施要求,注重项目内容、教案、师资、学时数、学员、考勤和考核评估等环节,加强继续医学教育培训的有效性,提升专业人员的业务水平和科研素养。各级疾病预防控制中心2013年、2014年、2015年申报下达公共卫生与预防医学类国家级继续医学教育项目分别为135项、150项、172项,通过开展继续医学教育,进一步完善和深入推进公共卫生建设,提高了公共卫生服务能力和水平。

目前继续医学教育的管理机构和相关的法律法规、管理制度仍然不够健全,监督环节薄弱,缺乏有效的绩效管理,继续医学教育内容不够丰富,培训内容缺乏创新,如培训教育内容针对性不强或培训内容有重复,影响了继续医学教育质量。疾病预防控制机构继续医学教育中工学矛盾严重,业务技术人员既要从事繁重的业务工作,又要从事科研工作,一定程度上影响了继续医学教育实施的效果。

三、管理实践

各级疾病预防控制机构要积极做好继续教育管理,探索适合当地实际特色的继续医学教育模式,开创继续医学教育新局面,健全继续医学教育体系。

(一)继续医学教育管理部门

各级疾病预防控制机构设置继续教育管理部门,按照上级有关部门继续医学教育规划和政策,提高辖区继续医学教育的质量、效率。专人负责继续医学教育管理工作,工作内容主要包括单位继续医学教育工作计划制定,继续医学教育活动的组织实施及年度考核,年度继续医学教育工作总结评估等。建立相应的规章制度,对继续教育管理项目的设立、申报、举办、实施、经费和归档等方面的工作管理作出规定。

(二)做好继续医学教育项目的申报、实施工作

继续医学教育项目申报时,继续医学教育管理人员应开展形式审查,针对申报书内容,

培训内容、培训对象、项目负责人及师资要求、教材或讲义、申报材料要求等各个方面进行审核，要求培训内容符合"四新"，即"新知识、新理论、新方法和新技术"，同时要注重针对性、实用性和先进性。培训对象主要为中级及以上职称专业技术人员。项目负责人及授课教师应是在本学科领域内专业水平高、教学经验丰富，并具有副高级以上专业技术职务的专家。

对申报的各项继续医学教育项目要及时组织学术委员会专家开展项目评审，提高申报项目质量。申报成功的国家级继续医学教育项目可在国家级 CME 项目网上申报及信息反馈系统（http://cmegsb.cma.org.cn / national_project / listProjectGongbu.jsp）进行查询，立项的继续医学教育项目及时通过文件或者网络信息的方式通知项目负责人及培训对象，方便相关人员合理安排培训时间。

（三）加强继续医学教育项目实施的管理

继续医学教育项目负责人要把好培训质量关，严格依照项目申报书规定的课时数、教学内容、任课教师、授予学分标准等开展培训。继续医学教育管理人员要参与继续医学教育项目培训的过程性管理工作，按照培训班通知和课程表提前预领学分证；做好考试和考核监督，严禁项目流于形式，规范学分证或岗位证领取与发放，杜绝乱授学分，乱发学分证书、岗位培训合格证书现象。参加继续医学教育的卫生技术人员须按有关规定报名参加学习，通过考核或考试后，才可获得Ⅰ类、Ⅱ类学分。

继续医学教育项目Ⅰ类学分授予时候，继续医学教育管理人员核对继续医学教育及学员的信息，包括项目名称、项目编号、学员姓名、学员所在单位、通过考核的时间、考核结果、应授学分等。完成培训后及时审核学分并把继续教育培训项目资料录入国家和省继教网，办理项目核销手续。

（四）重视培训项目的评估总结

教学效果评价是项目总结中的重点，因为这是一个可以直接量化评定师资能力和水平、课程针对性和收益度，以及总体服务质量的指标，是确定师资继续聘请与否、课程调整与增减和教学服务是否到位的直接依据。

培训效果评估实施前要制定详细的方案，主要参加对象有组织实施者、培训对象、管理人员、评估者、分析者、利用者等。培训效果评估包括：全面考虑评估活动、确定评估目的，选定评估对象，选择评估调查方法，制作评估方案，确定评估层次，完善培训评估数据库，实施效果评估，收集评估信息，整理分析数据并撰写评估报告，培训管理与业务部门可以根据培训效果调整培训项目，对于疾病预防控制人员反映好、效果好的项目可以保留，对于没有效果的项目可以撤销，对于某些部分不够有效的项目可以进行重新设计和调整；对于某些领域欠缺的项目可以新增或进一步完善。

参考文献

［1］王尚柏.国外继续医学教育理论与实践新进展述评.安徽医学［J］.2010,31（3）:195 - 197.

［2］姚强,郑余焕,张雪海,韦余东,吴晨,陈鼎.浙江省市、县两级疾病预防控制机构人力资源状况分析[J].浙江预防医学杂志,2009,21(10):21 - 27.

［3］刘慧,陈卓敏,张萍.国外继续医学教育特点及启示[J].解放军医院管理杂志,2014,21(11):1070 - 1071.

（蒋征刚　孙建中　郭好洁）

第三节　实习、进修管理

近年来,随着全省疾病预防控制机构的建设与发展,各级疾病预防控制机构同时承担了较多教学、科研及培训任务,接收见习生、实习生和公共卫生机构(包括疾病预防控制机构及相关单位)等人员进行实践学习,为切实提高实习、进修人员学习质量,加强对实习、进修工作的管理十分必要。

一、背景理论

高等教育中的人才培养通常由课堂教学、实验、生产实习和毕业设计等环节组成,而生产实习属专业实习,是学校完成人才培养计划、实现培养目标的一个重要环节。生产实习是学生将所学的基础理论与专业知识与生产实际相结合的实践过程,旨在培养学生理论联系实际、独立思考、分析问题和解决问题的能力,有助于学生工程实践能力、专业意识和创新意识的培养。进修是机关、事业单位等机构为了提升员工素质开展的在职教育。通过实习和进修,可以进一步巩固和扩大实习、进修人员所学知识,加强实践操作技能,培养理论联系实际、分析问题、解决问题的能力,提升敬业精神和团队合作精神,提高工作能力,为更好地从事专业技术工作奠定基础。实习、进修有利于实习进修单位提高教学管理能力和提升教学水平,加强实习进修人员、派出和接收单位三者之间的联动和交流,促进不同视角的融合。

规范的实习、进修管理是提高进修质量的有效方法。加强对实习、进修过程的监督、检查,广泛听取意见,及时了解实习、进修管理工作的情况,对于实习、进修效果不显著的或者实施过程中出现的问题,及时总结,为后续更好开展实习、进修管理工作打下坚实基础。

二、疾控现状

大专院校公共卫生相关专业实习培训是院校公共卫生学科教育体系中的重要组成部分,大专院校与疾病预防控制机构联合,以互利互惠为原则,建设实习基地。基地按照学校教学大纲和进修派出单位任务要求,为广大实习、见习生提供重要专业实习和社会实践场所,通过实习、进修工作,为社会培养公共卫生和预防医学人才的同时,也推动了各级疾病预防控制中心各项基础设施建设和师资力量的培养,为疾病预防控制事业发展注入了新的活力和动力。

为加强实习、进修管理工作,各级疾病预防控制机构结合工作实际,成立相应管理部门,制定了实习、进修工作管理办法或规章制度。中国疾病预防控制中心有学生管理部等部门负责研究生内部管理工作,做好了研究生日常管理,掌握研究生的思想、学习和生活情况,及时收集和反映研究生的意见和建议,帮助研究生解决实际问题。做好研究生管理队伍和研究生干部队伍建设,积极发挥党团组织和研究生会的作用,开展研究生导师及后备导师队伍建设等。为加强国家级疾病预防控制机构对地方疾病预防控制工作的技术支持,中国疾病预防控制中心接收来自全国各省、自治区、直辖市、计划单列市级和副省级城市的各类公共卫生机构相关人员进行进修学习,实行带教人员负责制,明确进修目标和双方的责、权、利关系,要求进修人员严格遵守接收单位的各项管理规定。其他各级疾病预防控制中心也通过建立规章制度进一步强调按实习、进修要求制订计划,强化实习、进修人员遵纪守法、遵守单位各项规章制度等意识,明确实习进修人员、派出单位及进修接收单位的权责利,明确和细化进修内容、模式和期限,加强实习、进修过程管理,确保和提高实习、进修带教质量,改善影响教学质量的内部因素(带教教师、实习进修人员、教学条件、管理等)和外部因素(方针、政策、体制等),营造并维护良好的育人环境,达到最佳实习、带教效果,确保完成实习、进修任务。

三、管理实践

(一)成立管理部门

成立管理部门,制定实习和进修相关规章制度,设专人负责实习、进修人员接收和管理等日常事务。注重与学校、进修派出单位的联系,共同研究实习、进修管理工作出现的新动向、新问题,确保每年的实习、进修工作顺利推进。

(二)提供必要的条件

承办处所对带教工作予以重视和支持,加强对实习、进修人员的日常管理。为实习、进修人员的接收、带教提供必要的办公条件,增强处所实习、进修人员接收能力,增加实习、进修人员接收数量,提高带教效果。机构能提供必要的住宿条件,减少实习、进修人员和派出单位的支出。

(三)带教老师

加强带教老师队伍建设,实行带教老师负责制。实习、进修人员与带教老师共同制定学习计划,并根据学习(培养)计划开展实践学习和培养。各带教老师严格按照实习大纲等的要求,结合本部门的业务特点开展实践教学,明确实习、进修人员工作权限。

（四）规范过程管理

实习、进修过程中,对实习、进修人员组织纪律教育长抓不懈,定期开展规章制度、交通安全、饮食、节能、考勤等方面的检查,充分发挥带教处所、老师的作用,实行培训管理部门、实习和进修部门、带教老师的联合管理模式。

（五）有效培训

在实习、进修过程中,强调实践技能的重要性,要求带教老师将技能培训放在突出位置,如传染病控制部门适当安排急性传染病的调查和突发公共卫生事件应急教学,免疫规划部门适当安排疫苗的接种操作、疫苗知识教学及疫苗不良反应调查处置等内容的教学,使实习生加深对课堂所学知识的理解并将之与实际操作密切结合起来,使进修人员能更好地熟练疾病预防控制相关业务操作。

培训管理部门有计划地邀请专家开展学术讲座,以博士论坛、业务培训等为补充,进一步增进实习、进修人员对疾病预防控制机构业务工作、科研项目的熟悉和了解,积极活跃实习、进修人员学习、科研氛围,开阔其专业视野,让实习、进修人员及时跟踪最新专业进展,全面接触疾病预防控制相关业务知识。

（六）考核评估

实习、进修结束时,加强对实习、进修人员的考核评估,依据其在实习、进修期间的工作、技能、出勤、文本撰写等情况作出评价,也可组织开展相关科目考试,培训管理部门根据实习、进修人员个人小结和带教老师的评价,客观地为实习、进修人员写出相关鉴定。

（七）经费管理

提供必要的经费,承担实习、进修人员因出差、参加学术会议和交流活动产生的差旅费等,同时给予带教老师必要的补助。

参考文献

[1] 王龙江.戴明(PDCA)循环在顶岗实习学生管理中的应用[J].宿州教育学院学报,2012,15(5):104-105,115.

[2] 颜延凤,胡佳,王旭.运用ISO9001标准做好医院毕业实习管理[J].江苏卫生事业管理,2013,24(2):31-32.

[3] 陈广信,宋律.预防医学实习生教育管理工作的探索与思考[J].安徽预防医学杂志,2013,19(1):49-51.

[4] 谷莘.建设教学实习基地培养创新型人才[J].实验室科学,2009,12(2):4-6.

[5] 吴飞飞.构建生产实习质量体系的若干要素[J].实验室科学,2009,12(2):8-9.

（顾 华 蒋征刚）

第八章

综合行政管理

第一节　制度建设

"管理"的积极意义与基本精神是善于应用有限的资源,产生最大的效益,进而达成机构(单位)总体目标。然而资源有限,期望无限,要达到理想目标,加强制度建设非常重要。"没有规矩不成方圆",疾控机构的内部管理应当依托机构历史和当前社会发展,盱衡内部与外部环境情况,灵活运用管理原则,以寻求最合适组织的管理制度,并加以彻底执行。

一、背景理论

广义上,制度就是在一定的历史条件下形成的政治、经济、文化等方面的体系,如社会主义制度、封建宗法等级制度等。狭义上,制度就是要求大家共同遵守的办事规程或行为规则,如财务制度、用人制度等。本节所说的制度专指后者。制度管理就是根据机构工作实际制定相应的制度并通过制度的落实进行管理的一种方法和手段。

（一）制度管理目的

用制度保证管理的公平与效率,先定制度(规则)后做事,建立并持续改进制度,使机构管理不断优化。制度管理是机构管理的基础,按制度管理可以避免许多不该发生的差错和事故,制度管理是使管理达到最高境界的途径。"无为而无不为",是自由的境界,而这种自由的境界正是以制度管理为基础的。这样,管理者可以有更多精力考虑单位的建设发展和处理例外的事件。

（二）良好的管理制度标准

科学:实事求是,符合客观规律。明确:明确具体,表述清楚。实用:指导工作,解决问题,精而管用。系统:"横向到边、纵向到底",相互衔接,形成严密完整的制度规范体系。稳定:具有相对的稳定周期和动态周期。

（三）制度建设影响因素

制度本身可操作性不强，无法有效推行；没有统一的制度管理部门，缺乏统一的管理与整合；机构领导对制度建设不够重视，机构要发展就必须壮大，规模化的发展不可能再依赖机构领导的个人魅力，而只有靠制度去规范和约束；培训、导向力度不够，妨碍制度的深入贯彻和执行。

（四）制度建设要点

事在人为，任何事都需要人去执行，因此必须树立"以人为本"的建设理念和"周密细致规划、建立完善培训、重在执行监督和不断改进提升"的制度设计基本理念。权利来自责任，要按照权责对等、权随责来的原则设计管理制度，避免"有责无权"或"有权无责"；建立统一的制度管理部门，提高管理制度的协调性和指导性；机构领导要高度重视制度化建设工作；加大宣传和导向力度，组织全员学习，营造良好的宣传氛围。

二、疾控现状

1983年，卫生部颁发了《全国卫生防疫站工作制度（试行）》，其中包括办公制度、计划总结制度、会议制度、考勤制度、文书处理制度、请示报告制度、财务管理制度、物资管理制度、药械购置保管领取制度、实验动物管理制度、清洁卫生制度、人员培训工作制度、科学研究管理制度、图书资料管理制度、技术档案管理制度、大型精密仪器管理制度、剧毒药品管理制度、消毒杀虫灭鼠药物管理制度、生物制品管理制度、放射性物质管理制度、菌（毒）种管理制度、实验室工作制度、现场工作制度、差错事故处理制度、赔偿制度、奖惩制度、保密制度等28个制度，为全国卫生防疫系统的制度管理奠定了基础。

2000年，各级疾控中心陆续成立以后，国家层面未再有类似规范性文件下发。2012年，原卫生部《疾病预防控制机构管理的若干规定（征求意见稿）》，指出疾病预防控制机构实行行政领导负责制；充分发挥党组织的政治核心作用，健全完善职工代表大会民主管理制度。总体来看，除国家或各省有具体规范外，各级疾控机构的制度建设尚缺乏统一标准或规范。但职工代表大会制度已基本成为各级疾控机构加强内部管理的重要制度形式，而重要的规章制度须经职工代表大会审议通过后才能实施，这也为职工参与单位管理、自觉遵守各项管理制度提供了保障。

目前，我国疾病预防控制体系分为国家、省、市、县四级，卫生部卫疾控发〔2008〕68号文，明确了各级疾病预防控制中心的基本职责，不同层级的疾病预防控制中心，其职责和工作侧重点不同，相应的制度建设也应有所区别。如国家级和省级疾控机构以宏观管理、业务指导、科研培训和质量控制为主；计划单列市、地市级疾控机构，主要承担较大公共卫生突发事件和救灾防病等调查处理和技术支持、一定的科研、组织指导和考核下级疾控机构等工作；县级疾控机构在上级疾控机构的指导下，负责辖区疾控具体工作的管理与组织落实。

虽然各级疾控机构制度建设不尽相同，但制度建设的原则大致可以归纳为：本位原则，即制度建设定位于更好地为单位管理和业务发展服务；符合性原则，即制定的规章制度必须与国家及省里制定的有关法律、法规、规章相一致；高效原则，即通过制度简化审批流程，提高办事效率;与时俱进原则,即制定的规章制度应与中心的建设发展相适,具有中心的特色,具有新形势下的特色;刚性原则:即制度规定应该做的、不应该做的工作,重要内容均列入规章制度。

三、管理实践

疾控中心要建立职工代表大会制度,重要规章制度均须经中心职代会审议通过后方可实施。随着中心建设与发展、内外环境变化,需要及时对中心规章制度进行制修订,从而有效保证机构各项管理和业务工作的顺利开展。以浙江省疾控中心为例,随着2012年中心机构升格和人员扩编,处所职能及岗位设置发生改变,一些工作职责、规范、程序等都发生了显著变化,加之绩效工资实施,2013年中心对所有规章制度进行了全面制修订,根据最新政策补充更新制度,形成了新版规章制度,分为职工行为准则、综合管理、人事管理、科教管理、财务管理、信息管理、后勤管理等七大部分,共57个制度。

各级疾控中心的制度建设,首先需要制定《规章制度管理办法》,以统领和规范中心所有规章制度管理,提高管理效率。该办法适用于中心范围内所有规章制度的制定、修订和废止。中心规章制度是根据国家、省有关法律法规和政策制定的具有内部约束力的规范性文件,由中心制度和部门流程组成。中心制度包括中心层面制定的制度、办法、规定、守则等。中心实验室质量手册、程序文件等实验室质量管理体系相关规定,纳入中心制度管理。中心全面质量管理手册、业务工作操作手册、程序性文件等全面质量管理体系相关规定,纳入中心制度管理。中心各处所根据中心规章制度制定各自的部门流程(程序、流程、操作手册、作业指导书等),经征求有关处所意见,分管领导审定,办公室备案后纳入中心规章制度管理。中心办公室负责中心规章制度的统一制定、修订和废止的管理工作。各有关部门负责相关规章制度的具体实施。

疾控中心规章制度制定、修订原则是:法律、法规和政策与中心实际相统一,多数职工意见与管理需要相统一,规范管理与维护职工利益相统一,科学性与可行性相统一,全面覆盖与分级管理相统一。制定、修订程序一般流程如下。

①中心主任办公会议和中心办公室可根据管理工作需要,提出规章制度的全面或部分制定、修订意见,组织有关部门实施。中心各处所和职工也可就中心有关工作、管理等问题向中心办公室提出全面或部分制定、修订中心规章制度的建议。建议应包括需要制修订的制度名称、目的、理由和负责实施的处所等基本内容,由中心办公室审核,有制定、修订必要的,提交中心相关责任处所分管领导审定同意后,由相关责任处所单独或联合其他有关处所共同制定或修订。②中心规章制度起草完成,经处所分管领导审核后,将规章制度草案、有关材料和说明送交中心办公室,复核后向各处所征求意见。中心办公室汇总意见后,会同责任处所对制度进行修改,经分管领导审核后,提交中心主任办公会议审定。其中重要的制度须经中心职代会审议通过。③中心规章制度制定、修订完成后,由中心主任签发实施。④中心办公室根据规章制度管理要求,制定规章制度版本管理程序,确保规章制度行之有效。

疾控中心规章制度在出现以下情况时,予以废止:与现有法律法规、政策或上级规定冲突,中心或相关处所职能变更,因时间、环境等情况变化而不适应中心发展要求。中心规章制度废止由实施处所提出建议,经中心办公室审核,中心主任同意后,提交中心主任办公会议审定。

规章制度的实施与督查：①发布实施的中心规章制度，由中心办公室负责组织宣贯，各处所应加强学习，及时了解和掌握各项制度并严格执行；②职工和处所对各项中心规章制度在执行过程中的意见和建议应及时向中心办公室反馈，作为完善、修订的参考依据；③责任处所应加强对中心规章制度执行情况的检查，每季度至少1次，做好检查记录，并将检查结果或执行情况在季度末10日内以书面形式交中心办公室；④各处所对相应的部门流程实施情况开展经常性监督检查，并做好记录；⑤中心办公室负责对各责任处所制度实施情况的督促、检查，必要时，中心可成立规章制度督查组，对各处所执行规章制度情况进行抽查。

奖惩（参考）：①对执行规章制度表现突出的处所和个人给予适当的奖励，并可作为年度处所和个人评优的依据；②违反规章制度的个人，由责任处所根据相应制度作出处罚，并给予批评教育等，涉及处所管理不当的（包括实验室质量管理体系检查结果和本处所职工1年内违反规章制度有相同现象3次及以上的）按照中心综合目标管理责任制处所管理目标要求处理；③对于违反规章制度，当事人有异议的，可向制度实施责任处所或中心办公室提出申诉；④奖惩由制度实施责任处所提出意见并提交办公室，中心办公室以抄告形式通知人事管理部门执行，必要时提交中心主任办公会议讨论确定；⑤对于未按规定开展规章制度监督检查的责任处所，按违反规章制度执行，可视情节轻重给予处所负责人罚款。

疾控中心规章制度实施期间，若遇国家、省、市颁发新的法律、法规或政策，遵照有关法律、法规或政策执行。中心规章制度由中心办公室负责解释，必要时可委托相应的职能部门负责解释，未尽事宜由中心主任办公会议讨论决定。

制度管理实践中需要注意如下问题。

第一，必须强调制度的执行，有了好的制度只是第一步，关键是要执行制度。要有效制止不遵守规则的现象，可依据两个法则去做。一是"热炉法则"，重要的规定制定了就要严格执行，违反了就要处罚，使人不敢去碰它，如同热炉，你看到了就知道不能碰它，碰它就要烫伤。二是"移木法则"，对执行规则的就要进行奖励，使人们明白按要求去做能带来利益，就像商鞅变法时，让人从南门扛一根木头到北门就奖五十金那样，言即法出，说到做到。

第二，执行制度要有连贯性。制度作为一个单位行为的准则，在执行中要有连贯性，不能这条执行那条不执行，也不能对这人执行对那人不执行，在制度面前必须人人平等。在执行奖惩制度时特别要考虑"前后左右"的问题。

第三，制度要在实践中不断完善，必须排除两种倾向：一种是"一劳永逸"，制度一旦制定出来了就一成不变。一种是"朝令夕改"，刚颁布的制度没执行几天就又换了新的制度，制度没有连续性，会使人们无所适从，严重影响制度的落实。制度在执行中既要保持一定的稳定性、连续性，又要与时俱进、不断更新和完善，以适应形势的发展。

第四，正确处理人性化管理与执行制度的关系。尊重人的正常感情和理性的做法，其核心是对人的人格和权利的尊重。在制定制度和执行制度中要体现出人文关怀、平等意识及对人的尊重。

追求完美是人类不断进步的原动力与理想，但任何一种管理制度的设计与运用均有其优点与缺点，制度的设计、拖动与执行，有赖于"人"去执行。任何一个单位不可能单靠一种管理制度，便能管理得十分完善，设计与执行者必须能体会管理制度的精髓所在，精益求精，彻底执行，同时要能取长补短、趋利避害、不断改善，才能发挥管理制度的最大功能与效用。

参考文献

[1] 陈智高.疾控机构实行目标管理现状与思考[J].江苏公共卫生管理,2008,10(6):30.

[2] 汪全兰.提升疾控预防管理水平关键是以人为本[J].企业家天地,2008(7):198.

[3] 梁青山.我国现行疾控机构管理体制存在的弊端及改革设想[J].中国卫生资源,2008,11(5):226-227.

[4] 王立凯.制度管理是企业管理的根本[J].现代邮政,2009(1):37-39.

[5] 庄逸洲,黄崇哲.医院机构管理制度[M].上海:上海交通大学出版社,2006.

[6] 郑石桥,马新智.管理制度设计理论与方法[M].北京:经济科学出版社,2004.

[7] 李鲁,郭岩郑.卫生事业管理[M].北京:中国人民大学出版社,2006.

参考文献

附录5　浙江省疾病预防控制中心规章制度表

（张新卫　韦余东）

第二节　质量管理

当今,质量已成为全世界的共同语言,是现代工商界及全社会和各国经济发展中一个受到普遍关注的突出问题。不论是发达国家还是发展中国家,包括日本、美国以及欧盟在内的一些经济高度发达的国家和地区,都提出要高度重视产品质量和服务质量。并且,正在纷纷努力寻找提高产品质量和服务质量,不断满足顾客的期望和要求的有效途径。在市场激烈竞争的今天,以质量求生存,以质量求发展,是企事业单位健康发展的经营之道。

一、背景理论

质量管理是单位管理中的重要组成部分,管理体系必须由最高管理者领导,同时该组织各级管理者必须承担,全体成员都应参与,其是与组织中所有成员有关的管理职能活动。质量管理体系具有系统性、全面性、有效性和适应性等特性。①系统性:建立的管理体系是对质量活动中的各个方面综合起来的一个完整的系统。管理体系各要素之间具有一定的相互依赖、相互配合、相互促进和相互制约的关系,形成了具有一定活动规律的有机整体。在建立管理体系时必须树立系统的观念,才能确保实验室质量方针和目标的实现。②全面性:管理体系应对质量各项活动进行有效的控制。对疾病预防控制工作质量形成进行全过程、全要素(硬件、软件、物资、人员、报告质量、工作质量)控制。③有效性:管理体系的有效性,体现在管理体系应能减少、消除和预防质量缺陷的产生,一旦出现质量缺陷能及时发现和迅速纠正,并使各项质量活动都有处于受控状态。体现了管理体系要素和功能上的有效性。④适应性:管理体系能随着所处内外环境的变化和发展进行修订补充,以适应环境变化的需求。

　　质量管理实践经验总结出来的质量管理具有八项原则,它是指导一个单位的管理者建立和改进质量管理体系的理论依据,也是实施质量管理体系的基本准则。①领导作用:最高管理者的领导作用、承诺和积极参与,对建立和保持一个良好的、有效的和完整的质量管理体系是必不可少的。最高管理者应提供建立和实施管理体系以及持续改进其有效性承诺的证据,并在单位内部就管理体系有效性、满足客户要求和法定要求的重要性等事宜进行沟通。最高管理者必须做到确定方向、筹划未来、激励员工、协调活动和营造一个良好的内部环境,还应做到透明、务实和以身作则。②全员参与:质量管理不仅需要最高管理者的正确领导,还有赖于全体员工的积极参与。③过程方法:质量管理体系是通过一系列过程来实现的。系统地识别和管理工作所有的过程以及这些过程之间的相互作用,特别是识别和管理一些关键过程及其有关要素,确定过程的输入和输出以及将输入转化为输出所需的活动和资源等,从而实现过程以获得预期的结果,这就是所谓的“过程方法”。④管理的系统方法:系统方法包括系统分析、系统工程和系统管理三大环节。首先是系统分析有关数据、资料或客观事实,确定要达到的优化目标;然后通过系统工程的设计和策划,确定应采取的步骤与措施以及应配置的资源,形成一个完整的方案;最后在实施中通过系统管理取得有效性和高效率。系统方法将质量管理体系看作一个系统,并且着眼于整个系统和实现总目标,强调的是各个过程之间的协调和相容;这和过程方法着眼于具体过程及其输出入和实现每个过程的预期结果不同。⑤持续改进:指通过内部审核、管理评审和各种纠正、预防措施等手段,促使质量管理体系的持续改进,不断提高服务质量和体系运行的有效性,以满足客户日益增长和不断变化的需求和期望。⑥基于事实的决策方法:指单位领导能够及时得到反映事实情况的数据信息,并以此作为决策时的根据,通过对数据信息的认真分析和整理,在一定的约束条件下针对预定目标选择最佳的实施方案,以减少决策不当或决策失误。⑦与供方的互利关系:单位的供方包括供应商、服务方和承包方等相关方。单位应考虑到短期和长远利益的平衡,在双赢的指导思想下,与他们共享必要的信息和利益,营造一个合作和沟通的气氛,建立一种互信互利的关系,以便共同应对市场变化,并使成本和资源进一步优化。⑧以客户为关注焦点:疾控系统的客户泛指疾病预防控制服务的需求者,包括政府、基层和检测服务需求。单位应该知道自己的客户群及其动态变化,了解客户现时的和潜在的需求,以及对现有服务的满意程度,研究采取必要的措施,不断调整自己的策略,以满足客户的需求,取得客户的信任。

二、疾控现状

疾控中心的质量管理，最早起源于疾控中心实验室质量管理，随着2000年我国卫生体制改革深化，各级疾病预防控制中心相继建立，尤其是2001年中国加入WTO，市场经济条件下的检验检测市场迅速发展以后，疾控中心相继参照ISO／IEC导则25、ISO／IEC17025、实验室和检查机构资质认定管理办法建立实验室的质量管理体系，以满足实验室资质认定、实验室认可资质评审的需要和内部管理的需要，并达到了规范科学管理实验室的目标。但是，疾控中心除了实验室的检测工作以外，还承担了中央编办发〔2014〕2号文件赋予的传染病、寄生虫病、地方病、非传染性疾病等的预防与控制；突发公共卫生事件和灾害疫情应急处置；疫情及健康相关因素信息管理，开展疾病监测，收集、报告、分析和评价疾病与健康危害因素等公共卫生信息；健康危害因素监测与干预，开展食源性、职业性、放射性、环境性等疾病的监测评价和流行病学调查，开展公众健康和营养状况监测与评价，提出干预策略与措施；健康教育与健康促进，对公众进行健康指导和不良健康行为干预；疾病预防控制技术管理与应用研究指导等工作职责。

为了巩固和发展并且规范疾控中心的各项工作，有必要全面引入ISO9000先进的管理理念，推行疾控中心全面质量管理工作，这项工作意义重大。推行全面质量管理是推动单位的规范化管理的需要。ISO9000质量管理体系是国际标准化组织制定的质量管理和质量认证标准，是世界各国质量管理理论和实践经验的精华总结，是当今世界上应用最为广泛的质量标准之一。作为先进的理念、科学的方法，它的应用领域不断扩展，已经从各类企业扩展到政府机关，已成为质量管理现代化的一种新趋势。中心提出实施科学化、精细化的管理要求。科学化管理，就是从实际出发，实事求是，运用现代管理方法和信息化手段，积极探索和掌握疾病预防控制工作规律，切实提高管理的实效性。精细化管理，就是按照精确、细致、深入的要求，明确岗位职责分工，优化业务流程，完善岗责体系，加强协调配合，及时发现和克服管理中的薄弱环节，不断提高管理的效能。

浙江省疾控中心自2000年成立以来，随着政府的高度重视，经费的大力投入，以及人员的不断优化，中心各项业务与管理工作取得了一定的成效。但还不同程度地存在经验主义、质量意识薄弱、过错责任追究不到位、岗责不清、考核不严、职工个体的调动带来工作衔接困难等问题，已影响到中心事业的进一步发展，到了非系统解决不可的地步。质量管理体系不是一般的技术标准，而是一种程序标准，强调的是程序管理的质量。全面质量管理体系中的"五个W一个H"，即为何做（Why），做什么（What），由谁做（Who），何时做（When），何地做（Where）和怎样做（How），正是解决这些弊端的科学方法。引入全面质量管理，建立一套统一、规范的全面质量管理体系，将中心各项业务工作和整个部门的管理工作建立在一个"写我所做，做我所写，记我所做，查我所记，改我所错"的质量体系框架内，通过"自我设计、自我监测、自我改进、自我完善"，达到不断提升、追求卓越的质量管理目标，加快实现疾病预防控制工作的系统化、规范化。须知推行全面质量管理是提升工作效能的需要。ISO9000质量管理理念强调以客户为中心、服务至上，并应用标准、规范的程序，保证各项服务措施的落实。

在中心推行全面质量管理，有利于职工转变观念，为政府、卫生行政部门、基层疾控中心等客户提供标准化服务。同时，中心推行全面质量管理，需要把现行的各项业务、信息化、绩效考核、职能管理、综合目标管理、项目管理等融入一个科学的管理体系之中，进行优化整合。通过这些措施，形成科学、规范的长效工作机制，提高疾病预防控制业务和管理能力，提高服务水平与管理效能，推动疾病预防控制工作不断创新发展。推行全面质量管理是转变业务发展方式、提高业务技术水平的需要。近年来，中心面临的形势、内外部环境和条件都发生了巨大变化，中心职责、地位和任务更加明确，业务能力也有了较大提升。但是目前中心的业务发展在很大程度上还停留在"被动应付而非主动监测""被动调查而非主动干预""被动委托而非主动服务"等粗放型的发展模式，需要用全面质量管理理念在以下几方面进行转变，从而提升中心的业务技术水平，切实提高发现能力和处置能力。一是转变发展理念，树立以人为本理念，从公众疾病预防控制的健康需求出发开展各项工作；要有科学发展意识和全局观念，注重全面协调和可持续发展，要认真分析中心和科所发展所面临的形势，准确定位。二是创新发展模式，从注重硬件建设和数量的增长转移到软件建设和质量的提高；主要是人才培养和队伍建设、人员培训和高效团队建设、科技创新能力建设。三是转变发展方向，转粗放型发展为集约型发展，转被动应付为主动应对，转被动调查为主动监测和干预，转被动委托为主动服务。四是创新发展思维，在抓好基础技能的同时，着重发展解决关键问题的能力，进一步发挥公共卫生政策参谋作用。五是转变工作机制，切实做好人才队伍建设、科学研究以及信息化建设等保障工作，形成有利于业务发展方式转变的环境。

三、管理实践

（一）建立质量管理组织

成立以中心主任负责的全面质量管理委员会。其主要职责包括制定中心质量方针、目标和年度实施计划或方案；建立和健全全面质量管理体系，明确各部门、各环节的质量责任、权限，审定相应的预案、技术方案、工作规范、标准等；监督和综合协调全面质量管理工作，针对中心存在的问题，提出改进措施；组织科所开展全面质量管理，检查执行情况，总结交流经验。

全面质量管理委员会指定办事部门，承办全面质量管理的日常工作。其主要职责包括制定中心全面质量管理的行动计划；组织科所推行全面质量管理计划，督促、检查计划执行情况，协调质量计划实施中部门协作问题；组织制定预案、技术方案、工作程序、作业指导书等全面质量管理体系文件；组织开展全面质量管理宣传教育，配合做好各类人员的质量管理教育培训工作；收集、处理各类质量信息，对各类严重质量问题进行汇总分析，供中心领导决策参考；检查考核全面质量管理实施情况。

成立以部门负责人为主的全面质量管理工作小组，设立质量监督员。质量管理工作小组的主要职责包括全面贯彻执行中心有关全面质量管理的方针、政策和要求，建立相关的管理制度；按照中心质量管理年度计划或方案，结合本科所的实际，认真组织实施；针对本科所存在的质量问题，提出改进措施；检查科所质量管理工作执行情况，总结交流经验。

（二）策划和建立质量管理体系

中心召开全体职工参加的全面质量管理工作动员和全面质量管理有关知识培训，将中心开展全面质量管理的意图传达到每位职工,达到全员参与的目的,启动全面质量管理工作。

中心主任、中心分管领导、管理者代表、各职能部门以座谈形式,与每个部门梳理现有的工作文件、工作内容,以及存在的困难和问题,探讨是否有与其他部门交叉的职责没有落实,是否存在职责不知道归哪个部门负责的情况,为制定质量手册、程序文件,确定作业指导书目录提供决策依据。对于职责没有落实的,或职责交叉而导致部门之间扯皮的情况,由中心主任组织落实和明确。如在梳理弱电管理的职责时,信息科和后勤科认为职责划分不清晰,为此,中心主任、分管信息和后勤的中心副主任,以及信息科、后勤科、人事科、质量管理科负责人一起讨论并罗列出与弱电管理相关的工作究竟有哪些,共有13个工作内容,最后讨论决定信息科负责计算机网络系统管理(包括管理、维修,包括网络布线);总务科负责电话安装维护维修、一卡通管理(食堂消费、考勤、办公室门锁)、实验室门禁系统管理、楼宇自动化控制系统(包括中央空调、新风机、综合楼VRV)、地下车库道闸管理作业指导书、数字电视管理、电子巡更与监控系统管理、广播系统管理(音乐背景)、学术报告厅管理、电梯管理、防雷接地系统等工作内容;应急办负责应急指挥中心管理(总务科与信息科配合);办公室负责显示屏与触摸屏管理工作。

质量管理部门制定全面质量管理实施方案,明确各部门的任务和完成时间及责任人,以保证高质量并且在规定时间内完成。

质量管理部门协助中心主任、管理者代表确定质量管理体系文件架构,确定各部门作业指导书编写目录。疾控中心职能管理与业务管理作业指导书目录参见附录6和附录7。

(三)质量管理体系文件的编制

管理体系文件是管理体系的书面文字表达,通常包括质量手册、程序文件、作业指导书和质量记录。

1. 质量手册

质量手册是管理体系运行的纲领性文件,规定了疾控中心的质量方针和目标,系统地描述了管理体系的管理要求和技术要求,相当于疾控中心的"宪法"。疾控中心在质量手册中应明确规定实施管理体系所要达到的方针和目标。这些总体目标应在质量手册中阐明并在管理评审时加以评审。质量手册应为每个员工熟悉并执行。

2. 程序文件

程序文件是质量手册的支持性文件,详细、明确地描述了管理体系运行中的各项质量/技术活动程序。描述实施管理体系要素所涉及的重要活动为什么要做、做什么、谁来做、何时做、何地做等。在疾控中心内部,程序文件就好比是隶属于宪法下的各个独立的法律法规,规定了疾控中心工作人员做这项工作时该遵守哪些规定,必须按照怎样的程序去做好这项工作。

3. 作业指导书

作业指导书是某个具体作业的指导性文件,回答如何做的问题,规定关键的作业方法、过程、操作要领、注意事项等,由具体操作人员使用。如设备操作规程、样品的制备指导、检测方法细则等。在疾控中心内部,作业指导书就好比是每个独立的法律法规下的实施细则,它清楚地规定了做这项工作应该如何一步步地去做,有哪些具体的操作步骤和注意事项。

4. 质量与技术记录

质量与技术记录是体现执行某项工作的过程和执行的结果,是管理体系运行中各项质量、技术活动执行情况的实施证据,可以通过表格、签名、原始记录、报告等表现。在实验室内,记录是完成每项具体工作的信息即时记录,可以起到结果的追溯和重现作用。

(四)全面质量管理体系工作的检查与监督

疾控中心的工作有月度考核、半年考核,也有年终考核,伴随着相应的检查与监督。如何将这些考核与检查监督工作进行规范,有效利用考核结果,将存在问题得以改进,可参考实验室质量管理体系的内审、不符合项控制、纠正措施、预防措施、管理评审等手段,建立改进机制,采用戴明环的PDCA理论加以贯彻。PDCA循环是能使任何一项活动有效进行的一种合乎逻辑的工作程序,特别是在质量管理中得到了广泛的应用。P、D、C、A四个英文字母所代表的意义如下:P(PLAN)——计划,D(Do)——执行,C(CHECK)——检查(检讨),A(Action)——行动(处理、改善),对总结检查的结果进行处理,成功的经验加以肯定并适当推广、标准化;失败的教训加以总结,未解决的问题放到下一个PDCA循环里。

参考附录

(张双凤)

第三节 信息管理

计算机、全球通信和因特网等信息技术的飞速发展及广泛应用,使科技、经济、文化和社会正在经历一场深刻的变化。20世纪90年代以来,人类已经进入到以"信息化""网络化"和"全球化"为主要特征的经济发展的新时期,信息已成为支撑社会经济发展的继物质和能量之后的重要资源,它正在改变着社会资源的配置方式,改变着人们的价值观念及工作与生活方式。了解信息科学、信息技术和信息社会,把握信息资源和信息管理,对于疾控管理者来说,就像把握财务管理、人力资源管理和物资管理等一样重要。

一、背景理论

信息是事物的存在方式和运动状态的表现形式。事物泛指人类社会、思维活动和自然界一切可能的对象。信息管理是人类综合采用技术、经济、政策、法律和人文方法、手段对信息流进行控制,对人类社会信息活动的各种相关因素进行科学计划、组织、控制和协调,以提高信息利用效率、最大限度地实现信息效用价值为目的的一种活动。

(一) 信息管理的对象

1. 信息资源

信息资源是信息生产者、信息、信息技术的有机体。信息管理的根本目的是控制信息流向,实现信息的效用与价值。但是,信息并不都是资源,要使其成为资源并实现其效用和价值,就必须借助人的智力和信息技术等手段。因此,人是控制信息资源、协调信息活动的主体,是主体要素,而信息的收集、存储、传递、处理和利用等信息活动过程都离不开信息技术的支持。信息生产者、信息、信息技术三个要素形成一个有机整体——信息资源。

2. 信息活动

信息活动是指人类社会围绕信息资源的形成、传递和利用而开展的管理活动与服务活动。信息资源的形成阶段以信息的产生、记录、收集、传递、存储、处理等活动为特征,目的是形成可以利用的信息资源。信息资源的开发利用阶段以信息资源的传递、检索、分析、选择、吸收、评价、利用等活动为特征,目的是实现信息资源的价值,达到信息管理的目的。

(二) 信息管理的过程

第一,信息收集是对原始信息的获取。

第二,信息传输是信息在时间和空间上的转移。

第三,信息加工包括信息形式的变换和信息内容的处理。信息的形式变换是指在信息传输过程中,通过变换载体,使信息准确地传输给接收者。信息的内容处理是指对原始信息进行加工整理,深入揭示信息内容。

第四,信息送到使用者手中,有的并非使用完后就无用了,有的还需留做事后的参考和保留,这就是信息储存。通过信息的储存可以从中揭示出规律性的东西,也可以重复使用。

(三) 信息管理的特征

第一,管理特征,信息管理具有管理的一般性特征,同时又有自己独有的特征:①管理对象是信息资源和信息活动;②信息管理贯穿整个管理过程,有其自身的管理,同时支持其他管理活动。

第二,时代特征:①信息量迅速增长;②信息处理和传播速度更快;③信息的处理方法日益复杂;④信息管理所涉及的研究领域不断扩大。

二、疾控现状

近年来,国家不断加强卫生系统的信息管理工作,印发了《关于进一步加强和改进卫生新闻宣传工作的意见》(卫办发〔2006〕63号)、《关于全面加强和改进卫生新闻宣传工作的意见》(卫办发〔2011〕91号)等文件。文件指出,各级卫生行政部门和医疗卫生机构主要负责同志是新闻宣传工作第一责任人,对本单位新闻宣传工作负总责,分管负责同志具体负责、亲自抓。要建立健全新闻发布制度、接受记者采访管理制度和新闻稿件审核把关制度等新闻宣传工作制度,制定并实行卫生政务信息发布方案、法定传染病疫情和突发公共卫生事件信息发布方案,对卫生政策信息、医疗服务信息、公共卫生信息、监督执法信息、预防保健信息等,从发布内容、发布方式、发布程序、发布权限进行明确规定,提高新闻发布的效果和权威性,实现新闻发布的经常化、规范化、制度化。要正确处理新闻发布与信息保密的关系,做好突发公共卫生事件的信息发布工作。卫生工作中的事项,公开是常规,保密是特例。要积极推动卫生政务公开,提高卫生工作透明度,坚持"公开、透明、准确、及时、全面"的原则,完善突发公共卫生事件的信息发布机制,满足公众的知情权、参与权。同时,对按照有关规定暂时不能公开的事项和内容,要采取保密措施,必要时应向有关新闻媒体进行解释。

全国各省市疾控中心陆续建立新闻发布制度,针对人感染H7N9禽流感、登革热、埃博拉等专题召开新闻发布会,准确及时公开发布疫情防控权威信息,正确引导了社会舆论,避免了不必要的社会恐慌,有效地维护了良好的社会秩序。浙江省各级疾控中心按照信息管理工作的总体要求,着力推进卫生新闻宣传重点工作:大力宣传卫生行业典型,从卫生改革与发展实践中发掘典型经验和典型人物宣传,将典型宣传贯穿卫生整体工作;及时发布卫生新闻,坚持归口管理,做好日常工作及突发事件的新闻发布,提高时效性,增加透明度;做好风险沟通工作,加强舆情监测研判,对重特大突发事件及其苗头,以及社会关注的热点、敏感问题及早研究对策,科学评估,采用适宜方式积极做出回应;科学传播健康知识,加强与大众传媒的合作,结合重大政策出台、重点工作宣传、卫生日活动和突发事件处置等工作,传播相关健康知识。深入开展卫生信息公开工作,围绕社会广泛关注、事关群众切身利益的重大事项,加大卫生信息主动公开力度,积极稳妥地开展依申请公开信息工作。

三、管理实践

浙江省疾控中心制定有《新闻宣传管理制度》《中心事务公开制度》和《保守国家秘密的规定》,规范中心新闻宣传信息管理、中心事务公开和保守国家秘密等相关工作。

《新闻宣传管理制度》中规定,疾病预防控制信息是指疾病监测与防治、卫生检验检测、科研培训、健康教育与健康促进等信息,包括各类业务资料信息以及各种政策、会议、宣传活动等动态信息。疾病预防控制信息要求准确、及时和全面,信息传递必须准确无误,信息发布必须严格按规定程序和有关法律、法规执行。中心信息管理实行归口管理,中心办公室负责中心信息宣传管理,各处所设立信息宣传员,及时采编相关业务工作信息。中心职工在新闻媒体(电视台、广播电台、报纸、期刊、网站等)发布信息或接受记者采访,必须事先审批,填写新闻单位外发信息审稿单或采访审批表。新闻媒体采访中心工作或获取相关数据(包括疾病数据、技术数据和可能造成社会影响的信息)等,须经审批后由中心办公室协调、接待媒体,并按照采访内容联系相关处所或人员进行采访。新闻媒体采访接待统一由中心办公室组织协调。中心媒体通报会统一由中心办公室组织,由中心新闻发言人对媒体发布相关信息。中心各处所提供相关疾控工作信息,配合做好媒体通报工作。

中心业务所需要举办各类疾病预防控制社会宣传活动的,应事先将宣传活动方案交中心办公室备案,新闻通稿须经审批后由中心办公室统一向新闻媒体发布。中心各处所应积极在中心内、外部网站及时发布和更新疾病预防控制信息,处所长应对处所发布的信息认真审核。外网信息根据不同栏目由相应的负责处所审核后发布。中心各处所出刊工作信息简报、疫情信息、疾病分析预测和健康危险因素相关信息等内部交流材料,需填写申请表,经审批后严格按照发放范围进行交流,申请表和交流材料须及时送中心办公室备案。中心重要活动、会议、接待和形象宣传等及外单位需摄影、摄像的,由使用部门提出申请,中心办公室审核后,中心健康教育所负责实施。使用部门要做好配合工作,落实车辆和经费。摄影摄像工作人员应及时做好影像资料的整理和备份,交使用部门。

根据《中心事务公开制度》的规定,中心成立了事务公开领导小组、事务公开监督小组、事务公开领导小组办公室。事务公开领导小组负责中心事务公开的组织领导工作,决定中心事务公开中的重大问题;审定中心事务公开工作计划、工作程序、工作内容。事务公开监督小组负责监督事务公开内容是否真实、全面,公开是否及时,程序是否合理,群众反映问题是否得到解决;组织职工对事务公开进行评议,定期收集意见,并及时向中心事务公开领导小组汇报。事务公开领导小组办公室负责落实领导小组布置的各项工作,中心事务公开内容的收集、整理及公布,整理中心事务公开的台账,并及时将事务公开后职工的意见建议向领导小组反馈等。

事务公开的内容主要有:中心中、长期发展规划、年度计划和管理制度等重大事项;中心财务预决算,职工住房公积金、养老金及其他社会保障基金交纳情况;公共卫生技术服务收费标准;中心生物制品、仪器设备、大宗物资等购置情况;人员出国培训、新职工录用、岗位聘用、干部任免、专业技术职称评聘等人事管理情况;领导班子民主生活会、党员发展、党费收缴等党务有关工作;社会和本单位职工关心关注的其他事项。公开程序:公开内容由各相关处所按时提供事务公开材料,通过事务公开领导小组办公室审定后公示。公开形式与时间如下。①职代会。讨论审议中心建设与发展规划、重大改革方案、财务预决算和财务报告、重要规章制度等。每年至少一次。②内部网站。人事管理情况;科研培训、继续教育情况;生物制品、仪器设备、大宗物资采购;党员发展、党费收缴等。每半年一次。③内网公告栏、电子屏幕、宣传栏、电子引导屏等。其他一些需要让职工了解的内容,随时公布。

根据《保守国家秘密的规定》,中心成立了保密工作小组,由中心党委领导负责中心保密工作。中心保密工作小组定期召开全体会议,研究解决保密工作中的问题。中心主任对保密工作负全面领导责任,中心副主任对分管范围内的保密工作负有主要领导责任,中心各处所负责人对本处所的保密工作负有直接领导责任。中心各处所结合实际工作制定出相应的保密措施。中心各处所向新闻单位提供公开发表的消息和稿件,不得涉及国家秘密。召开涉密会议,必须在指定的会议场所(宾馆)进行。召开涉密内容的会议和传达涉密文件时严禁使用无线话筒。出国(境)原则上不得携带计算机及其他移动存储设备,如需携带,需对涉密及敏感内容进行清理,并经中心信息管理部门检查审核。因工作需要邮寄或携带国家涉密载体(含涉密便携式计算机)出国(境)的,按规定办理《国家涉密载体出境许可证》。携带者要采取保护措施,使涉密载体处于有效控制下,并有2人以上同行。禁止将绝密级涉密载体携带出境。在对外科技交流合作中,确需对外提供疾控工作中国家秘密的,应按国家规定办理审批手续。疾控工作中国家涉密技术的交流、转让、合资、推广、申请专利等按照有关规定执行。涉密计算机信息系统不得直接或间接与国际互联网相连接,必须实行物理隔离。对上网信息进行保密审查,落实保密责任制。中心人事部门负责对新录用的工作人员进行上岗前的保密教育。中心人事部门对出国(境)人员进行外出前的保密教育,并提出保密要求。严格执行泄密报告制度,发生泄密事件后,应在24小时内向中心保密工作小组和上一级领导及保密工作部门报告,并迅速查明情况,采取补救措施。

信息管理实践中需要注意以下问题。

第一,必须坚持正面宣传,服务大局。牢固树立政治意识、大局意识,围绕公共卫生中心工作和重点任务,加强正面宣传,凝聚社会共识,提振公众信心,回应社会关切,发挥卫生新闻宣传工作在促进卫生改革与发展中的积极作用。

第二,必须坚持以人为本,服务群众。按照"贴近实际、贴近生活、贴近群众"的原则,积极推动公共卫生新闻发布和卫生信息公开,促进卫生政策措施和健康知识的有效传播,增强卫生新闻宣传工作的主动性、针对性、实效性。

第三,坚持遵循规律,与时俱进。遵循新闻传播规律和公共卫生工作规律,推进公共卫生信息管理工作的体制机制创新和信息传播手段创新,增强公共卫生新闻宣传的吸引力、影响力,提高健康知识传播的准确性、可读性。

第四,坚持整合资源,形成合力。牢固树立"大卫生新闻宣传"理念,协调卫生系统内部形成新闻宣传工作合力,争取社会各界的理解和支持,充分运用传统媒体和新兴媒体,构建全方位、多层次、宽领域的新闻宣传工作格局。

参考文献

[1] 李兴国.信息管理学[M].北京:高等教育出版社,2007.

[2] 郭密娜.中国公共卫生新闻报道现状及对策研究[D].重庆:西南政法大学,2012.

[3] 张芙蓉等.新时期下做好疾控卫生新闻宣传的实践和思考[J].预防医学论坛,2013,19(9):720-721.

[4] 夏自成等.加强卫生信息宣传促进疾控工作纵深发展[J].中国农村卫生事业管理,2007,27(11):844-846.

[5] 李鲁,郭岩郑.卫生事业管理[M].北京:中国人民大学出版社,2006.

[6] 邱顺翼等.卫生新闻在开展疾病预防健康教育中的作用[J].健康教育与健康促进,2006,1(1):66-67.

[7] 宋伟.浅谈疾控机构新闻报道管理的技巧和方法[J].江苏卫生保健,2005,7(6):25-26.

（孟 强）

第四节　会议管理

会议,辞海释义为:①组织有领导地商议事情的集会,如全体会议、厂务会议、工作会议;②一种经常商讨并处理重要事务的常设机构或组织,如中国人民政治协商会议、部长会议。

通常所指会议(Meeting;Conference;Congress),是指人们为了解决某个共同的问题或出于不同的目的聚集在一起进行讨论、交流的活动,它往往伴随着一定规模的人员流动和消费。开会这种社会活动自古有之。《书·周官》中说:"议事以制,政乃不迷。"马克思、恩格斯也说过,原始社会的氏族议事会是"氏族一切成年男女享有平等表决权的民主集会"。现代社会会议更是成为人们信息交流的重要方式。

一、背景理论

"会而议,议而决,决而行,行而彻。"这句话说尽了会议管理之道。会议管理,看似简单,但真正把它做好,绝非易事。在会议中,或者会而不议,或者议而不决,或者决而不行,如此种种使得会议成为管理者和员工的沉重负担,众多会议不但无助于问题的解决,反而使问题变得更加复杂。

（一）会议管理的概念

会议管理,译为 Conference Management 或 Meeting Management,是为了保证会议正常进行并提高会议效率,而对会议的筹备、组织、保障等工作的一种有效协调。会议管理要明确会议举办的日期、时间、地点以及对参会人员的要求。

（二）会议管理的"高效八原则"

开会是管理工作的一种重要方式,对集思广益、消除误解、做出决策有重要意义。低效的会议、无用的会议、拖拉的会议、陪绑的会议,既浪费了大家的时间,又制造了"文山会海",已成了许多单位效率低下、成本增大的重要原因。如何才能提高会议管理的效率?以下"高效八原则"供参考。

第一,主题要唯一。一次会议,最好只有一个主题,可以集中人员、时间和精力,高效解决问题。综合性会议,也以不超过三个议题为宜。议题越多,参加人员越多,陪绑的也越多,效率也就越低下,成本也就越高。

第二,人员要相关。参加会议的人员,要坚持"少而精"的原则,只有和会议主题有直接关联人员出席;要坚持"有效性"的原则,具体事项负责人直接参会汇报,避免"一问三不知"的现象出现;要坚持"决策权"的原则,参加会议人员必须是能决定事项的人员,不需要"打酱油"人员。

第三，事先要通报。要想会议高效，事先告知很重要。会议的主题及相关资料或内容事先通知与会人员或主要人员。

第四，程序要准确。会议的程序很重要，关系到会议是否民主、有效。首先由会议主持人开场，告知会议议程。其次不要领导先讲话。避免有的人"话里听音"拍马屁，失去民主按领导意见办。最后是该议的时候议，该决的时候决，该举手的时候举手，该签字的时候签字，尽可能会上形成决议，不要事后补办，切实提高会议效率。

第五，时间要紧凑。要事先规定会议时间，一个议题的会议一般会议时间不应超过一个小时。超过一个小时还形成不了决议，说明分歧较大，可以回去准备，二次再议，做出准确决策。

第六，记录要完整。会议记录一定要完整、规范。从签到、讨论记录，到会议决议、表决情况，都要进行详细记录，以观备查。可采用专用记录格式，做到规范、准确、可查，避免事后不认账。

第七，纪要要及时。特殊情况需要下发会议纪要的，要在会议召开后两日内，下发会议纪要。会议纪要要做到完成目标的时间、要求、方法、执行部门四落实。要及时贯彻会议精神，要增强会议时效性，发挥会议的作用；可以趁热打铁，取得事半功倍的效果；要避免节外生枝，导致不必要的麻烦；还要提高会议的效益，增强执行力。

第八，决策要检查。会议决策情况的跟踪检查非常重要。首先是检查要及时。在会后的几天里，要检查有关部门对会议决议的贯彻落实方案。其次是定期查落实。对会议的贯彻，制定及各节点，每个节点都要进行检查。最后是决策完成期限要进行及时的总结，好的表扬，错的处罚，确保会议有效性的贯彻落实。

二、疾控现状

1983年，卫生部颁发了《全国卫生防疫站工作制度（试行）》，其中明确表述卫生防疫站（疾病预防控制中心的前身）日常应通过举办下列会议，维持单位正常运转。

第一，站长办公会：每周召开一次。正、副站长及办公室主任参加。必要时可邀请党（支）委书记参加，传达上级指示，交流各自分管的工作情况，讨论研究有关问题。

第二，站务会：每月召开一次，如有特殊情况可随时召开。由站长主持。正、副站长及各科室负责人参加，主要传达上级文件和指示。总结、汇报、部署工作，研究解决全站有关重大事宜，会前各科室需要提交站务会讨论的事项应事先将提案交办公室统一安排，会议决议要有记录，并由办公室督促检查落实。

第三，全站职工大会：每季召开一次，根据工作需要可临时召开，传达上级文件、指示，总结、布置工作，表扬好人好事等。

第四，科务会：每周一次，传达站务会精神。小结本周工作，安排下周任务。

第五，民主生活会：以科室或小组为单位，每月一次，交换意见，开展批评与自我批评。

2000年，全国疾病控制卫生监督体制改革开始，全国各级疾控中心陆续成立以后，卫生部制定下发了《全国疾病预防控制机构工作规范（2001版）》，其中未对疾病预防控制机构的会议管理作相关规定。《关于疾病预防控制体系建设的若干规定》（中华人民共和国卫生部第40号令）中明确"疾病预防控制机构必须健全机制，规范管理，认真履行自身的职责，在各自的职责范围内开展疾病预防控制工作"。而各级疾病预防控制中心要实现规范管理，必须加强会议管理,率先实现会议管理的规范化。

三、管理实践

会议是党政机关、企事业单位和群众团体传达上级精神、布置工作、商讨问题、交流经验、协调关系、处理事务的重要工作形式。疾控机构应探索出适应单位发展和管理需要的会议管理制度,制定《会议管理办法》等规章制度,并加强制度执行。以浙江省疾控中心为例,疾控机构内部管理主要通过下列会议形式进行:中心主任办公会议、中心党委会会议、中心党政联席会议,中心职工代表大会、业务工作会议、月度工作例会、职工大会、领导周会、处务会、其他内部会议等。

(一) 会议的基本流程

由于会议的作用和规模不同,会议管理工作的重点和要求也必然各有侧重,但基本的工作套路大同小异,一般分为会前准备、会间服务和会后处理三个阶段。

1. 会前准备工作的主要内容和程序

会议是否成功,会前准备是关键。有人说"功夫在会前",这话很有道理。准备阶段主要有六个方面。

(1) 制定会议方案。一般包括下列内容:会议名称、指导思想、会议时间、会议日程、会场地点、参加人员、主席台及会场布置、人员食宿、交通保障、报到方法、经费预算以及会议领导组织、会议编组、入场凭证、安全措施等。有的会议还需安排参观、录像、报道、颁奖、摄影等。会议方案经提交领导讨论审定后,即作为组织筹办会议的依据。

(2) 起草会议文件。主要包括工作报告、领导讲话、经验材料、汇报提纲、通知和会议须知等。会议须知的内容比较多、比较具体,主要包括日程安排、会议编组、作息时间、住宿房间、就餐桌位、会务组房间及电话号码、注意事项。

(3) 搞好协调保障。大型会议保障任务重,要组织召开协调会,明确分工、时限、责任、要求。要成立筹备处,下设会务组、材料组、宣传组、后勤保障组(包括医务人员)、安全保卫组等。会议开始后,筹备处即转为大会秘书处。办中小型会议则不必设筹备处,只需固定几个人主责会务工作即可。

(4) 下发会议通知。会议通知一般包括"八要素":会议名称、主要内容、参加人员、报到时间、会期、会址、着装、注意事项。注意事项主要有需要携带的材料或物品,提前报告与会者名单,报到的方式和时间,是带车还是乘坐火车或飞机,以便安排接站。

(5) 报告上级机关。

(6) 设置会场。主要是三项工作。一是布置主席台。主要包括悬挂会标、摆放背景、排定座次、架设并调试话筒。主席台座次要按照"中为主、左为上"的惯例排定,党的会议应按照党委正副书记的顺序安排;行政会议,按照编制序列安排。如上级领导参加会议,应安排中间就座,拿不准的要及时请示。二是会场座区的布置。按照与会人员的多少摆放桌椅,一般要将正式出席人员安排在会场靠前和中间位置,列席人员要安排在靠后或两边位置。三是分会场的布置。如需分组讨论或召开对口会,要设分会场,如有领导参加,要及时通知,各分会场要相对集中,不要太分散。另外,对会场的供电、供暖(冷)、音响等设备要考虑周全、检查到位。要备好发电设备,以防停电。

上述各项工作,主要用于大型会议。一般性会议的承办根据实际需要和领导指示进行。比如筹备电视电话会议,就比较简单,只需与通信部门联系,调试好线路信号,准备好会场就可以了。召开现场会,会前准备主要由现场所属单位负责,可不间断地到现场指导并协助准备。有些大型现场会要与所属单位一并准备。召开例行性会议和各种小型会议时,一般不设主席台,也不挂会标。桌椅的摆放可根据会议的类型和人员的多少而定。会议桌可按会议要求摆成圆形、长方形或回字形,会议主持人、领导成员以及讲话人的座席设在某一侧的中间位置,其他与会人员可以按编制序列就座,也可以不固定位置,随便就座。

2. 会间服务工作的主要内容和程序

(1)组织好会议报到。请假人员要及时向领导报告。要设签到处,指定专人迎接报到人员。报到时核发会议证件和有关材料,并及时向分管领导汇报报到情况。

(2)做好会议记录。特别要记好领导的即席讲话,重要的还要录音,以便会后整理。如果组织讨论或召开对口会,材料组人员要分头参加,以便掌握第一手材料。

(3)做好服务工作。及时陪同领导看望与会人员;安排领导休息;组织医务人员巡诊;为与会人员订购返程车船票等。会议期间还要做好防火、防盗、防食物中毒等工作。

3. 会后主要工作

一是会议记录的整理和领导讲话、会议总结的定稿打印;二是撰写会议纪要;三是将会议材料整理归档;四是清理账目,进行会务工作总结。

(二)各类会议的具体组织实施和管理

1. 中心主任办公会议、党委会会议和党政联席会议

中心主任办公会议原则上每月召开1次或根据具体情况临时决定,由中心主任召集主持,或委托中心副主任召集主持;中心党委会会议原则上每季度召开1次或根据具体情况临时决定,由党委书记召集主持,或委托党委副书记召集主持;中心党政联席会议根据情况不定期召开,由中心主任或党委书记召集主持。

中心主任办公会议参加对象为中心领导和中心办公室主任,必要时有关部门负责人和人员列席会议;中心党委会会议参加对象为党委委员、党办主任,必要时党支部书记列席会议;中心党政联席会议参加对象为中心领导、党委委员、办公室和党办负责人、相关议题提交部门负责人。

中心主任办公会议议事范围:

(1)传达、研究贯彻国家卫生计生委、省委、省政府和省卫生计生委召开的有关会议精神;

(2)研究确定中心的中长期发展规划、工作目标责任制和年度工作重点,审议通过中心规章制度;

(3)研究向省委、省政府、省卫生计生委的重要请示、报告;通过省委、省政府和省卫生计生委规范性文件的实施意见或代拟稿;

(4)研究全省疾病预防控制工作会议和其他重要会议的准备事项;

(5)研究解决疾病预防控制工作中的难点问题和重大突发事件的处理,讨论决定有关对策;

(6)研究确定中心的年度经费预算,预算资金的安排和使用;基本建设项目、有关重大

业务建设项目的资金安排以及规划和实施；

(7) 研究决定中心内的机构设置及变动、职责分工、人事管理等事项；

(8) 研究处理中心日常工作中的重大事项；

(9) 需要提交中心主任办公会议讨论决定的其他事项。

中心党委会议事范围：

(1) 研究贯彻党的路线、方针、政策和上级重要决定、指示、部署、重要会议精神；

(2) 研究决定中心党的思想、组织和作风建设的意见和措施；

(3) 研究决定中心思想政治工作、精神文明建设、党风廉政建设等重要事项；

(4) 研究决定中心党支部设置，党支部委员选举以及党员组织发展等问题；

(5) 讨论研究中心领导班子自身建设和干部队伍建设问题；

(6) 讨论研究中心纪检工作中重大问题；

(7) 讨论确定中心党委年度工作计划、工作总结及相关工作报告；

(8) 讨论决定中心党内奖惩事项；

(9) 研究决定中心群团、民主党派工作；

(10) 需要提交中心党委会会议讨论决定的其他事项。

中心党政联席会议事范围：

(1) 研究制定贯彻上级组织关于行政工作的重要决定或指示的实施意见；

(2) 干部的选拔任用、调配、任免、奖惩等重大人事工作；

(3) 讨论审议中心的发展规划及实施中的重要事项，对年度工作做出部署和总结；

(4) 讨论审议中心的重大改革措施和重要制度；

(5) 讨论审议中心的业务发展、行政管理及日常工作中的重要事项；

(6) 讨论审议中心重要或大额经费的使用及管理；

(7) 讨论研究中心行政管理其他方面的重要事项。

议事程序和要求具体如下。

第一，议题的提出和确定。中心主任办公会议、中心党委会会议和党政联席会议的议题分别由中心主任、中心党委书记确定，或由中心副主任、中心党委委员提出，中心主任、党委书记审定。根据会议议题，由中心办公室、党委办公室拟订会议安排计划，包括议题、时间、内容、参加（列席）人员，报中心主任、中心党委书记审定后，由中心办公室、党委办公室通知参加人员。中心党委会会议由党委办公室主任或指定专人负责会议记录，中心主任办公会议和党政联席会议由中心办公室主任或指定专人负责会议记录。

第二，会议材料准备。各有关部门和相关人员应对提交会议讨论的有关问题进行认真研究，在会议召开前2天准备好书面材料，并交办公室主任或党办主任。对提交中心主任办公会议、中心党委会会议和党政联席会议研究讨论的重大问题，要在会前调查研究的基础上提出处理意见和解决方案，有些问题可以提出2个或2个以上方案，供会议研究选择。提出的方案应充分征求各方面的意见，内容涉及其他部门的事项，牵头部门应在会前进行会商，并如实报告会商意见。

第三，研究讨论。中心主任办公会议、中心党委会会议和党政联席会议决定事项，应先进行认真研究、充分讨论；参加会议人员应紧紧围绕议题发言，提出自己的观点和意见。

第四，决策形成。中心主任办公会议、中心党委会会议和党政联席会议要在充分讨论的基础上进行决策。中心主任办公会议和党政联席会议的决策由中心主任在充分听取意见的基础上做出。党委会会议必须有半数以上委员到会方能举行。讨论干部问题时,须有三分之二以上委员到会方能举行。委员因故不能到会者,应在会前请假。党委会会议议题应逐个进行表决。推荐、提名干部和决定干部任免、奖惩等事项应逐项进行表决。

第五,决策实施。中心主任办公会议和党政联席会议、中心党委会会议做出的决策通过会议纪要、抄告单等形式下达实施,需要编发的内容和印发的范围由会议召集人根据需要决定。编发会议纪要或抄告单,由担任会议记录的人员负责起草、整理,要求完整、准确地反映会议议定内容,力求观点鲜明、层次清楚、文字简洁。各有关部门和个人对会议决定的重大事项,要制定具体办法和措施,严格执行会议决定的重大事项,并及时跟踪和反馈执行情况,确保中心科学民主制定的各项决策落到实处。

第六,会议纪律。参加会议的人员应按会议通知要求准时到会,严格遵守会场纪律。会议期间如有特殊情况需离开,应征得会议召集人同意。参加会议的人员必须严格遵守保密纪律。会议研究讨论的情况、意见,包括讨论中的不同观点、领导同志在会上的发言插语,除会议要求传达贯彻外,与会人员不得外传扩散。对会议讨论的文件要注意保管,对标有"会后收回"字样的文件、材料,会后退回有关部门。中心主任办公会议、中心党委会会议和党政联席会议原始记录材料,由中心办公室和党委办公室分别保管,不得对外借阅。如工作需要,确需查对会议记录的,应报会议召集人批准。会议做出的正式决定和需要传达的事项,以正式文件或会议纪要为准,并按规定的范围传达。中心办公室、党委办公室负责收集、登记每次会议的记录、汇报文字材料,并做好归档工作。

2. 中心职工代表大会

根据《中华人民共和国劳动法》《中华人民共和国工会法》和《企业民主管理规定》,做好中心职工代表大会的组织召开等工作。职工代表大会每年至少召开1次。围绕加强中心管理、促进业务发展和职工普遍关心的重要问题确定议题,审议中心年度工作报告、财务预决算、业务发展规划、人才培养规划、改革发展方案、重大规章制度修订、干部竞聘方案、职工绩效奖励方案等重要事项。

3. 业务工作会议

业务工作会议是为贯彻落实各项疾病预防控制工作任务所召开的会议,分为计划工作会议和临时性工作会议,计划工作会议包括财政项目工作会议、中央转移支付工作会议,其他工作会议为临时性工作会议。

财政项目工作会议由各部门在编制下一年度项目预算时统一编报,预算下达后应严格按照下达后计划执行。各部门召开业务工作会议,应提前一个月报中心办公室备案并纳入下一月度中心主要工作安排;召开会议前应进行会议审批,审批同意后方可组织召开会议。

会议应厉行节约,严格控制预算标准、会议时间和与会人数。相关部门间能合并召开的会议合并召开,提倡多开视频会议,视频会议时间一般控制在1.5小时内。严格控制召开临时会议。会后,主办部门应及时对会议经费进行结算,并附送参加会议人员名单、会议经费预算表、会议通知以及会议经费的使用明细清单。会议资料及时归档。

4. 月度工作会议

月度工作会议主要传达上级有关文件和指示精神,通报中心主任办公会议决定,部署月度中心主要工作安排及其他有关工作。

原则上每月召开1次（于每月最后一周的周一，中心主任办公会议结束后召开），或根据需要临时召开。会议由中心主任主持，或委托中心副主任主持。参加对象为中心领导、部门负责人，必要时党支部书记、纪委委员、工会专职副主席、团委书记、妇委会主任、中心民主党派负责人列席会议。

中心办公室负责会议记录，必要时由中心办公室负责将会议精神形成纪要下发各部门实施，并督促、检查落实情况。

5. 职工大会

原则上每半年召开1次，也可根据需要由中心主任或中心党委书记决定临时召开。会议主要传达上级有关重要文件精神，总结布置中心工作，表彰先进等。由中心办公室负责组织，并做好会议记录，会场由后勤管理部门负责布置。

6. 主任周会

中心于每周一上午举行主任周会。参加对象为中心领导、党委委员、办公室主任、本周和下周值周人员、有事项需要提交主任周会讨论的相关部门负责人。

主任周会议事内容包括：

第一，本周值周情况的通报，协调解决值周中发现的问题和有关事项；

第二，安排中心领导本周主要工作；

第三，讨论相关部门临时需要提交中心领导决定的普通事项。

议事规则具体如下。

值周人员要及时做好值周小结，确定需要提交周会讨论的事项，提出初步处理意见供会议讨论；中心各部门在下周需要有关中心领导参加的活动应及时告知相关领导，列入下周《中心一周工作安排》；有关部门需要提交周会讨论的事项应及时向分管领导汇报（有需要的准备好相关材料），并告知办公室列入周会议程；办公室负责做好主任周会的通知和会议记录。

7. 处务会

中心各部门每月至少召开1次处务会，由部门负责，及时传达部门长会议精神或中心交办的工作任务，研究布置本部门工作等，并做好会议记录。

8. 其他内部会议

因工作需要，由职能处室或中心内非常设机构牵头召开的涉及全中心或部分部门的会议，由牵头部门牵头组织。

参考文献

老树.集思广益，片言居要——谈会议管理之道[J].保险文化，2008（5）.

（张雪海）

第五节　档案管理

档案管理是指以档案为管理对象开展的一系列业务活动,包括档案的收集、整理、鉴定、保管、检索、统计、编研和提供利用等八个业务环节。

一、背景理论

档案是国家机构、社会组织或个人在社会活动中直接形成的有价值的各种形式的历史记录。19世纪以后,欧洲档案学体系开始形成,其研究内容主要是诸如档案馆的性质和作用、档案的整理分类和鉴定、档案的利用和公布等,多属档案管理方面的理论与技术。1898年,荷兰档案学家S.缪勒、J.A.斐斯、R.福罗英合著了《档案整理与编目手册》,该书被誉为档案学名著。中国档案管理学比较系统的研究,大抵始于20世纪30年代,首先萌芽于文书学研究之中,程长源的《县政府档案管理法》(1936)、何鲁成的《档案管理与整理》(1938)等,标志着以档案管理学科为主要内容的中国档案学的形成。新中国成立以后,系统地建立起档案管理学科,档案管理学主要研究内容为档案的基本概念、档案工作的组织管理、档案管理的原则和方法。

(一) 内容

档案工作是指用科学的原则和方法管理档案,有广义和狭义之分。广义的是指宏观的档案事业管理和微观的档案管理活动,狭义的就是指我们通常所说的档案管理,即档案馆(室)开展的具体档案业务工作的八个环节。收集是档案工作的起点,是获取和丰富档案资源的主要渠道和手段;整理是档案管理的基础环节;鉴定是判定档案真伪和价值的过程,是档案业务工作中不可缺少的重要组成部分;保管是采取一定的管理方式和技术手段对档案进行科学管理与保护,以维护档案的完整与安全,最大限度地延长其寿命的工作;检索是对档案信息进行系统存储和根据需要进行查找的过程;统计是以表册、数字等形式揭示档案和档案工作有关情况的一项业务工作,它贯穿于档案管理各个环节,是做好档案规范化管理、研究制定相关方针政策、实行有效监督与指导的重要依据和手段;编研是按照一定的主题对具有研究价值和实用价值的档案信息进行收集、研究、加工、编辑,并以出版、推荐或分发等方式提供给社会利用的工作,它是主动、科学地提供档案利用的有效手段;提供利用是档案管理的最终目的,它可以使档案价值得以实现。档案管理各项业务工作都有各自不同的工作内容、特点和要求,都是必不可少并相对独立的。它们组成一个有机整体,发挥各自的作用,同时也相互关联、相互制约。

（二）性质

档案管理是一项科学管理性的工作，其用一整套科学的理论原则和技术方法管理档案，并进行研究、考证、系统管理，同时对档案信息进行管理和开发利用。它是各项管理工作的重要组成部分。

档案管理是一项服务性的工作，通过管理和提供档案信息来为各项工作服务。它是其他各项工作的基础和条件，档案管理的服务性恰恰反映了它的社会地位和作用，是档案管理工作赖以存在和发展的条件，在社会发展的各个阶段，档案管理工作必然为一定的经济、政治、文化等服务。

档案管理是一项政治性机要性的工作，在阶级社会中，档案管理工作体现一定的阶级关系和阶级利益，为一定的统治阶级所掌握，这个服务方向是档案管理工作政治性的集中表现。由于档案本身的特点及档案内容关系到国家利益，决定了档案管理的机要性，任何国家对档案管理都有一定的保密要求。档案管理的政治性机要性还表现在维护档案的真实性方面。

（三）原则

《中华人民共和国档案法》第五条从法律的高度确定了档案工作的基本原则："档案工作实行统一领导、分级管理的原则，维护档案完整与安全，便于社会各方面的利用。"这三方面相辅相成，缺一不可。"档案管理工作实行统一领导、分级管理的原则"是核心，它为档案工作提供了组织保证，这是新中国成立以来档案工作行之有效的成功经验，也是我国档案工作的一大特点；"维护档案完整与安全"是条件，它为档案工作提供了物质条件，这是档案工作的最基本要求，它既关系到国家、集体和个人利益，也是为了实现档案财富的积累；"便于社会各方面的利用"是目的，这是档案管理工作的根本宗旨，它体现了档案管理的服务性，档案利用是档案管理工作的最终目标，是档案管理各个业务环节的出发点，是检验档案工作效果的主要标准。

二、疾控现状

疾病预防控制档案是指各级疾病预防控制机构在疾病预防控制、健康危害因素监测与控制、检验、健康教育与健康促进、科研培训及党、政、工、团、民主党派管理等活动中形成的各种门类、载体档案的总和。疾控档案管理工作是疾控工作的重要组成部分，是提高疾控工作质量和科学管理水平、加强规范化建设的必要条件。

1990年浙江省卫生厅、省档案局联合颁发并实施了由浙江省卫生防疫站组织起草的《浙江省卫生防疫档案管理暂行规定》，在全国卫生系统中率先走上了全省范围内的档案管理规范化、标准化轨道。2000年疾控机构成立后，先后下发了由浙江省疾病预防控制中心起草的《关于印发浙江省疾病预防控制档案管理办法的通知》《浙江省疾病预防控制文件材料归档范围和档案保管期限表》，进一步规范了全省疾控档案管理工作。

随着疾控事业的快速发展，疾控档案信息资源日益扩大，档案管理工作存在着档案载体多元化、档案管理复杂化、技术手段多样化、服务利用个性化的发展趋势。但是由于档案管理工作烦琐枯燥、档案人员创新意识薄弱、宣传力度不足，疾控机构中业务人员又大都只注重疾控相关业务工作,缺乏对档案重要性的认识,认为档案管理工作可有可无,平时就不注意收集和整理,从而导致档案管理工作在疾控机构发展进程中存在着边缘化的倾向。

2013年浙江省疾控中心对全省11个市及各县(区)疾控机构的档案管理情况进行了调查统计,各级疾控机构都建立了综合档案室实行集中统一管理,明确了分管领导,职能基本归属于办公室,专职档案员比例20%不到,78%的档案人员参加了档案培训,70%以上疾控机构档案管理工作已达省级及以上标准。从档案管理硬件建设来看,有16家疾控机构建有100平方米以上的综合档案室,基本配备有密集架、铁质五节柜等档案装具及空调、去温机等设备,大部分都购置了计算机、复印机、照相机等,各级疾控机构2013年度档案经费投入共计131.59万元。从室藏档案情况来看,各级疾控中心都室藏综合性档案,大都保管有特殊载体档案。其中开展档案数字化工作的疾控机构占21%,开展电子业务数据管理工作的疾控机构占14%,开展电子文件管理工作的疾控机构占19%。

调查发现,疾控机构档案管理存在的问题大致有以下几点。

第一,各级疾控机构档案管理工作发展不均衡,特别是在档案经费投入、特殊载体档案管理、档案信息化建设等方面。

第二,档案管理专业队伍比较薄弱,部分市级疾控机构及大部分县(区)级疾控机构档案员都为兼职,有的档案人员未经过档案专业培训,档案管理专业人员队伍在专业素质、理论水平、文化程度等方面参差不齐,影响档案人员整体素质。

第三,档案管理基础设施建设投入及经费不足,特别是随着档案库存量的增加,有的档案室库房面积不足,装具陈旧老化,档案保管条件简陋,导致档案管理措施无法落实,影响档案的规范化管理。

第四,档案信息化工作相对滞后,由于档案信息化管理软硬件配置不到位、信息化工作量巨大等原因,各级疾控机构档案信息化程度不高,发展较为缓慢。同时,随着电子政务的推广,非纸质档案也越来越多,如何实现电子文件、数码影像等特殊载体档案的长期保存和有序管理,迫切需要探索。

三、管理实践

(一)条件保障和制度建设

浙江省疾控中心成立了档案工作领导小组、档案与电子文件登记备份工作领导小组及档案鉴定小组,明确了主管领导及直接负责的相关领导。根据中心工作职责和岗位调整情况,建立了以中心档案室为主、各处所共同参与的档案管理网络,在档案管理工作中发挥了较好的作用。

迁至新址后,中心档案用房得到较大改善,总面积为250平方米,其中办公用房和阅览室为125平方米,配备有计算机、复印机、档案专用服务器和存储设备等办公设备。档案库房配备了防盗门窗、标准密集架、除湿机、中央空调、灭火报警装置等硬件,并在指定的数字化加工现场安装监控设备,与消控中心联动,加强了中心档案室安全防范能力,强化了保密管理。

结合疾控业务工作,中心建立健全了档案管理各项规章制度,制定有归档、整理、保管、鉴定、借阅、保密及电子文件归档与管理办法等制度，并将相关档案管理制度统一纳入《浙江省疾病预防控制中心档案管理办法》。中心每年在下发工作计划任务时，对档案管理工作提出了明确的目标任务，同时将文件的形成、积累、整理、归档列入相关岗位和人员职责，实施综合目标管理责任制，明确各处所的档案管理职责，并与年度考核挂钩。

（二）档案收集、保管和移交

浙江省疾控中心实行各种门类、载体档案集中统一管理。根据中心档案管理办法，每年年初下发通知，督促各处所根据要求进行归档整理，力争做到应收尽收，应归尽归。各处所的归档工作由文件材料形成者或兼职档案员承担，其中综合性文件材料和跨部门联合承办的文件材料由牵头部门负责归档，各处所于三月底前将整理后的文件材料移交综合档案室。综合档案室对各种门类、载体的档案进行统一分类、编号、编目和排列，纸质文件以"件"为单位进行整理，采取年度—保管期限的分类法。中心档案还保管有仪器档案、实物档案及照片、光盘等。作为法定进馆单位，浙江省疾控中心承担着全面整理、鉴定保管期限为永久、长期的档案并向浙江省档案馆移交的职责。

（三）信息化建设与电子档案移交

浙江省疾控中心从1995年开始使用计算机管理档案，经过系统升级改造，目前已安装数字档案室管理软件，使档案管理更加规范化、科学化、简便化，档案利用更加高效化。中心OA系统从2000年开始试运行，经过数次改版，已启用收发文流程，并与数字档案室系统连接，实施了实时归档。

业务档案电子文件的接收从2003年开始，接收的内容基本为一些重要活动或项目材料，归档没有持续性。2008年开始按照档案管理办法要求于每年有规律地接收业务档案电子文件，归档的电子文件以文本、图像和数据形式为主，一般以光盘为载体归档。2013年下发了《关于加强中心电子文件、数码照片归档管理工作的通知》，将电子文件、数码照片归档管理纳入年度档案管理考核内容。

根据《中共浙江省委办公厅　浙江省人民政府办公厅关于开展电子文件和数字档案登记备份工作的通知》《浙江省档案局关于第二批省级单位开展档案与电子文件登记备份工作的通知》等有关文件精神，中心申报了《档案数字化》财政项目，2012—2014年共投入经费125万元用于纸质档案数字化扫描及档案信息管理系统的升级维护，按照浙江省档案局《浙江省省直单位纸质档案数字化实施细则》的要求，已完成室藏2011年前所有传统纸质档案数字化扫描约140万页，容量约为7TB，并通过浙江省电子政务数据灾难备份中心验收。加强沟通协调，中心明确职责，落实人员，通过中心服务器与浙江省电子政务数据灾难备份中心的专线连接，每月按时进行应急指挥系统、浙江省免疫规划信息系统、中心门户网站及慢性病监测信息管理系统等业务信息系统的在线登记备份。

（四）对下级疾控机构档案工作开展监督指导

浙江省疾控中心在抓好自身档案建设的同时，还加强了对全省各级疾控机构档案管理规范化的指导工作。档案人员深入基层，对下级疾控机构在档案管理和升级达标工作中遇到的一些具体问题，积极给予解决，并帮助开展档案工作。加强对全省疾控机构档案人员的培训,举办了全省疾控机构档案管理培训班、档案信息化建设培训班和全省疾控档案管理继教班,邀请档案管理学教授、浙江省档案局专家及资深疾控档案管理人员等讲授课程,提高学员的档案管理技能和管理水平。

(五)档案管理中需要加强的工作

随着疾控事业的发展,疾控工作的内容和服务领域不断拓展,疾控工作越来越受到人们的关注,这就要求疾控档案管理工作也要有与之相适应的创新型发展。在疾控档案管理实践中需要加强以下几方面工作。

1. 加强领导,建立档案管理组织体系,强化工作职责

领导的重视和支持是做好档案管理工作的前提条件和重要保证。领导要充分认识档案管理对促进疾控事业发展的重要作用,把档案工作的开展纳入疾控工作的发展规划和年度计划,把档案工作列入疾控工作的议事日程,及时解决档案工作中的问题,特别要在保持档案人员稳定、档案基础设施建设及经费等方面给予大力支持。

切实加强对档案工作的组织领导和管理,建立档案管理组织及以综合档案室为主,各部门共同参与的档案管理网络,明确档案工作职责,将档案管理与疾控业务工作同步考核、同步发展。

2. 加强宣传,增强全员档案意识

档案管理是疾控工作中的一个重要组成部分,要结合疾控工作实际,通过学习《档案法》、召开会议、参观学习、典型事例宣传等多种形式,深入宣传,使职工都认识到档案与自己日常工作和生活的密切关系以及档案在疾控业务工作中的作用,形成人人重视档案、支持并自觉地做好资料归档工作的氛围。

3. 加强制度建设,规范档案管理

档案种类繁多,载体形式各异,必须建立健全档案管理各项规章制度,这是促进档案工作规范管理的关键。结合疾控档案管理实际,制定档案收集、整理、保管、借阅、统计、鉴定、保密、销毁、利用等规章制度和档案管理人员岗位责任制,使档案工作各环节的运行有章可循,各部门按照各自的工作职责和归档范围进行收集和整理。

4. 加强收集、鉴定,实施"以我为主"的归档原则

收集、鉴定档案是档案室的重要职责,要结合疾控机构的实际情况,拓展收集视野,确定科学合理的归档范围和保管期限,变被动收集为主动收集,保证档案资源不流失。电子文件作为一种新型的信息载体出现在档案领域,给档案工作注入了生机和活力,要加强对电子文件的收集、鉴定,在电子文件归档过程中,介入文件管理的源头,制定文档一体化的管理规范,以优化资源,确保归档后的电子文件能够获得科学有序的管理,提高档案信息利用率。档案室也可以根据疾控工作性质和特点,进行有疾控特色的档案收集工作。

"以我为主"的立卷归档原则,即归档的文件要以本单位形成、直属上级单位形成需本单位执行的文件为主的原则。它要求我们在实际归档工作中既要掌握重点、分清主次、减少档案归档的重复度,又要注意防止应归档文件的散失,有效维护档案的完整性,提高档案利用率和利用效果。

5. 加强档案管理硬件建设,加强对特殊载体档案的管理和保护

结合各级疾控机构办公场所的调整、重建,及时做好档案室的规划建设工作,缓解档案

管理用房紧张、保管条件差等问题。档案保管应有专门库房，配备密集架或铁皮柜等装具，库房要做到防火、防盗、防潮、防鼠、防虫、防尘、防光等措施，确保档案的安全。

加强特殊载体档案的规范管理，从收集、归档、移交到保管、借阅、利用要制定严格的制度，防止分散流失，杜绝归为己有。由于特殊载体档案如照片、磁带、光盘等在保存方面，要求有严格的温湿度控制、无强磁场干扰、无震动、无尘、无腐蚀气体等，要结合实际，从长久保护和利用考虑来创造保管条件，并且载体的质量直接关系到档案信息的保存寿命，所以选购时要认真把好质量关。

6. 加强档案信息化建设和数字化进程，实现档案信息资源的综合利用

在如今的信息时代，随着疾控机构的网络建设、办公自动化系统及各种数据库建设的发展，档案室已经由传统的档案实体保管中心转变为数字化档案信息资源保存和利用的中心，要积极参与疾控机构信息化建设，利用内部局域网建立档案室网页，组织上网数据和信息，实现档案信息的网上检索，还可以在网页上通过汇编相应的专题、提供电子信箱等服务方式，与利用者进行信息交流、提供咨询，为疾控各项工作的开展提供优良服务。在档案信息化建设中要充分认识标准规范统一的重要性，加大整合和规划方面的力度。对重要传统载体档案，应根据档案行政管理部门的要求，加快数字化进程，以开展电子文件和数字档案登记备份工作为契机，确保档案的真实性、完整性和有效性，提高抵御风险的能力。同时要高度重视信息安全问题，建立档案应急、灾备机制，严格保密制度。

7. 加强档案管理创新，适应新形势下的档案管理发展要求

首先要理念创新，要改变"重藏轻用""秘而不宣"的档案意识，拓宽工作思路，不要局限于过去传统的工作模式、狭小的工作范围和环境，要树立档案服务大局的意识，确立开放、整合、融入的新理念，优化室藏，充分发挥档案的作用。

再是服务创新，是要着力于档案室服务功能的开发，把档案工作与疾控机构中心工作紧密联系在一起，充分利用拥有丰富档案资源的独特优势，研究分析室藏档案中对疾控工作开展有参考价值的信息，与信息化、网络化建设相结合，主动、有效地为领导决策、疾控事业发展及社会大众提供档案信息服务。

8. 加强档案人才队伍建设，充分调动档案管理人员工作积极性

人才资源是档案工作的第一资源力，要注重引进和培养既具有疾控或档案专业知识和技能，又掌握计算机技术的复合型人才来充实档案队伍；要通过培训加强档案管理人员的敬业精神、务真求实的科学精神和敢于探索的创新精神；同时也要加强档案人员继续教育培训，及时更新档案管理和信息技术相关知识和技能，提高应对新任务的能力，适应信息技术和档案事业的发展需要。

参考文献

[1] 浙江省档案局.档案工作实务[M].北京：中国档案出版社，2009.

[2] 浙江省档案局.档案事业概论[M].北京：中国档案出版社，2009.

[3] 何嘉荪.档案管理理论与实践[M].北京：高等教育出版社，1991.

[4] 王立凯.制度管理是企业管理的根本[J].现代邮政，2009(1):37-39.

[5] 庄逸洲,黄崇哲.医院机构管理制度[M].上海:上海交通大学出版社,2006.

[6] 张尚瀛.档案工作理论与实践[M].北京:华艺出版社,2006.

[7] 李鲁,郭岩郑.卫生事业管理[M].北京:中国人民大学出版社,2006.

（裴华平）

第六节　公文管理

根据中央编办、财政部和国家卫生计生委《关于疾病预防控制中心机构编制标准的指导意见》（中央编办发〔2014〕2号），疾病预防控制中心是从事基本公共卫生服务的公益性事业单位，承担疾病预防控制技术管理与应用研究指导等七大职责。疾病预防控制中心要履行好职责和任务，需要经常与卫生计生行政部门、上下级单位以及社会其他机构、部门之间沟通和联系，而公文是实施领导、开展公务、履行职能的重要手段和工具。因此，必须加强公文管理，推进公文处理工作科学化、制度化和规范化。

一、背景理论

根据中共中央办公厅、国务院办公厅联合印发的《党政机关公文处理工作条例》（中办发〔2012〕14号，以下简称《条例》），党政机关公文是党政机关实施领导、履行职能、处理公务的具有特定效力和规范体式的文书，是传达贯彻党和国家方针政策，公布法规和规章，指导、布置和商洽工作，请示和答复问题，报告、通报和交流情况等的重要工具。也有权威学者将公文定义为，法定的机关和组织在依法履行职能的过程中按照规定体式和处理程序制成的具有现行效用的书面文件，是管理机关工作的重要工具。公文的定义随着国家发展和时代变迁，也有着不同的定义或说法，但总结起来，公文的共同特点都是具有法律效应和规范格式的公用文书，是依法行政或开展公务活动的重要工具、载体和依据。

正式的公务文书具有以下特征：①是由一定的法定的权威的行政机关发布的；②有固定的格式规范；③有特定制发程序；④有一定的阅读范围内；⑤它有权威性和约束力。由于正式公文一般都套红，经常被人们称为"红头文件"。除法律、法规规定的以外，凡是需要行政审批、行政许可的事项，都是由公文来完成的。目前，我国党政机关公文种类主要有15种，在实际工作中可根据需要选择合适的文种制作公文。①决议。适用于会议讨论通过的重大决策事项。②决定。适用于对重要事项作出决策和部署、奖惩有关单位和人员、变更或者撤销下级机关不适当的决定事项。③命令（令）。适用于公布行政法规和规章、宣布施行重大强制性措施、批准授予和晋升衔级、嘉奖有关单位和人员。④公报。适用于公布重要决定或者重大事项。⑤公告。适用于向国内外宣布重要事项或者法定事项。⑥通告。适用于在一定范围内公布应当遵守或者周知的事项。⑦意见。适用于对重要问题提出见解和处理办法。⑧通知。适用于发布、传达要求下级机关执行和有关单位周知或者执行的事项，批转、转发公文。⑨通报。适用于表彰先进、批评错误、传达重要精神和告知重要情况。⑩报告。适用于向上级机关汇报工作、反映情况，回复上级机关的询问。⑪请示。适用于向上级机关请求指示、批准。⑫批复。适用于答复下级机关请示事项。⑬议案。适用于各级人民政府按照法律程序向同级人民代表大会或者人民代表大会常务委员会提请审议事项。⑭函。适用于不相隶属机关之间商洽工作、询问和答复问题、请求批准和答复审批事项。⑮纪要。适用于记载会议主要情况和议定事项。

公文一般由份号、密级和保密期限、紧急程度、发文机关标志、发文字号、签发人、标题、主送机关、正文、附件说明、发文机关署名、成文日期、印章、附注、附件、抄送机关、印发机关和印发日期、页码等组成。具体要求按照《党政机关公文处理工作条例》和《党政机关公文格式》(GB／T 9704－2012)执行。

二、疾控现状

随着2000年我国卫生体制改革，各级疾病预防控制中心相继建立，并形成国家、省、市、县四级较为完善的网络。各级疾控中心担负着疾病预防控制、卫生检验检测、健康教育等公共卫生方面的重大职责。同时，其还是所在地区的预防医学信息管理、科学研究、继续教育、业务培训、技术咨询及卫生保健服务的中心。因此，在其活动中形成的公文非常重要，正确书写好各类公文有着不可替代的作用。

公文是党政机关、企事业单位、社会团体在办理公务中形成和使用的文书。疾病预防控制中心作为公益性事业单位，虽然不是党政机关，但由于其工作具有的行政特点，应参照党政机关公文要求进行公文管理。目前，主要参照一个条例和一个国标执行，分别是《党政机关公文处理工作条例》(2012年)和《党政机关公文格式》(GB／T 9704－2012)，这是各级疾控中心做好公文管理的依据和准绳，在此基础上，不同地区的卫生计生行政部门和疾控机构会根据本地区实际制定一些不同的、更加规范的规定或管理办法，也应一并参照执行。

《党政机关公文处理工作条例》于2012年4月6日由中共中央办公厅、国务院办公厅联合印发，1996年中办印发的《中国共产党机关公文处理条例》和2000年国务院印发的《国家行政机关公文处理办法》同时废止。《条例》的发布施行，首次将党政公文管理要求进行了统一规范，"合二为一"，对推进党政机关公文处理工作科学化、制度化、规范化起到了重要作用。

《党政机关公文格式》(GB／T 9704－2012)，是由中华人民共和国国家质量监督检验检疫总局和国家标准化管理委员会联合发布，根据中共中央办公厅、国务院办公厅印发的《党政机关公文处理工作条例》的有关规定，在《国家行政机关公文格式》(GB／T 9704－1999)基础上修订而成的。该标准对制发公文时公文用纸主要技术指标、公文用纸幅面尺寸及版面要求、印制装订要求、公文格式各要素编排规则、公文中的横排表格、公文中计量单位、标点符号和数字的用法、公文的特定格式、式样等作了明确要求。

公文的制作和办理有着较为严格的规范和流程。一定程度上，公文的质量优劣和处理效率的高低,直接体现着疾控机构的形象,是检验和衡量疾控机构工作质量、工作效率和工作作风的重要标准,也是衡量疾控机构人员整体素质的重要尺度。目前,国家和省级疾病预防控制中心公文规范性较好,但市、县级疾病预防控制中心公文管理和制作方面还存在问题,公文质量还有待进一步加强。疾病预防控制公文常见问题有:①公文格式不规范,制发公文不符合最新的《国家行政机关公文格式》(GB/T 9704-1999),负责公文制作的相关人员未认真学习贯彻新标准;②公文使用不规范,常见有文种误用,如请示和报告混用、滥用通知、越级行文、用语不当、层次不清、结构不完整等;③对公文管理不重视,缺乏规范的公文管理制度和程序,公文管理不符合新版《条例》、国标要求。这些问题的存在不但影响到疾控机构的形象,而且会给疾控工作造成损失和不良影响,严重者还会涉及法律方面问题,因此必须规范做好公文管理工作。

三、管理实践

各级疾病预防控制中心应结合本单位实际,逐步建立完善公文管理相关规章制度,制定收发文要求、公文制作规范等。作为公文处理的管理部门(一般为中心办公室),应严格审核、签发程序,配备专职人员处理公文,改善办公条件,努力提高公文处理的效率和质量。以浙江省疾病预防控制中心为例,中心在遵循国家有关公文管理条例和标准的基础上,参照《浙江省卫生计生委机关公文处理办法(试行)》,按照一个口子对上和对下原则,由中心办公室负责所有行政文件的管理,并制定内部《公文管理办法》,对各处(所、室)的公文进行规范管理。

公文要严格按照程序办理,程序是防止公文出错的保证。要按照程序办事,要集思广益,虽然这比较烦琐,显得效率不高,但公文质量能够得到保障。公文处理包括三个方面的内容:①公文的制发,如公文的撰写、核稿、签发、校对、复核、缮印、监印、封发等;②收文的处理,如签收、登记、分办、拟办、批办、传阅、承办、催办等;③公文的管理,如平时归卷、年终立卷、查阅、归档等。浙江省疾控中心制定有专门的发文、收文管理程序,对中心收发文进行规范管理,并已实现内部办公系统(OA)流程化管理,收发文质量得到较好保障。

(一)疾控公文种类

目前,决议、命令(令)、公报、议案、公告、通告等6种文种因使用主体和适用范围限定,各级疾控中心在实际工作中很少用到,较常使用的公文种类主要有9种,分别是通知、报告、请示、函、通报、决定、意见、批复、纪要。

(二)公文格式范围

包括中共浙江省疾病预防控制中心党委文件、浙江省疾病预防控制中心文件、浙江省疾病预防控制中心函、浙江省疾病预防控制中心办公室文件、浙江省疾病预防控制中心办公室便函、浙江省疾病预防控制中心纪要等。

(三)公文有关要素

第一,标题。由发文机关名称、事由和文种组成。公文标题应当准确概括公文的主要内容,并准确表明公文种类。应正确拟制标题,标题要能够准确表达文件的内容。标题的发文机关名称分别使用规范简称"浙江省疾控中心""浙江省疾控中心办公室"。

第二,发文机关标志和发文字号。由发文机关全称或者规范化简称加"文件"二字组成,也可以使用发文机关全称或者规范化简称。以浙江省疾控中心为例,发文机关标志统一规定为"中共浙江省疾病预防控制中心委员会文件","浙江省疾病预防控制中心文件"或"浙江省疾病预防控制中心","浙江省疾病预防控制中心办公室文件"或"浙江省疾病预防控制中心办公室";疾控中心经常使用的特定格式的公文如信函格式公文,则发文机关标志采用"浙江省疾病预防控制中心""浙江省疾病预防控制中心办公室便函",此类公文可不加发文字号。发文字号应含有发文机关代字、年份、顺序号,对应文号分别为"浙疾党〔20××〕××号""浙疾发〔20××〕××号""浙疾办〔20××〕××号"或"浙疾函〔20××〕××号""浙疾办便函〔20××〕××号"。联合行文时,只标注主办机关发文字号。上行文编号方法为"浙疾〔20××〕××号"。一般由疾控机构办公室文件审核人员根据文件内容选择相应的发文形式,编制相应的发文字号。

第三,密级。公文密级分为秘密、机密、绝密三种,统称为国家秘密。带有密级的文件称为秘密文件,它是划分文件密与非密的标志。涉密公文应当根据涉密程度分别标注"绝密""机密""秘密"和保密期限。疾控机构一般无定密权,拟制涉密文件较少。

第四,紧急程度。公文送达和办理的时限要求。根据紧急程度,紧急公文应当分别标注"特急""加急"。

第五,主送机关和抄送机关。公文的主要受理机关,应当使用机关全称、规范化简称或者同类型机关统称,疾控机构一般为"××疾控中心";抄送机关由发布机关规定,注意抄送机关应为机关单位,而非机关单位内设机构或领导个人。

第六,正文结构层次。一般不超过四层:第一层为"一、",如其后紧接的是标题,并单独成行排列,一般使用黑体字,最后1个字后不加句号;第二层为"(一)",第三层为"1.",如其后紧接的是标题,并单独成行排列,最后1个字后不加句号,其中第二层"(一)"及标题应当使用楷体字;第四层为"(1)",一般不再单独成行排列标题。层次序数可以越级使用,如果公文结构层次只有两层,第一层用"一、",第二层既可用"(一)",也可以选用"1."。

第七,成文日期。使用阿拉伯数字。成文日期以签发人签字的日期为准。联合发文的成文日期以最后一个签发人的签发日期为准。

第八,主题词。根据新版《条例》,现行公文已不再设有"主题词"要素。

第九,印发机关和印发日期。中心党委文件、中心文件、中心办公室文件署名分别为"中共浙江省疾病预防控制中心委员会""浙江省疾病预防控制中心""浙江省疾病预防控制中心办公室"。印发日期是文件当日印出的日期,与文件落款日期可以相同,如果不同,印发日期不能早于落款日期。格式统一为"20××年××月××日印发"。

第十,保留痕迹。公文存档要保留改动痕迹。电子公文也应当保留改动痕迹,以便事后根据需要查询。

第十一,文件签发后的改动。文件签发后,如需改动,须经原签发人同意。

(四)发文管理

公文拟制包括公文的起草、审核、签发等程序,发文办理主要程序是复核、登记、印制、核发。以浙江省疾控中心为例,发文管理程序如下。

1. 目的

明确中心公文发文程序、步骤和职责分工。

2. 适用范围

本程序适用于浙江省疾病预防控制中心职能处(科)所和业务处(科)所公文发文质量的控制,包括对外发文和对内发文,通过内网协同办公系统(OA)公文流程发文或通过纸质审批流程发文。本程序不适用于中心党群组织发文的控制。

3. 职责

中心主任及其指定的管理者代表负责公文的最终审定和签发。中心办公室是发文质量控制的归口管理部门,负责所有对内和对外发文的审核、标识、归档、作废处理和更改等活动的控制管理。各处(科)所负责本部门公文的拟稿、修改和质量控制,由处(科)所负责人审核后,中心办公室核稿,中心主任或分管主任审定和签发。文件拟稿人、持有人负责文件的使用和保管。职能处(科)室针对中心内部临时工作所发的通知、便函等由办公室统一发文,并盖办公室印章。中心对外的一般业务联系,使用中心办公室便函,各处(科)所需填写《办公室便函审批单》审批后发文(通过OA流程化管理)。

4. 程序

(1)公文的分类。中心对内发文:指职能科室或部分业务科室对中心内部临时工作所发的公文,需走内网公文OA审批流程。中心对外发文:以中心名义对外联系沟通所发的公文,需走内网OA公文审批流程。中心办公室便函:用于中心对外的一般业务联系,需走内网OA公文审批流程。

(2)文件拟稿。拟稿是整个发文处理工作的起点,由处(科)所负责人确定拟稿人,并按照国家和中心有关公文要求,对文件格式、内容等进行质量控制。发文必须是事出有因,确有行文必要,拟稿人应掌握拟稿内容相关的最新政策、文件、进展等,避免不必要的行文和重复发文,可发可不发的公文应避免发文。拟稿人拟稿完毕后走内网OA"行政发文审批"流程,提交处(科)所负责人进行"科室审核"。拟稿人负责对流程除拟稿以外的所有节点退回的公文按要求进行修改完善。

(3)科室审核。处(科)所负责人负责公文的科室审核工作,对公文的内容和质量进行控制。处(科)所负责人对不符合要求或需要修改完善的公文,可退回给拟稿人,由拟稿人进一步修改,或终止发文。处(科)所负责人对公文的科室审核完毕后,提交办公室文秘核稿。处(科)所负责人负责对流程"科室审核"以后所有节点退回至"科室审核"节点的公文按要求进行修改完善。

(4)办公室文秘初审。办公室文秘负责对处(科)所提交公文进行初审与质量控制。办公室文秘对不符合要求或需要修改完善的公文,可退回给拟稿人或处(科)所负责人,由拟稿人或处(科)所负责人进一步修改,或终止发文。办公室文秘按照国家和中心公文要求,结合业务工作,对处(科)所提交公文进行初审与质量控制,包括公文行文必要性、标题、类别、主送、抄送、印数、备注说明等,初审完成后提交中心办公室主任审核。办公室文秘负责对流程"初审"以后所有节点退回至"初审"节点的公文按要求进行修改完善。

(5)办公室核稿。中心办公室主任负责公文的办公室核稿任务。中心办公室主任对不符合要求或需要修改完善的公文,可退回给拟稿人、处(科)所负责人或办公室初审人员,由拟稿人、处(科)所负责人或办公室初审人员进一步修改,或终止发文。中心办公室主任负责中心所有公文的核稿与总体质量控制,核稿完成后提交中心主任或分管主任签发,需要会签的文件提交相关处(科)所会签后再提交中心主任或分管主任签发。中心办公室主任负责对流程"办公室核稿"以后所有节点退回至"办公室核稿"节点的公文按要求进行修改完善或退回有关节点修改完善。

(6)公文审核。中心分管领导负责公文审核与质量控制,对权限范围的公文进行签发,权限范围以外或重要文件需提交中心主任签发。中心分管领导对不符合要求或需要修改完善的公文,可退回流程"审核"节点之前的任何节点修改完善,或终止发文。

(7)签发。中心主任或分管主任可对权限范围的公文进行签发,或退回任何节点修改完善;重要公文和上行文由中心主要负责人签发。

(8)发文登记。中心办公室发文登记人员负责对签发文件进行编号登记。

(9)校对。拟稿人负责登记完毕后的公文校对工作,中心公文校对实行纸质校对。校对发现问题需要修改文件的,由拟稿人提出修改意见交中心办公室主任签字同意,并本人签字后提交中心办公室文印人员打印。

(10)套红、打印。中心办公室文印人员负责校对后公文的套红打印和质量控制。公文印制完毕后通知文件拟稿人(承办人)取走文件,由拟稿人(承办人)对公文内容和印刷质量进行检查后分发;文印人员将文件提交中心档案室档案管理人员进行归档。内部发文由文印人员负责按无纸化办公要求将有关文件发布至中心内网OA系统。

(11)归档管理。中心档案室档案管理人员套红、打印人员提交文件的归档管理和质量控制。归档完毕后提交拟稿人,由拟稿人自行保管。

(12)结束。拟稿人收到档案管理人员提交的文件以后,进行及时确认,流程结束。

5. 涉密文件

涉密文件走纸质审批流程,程序同审批流程。

6. 行文数量的控制

疾控机构行文应当确有必要,讲求实效,注重针对性和可操作性。没有实质内容或新的政策措施的,可发可不发的文件,一律不发;能以信笺头、抄告单等形式印发的,不以"红头"文件形式印发;凡法律法规或党内法规已经明确规定,现行文件规定仍然适用的,不重复发文;上级机关已公开发布的文件不翻印、不转发;上级机关未公开发布,但要求明确具体的文件,直接翻印下发,不予转发(翻印文件后面加印主、抄送单位及"××疾控中心办公室翻印"字样和翻印日期,不编文号,不加盖印章;与外单位联合发文的,仍按联合发文程序和格式办理;翻印文件须经主办处(科)所负责人签署意见,包括确定主、抄送范围,中心办公室审核,分管领导签发);除重要会议外,领导讲话或工作报告已印发会议材料或已作新闻报道的,会后不再印发或通报,确需印发的,应由主办处(科)所摘要后报经中心领导同意;涉及同一事项的工作部署、配套政策、责任分工等文件,尽量合并下发。

7. 行文方向

(1)上行文——发送单位是上级机关,文种是请示、报告、意见;疾控中心作为卫生计生行政部门下属事业单位,其上级机关是各级卫生计生行政部门,还有上级疾病预防控制中心。

(2)平行文——发送单位是平级机关,文种通常有通知、函、意见。各级疾控机构的平行机关是相应级别的各类企事业单位或政府部门。

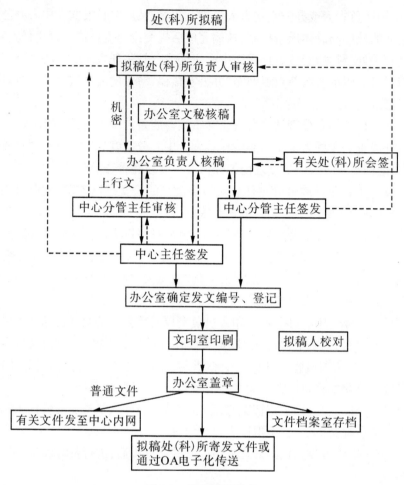

图8.1 发文管理程序

（3）下行文——发送单位是下级机关，文种是通知、通报、批复、意见、函。疾控中心的下级机关是下一级的疾控中心或社区卫生服务机构。

（4）不能越级行文。越级行文，是下级机关给上级机关行文经常犯的错误，典型的是地市、县级疾控中心向当地政府或省卫生计生行政部门行文。

（五）收文管理

主要程序包括签收、登记、初审、承办、传阅、催办、答复等，以浙江省疾控中心为例，具体流程如下。

1. 目的

明确中心公文收文程序、步骤和职责分工。

2. 适用范围

本程序适用于浙江省疾病预防控制中心收文质量的控制，包括内网公文流程收文和纸质收文流程。本程序不适用于中心党群组织收文的控制。

3. 职责

中心主任及其指定的管理者代表负责公文的最终审批；中心办公室是收文质量控制的归口管理部门，负责上级涉及政策法规、布置工作任务及下级单位请示、汇报等所有外来文件的登记、批办、承办、催办、归档、销毁等活动的控制管理。

4. 程序

第一,中心办公室机要人员负责签收各类外来文件,各处(科)所收到上级文件涉及政策法规、布置工作任务等文件,统一交中心办公室办理收文登记。第二,中心办公室机要人员将收到的文件扫描成PDF格式,通过"浙江省疾病预防控制中心协同办公室系统(OA)"的"收文办理"流程,按要求依次填写相关项目,最后提交办公室主任初审。第三,中心办公室主任根据文件内容提出的拟办意见,转中心领导阅知或批示,或直接转有关处(科)所负责人阅处。第四,中心办公室根据中心领导批示意见转承办处(科)所负责人办理,紧急来文会以短信提醒。第五,各处(科)所具体承办人员收到文件后,及时处理,提交下一流程。第六,中心办公室将承办处(科)所根据文件内容及批示意见办理完毕的公文归档,并打印文件处理单,附在原纸质文件上,作为纸质文件进行归档,统一交中心档案室。第七,处理完毕的文件提交中心档案管理人员进行归档。第八,涉密文件走纸质审批流程,当面呈送中心办公室主任初审,并根据办公室主任的拟办意见,及时交有关中心领导阅知或批示。

浙江省疾控中心借助协同办公系统的开发与应用等信息化手段,收文管理程序以及各个节点工作已全部实现网络和电子化办公,收文管理效率大大提高。

（六）公文的审核

公文审核包括形式审核和内容审核。

第一,形式审核。其是指审核公文形式上的所有要素。包括:公文的文种、文号、格式、密级、发送机关、抄送机关、附件、注记、签发人、签发日期、印发份数、印发日期等。

第二,内容审核。其是指审核公文的内容,审核重点依据新版《条例》,包括:行文理由是否充分,行文依据是否准确;内容是否符合国家法律法规和党的路线方针政策;是否完整准确体现发文机关意图;是否同现行有关公文相衔接;所提政策措施和办法是否切实可行;涉及有关地区或者部门职权范围内的事项是否经过充分协商并达成一致意见;其他内容是否符合公文起草的有关要求等。

（七）公文的责任

公文应坚持实行谁签字谁负责的原则。如果公文出现了问题,则谁签字谁负责。疾控中心主任或分管主任签发的公文由签发人负责;如果公文的形式出了问题,由负责公文处理的部门(一般是疾控中心办公室)负责;如果公文的内容出了问题,由于正常公文有多个步骤和程序,每一个参与公文起草、审核的人员分别承担不同的责任,而且一般并不是等分责任。

（八）疾控公文写作注意事项

第一,疾控公文不能与国家的法律法规、上级卫生部门政策规定等相悖。在法律上,下位法服从上位法,地方性法规服从中华人民共和国法律法规。公文不能与国家现行法律、法规相抵触,不能与已经出台的文件相抵触。文件明确修改前文的除外。行文应当确有必要,注重效用。可发可不发的公文不发,出台时机不成熟的公文不发,可操作性不强的公文不发。

第二,公文拟制要思路清晰,层次清楚,语言准确。公文最忌逻辑思维混乱。行文要简洁、准确。公文最好是一文一事,除报告外,一般不超过3000字。行文要准确,防止不当修

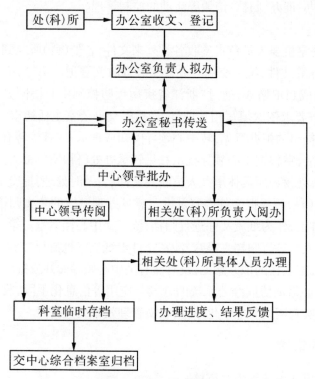

图8.2　收文管理程序

饰和语义重复;标点符号要正确;数字用法要准确、地名要准确;要正确使用缩略语,如WHO(世界卫生组织)、SARS(传染性非典型肺炎)、GDP(国民经济生产总值)、DNA(脱氧核糖核酸,基因)。公文要客观真实,保持前后一致性;不能越级行文;协商一致;请示应当一文一事;报告中不得夹带请示;除上级机关负责人直接交办的事项外,不得以机关名义向上级机关负责人报送"请示""意见"和"报告"。

第三,把握疾控公文的原则性和灵活性。公文的原则性:公文是党的方针政策和国家行政意志的体现,具有高度的原则性,不应因人而异、因事而异。公文的灵活性:熟悉规则,掌握规则,才能灵活运用规则。如果不熟悉规则、掌握规则,灵活运用规则就无从谈起。既要深刻理解规则,又要规范使用规则,在紧急情况下灵活运用规则。但是,由于公文是最讲规则的,灵活运用的幅度一般不是太大。

参考文献

[1] 姬瑞环.党政机关公文写作能力指导与训练[M].北京:中国人事出版社,2013.

[2] 成伟平.卫生防病机构行政公文的正确使用[J].江苏预防医学,2003,14(2):74-75.

[3] 马晓月.卫生部加强公文管理[J].中国卫生,2001(8).

[4] 贾晋蒲.我国现行疾控机构管理体制存在的弊端及改革设想[J].中国公共卫生管理,2001,17(4):276-277.

[5] 罗卫东.卫生管理公文写作[J].中华医院管理杂志,2000,16(7):444-445.

[6] 罗卫东.卫生管理行政公文写作中存在的问题、原因及对策[J].中国农村卫生事业管理,2001,21(3):51 - 53.

参考附录

（韦余东）

中篇:业务管理

第九章

疾控卫生应急管理

卫生应急管理指的是在突发公共卫生事件发生前或发生后,采取相应的监测、预警、物资储备等应急准备,以及现场处置等措施,及时监测引起突发公共卫生事件的潜在因素、控制已发生的突发公共卫生事件,同时对突发公共卫生事件实施紧急的医疗救治,以减少其对社会、政治、经济、人民群众健康和生命安全的危害。根据突发公共卫生事件由潜伏至爆发、蔓延、稳定、下降、回复的自身发生发展规律,将卫生应急管理的内容大抵分为预防准备、监测预警、信息报告、应急反应和善后处理,其中应急预案、应急准备、应急演练、应急处置、应急评估是卫生应急管理工作中较为核心的内容。

第一节　应急预案

应急预案是突发事件应急准备工作的核心内容,是及时、有序、有效地开展事件应急处置的重要保障。《中华人民共和国突发事件应对法》第十七条规定,国家要建立健全突发事件应急预案体系。在我国以"一案三制"为核心的应急体系建设中,"一案"指的就是应急预案体系。目前,我国已形成了由国家总体应急预案和专项应急预案、国务院部门应急预案、各级地方人民政府应急预案及有关部门预案、各相关单位应急预案等组成的突发事件应急预案体系。我国的突发公共卫生事件应急预案体系则是在《国家突发公共事件总体应急预案》的指导下,以《国家突发公共事件应急预案》和《国家突发公共事件医疗卫生救援应急预案》两个专项预案为主体,多个单项预案、部门预案组成的预案体系,是国家突发公共事件应急预案体系的重要组成部分。各级地方人民政府及其有关部门根据有关法律法规、上级人民政府和相关部门突发公共卫生事件应急预案以及本地区的实际情况,也制定了本辖区的突发公共卫生事件应急预案、部门预案和单项预案。为进一步指导和规范突发公共卫生事件应急处理,提高应急预案的操作性,可为应急预案,特别是各单项预案,制定与之配套的应急技术方案或操作手册。

一、背景理论

（一）突发公共卫生事件应急预案框架

应急预案的框架一般包含总则、组织体系、运行机制、应急保障、监督管理、附则等部分。应急预案规定了卫生应急的内容、明确了应急的组织机构和职责、理清了应急工作流程、规范了应急实践操作，并具有一定的法律效力。

1. 总则

应急预案的总则部分包括了编制目的、编制依据、事件分类分级、适用范围、工作原则。事件分类分级是指根据突发事件的发生过程、性质和机理对其进行分类，并按照事件的性质、严重程度、可控性、影响范围等因素对其进行分级，一般分为特别重大（Ⅰ级）、重大（Ⅱ级）、较大（Ⅲ级）、一般（Ⅳ级）四个级别。适用范围针对性要强，适用于本行政区域内可以预见的各类突发事件。工作原则要求明确具体。

2. 组织体系

组织体系包括应急的指挥领导机构、办事机构、工作机构、地方机构、专家组等，明确各组织机构的职责、权利和义务，并对组织体系框架进行描述。以突发事件应急响应全过程为主线，明确突发事件发生、报警、响应、结束、善后处置等环节的主管部门与协作部门；以应急准备及保障机构为支线，明确各参与部门的职责；要体现应急联动机制要求，最好附图表说明。

3. 运行机制

包括监测预警、应急响应、信息发布、后期处置等工作机制。

（1）监测预警机制

确定突发事件信息监测的方法与程序，建立信息收集分析、常规数据监测、风险分析、预警分级等制度。

（2）应急响应机制

①分级响应程序。明确预案启动级别和条件，以及相应级别指挥机构的工作职责和权限，原则上按一般（Ⅳ级）、较大（Ⅲ级）、重大（Ⅱ级）、特别重大（Ⅰ级）四级启动相应级别应急响应措施。

②指挥和协调。现场指挥遵循属地化为主的原则，建立政府统一领导下的以突发事件主管部门为主、各部门参与的应急救援协调机制，明确指挥机构的职能和任务，建立决策机制、报告请示制度以及信息分析、专家咨询、事件评估等程序。

③紧急处置。制定详细、科学的应对突发事件的措施，明确各级指挥机构调派处置队伍的权限和数量、处置措施、队伍集中和部署的方式、应急装备物资的调用程序、不同处置队伍间的分工协作程序。

④人员的安全防护。明确不同类型突发事件救援人员防护安全、预防措施、医学监测、人员和设备去污程序等；根据突发事件特点，应急情况下的群众医疗救治、疾病控制、生活救助以及疏散撤离的方式、程序等。

⑤突发事件的调查分析、检测与评估，明确相关机构、职责与程序等。

⑥应急响应终止。明确应急响应解除的程序、机构或人员，并注意区别于现场救援活动的结束，明确应急响应终止信息的发布机构。

（3）信息发布机制

建立突发事件快速应急信息系统，明确常规信息、现场信息采集的范围、内容、方式、传输渠道和要求，以及信息分析和共享的方式、方法、报送及反馈程序，新闻发布的原则、内容、规范性格式、机构以及审查、发布等程序，相关要求符合有关政府信息公开的规定。

（4）后期处置机制

明确事件善后处理、社会救助、总结评估、奖惩等的标准、程序和内容。

4. 应急保障

应急保障包括人力资源、财力保障、物资保障、基本生活保障、医疗卫生保障、交通运输保障、治安维护、人员防护、通信保障、科技支撑、公共设施等应急保障措施。

5. 监督管理

监督管理包括预案的宣传和培训演练，对预案实施的全过程进行监督检查，明确监督主体和罚则，保障应急措施到位。

6. 附则

附则包括预案中的名词术语、缩写语和编码的定义与说明，明确预案定期评审与更新制度、评审与更新的方式方法、主办机构，注明预案的制定与解释部门、预案实施或生效时间等。

（二）应急预案编制的指导思想和基本原则

预案的编制是依据国家有关法律、法规、规章中关于应急预案的条文，上级政府和有关部门的应急预案以及本地区的实际情况进行的。不论是哪一级或哪一部门制定的预案，都必须坚持预防为主方针，并遵循以下指导思想和基本原则：

1. 以人为本，减少危害

"以人为本"是科学发展观的本质和核心，预案编制的目的就是为了最大程度地减少人员伤亡和健康危害，保障人民群众的身体健康和生命安全，维护社会稳定，贯彻"以人为本，科学发展"的理念和要求。

2. 居安思危，预防为主

预案应着重于平时的常态管理与非常态下应急处置的有机结合，实现预防为主、平战结合、常备不懈的目标。

3. 统一领导，分级负责

建立统一领导、条块结合、分类管理、分级负责、属地管理为主的应急管理体制，实行党委领导下的行政负责制，充分发挥专业应急机构的作用。

4. 依法规范，加强管理

明确预案的法律地位，赋予其一定的法律效力，使应对突发事件的工作规范化、制度化、法制化，依法加强管理，更好地维护公众的合法权益。

5. 快速反应，协同应对

加强以属地管理为主的应急处置队伍建设，建立联动协调制度，充分动员和发挥乡镇、社区、社会团体和志愿者队伍的作用，依靠公众力量，形成统一指挥、反应灵敏、功能齐全、协调有序、运转高效的应急管理机制。

6. 依靠科技,提高素质

加强公共安全科研和技术开发,采用先进的监测、预测、预警、预防和应急处置技术及设施;充分发挥专家队伍和专业人员的作用,提高应对突发公共事件的科技水平和指挥能力,避免发生次生、衍生事件危害;加强宣传和培训教育,提高公众自救、互救和应对各类突发公共事件的综合素质。

二、疾控现状

应急预案主要由各级人民政府和政府部门制定发布,疾病预防控制机构的应急预案体系建设主要是对照上级政府和部门的应急预案要求,制定具体的应急技术方案、工作规程或操作手册,并根据有关预案精神,制定本单位的相关应急预案。国家卫生计生委《疾病预防控制工作绩效评估标准》要求省级疾病预防控制机构应对照国家应急预案种类、本省卫生行政部门下发的单病和专项应急预案,制定相应的技术方案;市、县级疾病预防控制机构应制定的技术方案目录由省级确定,原则上应与省级制定的各类预案、技术方案相配套,根据实际工作需要可在国家目录基础上进行增减。截至2014年,国家应急预案基本目录包括《国家突发公共事件总体应急预案》、《国家突发公共卫生事件应急预案》、《国家突发公共事件医疗卫生救援应急预案》、《国家重大食品安全事故应急预案》、《国家鼠疫控制应急预案》、《突发公共卫生事件社区(乡镇)应急预案编制指南》、《全国自然灾害卫生应急预案》、《人感染高致病性禽流感应急预案》、《群体性不明原因疾病应急处置方案》、《卫生部应对流感大流行准备计划与应急预案》、《全国肠出血性大肠杆菌 $O_{157}:H_7$ 感染性腹泻应急处理预案》、《血吸虫病突发疫情应急处理预案》、《疟疾突发疫情应急处理预案》、《卫生部突发中毒事件卫生应急预案》、《非职业性一氧化碳中毒事件应急预案》、《高温中暑事件卫生应急预案》、《卫生部核事故和辐射事故卫生应急预案》等17个。

随着近年来国家卫生计生委疾病预防控制工作绩效评估、卫生应急综合示范县(市、区)建设等工作的扎实推进,各级疾病预防控制机构对照上级和本级应急预案、技术方案种类,制定了较为全面的配套应急技术方案体系,并明确了定期修订的预案动态管理制度,为提高突发公共卫生事件应急处置的技术储备能力发挥了重要作用。

三、管理实践

各级疾病预防控制机构按照政府和卫生行政部门应急预案的要求,根据疾病预防控制机构的职责任务,结合本地、本单位实际情况来制定卫生应急预案和技术方案,并制定预案、技术方案的管理制度,定期分析评价预案、技术方案内容的针对性、实用性和可操作性,及时更新预案和技术方案,保持预案体系的完整性和有效性。

(一)应急预案的编制

应急预案的编制通常需要确定相应的负责方,成立专门的编制委员会或小组,明确相关参编单位和人员的职责,预先开展当地公共卫生风险评估,分析识别存在的危害、脆弱性、现有的应对资源和能力,针对风险确定应急管理的内容、系统和具体应急工作程序,最终编制并检验预案。具体步骤如下。

1. 定义项目

主要是确定预案编制的目的和使用范围,确定要执行的应急任务以及必要的资源,确定需要管理的突发事件的应急处置框架,考虑依据的有关法律政策和指导方针。

2. 组建预案编制小组

预案编制小组成员由主要利益相关者或部门代表组成,是一个涵盖多学科的团队,保证具备足够的专业知识来支持应急预案的科学制定。必须要赋予编制小组适当的管理权力,组织协调相关单位和人员按照要求参与编制工作,确保预案顺利编制完成。同时,编制小组中必须要有专人或是小团队,负责预案编制所需相关信息资料的高效搜集、整理和分析,为编制工作提供素材和参考依据。

3. 潜在问题分析

预案编制小组应该预先组织专家对当地的公共卫生风险进行评估,分析和识别脆弱性,或是收集分析已有的风险和脆弱性评估结果,以明确预防和减轻灾害事件的战略和技术,以及事件响应和事后恢复的策略。基于风险分析的预案,在事先应预测可能发生什么、可能什么时候发生、可能在哪里发生、发生后可能有什么影响、影响性可能有多大、事件可能会持续多久、应对和恢复的策略是什么等问题。

4. 资源分析

主要是分析应急战略顺利实施需要得到的各方面支持,包括人、财、物等,确保应急工作顺利协调进行的保障性资源,确保各部门和机构之间合作的机制,以及上述各类资源的供应渠道。

5. 作用和职责

应在预案里界定和说明应急相关组织机构的职责和任务分工,确保应急体系中的每一个组织都能够清楚地知道其自身在应急过程中的预期目标、发挥的作用、需要采取的措施、职责、与其他组织的工作衔接,并确保每个应急工作人员都了解所有相关组织的职责和作用。

6. 编制后续工作

预案编制完成后,应模拟应急情况测试该预案,让政府、应急机构、社区及所有工作人员熟悉预案,培训在预案实施中起重要作用和承担重要责任的工作人员,定期组织相关部门和人员进行预案的演练。并在每次应急处置、模拟演练和每次获得关于危害、脆弱性的新信息之后,以及政治、社会、经济形势发生变化时,及时审查和更新预案。

7. 检验和评估

预案编制的最终效果是在现有能力水平下,明确了突发事件发生后为尽可能减轻对公众健康、社会经济发展危害的一系列工作方案和措施,以及谁该做什么事情。如何来检验一个预案是否有用,需要对其进行评估:是否符合国家预案编制标准和政策?是否符合国家预案编制的格式?制定是否经历了一个真正科学的应急预案制定过程(从脆弱性分析、风险评估到各相关单位共同参与制定)?是否经过反复实践、定期演练得到检验,验证是科学有效的?所有主要应急部门和工作人员是否熟悉预案的细节,知道他们的职责和应急工作程序是什么?预案还需要改进和补充的内容是什么?

8. 应急预案编制中应注意的几个问题

（1）预案的适用性

一是依据事件性质要有针对性；二是仅适用于直接管辖的层面，既要考虑与上级预案相衔接，更要针对本地管理实际，有较强的实际适应性；三是预案不仅适用于应急处置，大量的工作是在应急防备，应明确应急防备的要求。

（2）预案编制前的准备工作

在预案编制前应收集相关的背景资料进行风险分析或脆弱性评估，应对的策略措施与关键环节、可用的资源、法律法规的要求等要充分研究，并使预案链与事件链相匹配，根据应急目的提出相应的任务。

（3）预案的操作性

在编制预案的过程中应特别关注应急组织体系与各自的职责，明确职责任务的分解，既要避免重叠交叉，又要避免留有空当。明确应急各阶段的工作程序和评估程序，使每个组织和人员明确应急各阶段做什么、为什么做、谁去做、什么时间做、什么地点做、如何做（即6W）的问题。其中，关于如何做的问题应制定对应的操作手册，明确规范的操作方法和应达到的标准。

（三）应急技术方案的编制

应急技术方案是实施应急预案所需的技术支持性文本，具有现场工作具体实施的指导性作用，可以独立颁发，也可作为预案的附属性文本。应急预案和技术方案从管理、技术两个层面来支持卫生应急工作的有效实施。各级疾控机构应根据预案的要求和风险评估结果，组织制定或收集汇总符合本地区或本单位突发公共卫生事件发生和应急处置需要的各种应急技术方案。

1. 技术方案的编制内容

与卫生应急预案相对应的技术方案编写应涵盖应急响应的各个环节，包括信息报送、流行病学调查、个人防护、应急检测、健康教育、风险沟通等，可将上述工作环节涉及的已有相关资料，如技术指南、工作规范、防控方案、应急监测方案、诊断标准、检测规程、个案调查表、工作记录表、参考文献等作为技术方案的附件。完整的应急技术方案框架一般包括目的、原则、适用范围、调查处置程序、工作流程、操作要点、相关记录文书、总结评估、报告要求等。

2. 技术方案的管理

应建立技术方案的管理制度，作为预案管理制度的补充，明确技术方案管理的部门和职责、编制和修订技术方案的流程等。制定或收集汇总的技术方案应满足现有预案体系运行的需求，并根据相关技术规范或上级技术方案的变化而及时进行更新。当现有技术方案不能支持应急预案有效实施时，应及时制定新的技术方案；突发事件发生后，如原有技术方案无法实施，可根据事件性质、特点和现场情况组织人员对技术方案进行临时调整，待事件处置结束后再对原有技术方案进行更新完善。

（四）应急预案体系管理实例

2006年浙江省政府颁布实施《浙江省突发公共卫生事件应急预案》后，浙江省疾病预防控制中心对照上级有关预案、技术方案要求，结合实际工作需要，于2007年3月制定下发了

37个全省面上单项应急处置技术方案。随后,组织专家研究制定了浙江省疾病预防控制中心《突发公共卫生事件应急预案》、《救灾防病应急预案》、《病原微生物实验室感染应急预案》3个单位专项预案,并于2007年5月17日发文施行。

对于应急预案管理,浙江省疾病预防控制中心建立了较为完善的应急预案／技术方案动态管理制度,规定原则上每三年对中心应急预案和技术方案进行一次修订,当与上级预案、工作要求不相适应时,随时调整。2011年,浙江省疾控中心制定《应急预案和技术方案制修订作业指导书》,纳入中心业务工作全面质量管理体系。预案和技术方案的制修订由应急办启动,组织相关处所和专家进行评估,根据评估意见组织对应处所人员撰写初稿,再组织专家进行审核,直至修订成稿。浙江省疾控中心已于2009年、2013年两次进行了应急预案和技术方案的修订。为进一步细化预案、技术方案,提高实用性和可操作性,2010年、2011年先后制定了《浙江省疾病预防控制中心应急队员工作手册》和《浙江省救灾防病(台风与洪涝灾害)现场工作手册》2个应急操作手册,并于2012年进行修订完善。2014年,根据埃博拉出血热防控需要,制定了中心《埃博拉出血热应急预案》。至目前,浙江省疾控中心已形成包括4个单位专项应急预案、55个应急处置技术方案、2个应急工作操作手册在内的应急预案／技术方案体系。

参考文献

[1] 王陇德.突发公共卫生事件应急管理——理论与实践[M].北京:人民卫生出版社,2008.
[2] 王陇德.卫生应急工作手册[M].北京:人民卫生出版社,2005.

(王 臻)

第二节 应急准备

应急准备是应急管理工作的基石,是不可或缺的重要环节。突发公共卫生事件具有突发性、不可预见性、危害严重性、危害复杂性等特点,一旦发生后往往进展迅速,在短时间内即可能造成大量的人员伤亡和严重的财产损失。因此,各级疾控机构在应对各类突发公共卫生事件等应急事件时,应本着预防为主、常备不懈的原则,做好充分的应急准备,才能保障后续各项应急工作的顺利展开。

一、背景理论

（一）应急准备的概念及重要性

应急准备是指通过计划、组织、装备、培训、演练、评估、改进等过程,建立和维持各类组织与个人的必要能力,使其能够积极主动地采取行动,对突发事件进行预防、减灾、监测预警、应急响应、恢复重建,从而避免和减轻突发事件可能造成的损失。世界卫生组织（WHO）非常重视卫生应急准备工作,WHO认为,对于任何灾害做出有效反应,应急准备的作用至关重要。我国历史上对于准备工作的重要性也早已提及,出自《尚书》的"有备无患"、出自《诗经》的"未雨绸缪"等词正是对准备工作重要性的阐释。

（二）应急准备规划

应急准备规划主要包括应急能力建设规划(应急能力单元的建立与维持)和应急预案编制(应急能力的集成与配置),涵盖各种政策法规、战略、规范、规划、预案等。应急准备规划是整个应急准备体系平稳高效运行的基础。在应急准备工作过程中,需要有一整套规范化、程序化的系统分析框架和规划过程,这比经验主义或拿来主义更能保障应急准备工作的科学性、规范性和完整性。

（三）应急准备体系构成

应急准备体系是指由应急准备相关的各类主体、各种任务与能力,以及开展应急准备的过程等组成的统一的体系结构。它包含了人员、物资、组织体系、运行机制、职责分工、资源配置、演练、经验教训等。

（四）应急准备能力评估

应急准备的程度如何,应急准备是否充分,这就需要对应急准备能力进行评估。应急准备能力评估是应急准备理论研究和实践的重要课题。应急准备能力评估主要分为两个方面:一是对某一方面进行对照性评估,包括针对某一类应急事件编制专门的应急准备指南和检查表,或者为某一部分应急准备工作制定专门的评估标准或规范;二是建立全面的应急准备评估指标体系和模型,对现状作出准确和全面的评估,并查找出问题和不足,以此为后续的完善工作提供依据。

（五）应急准备文化

应急准备文化一般是指与应急准备活动有关的科学知识、意识形态、价值形态、思想伦理道德、政治和法律、哲学和宗教、社会心理、观念和行为准则、素质的总和。它主要包括应急知识、应急意识和应急行为。应急准备文化建设的重点是改变人们的传统观念和认识,提高人们对于各类突发事件的应急能力以及应对突发事件时应具有的基本意识和素质。

二、疾控现状

2003年，一场突如其来的"非典"，暴露出我国公共卫生应急体系的严重缺口，突发公共卫生事件应急管理的理念应运而生。自此之后，我国全面加强应急管理体系建设，包含应急预案体系、应急管理体制、应急运行机制和应急法制的"一案三制"成为建设的核心内容。在经受了SARS、汶川地震、甲型H1N1流感、人感染H7N9禽流感等事件的考验后，应急准备工作越来越得到重视，我国疾控机构应急准备体系也日趋完善。各地疾控机构在制定的"十一五"、"十二五"等长期规划、单项工作规划或各单位的年度工作计划中都对应急准备工作进行了部署。

我国各级疾控中心均设立或指定部门承担应急管理工作，各项应急准备工作的组织实施由应急管理部门负责。2003年我国出台了《突发公共卫生事件应急条例》，其中专设了"预防与应急准备"一章，涉及应急预案体系、人员准备、物资储备、培训演练等内容。目前，各级疾控机构制定的应急预案主要包括两个方面：一是对照同级卫生行政部门下发的有关单病和专项应急预案要求而制定的有关技术方案，二是疾控机构内部的工作预案。应急组织体系通常会在疾控机构内部工作预案中进行明确，当启动预案时，相应启动领导小组和各工作组。各疾控机构均有建立应急队伍，人员的培训主要通过各类培训班、讲座以及现场流行病学培训班等方式进行，并通过定期或不定期的桌面演练、实战演练等对人员队伍的能力以及制定的预案的科学性和可操作性进行检验。在物资管理方面，卫生部于2008年下发了《卫生应急队伍装备参考目录（试行）》（卫办应急发〔2008〕207号），各地参照此标准并结合当地实际进行储备。

疾控机构应急准备评估指标体系已经建立。2009年以来在全国范围全面推开的疾控机构绩效考核工作，通过8大类量化指标对疾控机构的各方面工作进行评价，其中就涵盖了预案体系完整率、应急物资储备齐全率、模拟演练指数等针对应急准备能力的量化评估指标。2013年，卫计委在全国范围内开展了卫生应急能力评估工作，该项评估的内容包括体系建设、应急队伍、装备储备、培训演练、宣教科研、监测预警、应急处置和善后评估八类，其中也涉及了疾控机构应急准备能力的评估。

疾控机构在应急准备文化建设方面着重于通过健康教育培训提高公众的卫生应急知识、卫生应急意识，提高人们面对各种突发公共卫生事件的应急能力。进入自媒体时代，疾控机构的健康教育形式也更为多样化，已从传统的宣传画报、折页、纸媒、电视、广播等延展到微信、微博等网络宣传平台。当然，突发公共卫生事件应急文化建设除了应急能力的建设，还需要培养公众应对突发事件时应具有的基本意识和素质，训练公众的应急行为，这就需要多部门乃至整个社会的共同努力。

三、管理实践

（一）应急准备规划

应急准备并非一蹴而就，这是一项长期的工作，需要经过不同阶段不同任务的积累，因此,好的战略规划尤为重要。应在长期战略性规划中对应急预案体系、应急队伍建设、应急物资管理、应急技术研究等应急准备工作提出明确任务要求,强调应急管理工作的规范化、标准化和科学化以及应急准备工作的常态化。此外,可在疾控中心年度计划任务书、年度主要目标任务等年度规划中对当年的应急准备工作提出更为细致的任务要求,在每年年底考核时对各部门对照计划任务书和主要目标任务进行逐条考核,使规划能落到实处。

(二)应急准备体系构建

市级以上疾控机构应设置独立的应急办,作为常设机构负责中心应急管理工作,县级疾控机构应指定部门负责应急管理工作。应急管理定位于平战结合的管理模式,做到应急处置协调与日常应急准备工作两手抓。各级疾控中心需建立应急处置组织体系,在常设应急办的基础上成立应急处置领导小组,可下设综合协调组、专家组、信息报道与风险沟通组、疫情分析组、现场处置组、检验检测组、后勤保障组等多个工作组,其中现场处置组包括传染病及生物恐怖事件、食品安全事故、职业中毒及环境因素事件、核和辐射事件、自然灾害等应急处置成员,检验检测组包括传染病及生物恐怖事件、食品安全事故、职业中毒及化学恐怖事件、核和辐射事件等检测成员。

疾控机构预案体系应实行动态管理,根据疫情防控形势需要及时进行修订完善。根据当地应急工作需要,以及对照上级部门下发的预案和技术方案,制定或下发相应的应急处置技术方案。为便于现场工作需要,可制定中心应急队员工作手册,突出实用性和可操作性。通过一系列的单位专项应急预案、应急处置技术方案、应急工作操作手册等来构建中心应急预案体系。

通过每年开展培训和演练,不断提高疾控机构应急队伍的专业水平。定期举办应急小分队的业务培训,邀请专家进行专题讲座,培训内容通常结合时下疫情防控形势热点进行设定。每年开展一次应急小分队应急演练或拉练。参考国家现场流行病学培训班项目(CFETP)模式,结合本单位实际加以特色化,培养现场流行病学骨干人才。中国疾病预防控制中心于2001年在国内首先引入现场流行病学培训项目(FETP)并在全国范围内迅速推广开来,这种培训模式通过集中理论学习加上现场实践,体现"干中学"的理念,同时也搭建了学员之间交流学习的平台,取得了很好的效果,备受疾控人员的青睐。

在物资管理方面,疾控机构内部应建立应急物资管理制度,物资清单、出入库登记手续等资料齐全。建议参照《卫生应急队伍装备参考目录(试行)》(卫办应急发〔2008〕207号),结合中心实际进行动态储备管理。从传染病控制类、中毒处置类、核与放射处置类、队伍保障类(个人携行、后勤保障、通信办公、徽章标志)着手进行分级分类储备,并可根据突发事件不同级别和严重程度进行配套。应急队伍装备和物资的储备可采用实物、合同、资金、信息等多种形式相结合的方式。储备应结合地方特点,如浙江省多台风洪涝灾害,沿海地区岛多交通不便,可加强冲锋舟等涉水装备的配置。从国家或省级层面考虑建立国家卫生应急物资储备信息化管理系统,实现各级卫生应急物资储备信息共享,提高应急物资、队伍装备的管理水平。

(三)应急准备能力评估

结合绩效考核指标要求,每年对中心的应急准备能力进行自查评估。对预案体系完整率、应急物资储备齐全率、模拟演练指数等标准进行自评，查漏补缺，不断改进完善。此外，也应结合半年度、年度考核等，对应急准备工作的开展情况进行自查评估。在中心年度计划任务书中，对应急队伍管理中的培训和演练，应急物资储备管理中的日常中心应急队伍装备配置和储备调用管理等都列出明确的评估标准。

（四）应急准备文化

在应急准备文化方面，应面向公众做好应急健康教育。以人感染H7N9禽流感疫情应对为例，应及时研究制定人感染H7N9禽流感防控健康教育方案，指导开展公众健康教育和媒体风险沟通工作。通过官方网站、微博、微信手机短信、报刊、电视、宣传折页、画报、讲座等多种传播方式，及时向公众发布人感染H7N9禽流感防治知识。有条件的可经过统一培训后，为公众提供24小时热线咨询服务。同时，开展群众防治知识和心理状况评估、每日舆情监测分析，及时调整健康教育措施。通过应急健康教育工作，及时向公众传递最新的疫情防控信息和知识，使老百姓能在第一时间了解并接受科学的疾病防治知识，消除公众恐慌心理，对于提高公众防病意识、维护社会稳定发挥积极作用。除了传染病疫情防控应急准备、救灾防病工作的应急准备，文化建设也应加以重视。自2009年起，每年5月12日为全国"防灾减灾日"，每年防灾减灾日前后共1周的时间为防灾减灾宣传周。各级疾控中心应每年根据宣传周主题，配合卫生行政等有关部门开展一系列工作，包括设计制作防灾减灾主题宣传横幅以及防灾减灾宣传展板，向公众展示宣传，在中心网站发布相关专题知识供公众浏览查阅，深入街道社区开展知识宣传活动，向社区居民发放健康教育知识折页等。

四、应急准备管理实践中需要注意的问题

第一，要进行应急准备的战略规划。若没有成熟的战略规划作为指导，仅按照问题导向或目标导向，根据经验提出任务和行动方案，则不能在长远上促进应急准备体系的全面完善。

第二，要有动态管理、与时俱进的工作理念。应急准备工作是为应急工作开展服务的，它需要接受每一项应急工作任务的挑战和检验，因此不是一成不变的，而是要根据疫情防控形势的发展不断更新、不断完善。预案体系、应急物资管理、人员队伍建设等都需要进行动态管理，预案技术方案要及时修订或新增制定、应急物资要及时进行补充或过期清理、队伍要根据人员的变动及时调整。动态管理是确保应急准备体系高效有序运行的重要因素。

应急准备是由实践驱动的研究领域，它是一种主动防御的行为，强调的是关口前移。近年来，各类突发公共卫生事件频发，疫情防控形势严峻，疾控机构围绕应急准备管理开展了大量工作，工作内容越来越丰富，工作思路也日渐清晰，但在应急准备的理论和实践中仍有许多需要进一步研究的关键问题，在构建完善应急准备体系的基础上，如何做好应急准备的战略规划、应急准备的评估，以及推进应急准备文化建设，具有重要的理论与实践意义。

参考文献

[1] 李湖生,刘铁民.突发事件应急准备体系研究进展及关键科学问题[J].中国安全生产科学技术,2009,5(6):5-10.

[2] 邢娟娟.应急准备文化体系结构与核心要素研究[J].中国安全生产科学技术,2010,6(5):82-86.

[3] 张明华,李峰,毛军文.美国"公共卫生应急准备"解析与启示[J].解放军预防医学杂志,2011,29(2):149-151.

[4] 姚建义,冯子健.美国公共卫生应急准备对我国的借鉴与启示[J].公共卫生与预防医学,2012,23(4):56-58.

[5] 李湖生.非常规突发事件应急准备体系的构成及其评估理论与方法研究[J].中国应急管理,2013(8):13-21.

[6] 王陇德.卫生应急工作手册[M].北京:人民卫生出版社,2005.

（刘碧瑶）

第三节 应急演练

应急演练是指各级人民政府及其部门、企事业单位、社会团体等(以下统称演练组织单位)组织相关单位及人员,依据有关应急预案,模拟应对突发事件的活动。主要用来评价机构或部门在履行应急预案或实施方案中所赋予的一个或多个职能的能力。疾控机构应急演练所模拟的主要是突发公共卫生事件应急响应阶段或恢复阶段应该采取的措施,它是疾控机构应急准备工作中的重要环节。

一、背景理论

2009年9月,国务院应急办出台了《突发事件应急演练指南》,这是国内专门用于规范全国各领域应急演练活动的指导性文件。指南中明确了应急演练的定义、目的、原则、分类、规划、演练组织机构、演练准备、演练实施、演练评估与总结等相关内容。指南将应急演练从不同角度进行了分类,按组织形式分为桌面演练和实战演练,按内容分为单项演练和综合演练,按目的与作用分为检验性演练、示范性演练和研究性演练。指南要求演练组织单位要制定年度应急演练规划,成立由相关单位领导组成的演练领导小组,下设策划部、保障部和评估组等；并明确了演练准备包括制定演练计划、设计演练方案、演练动员与培训、应急演练保障，演练实施包括演练启动、演练执行、演练终止与结束，演练评估与总结包括演练评估、演练总结、成功运用、文件归档和备案等。

该指南出台后，许多地方政府和各行业部门陆续根据其架构出台了各自相应的演练指南。但是，在应急演练体系建设上，我国尚处于起步发展阶段，与国际先进水平有一定的差距。其中，美国的应急演练体系已较为规范成熟，值得我国参考借鉴。

美国的应急演练机制具有成熟的演练评估和优化管理流程，已形成完整的演练程序循环系统，从规划、设计、实施到评估和优化，实现对演练的全方位管理。从演练分类上来看，以美国国土安全部主导的国土安全演练与评估项目、国家应急演练项目为代表，主要分为讨论型演练和实操型演练，讨论型演练包括小型研讨会、专题讨论会、桌面演练和情景模拟游戏，实操型演练包括操练、功能演练和全面演练。讨论型演练侧重于战略与策略问题，实操型演练则侧重于与应急响应有关的战术问题。从演练的运作流程上来看，以国土安全演练与评估项目为例，一个完整的应急演练有四步操作过程。第一步是演练总体规划。由演练规划团队负责组织制定演练对象应急能力评估、战略规划、重点排序、年度培训和演练计划。第二步是演练方案设计，包括设定具体目标、设计脚本、选择演练评估指南和进行演练前培训。第三步是演练实施和评估，包括演练脚本使用、参演对象能力评估和演练总结报告撰写。第四步是演练纠正及优化，包括演练总结、明确改进任务、追踪任务的执行等。从演练的保障机制来看，从管理、政策、技术、人员、资金、场地、安全等七个方面进行了全方位的制度保障。

二、疾控现状

2013年，中国疾病预防控制中心印发了《卫生应急演练技术指南（2013版）》，该指南的制定旨在指导卫生应急领域的演练工作，在国务院《突发事件应急演练指南》的框架下，结合卫生应急工作和演练的特点，提出操作层面和技术层面的指导意见。该指南主要借鉴的技术文件为世界卫生组织西太区办公室（WHO／WPRO）的《Emergency Exercise Development (2009)》，结合国内近年来开展的各类卫生应急演练活动的特点，从演练的目的、内容、基本类型、各自特征和用途、演练程序、演练准备、演练设计、演练实施、增强演练逼真性及演练评估等方面，对组织开展卫生应急演练进行了详细阐述。该指南根据演练组织形式和演练规模将卫生应急演练分为讨论型演练和实战型演练两大类，其中讨论型包括主题研讨和桌面演练，实战型包括操练、功能性演练和全方位演练。

近年来，应急演练工作越来越受到疾控机构的重视，上至中国疾控中心、下至各县级疾控中心，都将应急演练工作列入中心的主要工作内容。疾控机构的应急演练涉及的主题主要包括传染病特别是新发或重大传染病疫情防控、食物中毒事件处置、救灾防病、核和辐射事件等。演练的目的主要着眼于测试疾控机构中的有关部门或人员履行各自职能的情况，主要包括应急值守、监测预警、风险评估、信息报告、人员的紧急派出、应急物资与装备的调用、个人防护、现场流行病学调查、标本采集及保存与转运、现场快速检测、实验室检测与鉴定、现场防控措施制定、实施与评估、健康教育、风险沟通与媒体应对等。疾控机构开展应急演练，可以是疾控机构内部的演练，也可以在卫生行政部门的组织下，会同医疗机构、出入境检验检疫部门等其他有关部门进行联合演练。在疾控机构绩效评估标准中有一项"模拟演练指数"的指标,从演练方案制定、演练准备、现场演练环节以及总结评估四个方面对疾控机构突发公共卫生事件模拟演练提出了标准,进一步规范了疾控机构应急演练工作的开展。

三、管理实践

为检验和提高疾控队伍应急能力,各级疾控中心应每年举办一次应急演练。演练的类型可包括桌面演练、操练、功能性演练等。演练的主题可涉及包括各类传染病如霍乱、甲型H1N1流感、食源性疾病、流感大流行等的应急处置演练,或大型活动卫生保障如迎奥运卫生应急保障演练、上海世博会期间突发公共卫生事件应急处置演练等大型活动保障演练以及台风灾后救灾防病应急处置、急性中毒处置、辐射防护等演练等。现以浙江省疾病预防控制中心于2009年举办的市级疾控中心食源性疾病应急演练为例,探讨疾控机构应急演练实践过程中需关注的重点环节以及需要改进的地方。

2009年6月1日正式施行的《中华人民共和国食品安全法》第七十四条明确指出"发生食品安全事故,县级以上疾病预防控制机构应当协助卫生行政部门和有关部门对事故现场进行卫生处理,并对与食品安全事故有关的因素开展流行病学调查"。为提高全省市级疾控中心人员相应的能力,浙江省疾病预防控制中心于2009年7月4—5日开展了全省市级疾控中心食源性疾病防控应急演练,11个市及义乌市应急小分队参加了本次演练。演练从应急响应(组队时间、人员组成、物资携带、英语模拟流调)、调查处置方案设计、调查处置报告撰写等各个环节对各队进行了全面的考察,同时也激发了各市疾控机构对今后如何更好地履行食源性疾病防控相应职责的深层探讨分析。

(一)演练目的

第一,了解各地疾控中心参与食品安全事故(食源性疾病爆发事件)现场调查处理的组织、队伍、装备等应急准备和应急响应情况。

第二,评价各地疾控中心对食品安全事故(食源性疾病爆发事件)开展现场调查与控制的综合处置能力和协调指导能力。

第三,了解各地疾控中心参与食品安全事故(食源性疾病爆发事件)现场应急处置工作中可能存在的其他各种问题,为进一步规范完善全省疾控机构协助、参与食品安全事故(食源性疾病爆发事件)应急处置工作积累经验、提供借鉴。

(二)演练类型

本次演练主要考察了应急响应(组队时间、人员组成、物资携带、英语模拟流调)、调查处置方案设计、调查处置报告撰写等各个环节,从演练类型上来说,更倾向于操练。

(三)参演人员

本次演练参演人员包括工作人员和受练人员。其中工作人员包括演练顾问、总指挥、副总指挥、专家组、组织协调组、现场联络组、后勤保障组,受练人员为各市及义乌市疾病预防控制中心有关人员。

（四）演练步骤

1. 演练准备

本次演练由浙江省卫生厅领导担任顾问，中心主任任总指挥，中心分管防病片、卫生片的两位副主任任副总指挥，并成立了专家组、组织协调组、现场联络组、后勤保障组等各工作小组，明确了人员分工与职责。从人员落实、资料准备、时间安排、场地准备等各方面入手，后勤保障组由办公室、应急办、总务科等科室人员组成，确保了应急补充机制的健全完善。对技术方案、工作方案等进行了多次讨论修改，且由中心多位流行病学及食品安全方面专家组成专家组，确保了演练技术支持系统得以有效运行。另外，现场联络组由多名联络员组成，每个队配一名联络员，在该队参加演练的全程进行联络服务及现场监督，联络员的设立作为本次演练的创新内容，不仅提高了各队演练的效率，同时也起到了督促公平公正的作用。

2. 演练方案制定

本次演练制定了演练技术方案、演练工作方案和演练操作手册。演练技术方案包括演练流程图、演练具体程序、案例及评分标准。演练工作方案从演练目的、组织领导、参演单位、演练内容及演练时间、地点和日程安排等各方面对演练工作的开展进行了描述。演练操作手册则从指定具体人员及相应职责对演练组织安排工作进行了细分。

3. 演练实施

2009年7月4日5:30—7:30，浙江省疾病预防控制中心应急办疫情值班人员陆续向11个市及义乌市发出传真及电话指令。传真内容为"××市疾控中心：7月4日凌晨，我省东方医院报告发现1例美国国际商贸考察团成员出现发热、恶心、呕吐、腹泻等急性胃肠炎症状，经当地初步调查，该代表团已有5人出现类似症状，需你中心独立开展此事件的调查处置工作，请你中心立即派出1支6名以内专业人员(驾驶员另计)组成的应急小分队赶赴浙江省疾病预防控制中心报到——(演练)。"其后，以电话的方式再次通知各市疫情值班人员以确认。随后，各市派出队员，并携带物资迅速赶赴省疾控中心，这一环节考察各地的应急响应速度、物资携带情况以及队伍人员组成情况。到达后，以演练资料为背景，由其中一名队员模拟进行英语流行病学调查。随后，工作人员向各队发放第一阶段材料后要求各队撰写调查方案；完成后要求各队提出实验室检测需求，并发放第二阶段材料，根据该材料调整调查思路，并修改调查方案；完成后发放第三阶段材料，并根据第一、第二、第三阶段材料完成调查报告。

4. 演练评估

在本次演练的过程评估方面，在演练各个环节都设置了评分标准，由专家组对演练情况进行评分，演练所有环节完成后由有关专家对本次演练的情况进行总结点评。本次演练在演练评估上有所欠缺，未开展效果评估。

5. 改进追踪

通过本次演练，发现了一些问题，如通过模拟英语流调，发现总体上各队能用英文进行简单交流，开展部分基本的流行病学调查，但是在专业词汇表达以及非常流畅地对话方面仍有待加强。在方案及调查报告撰写上，部分市存在重点不够突出、格局混乱、抄袭模板过多等问题。在演练部分环节的设计上仍存在一定的疏漏。不过，虽然未正式开展效果评估，但是在演练实施的过程中及时纠正了原设计上的问题，从而使后续演练流程能顺利进行下去。

通过演练发现的问题,为下一步的改进工作提供了依据。如,要加强对全省各级疾控应急队伍的培训指导,注重英语对话能力的提高。要求各级完善应急预案、技术方案与演练方案、清晰应急流程,并组织做好预案、技术方案等的培训学习,使应急队员能熟悉并掌握各项技术操作规程与技术。在今后的演练技术方案和工作方案的设计上应更加注重结合现场实际,考虑各种现场可能发生的问题或者影响因素,从而使整个演练内容和组织更为完善。

四、应急演练管理实践中需要注意的问题

第一,演练评估和改进追踪的重要性不能忽视。所有应急演练活动都应进行演练评估,若缺少评估,则应急管理组织就无法通过演练发现问题,演练也就变得没有意义。而且只有当评估得出的改进建议被贯彻落实后,演练才能真正达到目的。

第二,策划一次演练特别是功能性演练、全方位演练需要开展大量的设计准备工作,不能仅靠个人完成,最好有一个专职的设计团队,并设一名团队负责人,使用团队合作的策略来确保演练设计工作的顺利开展。

第三,为使演练取得更好的效果,应通过使用各种手段、人员、道具或其他工具或方法来增强真实性,尽可能模拟实际的突发事件。场景越真实,受练人员就越可能进入状态去开展应急行动,从而获得更好的演练效果。但是,也没必要特别为此耗费大量的精力和经费,应该充分利用现有的常用或者较易获得的物品、工具、材料等。

参考文献

[1] 姜传胜,邓云峰,贾海江等.突发事件应急演练的理论思辨与实践探索[J].中国安全科学学报,2011,21(6):153-159.

[2] Kees van Haperen.The value of simulation exercises for emergency management in the United Kingdom[J].Risk Management:An International Journal,2001,3(4):35-50.

[3] 洪凯,陈绮桦.美国应急演练体系的发展与启示[J].中国应急管理,2011,(9):54-59.

[4] 中国疾病预防控制中心.卫生应急演练技术指南(2013版)[Z].2013-12-30.

[5] 丛黎明,陈直平.应对流感大流行演练指导手册——流感大流行应对演练的设计、实施与评估[M].杭州:浙江科学技术出版社,2011.

(刘碧瑶)

第四节 应急处置

突发公共卫生事件发生后,应急响应的主体机构必须立即对事件做出反应,根据事件发生的特点及时采取相应应急处置措施,有效控制事态,使事态向正常状态转变,最大可能减少事件对公众健康、社会经济发展造成的各种影响。

一、背景理论

疾病预防控制机构在突发公共卫生事件应急处置中的主要职责是:迅速查明事件原因、采取针对性措施,遵循事件报告程序、逐级如实上报信息,掌握事件性质、程度、影响范围和发展趋势、把握应急处置的速度和力度,科学分析研判疫情、向政府部门提出防控建议。

突发公共卫生事件的应急处置根据事件的严重程度,通常分为常规处置和紧急事态处置两种。突发公共卫生事件的常规处置是指发生的事件,根据当地应急预案的规定,尚未达到启动应急响应的条件,只需由相关主体部门、机构或科室,按照常规措施进行处置,并做好事件进一步发展的预防准备工作。紧急事态处置则是突发公共卫生事件级别达到了预案所规定的启动应急响应的条件,需要立即启动应急处置的指挥机构,在其统一领导下,调动一切需要的资源,来进行事件的应急处置,尽快控制和消除事态。但无论是何种情形,在开展应急处置时,都必须把握住"快、准、齐、实"四个要点。所谓"快"就是在迅速、准确掌握信息的基础上,快速召集应急处置队伍赶赴现场进行事件处理;"准"就是在接到事件报告后,对事件的发生、发展和事态的现状进行综合分析,作出准确判断,制定有效的针对性措施;"齐"就是对突发公共卫生事件的处理要做到统一领导、统一方案、统一发布信息;"实"就是在事件处理方案确定之后,分工负责、狠抓落实。

二、疾控现状

2003年SARS疫情之后,我国政府大力开展以"一案三制"为核心的卫生应急体系建设。各级疾病预防控制机构成立了突发公共卫生事件应急处置的组织机构,专设或指定科室负责日常应急管理工作,从预防准备、监测预警、信息报告、应急响应、善后处理等方面全面提升应急处置能力。我国目前突发公共卫生事件以一般事件和未分级事件为主,传染病和食物中毒是主要的事件类型,尤其是前者,多发生在农村、乡镇小学和幼儿园。但继SARS应对之后,我国疾病预防控制系统仍先后经历了人感染高致病性禽流感、麻疹、手足口病、5·12汶川地震、甲型H1N1流感、人感染H7N9禽流感、埃博拉出血热、登革热等多起重大突发公共卫生事件的应急处置,圆满完成了防控任务。

2014年西非部分国家发生埃博拉出血热流行,在国家卫生计生委、中国疾控中心统一部署下,各级疾控中心密切关注西非疫情,充分发挥部门和区域联防联控工作机制作用,重点开展了风险评估研判、防控方案制定、队伍培训演练、应急物资储备、检测能力建立、疫区来华人员追踪和健康监测、可疑病人排查等应急处置工作,并选派骨干人员参加我国对西非疫区国家防控埃博拉出血热的援助工作。

2014年,广东省登革热流行,累计报告发生45000多例病例。广东省疾控中心在疫情发展过程中,多次开展风险评估,并根据评估结果,向卫生行政部门提出应急响应的具体建议,通过网站、微信、短信和传统媒体渠道向社会、公众发布健康预警和进行风险沟通。同时,指导开展环境整治和灭蚊、蚊媒应急监测、健康宣教以及参与联防联控等工作。

2013年上半年,我国部分省份发生人感染H7N9禽流感疫情。浙江省4月3日报告首例确诊病例,此后截至4月底累计发生46例。浙江省疾控中心在首例病例发生后,开展风险评估和形势研判,按照中心预案有关规定启动了单位内部的应急响应,并向政府部门提出启动应急响应的建议。中心根据应急工作机制成立专门的疫情应急处置领导小组,统一指挥协调下设的各个应急工作小组开展防控,具体做好现场调查处置、实验室检测、流感/禽流感应急监测、病例排查、疫情分析、风险评估、公众健康教育、媒体沟通、热线咨询、舆情监测、应急保障、科学研究等工作,向政府部门提出了禁止活禽交易、加强市场清洗消毒等针对性措施建议,并适时向政府部门提出终止应急响应的建议。

三、管理实践

(一) 常规处置

1. 建立应急处置的组织体系

疾病预防控制机构是突发公共卫生事件应急处置的主要专业力量,必须建立完善的应急组织体系,提高应对各类突发公共卫生事件的指挥协调能力。通常设立由本单位主要领导任组长的应急处置领导小组,在领导小组下设立专家咨询、宣传报道(风险沟通)、疫情分析(风险评估)、现场处置、检验检测、后勤保障等工作小组,并成立专门科室(应急办)或在挂靠科室设立专门岗位负责应急处置综合协调和日常管理工作,遵循统一领导、明确职责、协同共进的原则,有效开展突发公共卫生事件的应急处置工作。

(1) 领导小组

全面领导本单位的应急处置工作,组织、指挥、协调各项应急措施的落实,根据上级部门、领导和专家的意见,及时做出应急处置决策。

(2) 应急办(综合协调组)

在日常工作中负责预案编制和修订、疫情的监测预警、应急物资储备、应急队伍培训和演练等应急管理工作。在发生突发公共卫生事件时,及时向领导小组报告事件情况和事件的发展态势,提出应急措施建议,并根据领导小组的决定综合协调各工作小组开展应急处置工作,实施人、财、物等应急资源的调配。

(3) 专家咨询组

做好疾病预防控制应急处置的技术参谋工作,为领导小组正确研判突发事件发展态势、制定应对策略提供专家建议;解决应急处置中的技术疑难问题,开展现场流行病学调查和实验室检测的应用性研究；及时对应急处置工作进行总结分析和开展效果评估。

（4）宣传报道（风险沟通）组

及时收集各工作小组应急处置工作信息，及时编发工作快讯、简报、新闻稿件等报道工作进展情况；开展卫生应急知识的科普宣传工作，制作各类健康教育图文资料，负责应急处置期间群众电话热线咨询的答复工作；对媒体、公众及时发布事件处置进展相关信息，开展风险沟通工作；负责应急处置工作现场摄像摄影，并做好影像资料的整理归档工作。

（5）疫情分析（风险评估）组

负责传染病疫情和突发公共卫生事件的应急监测，及时进行分析、风险评估和预警，随时为领导小组、上级部门和领导提供各类疫情分析和风险评估材料。

（6）现场处置组

按照传染病、食品安全事故、突发中毒事件、核和辐射事故、自然灾害等分类方式，从对应科室抽调相关专业人员组成若干支应急小分队，分别负责不同性质突发公共卫生事件的现场调查处置工作。

（7）检验检测组

负责应急标本的实验室检测和开展相关科学研究。

（8）后勤保障组

确保应急处置交通运输工具和通信设备正常运行，及时采购、运送和发放应急处置所需物品，落实应急处置所需经费、解决应急处置人员的食宿和交通等保障问题。

2. 应急准备

（1）完善各类应急管理制度和应急预案。由应急管理部门负责组织相关部门制定和修订各类应急预案、技术方案、操作规范、应急工作流程、应急工作制度等，建立相关应急快速检测机制、流程和方法，确保事件一旦达到应急响应条件，各项应对工作能够规范有序开展。

（2）组建应急队伍。根据事件的发展趋势，抽调人员组建应急小分队，并根据应急处置工作需要，派遣小分队赴现场开展调查处置工作。必要时，要求应急队员24小时值班待命。

（3）开展应急培训和演练。应急管理部门组织开展应急小分队应急技术的培训和演练，提高突发公共卫生事件的应急处置能力。相关业务部门开展业务条线上的防控知识培训，提高基层防控技术水平。

（4）落实卫生应急物资储备。应急管理部门根据突发公共卫生事件处置需要，进行防护用品、消毒杀虫器械药品、现场流行病学调查设备、现场采样用品、实验室检测试剂耗材、快速检测仪器等应急物资的储备，收集有关应急物资生产经营情况并建立信息数据库。

（5）开展疫情风险评估工作。密切关注事件动态，及时组织相关专家分析研判疫情发展趋势，评估疫情发生发展风险，并提出风险管控措施建议。

（6）做好健康教育和风险沟通。制定本单位突发事件风险沟通的工作方案，根据突发公共卫生事件的健康教育要点，提前设计储备各种健康教育资料，适时开展公众健康教育和风险沟通工作，并加强舆情监测工作。

3. 监测和预警

（1）日常监测和预警

相关业务部门根据职责要求做好现有疾病监测信息报告管理系统、突发公共卫生事件报告管理信息系统、各专病/单病监测系统（包括鼠疫、结核病、艾滋病、流感/禽流感、霍乱、麻疹、流脑、乙脑)、儿童预防接种信息管理系统、健康危害因素监测信息系统等信息系统的监测和管理工作,同时组织开展重点传染病、突发公共卫生事件、健康危害因素、病媒生物等的主动监测(包括现场调查和实验室检测)。加强对各类突发公共卫生事件监测和早期预警的技术研究,建立公共卫生资源库和信息数据库,采取定期和适时分析相结合的方式,对收集的疫情和监测数据进行综合分析,及时对传染病和突发公共卫生事件进行风险评估,对发展趋势作出预测和提出预警。

(2)针对事件的监测和预警

1)对发生的事件进行动态监测,包括以下方面。其一,病例监测:已发现病例的隔离、治疗情况,病情的变化,病人的治疗、抢救、用药情况以及各种治疗措施的疗效等。其二,疫情监测:由疾病预防控制机构组织有关医疗机构、事件发生地医疗机构等组成监测系统,搜集事件发生地所有可能累及的人群,特别是高危人群或特殊人群,目前尚无疫情但可能波及的相邻或类似的地点的疫情和其他相关情况。其三,可能的危险因素监测:根据疫情的特点和具体情况,开展相应的危险因素监测,重点针对各种传播途径、食源性危险因素和虫媒及动物监测。其四,密切接触人群和高危人群医学观察:密切接触者、危险因素的暴露人群及高危人群的医学观察应根据不同的事件采取相应的观察内容和时限,明确医学观察对象、内容、频次、检查方法、注意事项等。其五,病例搜索:在调查和医学观察的同时,开展病例主动搜索,尽量搜集到所有病例的信息,掌握疫情的全貌。

2)开展趋势分析与预测预警:根据调查结果,综合各种监测结果和数据来判断事件情况,包括疾病的严重程度、传染性、现有医疗救助手段的疗效、病人分布的时间、人群和地区特点、危险因素是否广泛存在、传播途径是否容易实现、易感人群是否具备有效的保护措施等,结合相关疾病的专业知识,预测疫情可能的发展趋势,可能波及的范围和方向,可能累及的其他人群,适时向可能波及或其他类似单位发出预警。

4. 先期处置

(1)事件报告

疾病预防控制中心任何部门在主动发现、接到基层卫生医疗机构报告、群众投诉举报以及来源于其他渠道的突发公共卫生事件信息时,应当立即按照单位内部流程和国家法定程序进行报告。内容包括信息来源、事件性质的初步判定、波及范围、危害程度、流行病学分布、事态评估、已采取的控制措施等,同时根据事件的严重程度、事态发展和控制情况及时报告事态进展情况。

(2)先期调查

派出经验丰富的公共卫生人员先赴现场做先期快速调查,从专业角度准确了解事件的大体情况,做出初步判断,以利于下一步应急人员与物资的准备更具针对性。

(二)紧急事态处置

应急管理部门随着事件的进一步发展,应及时组织专家组,根据突发公共卫生事件的发生病例数、波及范围、严重程度、流行特征等,对可能的发展趋势或受威胁程度做出判断,并向单位领导提出启动应急响应及响应级别的建议。经批准后启动相应级别的应急响应,同时启动应急处置领导小组,下设各应急工作小组,集中力量,调动一切资源进行事件的应急处置工作。

1. 现场流行病学调查

（1）调查方案的设计

在事件初步调查的基础上，根据事件特点设计有针对性的调查方案。调查方案应包括调查目的、准备工作、调查对象、调查方法、调查内容、样品采集和检测、调查的质量控制、注意事项、职责分工、调查资料的整理和分析、调查报告的撰写和利用等要素。

（2）个案调查表的设计

个案调查是现场流行病学调查的关键点之一，其调查结果直接影响整个应急调查的质量。根据事件的实际规模，考虑参与调查的人力资源，个案调查可采用个案调查表或者一览表的形式，视情况而定。调查表的设计采用封闭式或开放式或两者结合，需视事件的性质和参与调查者对专业知识的理解而定。个案调查表一般包括基本人口学信息、发病及治疗情况、实验室和辅助检查结果、危险因素暴露情况、备注栏、调查时间、调查者、调查单位、被调查者签名等要素。

（3）调查思路

①环境影响调查　在了解事件发生地的大体环境后，结合病人的临床表现、初步诊断和发病规律，有针对性地开展环境因素调查。对不同疾病种类确定可能引起暴发或流行的关键性环境（包括社会环境因素），再逐个调查。如传染病可按肠道、呼吸道或自然疫源性疾病等，食品安全事件可按化学性食品安全事件、微生物性食品安全事件等。首先从常见的危险因素查起，逐步缩小调查范围，重点调查最有可能引起事件的一个或数个环境因素。调查内容常包括水系、粪便管理、动植物养殖、环境卫生和居住条件、饮食习惯和社会风俗、适合虫媒生长的环境因素等。

②传播链和溯源调查　在传染病暴发事件调查中，根据病人的发病时间，结合个案调查和危险因素调查，分析病人之间的相互联系；从首例病人或数例同代病人开始，分析其各自的后续病例的发病时间、接触方式、形成传播的中间环节和媒介等。在食品安全事件调查中，则需开展溯源调查：从食品的种植饲养、原材料采集、粗加工和处理、储存、包装、运送、加工到食用的整个环节开展详细调查，从中找出可能导致食品污染的环节；重点调查针对性的污染物和重点可疑食品；除了食品本身因素以外，同样注意食品从种植饲养到食用整个环节中的环境影响因素，包括自然因素和社会因素；要考虑到有意或无意的人为因素的可能性；形成危害分析关键控制点流程图。

（4）现场调查的实施

调查方案确定后，参与调查人员根据各自的分工，分头着手开展相关的调查。调查实施中要注意几点：①参与调查人员应充分理解调查方案的整体内容和各自的相关内容，统一标准；②调查负责人应明确调查要求和相关注意事项；③在调查过程中对可能出现的误差和偏倚应有所准备，并尽量避免；④应使用通俗易懂的语言进行询问，取得被调查者的配合，注意方式方法；⑤尽量不要受外界其他因素的干扰，充分运用专业知识加以过滤和判断；⑥调查各组之间、与调查负责人之间保持信息畅通，及时沟通和商讨；⑦按时完成调查任务；⑧做好个人防护和必要的自我保护。

（5）现场调查资料的统计与分析

①现场调查资料的整理和录入　逐一审核调查表，对缺项的要作补充调查；明显不合理的调查表在不影响调查整体结果、无法开展再次调查时，可剔除；若有必要，可由不同的调查

人员作抽样重复调查,比较前后两次调查的符合率,评价调查表的调查质量。完成审核后,采用双人双份录入计算机,避免录入错误。

②现场调查资料的统计　根据不同因素分组统计,形成各类统计图表。

③现场资料的分析　描述病例的主要临床表现,包括症状、体征和辅助检查,以及所占比例等;描述病例的三间分布,从病例发生的时间、空间和人间的综合分析,查找病因线索,提出病因假设;采用分析流行病学的技术分析发病与危险因素之间的关系,可采用的指标和方法有 OR、RR 及其可信区间,PAR,PAR%,卡方检验,Mantel – Haenszel x^2 检验,logistic 回归等;参照流行病学病因判断的标准对事件作出病因推断。

2. 防控措施

(1) 现场控制策略

突发传染病事件中按隔离传染源、切断传播途径和保护易感人群的原则处理;在突发中毒事件现场控制中应控制可疑毒物来源、纠正不当加工和作业、调离病原携带者、暴露人群医学观察、救治中毒病人、现场危害因素监测等。

(2) 针对传染源、传播途径、易感人群的防控措施

①针对传染源的控制措施　在传染病突发事件处理中,一旦发现传染源,包括病人、病原携带者和动物,应立即给予适当的隔离(不同传播途径应给予不同的隔离),并开展规范的治疗;在食品安全事件处理中,应追回或就地控制涉嫌引起发病的食物,对共同暴露者予以医学观察;对可经人与人传播的密切接触者采取观察治疗等预防性措施;对已感染的食品从业人员应脱离接触食品的工作;纠正食品企业加工制作过程中存在的导致疾病暴发的不当操作行为;对不同病情严重程度的病人应分类抢救处置。

②针对传播途径的控制措施　根据对事件的初步判断和调查结果,对各种传播途径给予相应的控制措施,特别是针对重点传播因素的措施。各项控制措施必须有可操作性,针对实际情况而定,比如分散式供应的生活饮用水消毒处理,必须考虑到人口、用水量、水源以及用水高峰、水的供应方式等;对病家和医院开展相应的消毒措施;若有必要,应按照有关规定开展局部封锁、交通管制或出入境检疫等。

③针对易感人群的控制措施　对有暴露史或者传染源的密切接触者开展医学观察,观察的时限和频次视事件具体情况而定,在观察期间若出现病例应及时采取相应的措施;对有有效疫苗的病种可采用应急接种,某些疾病可预防性服药;开展有针对性的健康教育和健康促进,养成正确的卫生习惯等。

(3) 针对事件发生的原因、条件、影响因素采取的控制措施

若造成突发公共卫生事件的直接原因明确,应立即对其采取有效的控制措施,从源头上杜绝暴露,并采取适当的措施防止其污染再次向外扩散,如对污染的水源进行消毒、可疑食物进行追回和处理等;除直接原因外,对引起事件的环节和外界条件也应视为危险因素,如传染病的传播环节和传播因素、食品安全事件中食品从材料到食用的各环节,均需详细调查,找出其中可能影响突发事件发生的环节和因素,并给予合理的预防和控制措施;其他可能影响事件发生发展的因素,如环境卫生、居室通风、特殊的风俗习惯或饮食习惯、虫媒分布和生长繁殖等自然因素和社会因素,均应给予适当的措施,或改进改造,或避免再次暴露等。

(4) 健康教育

采取多种方式,因地制宜,开展有针对性的健康教育和防控知识宣传教育,促使群众改

善卫生行为习惯和方式;健康教育内容应包括本次事件的关键信息,如何发现病例及病例的规范处置,具体可行的预防手段与预防方法,必要时可加以示范;目标是使人群掌握基本的防控知识以达到危险行为的改变。

(5)疫点疫区消杀

划定疫点和疫区,根据事件的需要开展有针对性的消杀。消杀范围、频次、所用药物、持续时间等应适宜,避免消毒不足或过度消毒。选择敏感的易得到的消杀药物和简单的消杀手段,避免破坏环境和生态;对消杀效果开展监测,如测定余氯、测定虫媒密度或细菌培养等;对病家和医院开展必要的随时消毒和终末消毒等。

(6)个人防护的要求

根据事件的性质和严重程度,按照有关技术方案和技术规程的要求,针对不同人群(包括病人、工作人员等),有选择性地做好分级个人防护,避免自身感染。

(7)防控措施的效果评价

评价防控措施的效果主要可通过对事件发展的动态监测、消杀效果监测、隔离措施的落实情况、免疫效果监测、健康行为改变情况调查等来进行。

3. 实验室检测

样品采集的种类视事件具体情况而定,应包括病人、带菌者和其他相关人员的生物样品、尸体解剖样品、危险因素和外环境相关环节样品、虫媒生物样品、食品安全事件中的残留食物、加工过程中的添加因素样品、餐具食具样品等。标本保藏、携带、运输等可参考相关技术规范和操作规程。检验项目和检测方法的确定应根据突发事件的具体性质,对疾病和事件的具体判断而定。检验项目应有一定的针对性,避免必要检验项目的缺失,也要避免盲目的筛检浪费。检测应尽量选择稳定、可靠、敏感性和特异性较高,且简单易行的技术。

4. 后期处置

(1)应急响应的终止

突发公共卫生事件应急响应的终止需符合以下条件:事件的公共卫生隐患或相关危险因素消除或得到有效控制,或末例传染病病例发生后经过最长潜伏期无新的病例出现。

(2)应急处置效果评价

应急响应结束后,应对突发公共卫生事件的应急处置情况进行总结评估。评估内容主要包括事件概况、疫情控制情况、现场调查处置概况、事件原因、病人救治情况、处置措施效果评估、应急处置过程中存在的问题和取得的经验及改进建议等。

(3)长期监测与防控储备

针对突发公共卫生事件应急处置中获得的危险因素等信息,建立相应的监测系统,研究针对性防控技术,完善相关应急技术和物资储备,为今后类似事件的处置做好准备。

参考文献

[1] 冯子健.突发事件卫生应急培训教材——传染病突发事件处置[M].北京:人民卫生出版社,2013.

[2] 孙承业.突发事件卫生应急培训教材——中毒事件处置[M].北京:人民卫生出版

社,2013.

[3] 格雷格.现场流行病学[M].张顺祥,译.长沙:湖南科学技术出版社,2005.

（王　臻）

第五节　应急评价

应急评价是围绕突发公共卫生事件及其应急管理工作的展开,对事件的状态、事件发展趋势和应急工作效果进行的认知、评估和判断。应急评价是应急管理的重要工作内容,无论在事件发生前还是发生后,都需要大量的评价工作,做好应急评价对于应急管理具有重要的意义。

一、背景理论

（一）评价对象

应急评价的对象其实就是应急管理的几大要素,突发事件本身、事件的承载体(人和物)、环境因素和应急管理措施。我们需要对突发事件的发生、发展和演变规律进行评价,对事件承载体的状态和承受能力进行评价,对应急措施的预期和实际效果进行评价,对应急环境的变化趋势及其对应急工作的影响也需要进行预判,上述四个方面缺一不可。其中环境因素的作用是通过对突发事件和应急救援工作的影响来体现的,因而通常把对环境因素的评价整合融入其他三种评价之中。

（二）评价目的

突发事件的发生发展经历潜伏、爆发蔓延和稳定、下降和恢复等不同时期。不同阶段应急工作的重点不同,对应的应急评价的目的也不同,归纳起来应急评价的目的主要有:

1. 针对突发事件和衍生事件,评价其发生的可能性和严重性,根据评价的结果提前制定行动方案,采取措施以减弱事件的影响或避免衍生事件发生;

2. 在事件发生后,对事件发展趋势、事件影响、承载体可救性和应急救援工作有效性进行评价,为应急工作的展开提供依据;

3. 在突发事件影响结束后,对系统功能的恢复难度进行评价;

4. 在应急工作结束后针对损失进行评价,对事件造成的损失进行补助和赔偿;

5. 对组织和个人的应急工作绩效进行评价,奖优罚劣,提高以后参加应急工作的积极性;

6. 发现应急工作和应急系统中存在的问题，总结经验和教训，为下一次应急工作做准备。

（三）评价内容

依照卫生学评价的理论，应急评价也同样可以从适宜程度、足够程度、进度、效率、效果、影响等6个方面展开。

1. 适宜度评价

评价开展的应急工作是否是处置当前突发公共卫生事件所必需的，制定的应急预案和工作方案是否具有针对性，采取的应急措施是否合适，处置方式是否恰当，应急反应有无过度和不足的地方。

2. 足够度评价

评价应急预案和应急处置方案中是否已经对所要处置的突发事件明确了目的和目标，是否为了实现目标而给予了资源配置上的足够保证，所设立的目标是否能够实现。

3. 进度评价

评价应急工作的执行进度和措施的落实情况，是否按照既定计划如期、保质保量完成，及时总结经验，找出问题差距，及时对计划进行适当调整，保证计划的顺利实施。

4. 效率评价

评价应急工作投入与产出之间的比值，能否以更为经济、高效的方法达到同样甚至更好的效果，从而提高应急工作的效率和管理水平。

5. 效果评价

评价应急管理和应急处置工作预期目标实际达到的程度，如是否组建了完备的应急队伍、是否及时有效控制了事态扩大、是否在采取措施后避免了更大的损失等，尽可能用具体数据来衡量。

6. 影响评价

评价实施应急管理对整个突发事件处置产生的影响，分析应急管理对社会、经济、卫生事业发展和人群健康的贡献和影响。

（四）评价方法

应急评价方法的选取必须考虑应急工作的紧迫性和信息缺失等特点，常用的方法可以分为两类：定性评价和定量评价。定性评价方法具有简单、快捷等特点；定量评价方法则具有精确度高的优点，但定量评价对信息的要求高、评价过程长。

1. 定性评价方法

定性评价方法主要包括专家会商和打分评议等方法：

（1）专家会商法　组织专家面对面交流，通过讨论形成评价结果。此方法操作简单，结论易于使用，但存在主观性比较强，易受权威影响等缺点。专家会商法在事件态势演化评估和灾情评价等方面应用较多。

（2）打分评议法　主要是由参加人按照评价组织方提供的评分标准，匿名作出评判。这种方法可以避免盲从权威的弊端，但一般打分评议需要一定数量的人参加，有时意见会比较分散，也易受评议人的主观偏好影响。这种方法常用于应急绩效评价、应急恢复行动评价等方面。

2. 定量评价方法

定量评价方法比较多,应急评价应用比较多的是层次分析法、数据包络分析法、多指标综合评价法、模糊综合评价法等,其中又以层次分析法和模糊综合评价法用得最多。

(1)层次分析法(AHP)是一种定性分析和定量分析相结合的系统分析方法。它运用系统工程的原理,将研究问题分解,建立递阶层次结构,构造两两比较判断矩阵,由判断矩阵计算各元素的相对权重,并计算各层元素的组合权重,以最下层作为衡量目标达到程度的评价指标,最终计算出一个综合评分指数,对评价对象的总评价目标进行评价,依照其大小来确定评价对象的优劣。

(2)模糊综合评价法主要是针对评价系统的模糊现象,把模糊数学方法引入综合评价而形成的解决这类综合评价问题的工具。在应急评价中,由于存在大量信息不确定的情况,很多情况下需要用模糊综合评价法来进行评价。

现在评价方法的发展趋势是多种评价方法的集成,把两种或多种评价方法整合在一起,充分发挥不同评价方法的优点,扬长补短,使评价结果更加科学可靠。

3. 资料搜集方法

(1)文献档案回顾法。搜集、整理和分析卫生应急管理和突发公共卫生事件处置工作中留下的文件、简报、调查报告等档案资料,及公开发表的有关文献等,根据评价的目的和指标对相关信息进行提取、整理、归类和分析,得出评价结果和结论。

(2)召开总结会。召开承担应急管理和实施应急处置职责的相关代表性人员的座谈会,全面听取参会人员对所确定指标的评价,根据评价意见进行归纳、总结和分析,确定应急工作的有效性和改进措施。

(3)抽样调查。根据评价指标制定调查问卷,在实施应急管理的对象人群中随机选择一定数量人群,进行问卷调查,分析结果,评估效果。

(4)访谈。采取专题小组访谈或关键人物访谈等方式,访问调查对象对所确定指标内容的意见。

(5)现场监测。现场监测采集健康影响因素和疾病评价指标数据,或进行实地勘察,进行前后情况的比较。常用于突发公共卫生事件处置前、处置中及处置后评价资料的搜集,来评定应急处置工作的效果。

评价方法的选择始终要遵循实用性、可行性、适宜性、准确性四个标准。实用性是指要符合实际需要,可行性指经济可操作,适宜性是要合乎法律、道德、伦理,准确性则是能揭示和传达准确的信息。

二、疾控现状

随着卫生应急管理工作的不断深入和规范,应急评价日益受到疾病预防控制机构的重视,国家卫生计生委、中国疾控中心都要求在突发公共卫生事件应急处置过程中和处置结束后要开展处置效果的评价,在突发事件发生前要开展相关公共卫生风险的评估。中国疾控中心牵头在汶川地震后组织开展了公共卫生应急处置评价,从灾后公共卫生风险、应急指挥系统、与其他部门协调联动、各项救灾防病措施的落实情况和效果、长期心理影响等方面描述震后公共卫生应急处置情况,并与国际上比较成熟的灾害应急管理系统进行比较,查找问题和提出改进建议。还有甲型H1N1流感大流行过后，中国疾控中心、清华大学等多家机构联合开展了我国甲型H1N1流感应对评价，重点针对防控战略策略、联防联控机制、应急防控能力、防控工作的公共卫生效果、成本效益、社会效果等进行评价，为我国重大传染病的防控和应对及时总结了经验教训，发现存在的问题，为改进我国流感大流行的应对策略，完善突发公共卫生事件应急机制和日常应急管理体制提供了有益参考。目前，我国卫生应急领域开展较多的应急评价是事前评估。近年来，我国有多个省份承办了一系列国际性大型活动，如2008年北京奥运会、2010年上海世博会、2010年广州亚运会、2011年深圳大运会、2014年南京青奥会、2014年北京APEC会议、2016年G20杭州峰会等，为防范活动期间突发公共卫生事件的发生，各地卫生部门、疾控机构均组织开展了上述重大活动的公共卫生风险评估，查找突发公共卫生事件的风险因子，向有关部门提出风险管控的措施建议，为切实做好活动的安全保障发挥了重要作用。原卫生部于2012年发布《突发事件公共卫生风险评估管理办法》，开始在全国省级层面推行突发事件公共卫生风险评估工作，由疾控机构具体负责评估的实施。目前，该项工作已扩大到地市和部分县区，对把事先评价纳入疾控机构工作常规、前移卫生应急预警关口起到了积极的推动作用。

三、管理实践

（一）应急评价的具体做法

1. 确定评价的目标

（1）确定利益相关者

利益相关者是指与应急工作的计划、实施和效果有一定联系的机构、组织和人群，他们的期望和态度对应急工作的开展及其效果等都有一定的影响。例如，参加应急工作的人和部门，应急评价结果的主要使用者，大众媒体、社区居民等服务于应急工作或者受到应急工作影响的人。

（2）调查利益相关者所关注的问题

不同的利益相关者所关注的问题是不一样的，地方政府主要关心是否能够尽快平息事件，卫生部门关心的是应急管理对事件处置的促进作用，财政部门关心的可能是投入的经费是否产生最大的效益，而公众关心的是能否获得足够的帮助和信息。因此，需要明确这些利益相关者对评价的期望，根据其期望来设计评价方案。

（3）确定评价目标

在明确了主要的利益相关者及其期望的基础上，评价者应该确立评价的目标，包括总体目标和具体目标。总体目标是指应急管理工作应该达到的目的，具体目标是总体目标分解到各个工作环节上的目标。

2. 描述应急管理工作

（1）描述应急工作的需要

应该回答以下问题：健康问题是什么及其对人群、社区的后果？健康问题在人群总体和不同部分的严重程度和健康问题的决定因素是什么？目标人群是谁？

（2）描述应急工作的预期产出

应急工作的近期效果，如应急预案和方案的建立、应急队伍的组建和装备等；中期效果，如应急队伍应急能力的变化；以及最终影响，如整体应急管理能力和突发公共卫生事件监测预警与处置能力的变化等。

（3）描述应急活动

应急工作所制定的政策、策略和措施，突发公共卫生事件的发生、发展及调查处置经过等。

（4）描述应急工作获得的资源

包括资金、工作人员、时间、材料、设备等。

（5）描述应急工作阶段发展情况

包括从应急规划、计划、实施到产生的效果。

（6）准备评价的逻辑框架

用图形表述项目活动和预期效果之间的预期关系，形象表述开展应急工作的缘由，有助于识别逻辑上的任一缺漏。其步骤如下：列出远期产出—列出中期产出—列出短期产出—列出和整理在某个时间段的活动—描述投入—划出箭头描述相互间关系。

3. 做好评价设计

（1）建立评价机构

建立应急评价工作小组，其主要成员应由具有丰富的调查统计和应急管理经验的人员组成。应急评价工作小组的职责是领导、组织、协调应急工作的评价工作，包括评价工作计划的制定、指标体系的设定、经费预算、进度安排、人员培训、监督指导等。

（2）确定评价需要回答的问题

评价需要回答的问题同样基于评价的目的和内容，在确定目的和内容的基础上，提出需要回答的问题。评价只有围绕应急工作原来规定的任务来确定，才能有的放矢。

（3）选择评价指标与标准

评价小组根据应急措施的自身特点、应急管理进展情况，建立一套较为客观且具操作性的指标体系。应急评价与其他卫生项目的评价一样，可以分为"相关性、效率、效益、效果和可持续性"五大类基本指标，在各个基本指标下，应按照评价的目的和内容，设定相应的具体评价指标，并根据基线数据和其他地区数据设定比较标准。各项指标的设置应尽量定量化，更为客观，方便比较。评价指标体系的建立，通常会使用头脑风暴法、德尔菲专家咨询法等方法。

（4）确定资料搜集和分析的方法

这是评价工作中一项十分重要的基础工作，关系到评价结果的客观、准确与否。工作人员应按照评价指标体系，在应急措施涉及的范围内广泛深入地进行资料搜集。资料搜集方式可采用文献复习、召开总结会、抽样调查、访谈、舆情监测等方法，搜集过程力争做到全面、准确，为下一步分析工作奠定基础。

（5）搜集和分析资料

按照评价设计搜集相关的资料和信息，一般可来源于三个渠道：一是通过人群，如媒体和公众；二是通过既有的文件，如工作记录、登记表格等；三是通过定性或定量调查，将获得的资料、数据进行分类和统计。在整理过程中，应采用较为科学的分类方法和统计方法，使计算结果客观和可靠,将统计结果与前期的有关数据进行比较。

①制定评价框架 在评价工作初始,应基于评价的目的和内容来制定评价框架。评价框架应包含五类基本指标及其下属指标和对应的问题,注明资料来源和资料搜集的方法,以便为评价工作提供整体的方向。

②开展文献复习 应急管理工作留下的所有文献都是评价工作的主要信息来源,除此之外,评价者还应从互联网、媒体等其他资源搜集相关资料。

③制定调查问卷和访谈提纲 为了从不同的相关人群中收集所需资料,需要制定调查问卷和访谈提纲。问卷和提纲应该保持中立、无偏倚,尽量是结构式的。

④制定评价日程表 在实施评价之初应制定评价活动日程表,包括需要去获取资料的机构和时间、联系人,需要会谈的人员及预约的时间,评价进度安排等,以便现场工作能够有条不紊地按序开展,避免遗漏和冲突。

⑤实施现场调查和访谈 按照评价框架路线、调查问卷和访谈提纲,按照既定日程实施现场调查和访谈。

（6）撰写评价报告

根据利益相关者的期望、对应急管理工作的描述和对评价结果的分析,按照一定的格式撰写评价报告,对评价结果做出解释,对应急管理工作做出判断,并给出有针对性的建议。评价报告是对整个应急评价工作的分析和总结,是评价工作最终结果的反映,也是评价小组与利益相关者沟通的主要载体。评价报告的要素一般包括题目、摘要、背景、评价方法、评价结果、评价结论或讨论、评价建议、落款、附件等。

（7）评价结果的利用

将评价中所反映出的问题反馈给应急管理决策人员、执行人员及其他利益相关者,为修改、调整应急管理计划、策略措施提出建设性建议。从评价一开始时就应考虑评价结果的利用,并且贯穿评价过程的始终,使得评价结果能尽快地服务于应急管理工作和整个突发事件的处置工作。

（二）不同类型的应急评价

1. 事前评价

事前评价主要是在事件潜伏期的评价,是针对可能情况作出的评价,以预防为目的。目前在卫生应急领域开展的事前评价,主要有风险评估。2012年2月,原卫生部发布了《突发事件公共卫生风险评估管理办法》,指出风险评估是通过风险识别、风险分析和风险评价,对突发公共卫生事件的发生风险或其他突发事件的公共卫生风险进行评估,并提出风险管理的措施建议。风险评估从灾害的危害性(发生可能性和影响程度)、人群和社会的脆弱性、应急准备能力三个维度,来综合评价突发公共卫生事件风险的大小和优先处置顺序。风险评估的方法常用到专家会商法、德尔菲咨询法、风险矩阵法、分析流程图法等。

2. 事中评价

事中评价有利于开展救援工作,包括对事件演化趋势、事件承载体的破坏情况、救援工作取得效果的评价。突发公共卫生事件发生后,对人群的身体健康和生命安全构成了严重威胁,及时开展应急评价是突出重点、针对性开展各项防控措施的前提和关键。突发公共卫生事件的应急评价应贯穿于事件发生发展过程的始终,既包括事件发生初期的现场快速评估、中期的处置效果跟踪评估,也包括事件结束时的总结评估。其中早期快速评估是最为重要,直接影响了对事件性质、影响程度的判断和制定有效的针对性防控措施的速度。

(1)评价目的

掌握突发公共卫生事件发生后当地的卫生学状况,为政府及卫生行政部门决策提供科学依据。

(2)评价对象

对突发公共卫生事件可能波及的场所均要进行评价,重点评价公共场所、生产经营场所、学校等的卫生质量、健康影响因素是否达到并符合卫生学标准。所有与传染源、污染源有过接触的相关人和物都要采集样品进行生物学、理化学指标的检测。

(3)评价方法

一般采用现有信息分析利用、现场调查、现场监测等方法,在实际评价工作中,常综合使用以上多种方法,相互补充、印证,以保证评价结果的客观、准确。

①现有信息分析利用

对于评价所需的现场基本情况、当地历史传染病疫情资料、疾病监测结果可从有关部门的情况介绍、档案资料、媒体报道、日常监测系统报告等途径获取,须考虑各种信息来源的可靠性。

②现场调查

现场调查一般有现场查看、现场访谈、结构式观察、问卷调查等方法,主要通过对现场情况进行定性和／或定量的调查,获取最直接的公共卫生现况信息,以满足突发公共卫生事件风险评估和采取进一步措施的信息需求。

第一,现场查看。通过在现场巡查,获取对卫生现况的直接体会和认识,结合评价人员的专业知识和经验判断,得出初步的评价结果。此法简单、可操作、耗时少,适用于事件发生后立即采取的快速评估工作。

第二,现场访谈。评估人员根据评估目的,将需要了解的关键信息编制成访谈提纲,找寻这些关键信息的知情者,如当地乡镇和村干部、医疗卫生机构工作人员、灾区或疫区群众,进行深入访谈,访谈对象因不同关键信息而异。

第三,结构式观察。提前设计好包含需要了解的观察项目的记录表,记录观察所见的方法。当观察项目明确、时间紧迫时,可结合现场查看、入户访谈,将了解到的饮水、食品供应、环境卫生、医疗卫生服务等情况记录于表中。

第四,问卷调查。问卷调查是一种定量评估方法,调查结果易被量化,便于统计分析。此法需提前设计问卷、培训调查员、确定抽样方法、抽取调查对象、进行入户调查。调查问卷应简单明了,尽量减少开放式问题,仅搜集与评估目的有关的信息。

③现场监测

现场采集水、食品、空气、土壤、病人、密切接触者、病媒生物等标本进行理化、微生物指标快速检测,对蚊、蝇、鼠等病媒生物种群、密度进行快速监测,对检测／监测结果进行分析和评价。

(4)评价内容

包括现场的卫生信息背景情况、当地人口学资料、死亡发病资料、卫生服务、卫生资源配置、食物供应、饮水、卫生基础条件、环境、气候、地理、应急的组织管理等。

（5）评价结果利用

评价结束后要综合现场流行病学调查、实验室检测、健康危害因素评价、健康检查、现场试验结果等资料进行综合分析评判,并形成评价报告,确保在第一时间将评估结果和建议提交给需要的部门和人员。

3. 事后评价

事后评价相对于事中评价紧迫性明显降低,信息的不确定性和情况的多变性也减弱,其目的主要是为了奖惩和恢复。包括了评价突发事件对承载体直接破坏和影响造成的损失和恢复工作难度;对应急处置结束后,事件后续演变风险的评价;以及对政府、社区应急管理工作效果的评价。事后评价最终是为了改进政府应急管理能力,尽快恢复、减少突发事件造成的人员伤害和财产损失,同时也是为了奖优罚劣,提高公务人员参与应急工作的积极性。

参考文献

[1] 马建华,陈安.应急管理评价国内研究进展[J].电子科技大学学报,2011,13(5):31-36.

[2] 马建华.应急评价:对突发事件的评估与判断[J].高科技与产业化,2011,(3):39-42.

[3] 韩传峰,叶岑.政府突发事件应急能力综合评价[J].自然灾害学报,2007,16(4):149-153.

（王　臻）

第十章

公共卫生监测管理

第一节　公共卫生监测

公共卫生监测是指长期、连续、系统地搜集有关健康事件、卫生问题的资料,经过科学分析和解释后获得重要的公共卫生信息,并及时反馈给需要这些信息的人或机构,用以指导制定、完善和评价公共卫生干预措施与策略的过程。公共卫生监测是明确疾病及其相关影响因素在人群中分布及变化情况的重要手段,也是制定、实施、评价疾病和公共卫生事件预防控制策略与措施的重要信息来源。公共卫生监测管理是使用定性和定量的各种科学方法,深入研究监测活动中的规律,并以监测质量、效率为中心,对公共卫生监测整个过程进行系统、全面科学管理的学科。可以说公共卫生监测是公共卫生监测管理的重要内容和组成部分。

一、背景理论

做好公共卫生监测工作,关键是要把握监测的计划性、针对性以及数据处理分析和信息传递利用这几个关键特征。监测的计划性是指在决定开展新的监测项目或者建立新的监测系统之前,需要对整个监测流程中所需物资配备、人员安排等进行周密安排,合理设计,除此之外还需开展监测系统评价,对项目开展一段时间以来遇到的问题和不合理的地方进行评估改进,使其能高效、快捷地运转。监测的针对性是指欲开展的监测项目或监测系统要有针对性:一方面是开展监测的内容在公共卫生领域须占有重要地位;另一方面是监测的内容或公共卫生问题具有可预防性,而且监测的结果可被用来指导公共卫生实践。数据的处理分析是对监测获得的原始数据进行整理分析,结合专业知识用通俗易懂的语言传递给公众和卫生决策等相关人员。信息传递利用是指必须将获得的信息通过多种途径及时发送给相关机构和人员,才能发挥信息的作用,为促进相关政策的出台提供依据。

要做好公共卫生监测管理工作,保证监测质量和发挥其最大作用,除了要对公共卫生监测工作有深入的了解,还要清楚公共卫生监测管理的特点,公共卫生监测管理的特点可概括为目标性、层次性、动态性和整体性。

（一）目标性

任何管理都应该是有目标的管理,公共卫生监测管理的目标从宏观上说是不断地提高公共卫生监测管理业务水平,即提高监测的及时性、代表性、准确性和科学性;从微观层面上看,是对公共卫生监测数据进行有效管理,提高监测数据的代表性、准确性和完整性。

（二）层次性

公共卫生监测作为公共卫生实践的基石,在防控疾病、促进健康等方面发挥着举足轻重的作用。开展公共卫生监测涉及很多方面,首先它是一项有计划、有针对性的工作,然后才是信息收集和利用的过程,要对它进行有效管理,必须清楚它的层次关系。按照公共卫生监测的性质来分,有主动监测管理和被动监测管理;按监测的病种和目的来分有传染病监测管理、慢性非传染性疾病监测管理、健康相关危险因素监测管理和其他类型的监测管理;以监测对象不同来分有病例监测为主的管理、症状监测管理和事件监测管理等;以监测范围不同来分有医院监测管理、社区监测管理和哨点监测管理;还有实验室监测管理和药物监测管理等。

（三）动态性

公共卫生问题不是一成不变的,公共卫生监测工作在不同时期有着各自不同的重点,否则无法捕获真实、有价值的公共卫生信息,难以实现公共卫生监测的及时性和针对性。所以,公共卫生监测管理必须适应新的环境质量态势的变化,及时调整管理目标,比如监测项目的增减、监测频率的改动、监测点的变更等,确保维持公共卫生监测工作的高质量、高水平。

（四）整体性

公共卫生监测是一个长期、持续、系统的资料搜集过程,监测项目的设计、监测点的选取、标本的采集、送检、检测、监测数据的处理、反馈和信息利用等各个环节之间既有独特的个性,又有紧密的联系,它们共同组成了完整的公共卫生监测过程。任何一个环节都有其特定的目的,对公共卫生监测质量有着一份贡献,对公共卫生监测进行的质量管理必须是对监测全过程的质量管理。所以,必须通过建立完整的质量保证体系才能解决公共卫生监测的质量问题,任何某一过程的质量控制都不能取代全过程的质量保证工作。在公共卫生监测的管理工作中,充分认识和运用整体性是至关重要的。

二、公共卫生监测发展及管理现状

随着我国疾病预防控制工作的不断发展,公共卫生监测的地位也稳步提升。我国的公共卫生监测活动最早可追溯到1950年,那时在全国建立了法定传染病报告和反馈系统,报告的病种有18种。从1975年开始,我国又陆续建立了流行性感冒、乙型脑炎、流行性脑脊髓膜炎、霍乱、肾综合征出血热、鼠疫、钩端螺旋体病等单病种监测系统,实行多方面、多方位的公共卫生监测工作。1980年又建立了全国疾病监测点监测系统,1989年对监测点进行调整,开始长期的综合疾病监测工作试点。随着科技的快速发展,互联网的普遍使用,我国的公共卫生监测信息化水平得到大力提升。2004年4月1日,由中国疾病预防控制中心创建的"中国疾病预防控制信息系统"在全国范围内正式启用,实现了公共卫生监测信息报告的信息化网络直报与管理。在过去10年的时间里,依托已建立的网络报告平台,我国公共卫生监测工作的内容不断扩充,目前已有20余个子系统,在全国范围内对法定传染病、免疫预防接种、出生、死亡及部分健康危险因素等相关信息进行持续收集。

基于网络报告信息系统,各级疾病预防控制中心因监测任务和目的不同,承担着不同性质的网络报告工作。根据监测内容的不同,监测工作大致可分为以下三类:

(一)全国范围内开展法定传染病、出生、死亡及突发公共卫生事件等监测工作

对这类监测各级疾病预防控制中心均需要承担相关职责,监测数据采用逐级审核上报的方式,对本辖区内发生的传染病、出生数、死亡及原因、突发公共卫生事件等进行网络报告,旨在收集大范围乃至全国的相关监测信息,掌握疫情动态、人口出生情况、死亡及死因构成等,并对相关传染病开展有序的、科学的管理和预防控制。

(二)以监测点方式开展的监测工作

这种监测主要通过设立监测点的方式开展,仅要求作为监测点的地方辖区疾病预防控制中心承担相关监测任务,并将监测获得的数据及时上报,旨在了解重点疾病的流行态势和变异情况,为制定有效的防控措施提供科学依据。如鼠疫监测、布鲁氏菌病监测等。

(三)各省、市自主开展的监测工作

此类监测项目多基于地方性自主研发的监测网络平台,通过全面监测或监测点监测的方式在各省、市范围内推广,旨在对单独的病种或事件进行监测和管理。如浙江省农村生活饮用水水质监测等。

目前,全国层面上的公共卫生监测项目近百种,虽然在单病种监测条线上表现得尚为清晰,结果较为满意,管理方式也较为科学、有序,但多种监测项目集于一起,横向、纵向分析不难发现,监测内容重复、烦琐等问题层出不穷,甚至有不少毫无公共卫生学意义的监测内容依然在开展,导致基层公共卫生监测机构压力大、任务重,从全国到各地方省、市都缺乏对监测项目整体层面上的有效整合和管理。

三、管理实践

公共卫生监测管理,是在对所承担的全部公共卫生监测活动基本掌握的前提下,开展的系统管理和规范协调的过程。开展公共卫生监测管理,是从全局上对监测项目进行掌控,了解监测项目的开展目的、内容和意义、投入的人力、物力资源以及获得效益等内容,便于后期监测项目的评估,进而对监测项目进行调整,包括对监测点的增设或删减、监测内容的修订、数据上报方式及各类指标的调整等,也可根据监测项目的评估结果取消监测项目。优秀的公共卫生监测管理有利于监测项目工作规范化开展,也利于促进公共卫生监测体系的进一步完善。

以浙江省疾病预防控制中心为例,中心于2012年完成体制改革和处所的重新划分,设

立公共卫生监测与业务指导所,下设监测管理科,重点开展公共卫生监测项目管理和评价工作。为了进一步加强中心公共卫生监测项目管理,规范监测项目的立项、实施和考评工作,中心组织制定并下发《公共卫生监测项目管理办法》。依据此办法对全省实施的公共卫生监测项目进行科学管理,并对全省所有的公共卫生监测项目进行梳理。

按面上、点上监测项目和点面结合监测项目统计全省目前所开展的公共卫生监测项目数。面上监测即全省各级疾控机构均参与开展的监测项目,一般以国家层面要求开展的监测项目为主,如传染病疫情监测、突发公共卫生事件监测等;点上监测项目是以哨点或监测点形式开展的监测项目,如流感监测、病毒性脑炎监测等;点面结合监测项目指部分监测内容要求所有疾控机构均要开展,但部分监测内容仅在监测点开展,如登革热监测、鼠疫监测等。目前全省开展公共卫生监测项目68项,其中面上监测项目30项,点上监测项目32项,点面结合的监测项目6项。为了便于管理,将全省公共卫生监测项目按照传染病监测、慢性非传染病监测、健康相关危害因素监测和其他监测四大类作为一级分类指标进行项目梳理,每一个类型的监测项目再按照具体病种进行二级分类,再依照面上监测、点上监测和点面结合监测进行统计。实施监测项目管理人员应对每一项监测项目具体开展的内容、目的、意义、监测范围、投入人员、经费以及产出等情况都要有所掌握,便于分类和开展监测系统评价。

(一) 传染病相关监测

将所有传染病信息报告系统中需要报告的病种以及与此密切相关的监测项目都归并在此类别。再根据病种进一步分类,可分为综合类传染病监测项目、肠道传染病监测项目、呼吸道传染病监测项目、自然疫源和虫媒类传染病监测项目、免疫针对性疾病监测项目、重点传染病监测项目及其他传染病的监测项目。

2014年浙江省有传染病相关的监测项目34项,其中全省面上监测项目16项,点上监测项目12项,点面结合监测项目6项。综合类传染病监测项目包括传染病疫情监测和突发公共卫生事件监测,均为全省面上监测项目,由全省各级疾病预防控制中心和医疗机构共同承担,动态监测本辖区的传染病和突发公共卫生事件报告信息。

肠道传染病监测项目有6项:其中面上监测1项,即为手足口病监测;点上监测2项,包括出血性大肠杆菌$O_{157}:H_7$监测和病毒性脑炎监测;点面结合监测3项,包括霍乱监测、伤寒副伤寒监测、细菌性痢疾监测。

呼吸道传染病监测项目有3项:其中面上监测1项,为职业暴露人群血清学与环境高致病性禽流感监测;点上监测2项,为流感监测和住院严重急性呼吸道感染病例(SARI)哨点监测。

自然疫源和虫媒传染病监测项目有8项:其中面上监测2项,包括狂犬病监测和疟疾监测。点上监测3项,包括布鲁氏菌病监测、钩端螺旋体病监测、肾综合征出血热监测。点面结合监测3项,包括登革热监测、鼠疫监测、发热伴血小板减少综合征监测。

免疫规划与免疫针对性疾病监测项目有7项:其中面上监测4项,包括AFP病例监测、麻疹监测、疑似预防接种异常反应监测和免疫规划疫苗接种率监测;点上监测项目3项,包括疫苗接种效果监测、乙型病毒性肝炎监测和乙脑监测。

重点传染病监测项目有4项,均为面上监测。包括艾滋病综合监测、丙型肝炎监测、结核病监测和浙江省耐多药结核病防控项目。

其他传染病的监测项目有4项,面上监测和点上监测各2项,分别为医疗机构消毒质量监测和浙江省重点场所预防性消毒与感染控制监测,病媒生物监测和病媒生物抗药性监测。

(二)慢性非传染性疾病监测

2014年浙江省有慢性非传染性疾病类的监测项目共5项:其中全省面上监测项目1项,为浙江省出生、死亡与慢性病监测;点上监测项目4项,为医院伤害监测、全国死因监测、中国慢性病及其危险因素监测和全国产品伤害监测。

(三)健康相关危害因素监测

2014年浙江省有健康相关危害因素的监测项目共25项,其中全省面上监测项目12项,哨点或监测点开展的监测项目13项。按健康相关危害因素发生的不同领域可分为营养与食品卫生类监测项目、学校卫生类监测项目、环境卫生类监测项目、职业卫生类监测项目和放射卫生类监测项目。

营养与食品卫生监测项目7项:其中面上监测项目3项,为食源性疾病事件监测、疑似食源性异常病例/异常健康事件监测、浙江省食品化学污染物及有害因素监测;点上监测项目4项,包括浙江省应用铁强化酱油控制铁缺乏和缺铁性贫血、浙江省居民营养与健康状况监测、食品微生物及致病因子监测和特定病原体的食源性疾病病例监测。

学校卫生监测项目3项:其中面上监测项目2项,为浙江省学生健康状况综合监测和浙江省学校教学环境监测;点上监测项目1项,为浙江省学生营养监测。

环境卫生监测项目3项:其中面上监测项目1项,为公共场所集中空调通风系统污染状况监测;点上监测项目2项,为环境污染人群健康风险监测和浙江省农村生活饮用水水质监测。

职业卫生监测项目7项:其中面上监测项目3项,为全省职业病报告、职业病危害因素监测与卫生学评价和职业危害监测与风险评估中重点职业病危害因素监测;点上监测项目4项,为职业危害监测与风险评估中重点行业职业危害监测与风险评估、主要粉尘职业危害及风险评估、工业噪声及听力损失监测和工作场所超细颗粒监测等监测项目。

放射卫生类监测项目有5项:其中面上监测项目3项,包括职业病放射危害因素监测、医疗机构医用辐射防护监测和放射工作人员职业健康监测;点上监测项目2项,为核电站周围环境放射性与人群健康监测、浙江省食品中放射性物质监测。

(四)其他监测

其他监测可分为地方病监测和重大公共卫生监测项目。地方病监测项目有3项:其中面上监测项目1项,即碘盐监测;点上监测项目2项,为碘缺乏病重点监测和饮水型地方性氟中毒监测。重大公共卫生监测项目是在7个监测点开展的人群健康相关因素综合监测项目。

浙江省公共卫生监测管理工作采用明晰的分类方式,对所开展的全部监测项目进行划分,每个二级分类的项目基本由同一科室负责,便于公共卫生监测管理者对监测项目信息的收集以及开展项目评价和反馈,也有利于管理者更好了解所开展的公共卫生监测工作。

(尚晓鹏)

第二节　公共卫生监测系统评价

公共卫生监测系统评价是公共卫生监测管理工作中一个重要内容，是将评价工作的原理和方法在公共卫生监测工作中的具体应用。在管理学上来说，有计划就应该有评价，评价是确定成果达到其目标程度的过程。公共卫生监测评价是对公共卫生监测的目的、执行过程、产出、效益和影响进行系统客观的分析，根据分析结果提出公共卫生监测工作改进的建议，以实现对其进行质量控制的目的。

一、背景理论

公共卫生监测评价，广义来讲是对公共卫生监测工作的开展情况进行评价，狭义来讲是对公共卫生监测系统进行评价。因为公共卫生监测系统是开展公共卫生监测工作的重要媒介和手段，对公共卫生监测进行评价最重要的就是对公共卫生监测系统进行评价，本节将对公共卫生监测系统评价进行简要介绍。

（一）评价内容

公共卫生监测系统评价内容包括以下四个方面。

第一，监测事件的公共卫生意义。可通过事件的发生频率指标、严重性指标、丧失生产能力指标、可预防性、医疗医院损耗、公众的关注程度等指标来评价。

第二，监测系统运行状况。即系统描述监测系统的监测目的；监测项目的外部支撑条件，包括有没有法律或政策依据、技术指南文件，涉及的部门和人员是否明确，有没有组织人员培训以及经费支持等；监测数据的收集、上报、汇总、分析等过程；监测数据的实际应用效果等。

第三，监测系统功能和特征评价。可用定性和定量指标相结合的方式开展评价，指标有简单性、灵活性、可接受性、有用性、完整性、及时性、阳性预测值等。

第四，投入产出评价。投入是指公共卫生监测工作正常运转所需投入的人力、物资经费和相关政策的支持。产出指实施监测工作后目标卫生问题的解决程度、计划预期目标的完成程度，以及监测报告使得政府部门采取了哪些措施，影响到哪些方面，有多少人受益，等等。

（二）评价方法

我国公共卫生监测评价工作起步较晚，尚未建立成熟的监测系统评价指导性文件，目前主要参考美国疾病预防控制中心的公共卫生监测系统评价指南，借鉴世界卫生组织发布的传染病监测系统评价指南，开展公共卫生监测评价。评价方法主要分定性和定量两种。定性评价的指标有：系统的简单性、灵活性、可接受性等。可采用现场访谈或问卷的形式，对从事监测工作的相关人员进行调查，同时可采用评分的方式对各项指标进行量化打分。也可采用专家咨询会商的方法,对监测系统的各项定性指标进行评价打分。定量评价的指标,如疾病的发病率、死亡率,数据的及时性、完整性,阳性预测值等的计算,则需在收集的历年发病或监测资料的基础上,系统整理计算相关指标,确保数据真实可信。

(三)评估步骤

公共卫生监测系统评价的步骤是一个完整的又循环往复的过程,由计划阶段、准备阶段、实施阶段和总结阶段构成。计划阶段是对要开展的全部评价工作的统筹设计,是一套经过优选了的行动方案,目的是在现有的资源与条件下,通过统筹安排、科学计划,达到提高工作能力、获得预期结果的目的。准备阶段是为能顺利开展实施过程进行的系列准备过程,包括评价目标的确定、评价指标的选择、评价方法和工具的确定、评价人员和评价方案、物资经费的准备等。实施阶段是严格按照评价方案操作,对监测系统的资料和数据指标进行核对、收集、整理和分析的过程,为最终评价报告的撰写提供基础。总结阶段是要完成完整的评价总结报告,一般由背景和意义、目的、对象、方法、结果、结论和建议等部分组成,以及报告的反馈和利用的过程。

二、疾控现状

在1988年,美国疾病预防控制中心提出开展公共卫生监测评价工作,目的在于合理配置资源,保证监测系统的有效性,并在早期对美国大城市被动监测系统以及麻疹、甲肝、沙门氏菌开展系统评价的实践基础上,公开发布第一份监测系统评价指南。世界卫生组织于1990年中后期在非洲区域开展国家传染病监测及反应体系整合项目的早期实践,于1997年发布第一份监测系统评估技术文件。

目前,国内的公共卫生监测系统评价工作尚未形成一套全面的、系统的评价体系,只是在部分专病和免疫规划相关的监测方案中提出了一些评价指标。最早参照美国疾控中心和世界卫生组织的监测系统评价指南和实践经验,杨功焕等在1992年对我国疾病监测系统使用的指标体系、评价监测系统的原则和方法进行过探讨。随后,王玫等研究讨论了监测系统评价健康事件的公共卫生学重要性,对评价监测系统的灵活性、简单性、可接受性、灵敏度、阳性预测值等指标进行论述,指出对监测系统的评价必须灵活和全面衡量,要以是否满足该系统的目标为准则。目前,在开展HIV／AIDS、AFP、计划免疫等多个监测系统过程中,增加了评价指标,主要选用灵敏性、及时性、准确性和完整性等指标评价收集数据的质量。在《2003—2010年全国保持无脊髓灰质炎状态行动计划》中设立15岁以下儿童非脊灰AFP病例报告发病率、AFP病例监测报告及时率、报告后48h内调查率等14项考核技术指标,并对监测系统的敏感性、及时性和完整性进行评价。在《艾滋病性病综合监测指南及方案》中制定了20个技术指标、18个哨点监测工作考核指标,分别对艾滋病、性病监测系统疫情报表的及时率、完整率、准确率、不详率、覆盖率等进行评价,在艾滋病、性病区域监测系统中对监测系统组织机构的完整性、可操作性、代表性、监测覆盖情况、准确性、及时性、效果等指标进行评价。在《全国计划免疫接种率监测方案》中评价了免疫接种实施和计划免疫项目规划,从建卡率、建证率、BCG卡痕率、单项疫苗接种率、"四苗"全程接种率、OPV、DPT单苗脱漏率、未接种原因和不合格接种原因等制定了评价的内容、流程和指标。在《全国流行性脑脊髓膜炎监测方案》和《全国流行性乙型脑炎监测方案》中涉及监测系统评价的指标，主要包括数据的报告率、及时性、真实性、准确性等。2004年后中国疾病预防控制信息系统在系统内部设置质量评价模块，主要从未审核卡片率、重卡率、诊断到审核及时性、县区零缺报率和平均指数等指标对其进行质量评价。

由于缺乏统一的公共卫生监测系统评价方法和指南，我国各地开展公共卫生监测系统评价工作的进程不一，除了对监测方案或办法中有要求开展的监测系统评价工作外，很少主动针对某个监测系统开展全面的评价工作。

三、公共卫生监测评价实践

以浙江省疾病预防控制中心为例，中心在开展公共卫生监测管理的同时，积极探索对公共卫生监测系统的评价工作。为能顺利开展监测系统评价工作，实施者做了大量的准备，特别邀请国家疾病预防控制中心的专家前来授课，讲解监测系统评价的方法和要点内容，学习国外关于监测系统评价的技术报告和指南，查阅国内外相关文献，以期掌握监测系统评价方法和操作流程。除此之外，要做好监测系统评价工作还必须对需要开展的监测项目有足够的了解和认识。

2013年选取流行性感冒监测系统、霍乱监测系统和鼠疫监测系统探索性开展系统评价，依托浙江省现场流行病学培训项目，组织学员一起认真学习三个监测项目的运作过程和操作细节，并依据美国疾病预防控制中心和世界卫生组织发布的监测系统评价指南，结合浙江省公共卫生监测工作实际开展情况，对每个监测项目制定了较为完善的监测系统评价方案。对流感监测系统的评价，主要通过现场走访全省部分流行性感冒监测哨点医院，与负责流行性感冒监测工作的人员进行访谈，了解系统的简单性、灵活性和可接受性等指标，以及物资经费投入和培训、督导情况，并对近五年来流行性感冒监测系统上报的数据进行核查，评估数据质量，得到监测数据的及时性、完整性、阳性预测值等指标，综合各项指标的结果，发现监测系统存在的问题并提出建议，完成流行性感冒监测系统评价报告。对霍乱监测系统的评价，同样现场走访霍乱监测点，选取工作人员进行访谈，获得监测系统运行相关的指标资料，同时通过翻阅历史资料，获得霍乱的历史发病数据，对数据进行整理分析，根据量化指标评价监测数据质量，综合分析得出评价结果并提出建议，完成监测系统评价报告。由于浙江省多年未出现鼠疫病例，对鼠疫监测系统的评价，则采用了逻辑学方法，分别从体制、机制以及监测内容和指标（系统的合理性、系统运行环境、过程和结果等指标）上开展评价，完成系统评价报告。在探索开展监测系统评价过程中，由于缺乏专业项目负责人员的参与和指导，就难免出现对监测项目评估指标认识不清、评价不够深入或分析出现偏差的问题，以至于评价建议不切实际等情况出现，也就没有完全达到开展监测系统评价的目的。

2014年在总结2013年工作经验的基础上，决定改变以往的监测系统评价方法，采用自评、专家评估和现场访谈三者结合的形式开展评估。即项目责任处所指定项目负责人按照评估内容要求的范围和要点对自己负责的监测项目进行自评，撰写自评报告并做汇报；专家组根据汇报材料结合监测资料抽查对监测项目进行评估，填写专家评估表；对参与监测项目运转的基层工作人员进行问卷访谈和调查，三者结合起来完成监测系统评价报告。2014年初，经过对全省公共卫生监测项目的梳理，最终确定对流行性感冒监测、霍乱监测、流行性脑脊髓膜炎和流行性乙型脑炎监测、水性疾病监测和学生健康状况综合监测开展监测系统评价。

在准备阶段,首先认真熟悉这五个监测项目的具体操作内容,再参照世界卫生组织发布的传染病监测系统评价指南,制定了针对各个监测系统的自评提纲,提纲内容因评估系统不同而不同,主要涉及监测系统的公共卫生意义,系统的运行状况、系统的特征和功能指标,以及投入产出评价等,经过多次论证后完成了监测系统评价方案。以流行性感冒监测系统评价为例,自评提纲包括以下方面。①严重性和危害程度:通过对2004—2013年流行性感冒监测数据进行分析,获取流行性感冒的发病率、死亡率、病死率等。②完整性和及时性:评估流行性感冒样病例的报告、标本采集、送样、实验室检测及数据录入和结果反馈的完整率和及时率,网络报告和审核的及时率等。③暴发识别能力:对近三年流行性感冒暴发疫情进行统计分析,得出有多少起暴发是通过监测系统发现的,发现的真实的流行性感冒暴发占全部流行性感冒样病例暴发疫情的比例。④目的可及性:评价监测目的和流行性感冒防控目标是否一致,监测内容是否达到监测目的的要求。⑤媒体和公众的关注度:可通过媒体指数、百度指数或微博指数等指标进行评价。⑥描述系统运行情况:汇总支撑监测项目运行的法律或政策依据、技术指南文件,以及涉及的部门和人员,人员培训以及经费支持等。描述系统数据搜集、上报、汇总、分析以及利用等情况,评估监测系统的简单性、可操作性。⑦投入产出评价:描述每年投入监测项目经费多少,得出哪些结论,提出了什么建议,哪些被行政部门采纳并采取相应的干预策略和措施等。⑧存在问题及改进建议。同样对其他需评价的监测系统制定自评提纲,各责任处所按照提纲搜集数据资料,查阅文献,开展评价工作,并完成自评报告。由于是由各项目负责人开展的评估,对项目评估的各项指标都有清晰的认识和了解,自评报告也就比较真实,不可避免的是,项目责任人对自己的项目评估时很难做到完全客观、公正。

为尽可能地使监测项目评估工作贴近真实情况,在监测系统评价过程中添加了专家评估部分。组织方在收集到自评报告后,根据评价项目内容邀请各相关领域的专家,召开会商,在会上首先由各项目负责人根据评估提纲内容进行汇报,包括对各项指标的解释和改进意见等,专家们结合自己的实际工作经验和对所评价的监测项目的了解,一一提出自己的看法和意见,针对监测系统评价过程中发现的问题进行辩论,提出改进建议,并针对监测系统的各项指标进行打分,给出评估意见。综合自评报告和专家的打分情况,进一步完善监测系统评价报告。最后一个阶段是现场访谈,因为所要评估的五个监测系统有面上监测项目也有哨点(监测点)项目,所以选取现场访谈的点也不同,为了全面了解基层工作者对监测项目的看法和意见,采取了全覆盖的形式,在全省11个市和义乌市以及各市的项目监测点选择参与监测系统运转的疾控和医院工作人员开展访谈。访谈的内容包括对监测系统的满意度、可接受程度以及意见和改进建议等,制定统一的访谈表格,详细记录访谈内容。

结合自评报告、专家意见以及访谈情况,汇总得到各监测系统不同评价指标信息,包括系统的结构指标:相关政策保证、卫生条例的执行情况、监测策略、数据搜集流程与部门合作;系统的核心功能:病例发病、登记、核实、报告、数据分析和解释、应急准备、响应及控制和反馈;系统的属性特征:及时性、完整性、有用性、灵敏性、特异性、简单性、灵活性、可接受性、可靠性、阳性预测值和代表性;系统的辅助功能:方案和标准的制定、培训、督导、建立信息沟通渠道、配备资源和协调等,按照上述评价指标体系完成各个监测系统的评价报告,并反馈给各项目负责人及上级管理部门,促使项目实施者能依据建议内容对评价中发现的问题进行整改,使监测项目更好地运转和发挥作用,提高公共卫生监测效率。

从目前的监测系统评价方法和流程上看,基本做到了对监测项目开展比较客观、真实的评价,得到的评价结果可靠,评价意见和建议具有针对性和可操作性,对监测系统的进一步改进有着重要的参考作用,但也存在着评价指标不统一、无法量化等缺点,还需要进一步探索和完善评价方法和流程。

开展公共卫生监测评价是保障公共卫生监测得以顺利进行的重要举措,在发现问题和不足的同时,对探索公共卫生监测系统评价指标体系的研究也有重要意义。公共卫生监测涉及多方面的内容,开展全面评估任务量大,由熟悉相关监测内容的专业人员评估是最优的选择。目前,国内开展公共卫生监测评价的研究,多数是对监测系统数据质量的评价,或者是针对某一方面的评价,对监测系统进行的全面评价很少,尚需要继续探索研究,在方法、技术、内容和流程上都要进一步优化,创建监测系统评价指标体系,早日建立适用于我国的监测系统评价技术文件或指南。

(尚晓鹏)

第三节　公共卫生监测数据管理

公共卫生监测是制定、实施和评价疾病和公共卫生事件预防控制策略与措施的重要信息来源,监测数据的合理规范管理是做好公共卫生监测工作的关键。监测数据管理包括制定监测数据内容标准、规范监测数据收集流程、实施监测数据质量控制、完成监测数据整理和建库、确保监测数据安全及共享等。监测数据管理贯穿于公共卫生监测工作的各环节,只有基于科学、准确、完整的监测数据,才能正确地反映卫生问题的分布特征,发现其发生、发展规律,为制定、实施和评价疾病和公共卫生事件的防控措施提供科学依据。

一、背景理论

公共卫生监测数据是指通过公共卫生监测工作获取到的卫生问题相关的数据。监测数据的内容大致包括:健康事件(如传染病、慢性病、中毒及伤害事件、职业病等)、健康相关行为(如吸烟、饮酒、药物滥用、营养摄入等)、医疗卫生服务(如就诊量、疫苗接种情况、药物使用等)以及健康相关因素(如食品、水质、气候、地理、媒介生物、宿主动物等)等。监测数据管理是指对监测数据的内容标准、收集流程、质量控制、整理存储、安全利用等进行规范化管理,是实现疾控工作科学管理的重要依据。

（一）监测数据管理的目的

监测数据管理是为了规范各类监测数据的产生、传输、保管和利用,确保数据质量,从而促进监测数据的综合利用和深入挖掘,充分发挥各类监测数据在疾病预防控制工作中的作用。

（二）监测数据管理的内容

监测数据管理包括数据标准管理、数据搜集管理、数据质量管理、数据建库管理、数据安全管理等。

第一,数据标准管理。数据标准管理是指对数据内容、类型、值域及共享范围所作的标准化管理规定。

第二,数据搜集管理。数据搜集管理是指对数据搜集的方法、流程、格式等进行管理,同时对参与数据收集的各部门职责进行明确。

第三,数据质量管理。数据质量管理主要是对数据的真实性、数据组成的完整性、统计结果与原始数据的一致性以及数据产出的及时性进行管理,是数据可利用的重要保障。

第四,数据建库管理。数据建库管理是指对数据实行集中统一管理,便于妥善保存和有效利用,数据必须及时整理备份并建库。

第五,数据安全管理。数据安全管理是指数据按保密制度规定进行的权限控制以及在生产、利用过程中防止数据缺失、损坏所作的规定。

（三）监测数据管理的发展趋势

目前,各级疾病预防控制机构的公共卫生监测项目多以业务科室为单位单独开展,监测项目数量多且自成体系,缺乏横向联系。部分监测项目的监测数据未实现网络填报,导致传输不及时。而对于已实现网络填报的监测系统,各级疾病预防控制机构同时拥有多个上级单位下发的或本单位自行开发的、各自相对独立、封闭的监测信息系统,多个系统之间存在部分冗余的数据以及重复的功能。因此,疾控部门急需制定规范、统一的内容标准,并且考虑不同监测项目数据的横向联系。还需完善监测数据搜集流程,建立统一的数据搜集平台,从而实现监测数据的统一收集管理,促进监测数据的横向利用和深入挖掘。此外,对于监测数据的质量控制和安全管理也需不断巩固。

二、疾控现状

随着信息技术的飞速发展,各级疾病预防控制机构以信息技术为手段,通过规范化的数据管理,提升疾控系统的业务工作。中国疾病预防控制中心积极推进疾病预防控制各业务信息化进程,在全国推广了传染性疾病、免疫规划、慢性非传染性疾病、健康危险因素、生命登记等业务系统。信息系统的建设,显著地提升了疾病预防与控制的能力。各基层疾控机构还自主投入建设应急指挥系统、社区卫生服务管理软件、学生体检管理系统等。经过多年的建设,疾病预防控制机构的信息化取得了令人瞩目的成绩,在实际疾病预防与控制工作中发挥了重大作用。

疾控机构通过众多监测信息系统,实现了对各类公共卫生监测数据的收集汇总。中国疾病预防控制中心为加强公共卫生监测数据的管理,于2007年开始实施《中国疾病预防控制中心信息资源管理办法》,对各类公共卫生监测数据进行规范化管理,为各级疾控机构的监测数据管理工作提供示范。《中国疾病预防控制中心信息资源管理办法》界定了所管理数据资源的内涵、外延和管理过程中的相关要素,明确了数据资源管理的组织机构。针对数据管理过程中的各相关要素,即信息采集、信息管理、信息利用和信息发布,分别就具体数据资源管理事宜作出相应的规定。

2013年,为加强和规范中国疾病预防控制信息系统的数据资源管理,促进数据共享和使用,由公共卫生信息监测与信息服务中心组织起草了《中国疾病预防控制信息系统数据共享与使用管理办法》,重点为内部和外部单位的数据使用提供参考指南。对系统中包含的传染性疾病、免疫规划、慢性非传染性疾病、健康危险因素、生命登记等各业务系统收集、加工、管理的个案与统计数据的共享与使用作出了明确规定,同时指定了数据服务部门的分工与职责。从实际操作方面,该办法对系统数据从不同维度进行了分类,针对不同种类的数据制定了不同的数据申请与审批流程,尤其对属地化管理审批、卫生计生系统内部和外部的数据审批流程进行了重点说明,最后明确了数据使用人的权利和义务以及相关处罚措施。用以指导中国疾病预防控制中心将来的系统数据共享与使用工作,并规范中国疾病预防控制信息系统数据资源管理。

此外,各级疾控机构也正在逐步开展监测数据管理工作。虽然目前各级疾控机构监测数据管理工作不尽相同,且该项工作开展的时间也不一致,但管理思路和框架大致和中国疾病预防控制中心类似。

三、管理实践

以浙江省疾病预防控制中心为例,为使数据管理工作得到持续性的发展,浙江省疾病预防控制中心于2011年发布实施《数据管理办法(试行)》。《数据管理办法(试行)》从数据资源管理的顶层设计出发,标准化、规范化管理数据资源,在数据产生源头提出了规范性的要求。在数据标准、数据质量和数据安全等方面作了详细规定。重点考虑在各项工作的设计阶段应贯彻数据标准,加强数据质量监管的原则,在工作方案或计划中必须明确数据采集的要求。在数据安全管理方面,提出数据生产、利用过程中的权限控制以及防止数据缺失、损坏的相应规定,有利于数据的再利用。将数据管理工作纳入中心综合目标管理责任制,按照综合目标管理责任制进行考核,增强制度的执行力度。

《数据管理办法(试行)》中对于数据的管理包括以下几个方面。

监测数据管理总则。①本办法所指数据是中心疾控机构各项工作中产生的数据资源。数据类型包括纸质和电子的原始数据、统计数据以及数据管理部门认定的其他数据。数据资源的内容和范围依据卫生部《各级疾病预防控制中心基本职责》中规定省级疾控中心必须收集建库的数据内容和范围,科研工作的数据资源管理参照本办法规定执行。②各类数据属中心资产,科所、个人都不得以任何理由、任何方式将数据资源据为己有。③中心职工应该严格遵守本办法,确保数据资料完整、规范和准确,有责任和义务及时提交工作中产生的所有数据,有权使用中心的相关数据资源。④数据的产出部门为数据责任部门,负责组织数据的采集、整理及提交,并对产出数据的质量负责;中心质量管理部门负责数据标准的管理,组织对数据的质量实行监督和评估;中心信息管理部门负责组织数据库的建立,实现数据共享;中心档案管理部门负责数据的档案管理。

数据标准管理。①数据的生产应符合标准化原则,数据的分类、内容、取值等的确定必须遵循国家、行业标准或工作规范的相关规定。无相关标准的数据,数据责任部门应制定相应的数据标准,经中心数据标准管理部门审定。②数据内容的确定应以有效实用并符合业务规范为目标,不断提高数据集中度和信息共享度,科学归并各项业务的同类、同属性指标,避免数据的重复采集。③数据采集应尽可能收集原始数据,暂无收集原始数据条件的工作可先行收集统计数据,应逐步向收集原始数据过渡。④各项工作方案或计划必须明确本项工作所产生的数据资源目录,同时明确数据收集的内容、统计指标、地域范围、是否产出原始数据、数据采集完成时限及数据的共享范围。工作方案或计划的制定、审定、实施、检查参照《计划、总结制度》的相关要求。⑤数据责任部门对数据标准的制定和修改必须严格按照相应的技术规范和工作方案执行,数据标准的修改和变更需提交中心数据标准管理部门审核,中心领导审批后方能执行。

数据质量管理。①数据质量管理工作纳入全面质量管理体系,数据责任人对数据的产生、获取、处理、存储、传输和使用必须严格按照全面质量管理要求执行。相关要求参照中心《全面质量管理办法》。②数据责任部门必须保证数据的完整性、准确性、及时性、适用性。建立数据质量监督和技术保障制度,各项工作任务的实施计划或方案中应制定具体的数据质量控制方法。数据采集时要认真执行数据的核对制度,严格以工作规范或方案为依据,确保数据的一致性和准确性。③数据责任部门在数据产出后必须对数据进行备注说明,内容应包含数据采集方法或统计口径、数据来源、数据的区域范围以及产生数据的背景等。便于数据溯源和利用。

在《数据管理办法(试行)》发布前,浙江省疾病预防控制中心自2007年起就已开始对数据的建库和安全利用进行管理,主要为组织开展对数据建库、建立数据共享系统。近年来,中心每年有300多个数据库提交建库,建库的数据量也在逐年递增。此外,每年还对已建立的数据库进行梳理,完善数据库业务数据表的数据说明,包括年限、地域范围、数据背景等。

数据建库程序。①数据责任科所编制本科所年度《业务数据目录》,包含所有产生数据的工作项目,并且细化到具体的表单名称,科信处负责汇总《业务数据目录》。②科信处在数据共享系统中添加新增目录,对系统的目录进行维护。③数据责任科所按《数据共享系统业务数据建库步骤和方法》要求上报业务数据,并提出数据保护期和数据共享类别。④科信处对数据进行形式审查并导入建库。⑤数据责任科所对导入建库的数据进行核对并确认,完成建库。

数据共享系统中的数据有3类共享范围设置,数据订阅遵循以下规则进行。①一类数据为可直接对中心以外范围公布的数据。可无条件地面向全体职工共享,直接获取无须审批。②二类数据是各项工作中产生的不涉密数据,可在中心内部范围公布。有条件的面向全体职工共享,需遵守责任科所的数据保护期的要求。中心全体职工均可以申请使用该类数据,需经数据责任科所负责人同意。在不涉及知识产权的前提下,数据责任部门不能以数据保护期为由拒绝提供给数据索取者。③三类数据是根据中心《保守国家秘密的规定》在一定范围内使用的涉密数据,如涉及隐私的数据等,需经中心分管领导审批。

数据订阅程序。①申请人发起数据订阅流程,订阅所需的数据。②申请人所在科所负责人审核订阅流程。③数据责任科所负责人审核订阅流程。④三类数据由数据责任科所负责人审核,分管领导审批。

浙江省疾控中心科信处于2011年编制了20余期《浙江省疾病预防控制中心数据资源信息速递》,针对一定的数据资源主题介绍中心的数据资源信息。主要内容包括数据资源的内容、来源、提供科室以及数据的年限和共享范围等一些数据属性。此外,每期还会附上"小贴士",介绍一些监测数据管理方面的常识。通过《数据资源信息速递》的编制,更好地展现中心的数据资源,为中心业务工作和科研工作提供数据服务。

为进一步加强监测数据的管理,促进监测数据的综合利用和深入挖掘,2014年浙江省疾控中心从监测数据的产生阶段,即监测数据搜集方面入手强化管理,建立监测数据统一搜集流程,着手搭建监测数据统一搜集平台——浙江省公共卫生监测信息平台,以实现监测数据的统一规范化搜集和管理。对于已实现网络直报的监测项目,浙江省公共卫生监测信息平台监测数据统一搜集平台建成后与各网络直报系统进行同步对接以搜集监测数据;而对于人工报送数据的监测项目,由负责数据报送的卫生机构直接在浙江省公共卫生监测信息平台监测数据统一搜集平台上进行填报。

目前,浙江省各市、县级疾控中心对于监测数据的储存和使用也制定了相关的规章制度,包括档案保存管理、数据借阅和保密管理等,明确了管理内容、人员职责和奖惩措施等。浙江省各级疾控中心的监测数据管理工作正逐步规范化、制度化和完善化。当前,每年通过各类公共卫生监测项目搜集到的监测数据仍在不断增加,对这些监测数据的合理规范管理是做好公共卫生监测工作的关键,对于疾病的预防控制工作有着至关重要的意义。

(李傅冬)

第四节　信息化和分析利用

公共卫生监测信息的分析利用是公共卫生监测活动的重要环节,监测数据只有在经过分析提炼并形成信息后,才能传递给需要知道的人并将其应用于疾病预防控制,进而指导公共卫生行动。公共卫生监测的信息化作为监测数据采集、管理和分析利用的利器,有效提高了监测活动的效率,拓展了监测数据分析利用的广度和深度,同时积极助推了监测技术的发展和创新。

一、背景理论

信息化是充分利用信息技术,开发利用信息资源,促进信息交流和知识共享,提高经济增长质量,推动经济社会发展转型的历史进程。具体到公共卫生监测领域,其信息化包含监测数据的采集、数据的传输、数据整理和分析、提炼信息形成分析报告和信息反馈利用等过程。

监测数据分析利用的目的在于了解疾病模式、确定主要公共卫生问题,发现异常情况、查明原因并采取干预措施,预防疾病流行,估计卫生服务需求,确定疾病的危险因素和高危人群,以及评价干预效果等。

监测数据分析通过汇总、整理所收集的资料,对人、时、地以及三者的综合描述分析,选择适宜的指标(发病率、死亡率、病死率以及发病上升或下降比等),准确描述监测疾病或事件的分布特点,发现疾病的高危人群、掌握疾病趋势异常动向、确定防治的重点地区等。在进行监测资料分析前,应明确开展本次分析的目的,并围绕目的,制订监测资料分析计划,计划应至少包含以下要素:计划主题、分析目的、分析内容、数据来源、分析指标、分析方法和分析提纲等。

监测数据的利用途径形式多样,因不同对象而异,其中通过撰写监测报告形成措施建议并提交政府有关部门或单位,是监测数据利用的重要形式。公共卫生监测报告形式多样,根据时间分类有日报、周报、月报、季报、半年报、年报以及不定期的阶段性报告等,根据监测报告使用对象和撰写目的的不同可分为行政报告、业务报告、论文和新闻通稿等。不同的监测报告,其撰写的形式和内容侧重点有所不同,行政报告主要是向政府及卫生行政部门所作的报告,内容要求简明扼要,主要介绍监测的结果和发现、对公共卫生决策的意义、对策和建议等。业务报告的专业性较强,内容详细而全面,通常需要介绍具体的方法、内容、具体结果、主要发现、存在问题、对策建议等。医学论文是严格按照相关格式和要求所撰写的监测报告。新闻通稿则是需要通过媒体对外正式发布消息时使用,一般要用简单朴实的语言讲明监测工作说明的问题,特别提醒社会或群众应该配合或注意的事项。

二、疾控现状

自2003年SARS危机后,中国疾病预防控制中心启动了以传染病网络直报系统为核心的中国疾病预防控制信息系统建设,2004年起正式运行至今。目前,已建立国家级疾病预防控制数据中心,采用集中式信息管理方式,辐射全国6万多个各级医疗卫生单位。该系统主要包括以个案监测为基础的法定传染病、专病/单病、传染病预警等疾病监测信息管理系统,以事件监测为基础的突发公共卫生事件监测,以疾病预防控制基本信息为主的基础疾病预防控制信息系统等业务系统。网络直报的实施为各级卫生行政部门及时掌握疫情信息、迅速应对和科学决策提供了基础条件,已成功应对了手足口病、甲型H1N1流感、H7N9禽流感等公共卫生事件,得到了国际社会和世界卫生组织的高度评价。

目前,国家传染病网络直报平台上已建立了传染病、突发公共卫生事件、疾病预防控制基本信息等20余个监测子系统,然而,在监测数据的信息化和分析利用方面,仍存在以下问题。

（一）监测信息系统没有覆盖全部监测业务

特别是传染病的实验室监测，对准确诊断带来很大影响；以食品安全、职业卫生为代表的健康危险因素监测覆盖面小，信息欠准确，难以真正反映实际情况，使应对食品和职业安全的突发事件常处于被动局面；以出生和死亡登记为代表的公共卫生基础数据分散，信息反馈慢，各系统数据不完全一致，很难准确回答不同的死亡原因；慢性非传染性疾病的患病及危险因素信息不完善；疾病预防控制所需信息，如结核病服药监测、高血压控制等监测均没有信息系统支持，很难为疾病预防控制效果评估提供准确信息。

（二）信息利用不足

已建成使用的信息系统主要功能集中在监测数据收集，缺少分析利用，离新医改方案中提出的预测预警及公共卫生信息服务要求差距还很大。

（三）缺乏顶层设计

医院、社区卫生服务、新农村合作医疗、医保等均各自开发信息系统，甚至在疾控系统内部，各系统之间也相对独立，形成大量信息孤岛，使信息难以综合利用，资源造成浪费。从信息整合角度和资源共享看，缺乏业务信息标准和规范，导致公共卫生数据资源不能有效共享，更得不到有效利用；各部门信息系统间缺乏共建、共享机制，造成信息重叠、结果不一致，甚至相互矛盾。

（四）监测数据的整理、分析和利用不足

其中公共卫生监测系统内部及与其他信息系统的整合已成为亟待解决的问题，公共卫生监测系统的整合包括：①独立的和各纵向监测系统数据来源的整合；②同一个体不同来源数据的记录连接（个体水平整合）；③疾病自然史、危险因素、疾病防治等数据的整合；④相似危险因素不同疾病数据的整合；⑤不同监测系统的整合要求数据格式标准化、使用相互兼容的软件。

三、管理实践

2003年7月，国家卫生和计划生育委员会下发了《关于国家公共卫生信息系统建设工作有关问题的通知》（卫办发〔2003〕212号），成立了公共卫生信息化领导小组并明确了工作职责，要求根据统一规划、分步实施、突出重点、互联互通、强化职责、依法管理的原则，用两年时间，完成国家公共卫生信息系统建设，确定了公共卫生信息系统建设的五大部分内容：完善SARS疫情专报和分析预警系统；疫情和突发公共卫生事件监测系统；医疗救治信息系统；卫生监督执法信息系统；突发公共卫生事件应急指挥决策系统。同时，还制定了系统建设进度安排，并将加强公共卫生信息标准化和规范化研究作为重点工作之一。2004年，中国疾病预防控制中心组织进行了"中国公共卫生信息分类框架与基本数据集标准"研究，以实现公共卫生信息资源的科学分类，在国家层面构建公共卫生信息系统概念模型，规范数据表达，

促进公共卫生信息系统建设的统一规划、避免重复建设、降低开发成本、消除信息孤岛,增进系统间的互联互通、协调运作、数据交换和有效共享。

经过十余年的信息化建设实践,以传染病网络直报系统为核心的中国疾病预防控制信息系统已趋于成熟,为规范网络报告、数据安全和分析利用,根据《中华人民共和国传染病防治法》《突发公共卫生事件与传染病疫情监测信息报告管理办法》(卫生部令第37号)等相关法律、法规、规章、规定的要求,中国疾病预防控制中心先后制定了《传染病监测信息网络直报工作与技术指南》《疾病预防控制信息系统用户与权限分配管理规程》《传染病信息报告管理规范》《国家突发公共卫生事件相关信息报告管理工作规范》和《突发公共卫生事件报告和分级标准》等一系列规范性文件,对机构职责、系统管理、信息安全、工作流程、用户权限、报告标准、操作规范、质量评价等各方面均作了详细规定,确保了网络直报工作的高效、有序运行。

为确保网络直报数据质量,中国疾病预防控制中心制定了统一的质量评价指标,在信息系统中,直接对各省的报告质量进行评价并及时反馈,同时,不定期组织全国性调查,对各省网络直报工作质量进行督导。各地卫生行政部门和疾病预防控制机构,也将报告质量纳入常规工作考核机制,并经常性地开展专题调查和评估。

随着各地政府信息化建设不断深入,数字化信息资源日渐丰富,为实现数据的及时、深入采集和充分利用,从国家到地方,各级政府和部门均致力于标准开放、信息共享的公共卫生数据采集交换平台的建设。以浙江省为例,2011年,浙江省作为国家试点省,开展了公共卫生数据采集交换平台试点项目,组织包括疾控、医疗、社区卫生、区域卫生在内的管理与服务机构,通过网络构建、分级平台部署、业务系统改造、接口调试等技术实施,建立了传染病、慢性病、死因等报告数据从报告机构到公共卫生管理信息系统的传输通道,它实现了传染病网络直报系统与医院信息系统的互联互通,通过实时、自动采集电子病历、健康档案等信息,达到一次采集、多方利用的效果。

为实现公共卫生数据的充分共享,强化数据利用,推动科技进步和社会发展,建立公共卫生共享数据库至关重要。2004年,国家启动了国家科学数据共享工程项目,建立了中国公共卫生科学数据中心,其目标是集成各类公共卫生数据资源,在此基础上进行数据整合、挖掘,并通过网络平台向社会发布。它涵盖了传染性疾病和寄生虫疾病、慢性非传染性疾病、环境卫生、健康危险因素与行为生活方式、人口健康素养、生命登记与统计和基础信息等方面,同时还制定了公共卫生数据共享标准,建立了完善的数据共享机制。同时,各地也充分利用自身资源,积极投入,研究开发公共卫生数据标准和共享平台,如浙江省疾病预防控制中心自2007年以来,逐步对全省公共卫生监测数据进行整合,根据公共卫生数据集标准编制规范,编制了《浙江省疾病预防控制中心数据资源目录》,并于2011年制定了《公共卫生数据管理办法》,在数据质量、数据标准、数据安全等方面作了相应规定,逐步建立并完善数据库共享管理机制;目前,其共享数据库共建立了12大类共计3303个数据表,内容涵盖社会人口、经济、气象与卫生资源、服务能力等基本信息、各类传染病报告、病媒生物、免疫预防、地方病和寄生虫病、突发公共卫生事件相关信息、慢性非传染性疾病、死因监测、出生登记、学生常见病和危害因素、职业卫生、食品卫生、放射卫生、水质监测、实验室检验检测以及健康教育、科研培训等各个方面。

公共卫生监测数据的分析和利用在遵守国家有关法律法规的要求下,采取技术科学、标准统一、信息安全、形式多样等原则,根据相应疾病和卫生问题的特点,结合疾病预防控制工作需要,采取不同的分析和利用形式,有的以周、月或年为时间周期,定期分析并形成报告;有的则根据需求不定期开展阶段性分析。分析结果通过邮件、简报和信息系统等多种形式,及时向卫生行政部门、各级疾病预防控制机构和其他相关业务部门反馈,必要时由卫生行政部门向社会公布。以浙江省疾病预防控制中心为例,每年都会撰写传染病与突发公共卫生事件监测周报、月报、年报以及突发事件公共卫生风险评估周报告、月报告等,各专项监测(如流感、麻疹等)也会形成相应的周报、月报等专题报告。除此以外,还会不定期地开展各种专题分析,并以政府建议、蓝皮书、年鉴、简报等多种形式向政府相关部门和业务机构反馈,或以公众健康提示、媒体发布等方式向社会发布。

参考文献

[1] 杨功焕,曾勇民,谭健,等.中国综合疾病监测系统[J].疾病监测,1995,10(11):327-329.

[2] 王玫,李竹.公共卫生监测系统的评价[J].国外医学:流行病学传染病学分册,2003,20(4):196-197.

[3] 王希江,曾光.传染病监测系统评价[J].地方病通报,2005,20(4):97-99.

[4] 王莉莉,陈凡,王晓春,等.流行病学监测系统评价体系的初步研究[J].海峡预防医学,2012,18(3):64-66.

[5] 丛黎明,许亮文.公共卫生监测概论[M].北京:人民卫生出版社,2014.

[6] WHO.Overview of the WHO Framework for Monitoring and Evaluating Surveillance and Response Systems for Communicable Diseases[J].Weekly Epidemiological Record 2004,(79):322-326.

(何　凡)

第十一章

实验室管理

第一节　实验室人员管理

在实验室的各项实验活动中人员起着决定作用,因此人员管理极为重要。不管是实验室的管理,还是实验检测或后勤保障等都需要通过不同岗位的人员去落实执行,否则管理就无从谈起,所以人员管理是整个实验室管理的核心和基础,人员管理包括人员的分工与岗位设置、人员的准入与培训,更重要的是人员的能力建设,能力建设既关系到实验室检测工作的顺利完成,更关系到实验室的未来发展和核心竞争力,只要抓住人员管理这一核心要素和主线,调动起每个岗位的人员的积极性和创造力,相关人员得到应有的培训,明确职责,各司其职,实验室的管理和检测工作的质量和人员安全就能得到充分保障,其发展后劲和创新驱动发展能力就可持续。这里主要就与实验活动相关的人员管理进行简要叙述。

一、背景理论

实验室工作不仅限于样品的实验检测,还包含实验室管理层(如技术负责人、质量负责人及生物安全负责人、授权签字人等)、管理部门的管理人员、实验检测人员和实验辅助人员(如质量和安全监督员、样品采集人员、仪器保管员、试剂保管员及样品受理人员、洗涤、污物处理人员等),即涵盖了从采样、检测、复核到检测报告的制作等整个完整的链条上的各个环节的不同岗位人员。

实验室应在建立管理体系、设立组织机构时要理顺各个岗位人员的职责、准入条件、专业技术能力、资质、培训的要求和条件,做到岗位合理、职责明确、责权利统一、组织严密、衔接到位,不留死角。

实验室人员的准入和能力要求应根据不同的检测领域的相关规定进行要求和审核,以满足各类检测与管理的基本要求。

目前,检测实验室的管理依据主要是ISO / IEC:17025 – 2005《检测和校准实验室能力的通用要求》,标准化组织ISO / CASCO(国际标准化组织 / 合格评定委员会)制定的实验室管理标准,该标准的前身是ISO / IEC导则25:1990《校准和检测实验室能力的要求》、《病原微生物实验室生物安全管理条例》、GB19489 - 2008《实验室生物安全通用要求》等相关的法律法规及国家标准。《检验检测机构资质认定管理办法》已经于2015年3月23日由国家质量监督检验检疫总局局务会议审议通过，现予公布，自2015年8月1日起施行。

全国疾控系统的检测实验室大多采用ISO／IEC：17025 - 2005进行认可管理，而医学实验室一般采用ISO15189：2007《医学实验室——质量和能力的专用要求》进行认可管理。ISO17025：2005是检测与校准实验室的一般要求，ISO15189：2007是由国际标准化组织ISOTC 212临床实验室检验及体外诊断检测系统技术委员会起草。对这个问题的认识国际上曾经有过争论：有的认为医学实验室亦可采用通用的检测实验室认可准则要求ISO／IEC 17025：2006进行认可，有的则认为应该采用专用的ISO 15189：2007进行认可管理。其实即使是作为通用的检测实验室认可要求的ISO／IEC 17025：2006也是在其特殊领域的应用说明文件中列出了医学实验室的特殊要求的，两者并无冲突，可根据各类实验室特点选择适用于自身的管理手段和认可要求。

针对在病原微生物实验室我国依据GB19489 - 2008《实验室生物安全通用要求》标准，以CNAS - CL05《实验室生物安全认可准则》和CNAS - CL053：《实验室生物安全认可准则对关键防护设备评价的应用说明》等进行认可管理。生物安全实验室的认可，分为两类：一类是高等级生物安全实验室（包括BSL - 3(ABSL - 3)和BSL - 4(ABSL - 4)），实行强制认可制度；第二类是基础生物安全实验室（包括BSL - 1(ABSL - 1)和BSL - 2(ABSL - 2)），实行的是自愿认可制度。

不管哪个标准均对实验人员的素质要求提出具体规定，而且作为主要条款予以要求。充分说明人员管理在实验室管理工作中所具有的重要性。

（一）人员管理的目的

人员管理是实验室管理的核心要素，如何去管理好这个团队，发挥每个人的主观能动性和创造性，形成一个既具有活力又有凝聚力和创造力的团队是管理者首先应考虑和解决的问题。人员管理工作做好了，实验室的核心竞争力就会得到提升，凝聚力就会增强，实验室的创造力和活力就会激发出来，最终实验室的管理效力就会得到极大提升。

人员管理是指实验室通过建立管理体系、岗位设置并明确职责和人员的准入控制，开展专业技术培训、能力建设和操作技能的模拟以及安全教育等，使从事各项实验检测的人员符合相关检测领域对实验人员资质、专业能力和实际操作等方面的规定和要求，以确保各项实验检测活动能满足质量控制和安全防护的目标要求，使实验室检测活动正常有序、安全平稳地开展。

一般通行的做法是建立一个团队后首先应进行科学合理的岗位设置和分工，明确每个岗位的职责，根据专业要求配置相应的专业人员，并设置必要的辅助岗位，同时对人员提出原则性要求，具体做法如下。

（二）人员组成及要求

1. 人员组成

实验室的检测工作首先应有能满足整个检测工作所需要的人力资源，应以满足相关领域各项检测任务为标准，包括实验室管理层的人员和具体从事检测活动的人员及相关辅助人员,在管理水平、专业能力、学历层次、操作技能和专业背景、工作经历、岗位资质及安全防护,甚至心理素质等多方面都能满足所承担的检测任务的各项要求。

实验室在管理体系中应对于实验室管理人员、专业技术人员和关键辅助人员等岗位职责进行充分而明确的描述,并对各类人员的准入资质、能力等要求按照相关规定予以评估与确认。实验室管理和检测工作的人员组成主要包括:质量技术负责人、质量负责人(安全负责人)、授权签字人、检测人员、辅助人员、质量(安全)监督员等。

相关人员可以是正式的编内职员,也可以是合同制人员,关键是要确保这些人员能胜任该岗位工作且受到有效监督。

2. 人员职责

(1)管理人员:作为实验室管理者,特别是最高管理者,主要职责是负责实验室管理和检测工作的正常运行,并对实验室工作进行顶层设计。一般由实验室所在单位主要负责人担任,其主要职责是对人力资源、设施设备等硬件资源上予以保障和协调,组织制定相关的管理制度和体系文件,处理客户的投诉,解决重大质量问题,提出年度工作目标和计划等全局性工作,并就实验室重大问题作出决策。技术负责人的主要职责是制定实验室人员的技术和安全培训计划并实施,负责实验环境与设施的条件控制,负责实验室的能力建设及实验室创新能力提升等;质量负责人应根据实验室的组织机构设置和岗位关系,组织制定质量手册(生物安全管理手册),并组织各类人员的培训计划的制定与实施,负责不符合项测试的控制、组织开展实验室内部审核,负责实验室事故的分析评估,预防措施计划的制定与实施等。

(2)检验人员:检验人员的主要任务与职责是承担各项检测和相关的新技术开发与研究,包括样品的检测以及解决检测过程中遇到的技术疑难问题,以及相关专业技术的技术储备及跟踪本专业领域的发展动态和趋势等。

(3)辅助人员:主要负责样品的受理和处理、培养基的配制、相关器具的洗涤与消毒及试剂的管理和设备的维护、废弃物的处理等。

3. 准入要求

实验室相关工作专业性和技术性非常强,因此对实验室相关各类岗位的人员的要求和准入,根据不同的检测领域有不同专业和学历层次要求,但基本要求是一致的,主要包括教育的专业背景、学历、工作经历、专业技术能力、特殊岗位资质要求等。如食品检验机构、职业卫生服务机构、动物实验、BSL-3实验室等相关人员均应通过资质审查,符合要求后才能从事相关工作。

一般来说,新上岗人员在上岗前需要经过集中的上岗培训和岗前教育,并经一定时间的试用锻炼期,经过培训并考核取得上岗资质,特殊岗位的人员还需经过特殊岗位的专业培训取得相应资质后才能上岗检测;质量负责人、授权签字人等特殊岗位还需要较强的专业技术能力和工作经历等要求;实验室管理人员除了应具备较强的管理能力和管理知识外,还应具备相关专业领域的专业技术知识和工作经历。

4. 人员培训

培训对实验室管理人员与实验人员的素质、检测能力的提升是十分重要的,也是实验人员获得相应操作能力和资质的基本途径,实验人员应根据自身承担的岗位工作接受各类相关的专业培训,才能满足不断变化和发展的检验工作需要。培训一般分为内部培训,外部培训,系统培训、专项培训、继续教育、学术交流、专题讨论等。通过专业技术培训、生物安全培训、专题培训和继续教育的培训等，使实验人员在专业技术方面接受新技术新方法，及时了解掌握国家的法律法规相关规定，熟悉单位内部管理体系的要求和变化等，才能不断提升和改变自己，确保各项检验任务的顺利完成。

基本培训包括岗前培训、上岗培训、安全培训、专业培训和操作技能培训、现场演练等几方面。

5. 能力评价

为了保证实验室检测工作的质量和安全、有序运行，必须系统性考虑人员的配置和能力建设，从组织机构、管理体系、岗位设置等全要素考虑和策划，以满足检测工作的需要。

能力评价主要通过内部和外部的质量控制活动，如实验室室间比对、盲样考核、新方法确认等进行验证，同时通过专项培训、技术竞赛等方式进行考核，尤其对关键岗位人员应进行现场模拟操作等进行评估，以此验证其能力是否满足检测工作的要求。

6. 检测人员行为规范

如根据最新发布的《检验检测机构资质认定评审准则》要求，相关人员应事先对从事的工作的公正性、国家和客户信息保密及不得参与有碍公正性活动等方面的书面承诺。

7. 其他

除了上述要求外，实验室设立单位还应建立专业技术人员的个人技术档案，并建立检验人员的健康体检和健康监护工作制度，根据特殊岗位的要求为实验人员提供必要的免疫接种等预防措施，确保实验人员的身体健康和安全。

二、疾控现状

根据疾控机构承担的职责，需要建设与任务相适应的实验设施，同时需要有不同专业背景的人员从事相关的检测工作任务，实验人员还需达到部分实验领域的特殊要求。疾控系统的实验室普遍按照以下领域和功能进行实验室建设和设置，并配备相应专业的实验人员和实验辅助人员等。

（一）实验室类别

疾病预防控制机构的实验室根据其承担的职能、专业要求实验室分成不同专业类别的实验室，一般按照专业领域或功能性质分类。不同类别或专业的实验室需要配置不同专业要求的实验人员。

1. 按专业领域分

疾病预防控制机构实验室根据所承担的职责，主要分为病原微生物实验室、卫生微生物实验室、理化实验室、毒理实验室、媒介生物实验室、寄生虫实验室、消毒产品检测实验室、职业卫生实验室、放射检测实验室及慢性病非传染病实验室以及一些专业实验室，如艾滋病检测实验室和结核病检测实验室等几大类别。

2. 按功能性质分

按照功能性质可将实验室分为：普通实验室、生物安全实验室、洁净实验室、模拟实验室、动物实验室等几大类。

（二）承担的任务与人员要求

1. 病原微生物实验室

开展病原微生物实验室诊断、检测、鉴定及相关的科学研究,如新方法的建立与推广、技术储备,检测标准操作规程的建立,收集与专业相关的专业发展动态和技术信息。另外,完成各种病原微生物相关应急突发疫情的实验室诊断与检测及技术开发,以及该领域的检测能力建设与人员的专业技术培训等任务。负责对下级疾控机构的业务指导等。

人员资质方面一般要求经培训考核合格,持证上岗,具备相关检测项目的技术能力和资格,当特殊领域有要求时必须符合相关要求,如食品检验机构人员的要求及压力容器操作资格证书、生物安全上岗证等。

HIV检测实验人员还需要检测人员上岗证,每年需要进行能力验证。

2. 理化检测实验室

开展健康产品、食品安全、环境危害因素、涉水产品、中毒和污染事件毒物检测与研究;开展该领域的检验新方法、新技术的开发与研究;开展进出口食品、农产品中涉及安全卫生理化项目的检测工作;开展农药、生物毒素、微量元素、食品添加剂、化妆品功效成分等项目的检测等;以及相关的其他项目的检测。负责对下级疾控机构的业务指导。

经考核合格,持证上岗,理化检测人员必须具有化学或相关专业专科以上学历或具有10年以上化学检测工作经历。特殊领域有要求时必须符合相关要求,如食品检验机构人员的要求。

3. 毒理实验室

毒理实验室主要承担健康相关产品、保健食品、化妆品等产品的毒理学评价和毒理学检验,研究毒理学方法和技术及新方法新技术的推广应用;以及污染物的毒性、毒理机制、功效学的研究。

经考核合格,持证上岗,毒理检测人员必须具有毒理或相关专业专科以上学历或一定毒理检测工作经历及相关专业的技术能力。特殊领域有要求时必须符合相关要求,如动物实验资质证书。

4. 消毒与媒介生物实验室

主要是开展消毒产品(消毒剂、消毒器械等)、一次性医疗用品、卫生用品等检测、鉴定工作,并对其产品性能和功效进行评价;还开展媒介生物的采集、收集、鉴定、保存工作,同时开展相关的生物学研究与相关制剂的开发。承担相关专业人员的培训与指导;承担对医疗机构、相关企业净化实验室的卫生学指标的检测与评价;承担重大传染病突发疫情现场的消毒和技术指导。

对人员的要求主要是考核合格,持证上岗,消毒与媒介检测人员必须具有消毒与媒介或相关专业专科以上学历或一定检测工作经历及相关专业的技术能力。特殊领域有要求时必须符合相关要求。

5. 放射实验室

主要开展放射治疗工作场所和放射卫生安全防护设施的监测;开展放射治疗装置的放射治疗和防护的检测、评价;开展对从事放射治疗工作人员的进行个人剂量的监测、健康监护以及专业技术和防护知识的培训;承担相关重大公共卫生事件的现场检测与处置。

经培训考核合格，持证上岗，具备相关检测项目的技术能力和资格，当特殊领域有要求时必须符合相关要求，如对人员岗位设置、人员数量、年限及相关工作年限、工作经历和技术能力等有其特殊要求。

6. 寄生虫检测实验室

寄生虫检测实验室主要从事寄生虫病的防治、监测与诊断任务，探索、研究寄生虫病相关的技术和诊断方法；开展对相关人员的培训与指导等。

经培训考核合格，持证上岗，具备相关检测项目的技术能力和资格，当特殊领域有要求时必须符合相关要求，如压力容器操作资格证书、生物安全上岗证等。

7. 职业卫生实验室

职业卫生实验室根据其承担的职责，主要开展粉尘、毒性物质、物理损伤等职业危害因素的检测与评价；承担尘肺病、职业和生活性中毒及公共场所的诊断与卫生学评价；承担中毒相关的重大公共卫生突发事件的处置与诊断；承担专业人员的培训与技术指导。

经培训考核合格，持证上岗，具备相关检测项目的技术能力和资格，当特殊领域有要求时必须符合相关要求，如职业卫生技术服务机构甲级资质单位在人员岗位设置、人员数量、专业、工作经历和技术能力等有其特殊要求。

8. 慢性非传染病实验室

主要开展慢性非传染病疾病和伤害监测及检测；开展居民健康状况及重大慢性非传染性疾病和伤害专题调查与分析；开展慢性非传染性疾病的发病因素和影响因素的监测与预报；指导开展慢性非传染性疾病的防治及相关研究、人员的业务培训和技术指导。

经培训考核合格，持证上岗，具备相关检测项目的技术能力和资格，当特殊领域有要求时必须符合相关要求，如压力容器操作资格证书、生物安全上岗证等。

9. 动物实验室

动物实验室主要开展动物的饲养、动物品系培育、毒性试验、病原微生物感染实验、健康相关产品的功能学评价等。要求从业人员具备经实验动物管理部门专业培训并取得相关上岗资质。

三、管理实践

在实验室人员管理方面，为了实验室的建设发展，人力资源保障工作一般由人事部门负责管理，人事部门根据单位的发展规划和编制对实验人员进行合理的配置，重点围绕岗前培训、上岗培训与考核、继续教育、专项培训和特殊岗位培训、健康监护、能力建设等工作，进行系统、规范、科学、有效的管理，使实验室人员配置、管理工作的专业结构、年龄结构和学历结构趋于合理。

（一）建章立制

为了规范专业人员管理，合理配置专业技术人员，实验室所在单位应建立人员管理方面的相关制度和管理办法，如《职工奖惩办法》《人员调配管理规定》《职工岗位聘用考核实施方法》《专业技术资格(工人等级)评定有关规定》《人才培养及教育培训管理办法》《首席专家和高级专家管理办法》和《职工人事档案和业绩档案管理规定》等一系列人员管理规定，为实验人员管理提供制度保障。

（二）组织和人员配置

合理的组织机构和完善的管理体系和充足的人力资源配置是实验室正常、高效、规范运行的基础。

1. 组织

一般要求实验室所在单位应具备法人地位，能够承担独立法人资格是实验室设立的前提，使其具有独立的、可直接对社会提供检测服务的资格和能力。

2. 人员配置

根据实验室运行和发展的具体要求，设置了管理人员和技术人员两大类的岗位，其中管理人员包含了单位负责人、技术管理层、质量负责人、各相关业务处所负责人和实验室管理部门的管理人员；技术人员中包含了实验检测人员、内审员、监督员、样品受理员、样品管理员、试剂（设备）管理员、授权签字人、检验结果评价人等，包括洗涤、废物处理等辅助岗位。

（三）岗位准入要求

不同的岗位需要配置不同专业的技术人员和管理人员，以满足实验室检测工作的需要，尤其对一些关键岗位，需要严格的准入制度，以确保符合相关岗位的特殊要求。部分关键岗位人员准入要求简要描述如下。

1. 管理人员

（1）最高管理者：最高管理者由政府或其他管理部门根据相关任职条件任命。

（2）技术负责人：要求是实验室技术管理层成员，并具备中级及以上职称，具有较丰富的检验管理经验，如果是负责化学领域的管理层成员应具有化学专业或从事检测专业范围密切相关的本科以上学历和5年以上化学检测工作经历。

（3）质量负责人：必须具备副高及以上职称，为实验室领导层成员，熟悉实验室认可准则，具有实验室管理体系有效运行和持续改进的管理能力。

（4）职能（业务）部门负责人：经公开选拔，竞聘上岗。

2. 技术人员

（1）授权签字人：必须具备本科以上学历，并具有3年以上相关技术工作经历；中级职称以上或大专学历以上，并具有10年以上相关技术经历；掌握检验项目限制范围，熟悉相关标准、方法和规程，掌握授权范围的专业知识，熟悉记录、报告及其核查程序等；须经单位主要负责人授权和认可部门资格确认。

（2）质量监督员：要求必须是本部门专业技术人员，具有中级及以上职称，了解检测目的，熟悉检测方法和程序，懂得结果评价的资深技术人员。

（3）内审员：管理体系内审员必须取得内审员培训合格证书，熟悉认可准则和本实验室管理体系文件，熟悉审核领域的专业技术和知识，为人公正。

（4）审核人：必须是科长及以上职务或副高及以上职称或处所负责人授权的代理人；特殊领域有要求时必须符合相关要求。

（5）复核人：必须是从事专业检测工作5年以上并具备中级及以上职称；必须熟悉评价程序和有关专业知识，特殊领域有要求时必须符合相关要求。

（6）检测人员：经考核合格，持证上岗，理化检测人员必须具有化学或相关专业专科以上学历或具有10年以上化学检测工作经历。特殊领域有要求时必须符合相关要求。

（四）人员培训

人员培训是获得高素质人力资源的有效途径，应高度重视职工的培训和继续教育工作，培训可以为实验人员创造持续学习的机会，也是单位和实验室增强核心竞争力和检验能力重要手段。

一般要求培训工作坚持理论联系实际、学以致用、知识技能与文化建设并重、全员和重点兼顾的原则，每年由人事部门制定培训计划，责任部门分头实施，并不断总结、分析评价，强化培训内容的针对性和实用性及指导性，并提出新的培训需求。培训针对不同的对象选择不同的培训内容和重点，现将有关工作简述如下。

1. 培训的策划

实验人员的培训工作由人事部门根据单位人力发展规划和实验室能力建设需求，组织制定人员培训计划，要求培训与实验室当前和预期发展的任务相适应。

2. 培训的方式

培训的主要方式以内部培训和外部培训两种类型进行。

内部培训主要有新上岗人员的岗前培训、上岗培训、学术讲座、专题交流、处所组织的专业培训等；外部培训主要有全省新上岗人员培训、学术交流、短期培训、上级机构的进修培训、出国进修、学历教育、研讨会、资质证书培训、特殊岗位资质培训等方式。

3. 培训内容

根据实验室检测岗位工作需求，举办和参加各类培训，培训的内容主要有法律法规、专业技术、基础理论、操作技能、生物安全、消防安全、认可准则、设备维护、管理知识以及国际、国家、行业和地方标准等几方面。

4. 培训效果评估

由人事部门负责对培训的质量和效果进行评估，评估重点应关注培训效果、培训及时性、培训针对性及培训技巧等。

（五）能力保证

实验人员的专业能力是实验室检测工作的基本要求，每个管理和检测岗位都有基本的能力要求，只有相关人员的能力符合规定要求后，才能确保实验检测任务完成和实验室的安全运行。

人员的能力保证除了实验室具备专用设施设备条件外，对人员的能力要求主要有通过各类培训考核，持证上岗，对从事特殊岗位如食品检验等的人员需要进行资格确认，并加以监督，尤其应重点关注新上岗人员的能力管理。

为了确保实验人员的能力满足各类检测工作的要求，每年定期组织人员参加认证、认可机构及上级业务部门的各类能力验证工作，同时，按照要求组织开展全省各市（县）疾控中心进行能力验证活动。

（六）健康管理

实验室的各项检测工作或多或少存在潜在风险,有的甚至会给实验人员的健康产生危害,因此有必要对实验人员的身体健康进行管理与关怀,确保实验人员的身体健康和生命安全。在人员健康管理方面主要从健康体检和健康监护、防护措施落实等方面入手,并为实验人员建立个人健康档案。并根据相关岗位提供必要的和针对性的免疫保护或其他的安全防护措施与条件。

尤其在开展高致病性病原微生物实验活动时须对实验人员的身体状况进行跟踪监护。对一些特殊岗位工作人员给予一定福利政策。

除了为检验工作提供必要的个体防护设施设备和防护用品外,还通过严格的管理和定期检查,发现问题及时整改解决,并为职工提供必要的健康检查和免疫接种措施,来确保实验人员的健康与安全。

（七）监督检查

监督检查是确保实验室各项政策和规定是否得到切实落实与执行的重要措施,尤其在食品检验机构、职业卫生服务机构等特殊领域,对人员要求有特别的规定,通过监督检查发现存在的问题和需要改进的地方,杜绝此类问题的再次发生。

实验室人员的监督检查可以从从业资质、技术能力、行为规范、安全意识等几方面入手。

监督检查方式一般有接受内部体系运行检查、专项检查和外部的评审及上级部门的监督检查等途径。

监督可以采取定期和不定期及飞行检查等形式进行。

检查的频次可根据实验室的具体情况决定,但一般每年不应少于4次。另外也可建立实验室自查制度,要求实验室每个月定期开展一次实验室安全管理情况的自查,以通过自查及时发现问题,及时消除各类安全隐患,确保实验室正常、安全、有序、高效的运行。

参考文献

[1] 彭剑锋.人力资源管理概论[M].上海:复旦大学出版社,2007.
[2] 王陇德.实验室建设与管理[M].上海:人民卫生出版社,2005.
[3] 国家认证认可监督管理委员会,中华人民共和国卫生部.食品检验机构资质认定工作指南[M].北京:中国计量出版社,2011.
[4] 和彦苓.实验室管理[M].北京:人民卫生出版社,2008.

（翁景清）

第二节　实验室安全管理

生物安全是国家安全的重要组成部分，是指防范和控制与生物相关的各种因素对国家的社会、经济、大众健康及生态环境所产生的危害或潜在风险。

实验室生物安全是指实验室的生物安全条件和状态不低于允许水平，可避免实验人员、来访人员、社区及环境受到不可接受的损害，符合相关法规、标准等对实验室生物安全责任的要求。生物安全是实验室建设与管理不可或缺的组成部分，可以说生物安全是实验室管理的前提条件。

实验室生物安全不仅关乎实验人员的健康与安全，也关系到周围环境的安全，甚至关系到社会的稳定和国家安全。

一、背景理论

所谓生物安全的概念有狭义和广义之分，狭义的生物安全是指防范由现代生物技术的开发和应用（主要指转基因技术）所产生的负面影响，即对生物多样性、生态环境及人体健康可能构成的危险或潜在风险。广义的生物安全不止针对现代生物技术的开发和应用，它涵盖了狭义生物安全的概念并且包括了更广泛的内容。

一般认为生物安全工作的发展历程分为四个阶段。萌芽期（1826—1949年）：法国医生Laennec感染结核病是首例实验室感染案例，1949年美国国立卫生研究院（NIH）认识到Q热感染均与实验室内形成的立克次氏体气溶胶有关，这标志着实验室生物安全管理的萌芽期的结束。形成期（1949—1983年）：这一时期是从1949年Sulkin和Pike第一篇与实验室相关感染的调查报告发表，到五六十年代生物安全在美国的出现，到1983年世界卫生组织（WHO）《实验室生物安全手册》第1版的出版，标志着实验室生物安全的基本形成。成熟期（1984—2004年）：1983年WHO《实验室生物安全手册》第1版的出版，从而有力推动了实验室生物安全管理工作的发展。1993年和2004年WHO《实验室生物安全手册》第2、3版相继出版，标志着实验室生物安全管理工作进入成熟期。繁荣期（2004年至今）：2003年SRAS、高致病性禽流感疫情的相继暴发，同时在新加坡、中国大陆和中国台湾等地实验室相继发生实验室感染事故，使各国政府更加认识到生物安全管理工作的重要性和迫切性，尤其对实验室感染事故可能造成的危害有了更深入的理解，从而促使各国的实验室生物安全管理和硬件设施的建设，也使实验室生物安全管理步入繁荣期。

2003年前，我国对实验室生物安全管理的重要性认识不足，尤其是实验人员缺乏必要的生物安全意识和观念，在实验活动过程中没有关注自身的安全防护，对实验室感染的危害和后果缺少认识。管理方面也缺乏必要的法律法规依据，管理更缺乏系统性，直至2003年和2004年世界各地发生多起SRAS实验室感染事件，生物安全问题才引起我国高层和各级政府的关注和重视。自2004年至今我国已经先后出台系列相关的法律法规和国家标准及地方、部门的规定,为实验室生物安全管理提供了法律依据和要求,使我国的实验室生物安全管理工作逐步走上法制化、标准化、规范化和科学管理的轨道,相关工作也取得日新月异的进步,令人感到欣慰。同时,经过近十年的不懈努力,尽管生物实验室生物安全管理工作取得了飞跃发展,但依然任重道远,面临许多挑战。生物安全管理工作是一项长期的只有起点没有终点的工作,需要我们不断努力,不断向前推进,不得有任何松懈。

(一)管理目的

实验室生物安全管理的目的是依据相关法律法规、标准,建立完善的管理体系,建立符合实验室自身实际情况的管理机制,通过强化培训和安全教育,提高相关人员的自我防护意识和依法开展实验活动,确保实验室实验检测活动的安全有序,保障实验人员的身体健康和安全,保护实验环境,实现生物安全管理目标。

(二)管理原则

实验室生物安全管理是实验室管理的重要组成部分,必须高度重视,在管理上要坚持依法管理、科学管理、规范管理、系统管理和重点管理相结合的原则。管理时既要严格管理也要有利于实验活动的开展,既要全面也要抓住重点,既要系统管理也要注重关键环节的管理思路,使管理具有针对性和实用性,我们应秉持服务型管理的理念,更多一些人性化管理的手段和措施,以期取得更好的管理效果,实现管理目标。

生物安全实行一票否决制,应坚持预防为主、防控结合的思路开展实验室生物安全管理,通过创新管理,挖掘有效抓手,将生物安全管理工作抓紧抓实。

(三)影响管理效率的因素

生物安全管理的效率受各种因素的影响,有法律层面、政府层面、单位内部层面,以及个人层面的因素,简要叙述如下。

1. 法律法规和标准方面的因素

由于我国有些法律法规的出台时机特殊,时间比较仓促,导致有些问题考虑不周,有些规定不够清晰,造成部门职责不清,部分条文规定缺乏可操作性,具有局限性,因此,在执行过程中比较难把握,导致管理效益损失。另一方面,各项法律法规之间缺乏很好的衔接甚至存在矛盾冲突的情况,势必影响管理效益。各部门、各行业出台的管理规定关注的重点不一致,也会影响管理效率。

2. 内部管理机制的影响

实验室内部的管理机制和运行机制是否科学合理可行对管理效率有明显的影响,如果对法律法规理解不透彻,主要精神把握不准,条款分解不清晰等,内部管理体系组织机构设置不健全,组织关系不清晰,职责、工作分工不合理或衔接不严密等,都会对管理效率产生影响。

3. 培训的效果的影响

培训是提高自我安全防护意识,依法开展实验活动的重要手段和抓手,如果培训工作不扎实、针对性不强,缺少及时的培训效果评价,有的甚至流于形式等,就会导致培训对象对法律法规、管理体系、内部制度和管理要求的全面掌握和理解,势必会影响管理效率。

4. 管理人员与管理对象的素质的影响

管理人员自身素质的高低与管理对象的素质均会直接影响到管理效率,尤其是管理人员,必须具备扎实的理论基础,有较强的管理组织能力和管理水平及协调能力,还应具备新颖的管理技巧和手段,以及良好的服务意识和工作态度、精益求精的工作精神,只有这样才能使管理工作取得事半功倍的效果。如果管理人员对法律法规、管理体系和相关制度理解不到位,视野不够宽或工作方法、管理态度等方面有欠缺,会直接导致管理效果打折;另一方面,如果被管理对象缺乏必要的安全知识和自我保护意识,或者不配合正常的管理活动,同样会增加管理难度和成本,影响管理效果。因此,需要管理者和被管理者之间密切配合、相互支持、相互理解,凝心聚力,才能使管理活动既省力又有效,这是一个值得探讨的问题。

5. 经济条件的影响

实验室生物安全管理是一项综合性管理工作,既涉及硬件设施、设备和防护器材的使用与管理,也涉及软件的建设与管理,如组织机构的设置、管理体系的建立、体系的运行管理、人员培训等,都需要一定的人力和财力资源的保障。如果缺乏必要的经济条件,就无法按照规定配置符合要求的硬件设施和设备及人员,管理效力势必低下,甚至无法达到实验室生物安全管理的基本要求。

6. 领导层的影响

根据有关规定,实验室生物安全实行法人负责制,法人代表对实验室生物安全负总责,因此,主要领导是否重视,对实验室生物安全管理效果的影响是最大的。如果主要负责人关注的重点不在实验室生物安全,或者对相关的法律法规掌握不够,就会导致整个单位的实验室生物安全管理体系很难持续有效的运行,具体的管理人员的压力就会比较大,可见,单位领导层对生物安全的关注程度,是决定实验室生物安全管理工作能否高效运行的关键。

西方先进国家如美国CDC、日本国立卫生研究所、加拿大和澳大利亚等相关实验室都建立有自身特点的实验室生物安全管理体系,一般十分重视生物安全的人员培训,并制定有标准操作规范,注重细节管理,生物安全工作深入人心。但近年来相关实验室也相继发生了多起生物安全事件,为实验室生物安全管理工作敲响了警钟,并提出新挑战。

自2004年国务院颁发《病原微生物实验室生物安全管理条例》以来,特别是2003年、2004年相继发生多起SRAS实验室感染事件后,各级疾病预防控制机构十分关注实验室生物安全问题,大家对实验室生物安全管理工作高度重视。为此,国家疾控中心开展了为期半年的整顿与安全培训、教育活动,使实验室生物安全管理工作提升到一个崭新的水平。

我国疾控系统的实验室按照《病原微生物实验室生物安全管理条例》要求,于近几年先后完善了管理体系建设,尤其对实验室硬件设施进行了全面改造,并系统地开展了人员培训,强化了管理,逐步提升了实验人员的安全防护意识和自觉性,实验室生物安全管理工作取得明显进展。

为了加强实验室生物安全管理和实验室能力建设,浙江省于2005年开始连续举办多期实验室建设与管理的骨干培训班和实验室生物安全师资培训班,并对全省病原微生物实验从业人员开展生物安全上岗培训,实行持证上岗,通过连续的系统培训有力促进了全省实验室建设和生物安全管理。同时,全省还创新管理思路,在生物安全管理方面推行了岗位准入、建设示范实验室等管理措施,以新的抓手来推动全省的实验室生物安全向前发展,取得可喜的局面。

二、管理实践

生物安全管理和实验室质量管理、能力建设是实验室管理的三大主题，缺一不可，为了确保实验室安全、高效、平稳的运行，需要每个实验室根据自身的特点探索出适合自身发展和需要的管理模式，创新管理机制，实现管理效益最大化。

在实验室生物安全管理工作中应做到有所为有所不为，集中精力和资源抓住重点，以点带面，以确保实验室运行过程中人员和环境安全，最终实现安全管理目标。一般实验室生物安全管理工作应从以下几方面入手。

（一）管理应"三位一体"

在实验室建设与管理方面，应秉持实验室安全（生物安全）为前提、质量是基础、能力是保证的理念。建立"三位一体"的关系，就像三角形的三条边，缺一不可，同等重要。安全无小事，实验室管理工作任务重、责任大、要求高，近年来相继发生的一些实验室安全事故已经给我们的管理工作亮出了红灯，提出了挑战，安全管理工作一刻都不能松懈。质量是实验室检测工作的生命，是确保实验检测结果准确、可靠、稳定的基石。能力是实验室综合实力的体现和竞争力的具体表现，也是实验室建设发展的基本要求。

（二）依法管理

自2004年起，我国在实验室生物安全管理方面出台了一系列法律法规、国家标准和地方规定，因此，每个实验室应按照法律法规的要求和部门规定建立实验室自身的管理体系和制度，把法律法规的主要精神转化为管理体系的不同条款，把管理的责任落实到各个岗位，明确各部门的职责，做到横向到边、纵向到底，不留死角，在职责上做到无缝对接。另外，应重点抓住法律法规强制性条款所要求的工作和内容，必须严格执行与管理，做到有所为有所不为，降低管理成本，节约优先的人力和经费资源，使管理效能最大化。

（三）抓重点保安全

实验室生物安全管理的内容非常丰富，涉及整个实验活动的全过程相关的人员、硬件设施、实验活动、实验材料、危险材料、废弃物处置等方方面面，经过多年的实践和探索，在总结各地管理经验的基础上，笔者认为应在全要素管理基础上，重点抓住体系建设、人员管理、设施建设、设备管理、实验活动管理、危险材料管理和废弃物处置等几大要素，既简化管理要素，又确保生物安全。具体介绍如下。

1. 组织机构

健全的组织机构是实验室生物安全的重要保障，我们首先按照相关规定建立健全组织机构，设立生物安全委员会，明确组织关系和部门职责，应由实验室所在单位负责人指定关键岗位代理人，如生物安全负责人、安全技术负责人和安全监督员等，设立专门的生物安全日常管理部门从事日常管理。理顺管理关系和职能的衔接，做到组织健全、体系完善、职责明确、责任到人，常抓不懈。

2. 管理体系文件

为了生物安全管理标准化、规范化,应有实验室管理部门组织建立实验室生物安全管理体系,即在设立相关的组织机构之外,还成立了生物安全委员会,指定关键岗位代理人。同时,组织编制生物安全管理体系文件,体系文件是生物安全日常管理的依据,必须按照法律法规的要求,根据本单位实际情况进行编制。生物安全管理体系文件主要包括生物安全管理手册、程序文件、标准操作规程、记录表式及安全数据单(MSDS)等以及标准操作规程(SOP)、风险评估报告等技术性文件,并在管理体系中明确各部门、各岗位的职责和任务,以及人员的准入条件等。

3. 主要管理要素

实验室生物安全管理主要是根据《病原微生物实验室生物安全管理条例》的精神和《实验室生物安全通用要求》(GB19489-2008)要求,明确管理要求,将组织与管理、管理责任、个人责任、人员管理、实验活动管理、危险材料管理、废弃物管理、安全计划、安全检查、事故报告等23个要素作为管理重点。并在管理中有所侧重,抓住重点,特别是抓住容易引起安全隐患和事故的环节和要素,实现了管理效益最大化。一般重点关注以下工作。

(1) 人员管理

实验室生物安全管理和质量管理一样对人员的管理具有一些具体要求和规定,重点应抓住以下几方面。一是培训,要求所有从事病原微生物实验活动相关人员需要经过上岗培训(如浙江省要求全省统一组织),考核合格后持证上岗,同时接受单位内部每年定期的生物安全知识培训,培训内容为法律法规、管理体系、专业技术和安全防护等。二是准入条件,在准入条件方面需要具备经过单位的上岗培训和全省统一组织、统一考试、统一阅卷发证的上岗资质证书,另外需要经过相关专业的上岗资质证书,以及部分人员需要经过压力容器、航空危险品运输资质证书等以及部分岗位对实验人员的身体素质的要求,如具有过敏体质的人员、孕妇等不能从事高风险的实验活动。三是满足相关岗位工作要求的必须具备的专业教育背景、工作经历和专业技能等。四是具有进入特殊区域的授权,如门禁、菌毒种库等安保重点区域的权限管理。五是一些从事高致病性、高风险岗位工作的人员需要具备良好的心理素质和政治素质。六是相关人员应具备和承担的工作所相适应的专业技术能力,因此,需要接受一些具有针对性的专题培训和继续教育。七是建立实验人员个人健康档案,每年一次的体检等以确保实验人员的身体健康。最后就是对从事高致病性病原微生物实验活动的相关人员应对其进行健康监护,一旦发生与所开展实验活动病原体相关的体征时应进行医学观察等。

(2) 实验活动的管理

实验活动的管理应根据法律法规的要求,对从事的实验项目,涉及的病原微生物的危险等级等情况决定需要采取的防护措施,如实验室的生物安全防护等级和个体防护等级以及其他的风险控制措施,应与所开展的实验活动风险大小相适应。主要管理措施包括如下几点。

第一,对开展高致病性病原微生物实验活动前应按照规定程序进行审批,获准后才能开展相关的实验活动。

第二,有规定不得超范围开展实验活动,即未获批准前,获准批准项目外的实验活动、超出实验室安全防护等级的实验活动、风险不可控的实验活动等均属于超范围开展实验活动,必须严格禁止。

第三,实验室未经许可不得开展我国已经消灭,或者目前没有的病原微生物实验活动。

第四,未经批准不得擅自交换、赠予、交流高致病性病原微生物菌(毒)种和生物样本。

这些措施的主要目的就是防止超范围开展实验活动而引发不可接受的风险。

(3)内务管理

实验室内务活动是实验室管理的重要内容,也是一项实验室日常管理工作,内务管理的主要目的是保持实验室内部整洁、有序,避免发生交叉污染和实验室感染,确保实验活动正常运行和生物安全。内务活动的内容一般包括实验室内部整理、消毒、清除污染等。为了做好实验室内务管理,一是制定内务活动的工作程序和制度;二是指定经过专业培训的人员负责内务工作;三是对内务工作有人负责进行监督与评价;四是从事内务工作的人员要求做好个体安全防护,防止发生感染;五是针对内务活动制定应急措施与程序,一旦需要应立即启动应急处置程序。

如果实验室内务管理不规范或不到位,不仅会导致实验室内部环境杂乱无章,容易引起交叉污染,甚至可能导致实验室感染事件的发生,会给从事内务工作的相关人员带来巨大风险。一个实验室内务管理工作的好坏,可以直接反映出实验室管理的现状和管理水平,因此,必须引起高度重视,狠抓落实。

(4)危险材料的管理

病原微生物实验室的危险材料主要是指相关的菌(毒)种及生物样品和危险化学品等,这些材料也是最容易引起生物安全事故和意外事件的,因此我们对采集、使用、保存、运输、销毁等环节应重点关注和把握,将安全管理贯穿于全过程。

对危险材料的管理首先是建立样本采集、使用、保存、运输和销毁的审批工作程序和规定,按照规定程序开展相关活动,尤其在采集、运输、使用环节应严格按照规定程序,并落实相关的安全责任和安保措施,如样本采集人员的培训、个体防护要求、样品包装等规定和流程。对危险材料的使用除了应有相应的审批程序外,还应关注使用过程的安全控制,如危险材料的发放、剩余材料的收回等。在菌(毒)种和生物样本的包装方面要按照规定要求进行包装,并规定在实验室之间及跨市、跨省运输的要求,如运输审批、转运交通工具、途径和专用运输箱等的要求。对办理航空运输的相关人员还应接受民航组织举办的资质培训,持证办理相关运输手续。

危险材料的保存,应符合国家的有关规定,并应建设与其相适应的保存硬件设施、安保条件和管理制度及管理人员等。

对需要处理或销毁的菌(毒)种和生物样本应按照相关程序进行销毁处理,并有销毁记录。应高度关注对工作毒种和样本的安全管理,这是管理的薄弱环节,容易导致各类安全事故。

(5)安全计划与安全检查

生物安全管理工作是一项常规性、连续性的工作,既要创新,也要保持工作的连续性和系统性,所以应在年初形成单位层面的安全管理工作计划,提出年度工作任务和要求,确定年度安全工作目标。安全计划应包含年度工作安排和说明、安全目标、风险评估计划、体系文件评审、人员培训、设备检定校准与维护、监督检查、持续改进、生物安全委员会活动及行业的最新发展动态跟踪等计划和策划。

安全计划是一个年度安全管理的总的安排,既要结合单位实际情况,也应做到目标明确、任务清晰、指标可考核、措施具体可行、责任明确、分工合理、有时间进度等要求。有了年度计划,就要由单位生物安全负责人负责组织实施落实,并通过监督检查来验证、检验计划的执行情况。

监督检查既要全面(全要素),也应抓重点环节,每次确定部分重点内容重点检查,同时检查需要一定的频次,一般管理层的监督检查至少每季度一次。另外,建立实验室自查制度是发现安全隐患、杜绝安全事故的重要途径,实验室应每个月自查一次,并将自查情况向实验室管理部门备案。自查是实验室自身监督检查、自我发现问题、自我改进、自我完善的有效方式。对一些开展高致病性病原微生物实验活动,尤其是风险等级高、后果严重的实验活动应提高监督检查频次和力度。监督检查除了上述的安全检查和自查外,还有通过内部评审、接受上级部门专项检查等形式。检查的内容应包括设施设备的功能和状态、危险材料的使用与管理、人员的能力和健康状态、实验废弃物的处置、实验活动的运行情况、不符合项的整改及消防设施设备、应急设备及报警设施是否正常等。每次检查发现的问题应及时向被检查部门反馈,并要求其制定整改计划,及时整改到位,形成检查记录。

(6) 废弃物处置管理

实验废弃物是实验活动过程中产生的需要废弃或再次利用的实验材料和器材。也是很容易引起实验室安全事故的重要方面。

根据规定实验室废弃物的处置应坚持分类处置、无害化和统一集中处置的原则。

实验废弃物的处置应关注的几个问题:一是要建立实验室废弃物处置工作程序和规定;二是应将处置废弃物的危险减至最小;三是将其对环境的影响减至最小;四是用于废弃物处置的是通过充分验证的技术和方法;五是符合国家法律法规和地方规定、标准的规定与要求;六是处置人员应经过专业培训,持证上岗;七是应有能力和可靠措施处置废弃物。

对特殊废弃物应按照特殊要求进行措置,如锐器具应采用专用锐器盒收集处置;一些化学废弃物应集中收集交由专业部门进行处置等。

对于病原微生物相关的废弃物可以采用物理的或化学的方法进行消毒灭菌,高压灭菌方法效果最可靠,可达到彻底杀灭目标微生物的目的。

处理后的废弃物应和生活垃圾严格分开,在包装容器、运输容器和工具外表应有明显的专业标识,设立临时存放场所,并有相应的安全措施,防止被扩散等。

(7) 内部审核

实验室内部审核为验证实验室在一定时间内的体系运行是否符合标准或自身规定的审核活动。内部审核是自我诊断、自我提高、自我完善的过程,是检验实验室生物安全管理体系运行是否持续有效运行的重要手段。

内部审核是国家标准和法律法规的要求,是实验室内部管理自身的需要和管理的手段之一,是对管理体系运行不断改进的重要途径,通过内部审核能在外部审核前发现问题,并予以纠正的机会。

内部审核活动每年至少进行一次,重点注意以下几方面的问题:

一是内部审核活动应由单位生物安全负责人负责策划,并组织实施。

二是内部审核是第一方审核,不能以外部审核代替内部审核。

三是实验室人员不应审核自己的工作,必要时可邀请外部专家参与审核。

四是应将内部审核程序文件化,规定审核范围、频次、方法及所需文件等。

五是应将内部审核的结果提交管理层评审。

内部审核基本程序一般为年初制定内部审核计划,预先设定时间表和方案,审核前应成立内部审核小组,制定内部审核计划,组长一般由生物安全负责人担任或管理部门负责人担任,审核小组成员可由有内审资质的管理人员和业务人员组成,应选用业务能力过硬、为人公正、敢于发现问题、熟悉生物安全管理工作和审核范围业务工作的人员,必要时可以邀请外单位的技术专家参与审核。然后召开内审预备会,确定审核时间和审核范围、审核要求、审核人员分组等,再进入审核程序如召开首次会议、对相关部门开展审核、情况汇总,确定不符合项并形成内审报告,最后召开内审末次会议和进行不符合项的整改等。

以下情况需要增加内部评审频次:管理评审要求内部监督连续发生安全问题;在接受第二、第三方审核前;实验室发生重大安全变化或安全事故时。

（8）管理评审

管理评审是在综合实验室内部、外部各种信息的基础上,由实验室管理层对生物安全管理体系运行情况所作的审核评价活动,一般由单位法人代表组织实施。管理评审由法人代表负责组织,管理评审会议上按照要求对实验室生物安全工作进行全面系统的审核,并作出决议,由生物安全负责人负责落实实施。

管理评审有以下要求:一是管理评审应事前进行策划,并按计划和程序进行;二是管理评审的周期一般为不大于12个月,但发生重大变化的实验室应缩短管理评审周期;三是只要可行应以客观的方式监测和评价实验室生物安全管理体系的适用性和有效性。

管理评审的内容主要有:一是实验室各部门在体系运行过程中各项工作的完成情况,如设施设备运行、检定校准、人员培训、实验活动的管理、安全监督检查、风险评估等相关工作的度和有效性;二是员工的健康状况;三是实验室体系持续改进情况和内部审核中发现的问题的整改情况;四是国家法律法规、技术标准的更新和维持情况;五是为实现各项工作计划目标所需的资源满足情况等。

具体可参见GB19489-2008《实验室生物安全通用要求》的7.13管理评审相关内容。

（9）实验室设施设备管理

实验室设施设备是实验检测活动的必备基础条件,没有基本的设施设备,实验活动就无从谈起。

2004年以来全国各级疾病预防控制机构实验室建设被纳入发展规划,浙江省政府将疾病预防控制机构建设纳入省政府"五大百亿工程"建设项目,使疾病预防控制机构在硬件设施上普遍得到改善,有了跨越性发展。建设过程中,我们对各地的市、县疾控机构实验室建设项目进行了技术指导,特别是在生物安全实验室建设过程中给予直接的技术支持。

省疾病预防控制中心在新址迁建过程中充分考虑到实验室的业务建设与发展,对实验室平面布局、人流与物流、专业功能等进行了深入研究与调研,借鉴各地实验室成功经验,取他人之长,结合我们自身实际情况,进行了科学的规划、精心的设计、合理的布局,尤其在生物安全实验室建设与设计中引入国外先进理念,经过反复论证,充分体现了生物安全管理理念,使实验室建设在国内处于领先水平,并在各项重大公共卫生事件中发挥了关键作用,为重大传染病突发疫情处置提供了强有力的技术支撑作用。

省疾病预防控制中心对实验室生物安全管理工作极为重视,建立了相关的组织机构,成立了生物安全委员会,编制了生物安全管理手册和程序文件等体系文件,并及时修订改版,重视日常管理,以培训为抓手,创新管理,重点抓住人员管理、实验活动管理、菌(毒)种管理等重点工作,以监督检查、内部评审、实验室自查为手段,不断完善、健全管理机制,取得很好的成效,确保了实验室安全。

1)设施建设

实验室的设施建设应符合国家的有关规定,可参照的国建标准主要有GB19489-2008《实验室生物安全通用要求》、GB60346-2011《生物安全实验室建筑技术规范》和GB14925-2010《实验动物 环境及设施》、《人间传染的病原微生物菌(毒)种保藏机构设置技术规范》等。根据实验室的功能定位、能力发展需求和单位的实验室实际情况进行设计、布局和建设。实验室建设应坚持科学规划、合理布局、精心设计、安全舒适、符合发展的原则。

根据不同病原微生物实验活动的风险等级,配置与安全防护要求的不同,建设不同等级的生物安全实验室,以满足承担的工作职能和疾病控制工作的需要。

在功能布局上应尽量将防护等级较高的实验室设置在实验室末端,并与其他区域隔离,独立成区,以将风险控制在最小范围。

在实验室废气、废水、废物的排放方面符合国家环境保护的要求,通过专业的处理和排放设施来实现,避免对实验环境造成危害。

设施建设完成后应经过有关部门的专业验收,并定期进行监测。

2)设备配置

生物安全实验室的设备配置是实现实验室生物安全的主要因素,因此,必要的设备配置是实验室正常运行的基本要求,先进、安全、灵敏的高端设备是保障各项实验活动顺利完成的重要保证。生物安全实验室的设备主要包括实验检测设备和生物安全防护设备两大类。

在检测设备的配置上要求与不同的检测项目和实验活动范围相适应,主要有培养箱、离心机、PCR仪(普通PCR仪和荧光定量PCR仪)、低温冰箱、显微镜等。

安全防护设备根据实验活动风险等级和防护要求配置,主要包括生物安全柜、负压通风柜、双扉高压灭菌器、高压灭菌器、污水处理设备及动物实验相关的独立通风笼具、负压解剖台等专用设备。

3)设施设备的管理

第一,设施建设与管理。设施的管理应提前到前期调研设计阶段,实验室建设前期的调研考察是否充分对后期的设计建设具有重要意义。充分的调研能使实验室建设在理念、科学性、实用性等方面有更多的保证,可减少或弥补其他实验室存在的一些缺陷和不足,同时也可借鉴其他实验室的成功经验。

在实验室建设前期,应组织专业人员到省内、外新建或管理比较好的实验室进行考察学习,同时,邀请全国知名专家到单位进行指导。在充分调研的基础上,设计实验室整体布局,并根据功能定位要求各科所根据当前实验室承担的疾病预防控制职责、检测服务、能力建设目标等情况进行设计,既要保证当前实验室的需要,也应为今后实验室发展和项目扩充留有余地。

应由具有生物安全实验室建设能力的单位进行设计建设,设计时应满足国家法律法规的相关要求和指标要求,尤其在平面布局、人流物流、物理屏障和实验废物的排放等方面符合实验检测和生物安全、消防、环境保护等要求。

实验室建设工程竣工后应严格按照设定的技术指标和要求进行逐项检测验收,对不符合要求的要及时整改,不得"带病"运行。

当实验室正式投入运行后,应有专业的队伍进行维护,既可设定专人负责维护,也可和具备维护能力的第三方服务公司签订维护保养协议,由专业公司进行维护。

按以上所述建设的实验室比较科学和合理,符合各项专业的要求,便于安全管理。

第二,设备的管理。设备的配置除了能满足实验检测的需要外,还应考虑生物安全的需要,因此,设备在配置前应提前进行调研,重点关注设备的基本性能稳定性、检出限与灵敏度和性价比,还应了解其安全性,选择设备的原则是性能先进、安全稳定、操作方便、经济实惠。

我们将设备的管理分为采购的管理、使用的管理和后期报废的管理三个阶段,其中使用阶段又包含使用和维护两方面的内容。

采购阶段要求各实验室按照实验检测工作需通过市场调研确定设备的种类和型号、性能指标等技术参数要求,并向设备管理部门提出申请,设备管理部门根据当年的设备配置计划和经费安排,对提出申请的设备清单进行汇总并组织专家进行论证,论证重点是要满足实验室能力建设的发展要求、应急检测的需要以及年度经费安排、设备需求的轻重缓急等,对申请的设备进行归类排序,论证时还应对申请设备的功能、性能指标、先进性等进行把关,确定本年度的采购清单,形成论证报告,防止重复配置,浪费资源。最后进入采购程序。

使用阶段的管理重点要关注设备的正确使用,如贵重大型精密设备一般应指定专人管理和操作,还有就是由设备管理部门负责组织仪器设备的检定、校准和期间核查,以保证设备的功能符合检测工作要求,再就是定期维护,设备的正确维护不仅可以提高设备性能的稳定性,还能延长设备的使用寿命,尤其一些安全防护设备更为关键,因此需要引起足够重视。

设备的报废是指设备已经超过使用年限或者设备的功能已经缺失,无法满足实验检测要求时,应运行设备报废流程,以便更新换代。

另外设备管理除了上述管理环节外,设备管理部门还会指定专人负责设备全过程的管理,如供应商的评价、采购程序、设备验收和设备档案的建立以及负责设备的检定校准工作等管理工作。

(10)应急处置措施

实验室在运行过程中难免会发生各种各样的意外事件和安全事故,如果事前没有一整套应急的处置措施或预案,一旦发生意外事故,则会造成应急无序、不力,甚至导致事故的影响或后果进一步扩大,造成更大的危害,因此实验室应事先制定相应的应急预案和落实应急措施,做好技术储备,加强应急演练。

实验室应急措施一般包括建立实验室应急意外事件(事故)管理工作程序,制定实验室应急预案,应急物质储备,人员培训与演练等。

实验室应急预案的内容主要包括总则(编制目的、编制依据、适用范围、事故分级和工作原则)、应急指挥机构(工作机构和咨询机构)、监测、预警和报告、分级响应和应急处置(指挥协调、应急响应、响应终止、信息发布等)、后期处置(评估、总结、责任追究)等。

应急保障主要包含技术保障、人员保障、经费保障、物质保障、信息保障、应急演练、教育培训等。

演练可检验应急预案是否科学、可行,人员是否具备相应能力,程序是否合理清晰,并为进一步完善改进提供依据。每年至少应组织一次全面的现场演练。实验室应急演练包括实验室感染、实验伤害和消防及自然灾害等方面的内容。演练可以是专项的演练。

（11）消防安全管理

实验室由于检测工作需要会涉及各种有毒有害、易燃易爆、强腐蚀性和不同风险等级的病原微生物，以及各种电器设备和易燃易爆气体，这些因素在实验室运行过程中都有可能导致消防安全隐患，甚至火灾的发生，一旦发生火灾势必给实验室正常运行带来影响，并带来巨大的财产和经济损失，甚至导致人员伤亡事故等，所以，消防安全管理工作一刻都不能放松，要警钟长鸣。因此，应把消防安全管理作为实验室安全管理的重要内容，由专门部门具体负责，采取的具体措施有每年和各部门签订安全责任书，实验室管理部门负责日常管理，消防安全的管理主要从以下几方面入手：一是实验室在设计、建造时符合国家有关消防安全管理的规定和要求；二是配备必要的消防设施设备，如消防报警系统、消防喷淋装置、灭火设备、消防水源等；三是建立实验室消防管理的工作制度和程序，明确职责、部门分工，制定年度消防工作计划；四是开展消防安全教育和培训，提高安全意识，使大家能了解掌握相关规定和操作流程等；五是定期开展消防演练，落实管理责任；六是指定专人负责消防设施设备的维护与保养，使消防设施设备处于正常可用状态；七是制定消防事故应急处置预案，以防一旦发生消防事故，能迅速、有序、快速、有效地处置，避免发生重大损失和后果。

具体措施包括易燃易爆、挥发性化学试剂要分类存放，放置在通风避光阴凉处，配备通风橱，远离火源、电源，并应专人保管，实行使用申请登记制度。

消防管理重点在于消防知识和消防设施、设备的操作培训与演练，平时由专人负责消防设施设备的维护，对重点部位的监控与巡查，制定消防预案等。

（四）风险评估与风险控制

风险评估和风险控制是实验室安全管理工作的主要内容之一，风险评估也是风险控制的关键，是生物安全管理的核心工作。

1. 风险评估的目的和意义

实验室生物安全管理工作中，风险评估与风险控制是整个管理工作的核心和基础，离开风险评估活动风险控制就无从谈起，只有在风险评估过程中根据风险源的类别识别出不同的风险，并识别出风险的特点及其风险危害程度，确定是否需要应对和应该采取的风险控制措施，以消除、减少、减低实验活动中的风险，目的是保护实验人员不被感染，实验环境不被污染，使实验活动有序安全地进行，确保实验室的生物安全。

因此，实验室应十分关注实验活动的风险管理工作，除了强化风险管理教育外，重点是要建立风险评估活动工作程序，明确风险评估工作要求，明确风险评估工作的责任。根据经验，一般风险评估的组织工作由生物安全负责人负责组织，具体评估工作由各实验室、后勤保障等部门负责各自专业领域的评估，完成后由生物安全负责人组织对风险评估报告进行审核，批准后发布实施。风险评估工作对确保实验室生物安全是十分关键的，应引起高度重视。实验室应根据自身的实际情况和涉及的病原微生物的种类和危害程度，组织开展风险评估活动，将实验活动的风险控制在可以接受的范围里。

2. 风险评估的依据

实验室风险评估主要依据《病原微生物实验室生物安全管理条例》、GB19489-2008《实验室生物安全通用要求》、GBT-27921-2011《风险管理 风险评估技术》、GBT24353-2009、《风险管理原则和实施指南》、《WHO实验室生物安全手册(第三版)》、《人间传染的病原微生物名录》和NIH《微生物和生物医学实验室生物安全手册》等。

3. 风险评估原则

作者认为实验室风险评估活动应坚持事前评估、全过程评估、主动识别、分类应对、结合实际的原则。

事前评估就是要求风险评估工作应在建设阶段提前到实验室设计、布局环节;全过程评估就是要求对实验活动全过程进行评估,从采样到检测完成整个检测链;主动识别是指应对实验活动中各个环节、各种要素的方方面面的潜在风险进行主动性判别;分类应对即根据各种风险的特点和发生概率进行针对性处置;结合实际的原则就是风险评估活动应根据实验室自身的特点和情况进行全面评估,防止照抄照搬。

4. 风险评估应关注的重点

应该把风险评估的重点放在以下几个方面:①未知病原体和呼吸道传播疾病、潜在风险大、后果严重、容易导致扩散的病原实验活动;②应特别关注新上岗人员;③关注新开展项目;④关注采用新方法检测和消毒的风险;⑤实验室发生过意外事故的项目;⑥应重视易导致次生风险的项目等。

5. 风险评估方法

常用的风险评估方法主要有定性分析法和定量分析法及半定量分析法及其组合法。

通常情况下采用定性分析法,这种分析法是将风险产生的概率或其后果以"高/中/低"的形式来描述的,而不是准确的可能性和损失量,一般应用于初始的风险筛选;

定量分析法一般是指利用事件发生概率和可能产生损失,以及风险控制和对策措施,可以减少事件发生所导致的损失的方法。

通常情况下各风险因素间是相互影响和关联的,因此,要想准确计算出各风险因素及导致事件的量值是非常困难的,而且评估所需的时间和人力成本也是比较大的,比较可行的办法是根据实验活动涉及的各类风险等级来作相应的评估,不一定全部需要非常复杂的评估过程。

6. 风险评估技术

风险评估的技术主要有下列几种:如头脑风暴法、结构与半结构访谈、德尔菲法、情景分析法、检查表法、预先危险分析(PHA)、失效模式和效应分析(FMEA)、危险与可操作性分析(HAZOP)、危险分析和关键点控制法(HACCP)、结构化假设分析(SWIFT)、风险矩阵、人因可靠分析(HRA)等技术。

对不同种类的风险的评估与识别,很难说哪种技术最好,需要根据各类风险的自身特点,采用适合其风险特点的技术。

7. 风险评估过程

一般的风险评估活动是由风险识别、风险分析和风险评价构成的一个完整过程。因此要求风险评估必须把风险评估活动贯穿于风险管理过程中,与其他风险管理活动相互交融,互相推动。

8. 风险控制

风险控制是风险评估活动的目的,将实验活动的风险控制在允许的水平或可以接受的程度是生物安全管理的目标。一般来说只要开展实验活动,就会存在风险,如何控制风险则需要通过风险评估、风险分析和评价后,提出风险控制措施。实验室风险控制策略如下。

第一,考虑通过替代、改用方法、流程消除风险,如替代材料、改变流程等。

第二,对不可消除的风险,可采用降低使用量、减少实验次数和使用次数等方法降低其发生概率及危害性。

第三,通过时间和空间的隔离,避免与人和环境的接触,如生物安全柜、高等级防护实验室等。

第四,对风险导致后果不严重或可控制,但又不能消除时,可以考虑保留风险。

第五,将风险从关键或重要部位,转移到次要、非关键部位,如实验室选址、布局的位置远离人员多的地方等。

第六,还可以通过管理、技术措施等来控制风险的发生和危害程度,如培训、演练、审批流程、准入制度等。

9. 风险评估的时机

风险评估活动需要找准时机,一般情况下规范的风险评估的最好时机应选在实验活动开展之前,甚至实验室设计建造之前。在法律法规和国家标准等改变时,在安全检查中发现存在安全隐患时,在实验室发生各种意外事件(事故)后,以及实验室发生组织机构、人员、设备、设施变化较大及新增实验项目、采用新的检测方法等情况下,都需要开展风险评估活动。

10. 风险评估活动要求

实验室设立单位应制定风险评估工作程序,需要评估时则由生物安全委员会组织评估,评估时应制定风险评估计划,成立风险评估小组,评估小组由实验技术人员、后勤保障人员、实验室管理人员等组成,必要时可邀请外部专家参与评估,评估时应确定评估范围,识别可能的风险源种类和类型,需要对实验活动全过程涉及的各种因素进行风险识别,并对风险的大小、发生的概率和可能的后果等进行梳理排列,确定需要应对的风险,然后根据风险的特点提出具体的风险控制措施,最后得出结论,形成风险评估报告,经生物安全负责人审批后实施。

11. 风险评估报告的编制

风险评估报告是风险评估活动的总结,也是为实验活动提供风险控制措施的依据,因此,风险评估报告的编制需要条理清晰、结论明确、措施科学具体。具体要求如下。

(1) 报告的格式

风险评估报告的基本格式和应具备的信息有:①评估的病原微生物实验活动名称;②评估人员及批准人;③病原微生物、实验活动及硬件设施等基本情况说明;④各种要素的风险点的描述;⑤确定需要应对的风险;⑥针对需要应对的各种风险提出控制措施;⑦得出风险评估结论。

(2) 风险评估的主要内容

风险评估报告是风险评估的书面文件,也是风险控制的依据和指导性文件,风险评估报告应包含以下内容:

①实验活动种类;②病原微生物风险(包括危险等级分类、感染途径、致病性等特性的描述,包括预防与治疗措施等);③人员风险(包括专业背景、上岗资质、专业和操作能力、健康状况等);④设施设备风险(包括设备性能指标、稳定性、故障、功能缺陷等);⑤实验操作风险(涉及气溶胶、沾染、泄露、外溢等);⑥菌(毒)种和生物样本的风险(包括采集、使用、运输、销毁过程中的风险);⑦废弃物处置风险(包括消毒、包装、转运、处置等);⑧实验方法的风险

(如果使用未经验证的新方法和新技术);⑨实验材料的风险(使用锐器、易燃易爆化学品、气体等);⑩意外风险(操作失误,危险材料被抢、被盗、丢失、被恶意使用等);⑪动物风险(如涉及抓伤、咬伤、气溶胶、沾染等);⑫电器风险(违规用电、触电、电离辐射、引起火灾等);⑬放射辐射风险(如涉及同位素等放射源或材料时);⑭自然灾害风险(发生地震、泥石流、洪水、海啸等);⑮风险控制措施,主要是实验室防护级别以及个人防护要求、人员培训、免疫接种、健康监护、应急预案等;⑯结论,从上述几方面判断是否能将风险控制在允许的水平和可接受的范围。

参考文献

[1] 丛黎明等.ISO / IEC17025实验室管理体系应用指南[M].杭州:浙江大学出版社,2006.
[2] 王陇德等.实验室建设与管理[M].北京:人民卫生出版社,2005.
[3] 颜光美,余新炳.实验室生物安全[M].北京:高等教育出版社,2008.
[4] 武桂珍.高致病性病原微生物危害评估指南[M].北京:北京大学医学出版社,2008.
[5] 王君玮,王志亮,吕京.二级生物安全实验室建设与运行控制指南[M].北京:中国农业出版社,2009.
[6] 马文丽,郑文岭.实验室生物安全手册[M].北京:科学出版社,2003.
[7] 徐涛.实验室生物安全[M].北京:高等教育出版社,2010.
[8] 费莱明,亨特.生物安全——原理与准则[M].北京:中国轻工业出版社,2010.
[9] 史蒂夫·卢迪,丁钢强.环境健康风险评估与管理[M].杭州:浙江人民出版社,2012.
[10] 曹启峰,蒋健敏.二级生物安全实验室管理体系文件编制实用手册[M].杭州:浙江人民出版社,2014.

(翁景清)

第三节　实验室质量管理

实验室是疾控机构的技术核心部门,技术和管理是实验室中两个相互独立又相互依存的组成部分。技术很重要,管理更重要,所谓"三分技术、七分管理"就是一个形象的说明。本节介绍了实验室管理的目的、意义、必要性、重要性、管理模式、原则和制度,质量管理是实验室管理中的重要组成部分,本节将从质量管理体系的角度介绍实验室的质量管理。

一、背景理论

（一）质量管理和标准化的基本概念

质量管理是指确定质量方针、目标和职责，并在质量管理体系中通过诸如质量策划、质量控制、质量保证和质量改进等使其实施全部管理职能的所有活动。质量管理是各级管理者的职责，但必须由最高管理者领导。质量管理的实施涉及组织中的所有成员。在质量管理中要考虑到经济性因素。

按照ISO9000：2005（3.2.8）的定义，质量管理是指在质量方面指挥和控制组织的协调活动。在质量方面的指挥和控制活动，通常包括制定质量方针和质量目标以及质量策划、质量控制、质量保证和质量改进。

质量控制是为达到质量要求所采取的作业技术和活动。质量控制包括作业技术和活动，其目的在于监视过程并排除质量环的所有阶段中导致不满意的原因，以取得经济效益。

按照ISO9000：2005（3.2.10）的定义，质量保证是质量管理的一部分，致力于满足质量要求。

质量保证是为了提供足够的信任表明实体能够满足质量要求，而在质量管理体系中实施并根据需要进行证实的全部有计划和有系统的活动。质量保证有内部和外部两种：内部质量保证是指在组织内部向管理者提供信任，外部质量保证是指在签订合同或其他情况下，向顾客或他方提供信任。质量控制和质量保证的某些要素是相互关联的。只有质量要求全面反映了用户的要求，质量保证才能提供足够的信任。

按照ISO9000：2005（3.2.11）的定义，质量保证是质量管理的一部分，致力于提供质量要求会得到满足的信任。

质量管理体系按照ISO9000：2005（3.2.3）的定义，是指在质量方面指挥和控制组织的管理体系。

质量方针按照ISO9000：2005（3.2.4）的定义，是指由组织最高管理者正式发布的关于质量方面的全部意图和方向。

质量目标按照ISO9000：2005（3.2.5）的定义，是指在质量方面所追求的目的。

质量审核是指确定质量活动和有关结果是否符合计划的安排，以及这些安排是否有效地实施并适合于达到预定目标的、有系统的和独立的检查。

质量记录按照ISO9000：2005（3.7.6）的定义，是指阐明所取得的结果或提供所完成活动的证据的文件。也就是说质量记录是提供满足质量管理体系运行效果的证据或检测结果质量符合要求的客观证据。

标准是为促进最佳的共同利益，在科学、技术、经验成果的基础上，由各有关方面合作起草并写上一致或基本同意而制定的适于公用并经标准化机构批准的技术规范和其他文件。标准包含国家标准、行业标准和企业标准，还包括在检测过程中经实验室创新、改进并确认检测结果准确可靠的新方法等。

实验室能力验证利用实验室间比对确定实验室的检测能力，包含以下内容。

第一，定性计划：如要求实验室识别测试样品的某个组分。

第二，数据转换演练：如提供给实验室多组数据要求进行处理，以获得进一步的信息。

第三，单件物品检测：一件物品按顺序送往若干个实验室，并按时返还组织者。

第四，单项演练：就单一事件，向实验室发送一个测试样品。

第五，连续计划：按规定的时间间隔，连续地向实验室发送测试样品。

第六，抽样：如要求个人或组织抽取样品以供进行后续分析。

实验室间比对是按照预先规定的条件，由两个或多个实验室对相同或类似的测试样品进行检测的组织、实施和评价。

（二）质量管理、质量控制和质量保证的关系

质量管理的内容首要是确定质量方针和质量目标，明确质量职责。然后通过质量策划—质量控制（对内）和质量保证（对外）—质量改进，实现既定的质量方针和质量目标。

在实验室领域，质量控制活动主要是指为达到和保持质量而进行控制的技术措施和管理措施方面的活动。

质量保证一般适用于有合同的场合，其主要目的是使客户确信实验室提供的服务能满足规定的质量要求。质量保证的内容不是单纯的保证质量，而是要通过对那些影响质量的质量管理体系要素进行一系列有计划、有组织的评价活动，为取得客户的信任而提供可靠的数据。质量保证是以质量控制为基础的，没有质量控制，就谈不上质量保证。

二、疾控现状

根据卫生部《全国疾病预防控制工作规范》及绩效考核中规定的要求，全国各级疾控中心依据国内外公认的质量管理体系标准，如《实验室资质认定评审准则》、《食品检验机构资质认定评审准则》、GB19489－2008《实验室生物安全通用要求》、GB／T19001、ISO／IEC17025标准等，结合本单位实际建立并实施全面的质量管理体系。各级疾控中心均设置质量管理部门或专职人员负责质量管理工作，具体岗位职数不同，但工作的职责范围大体相同。

质量管理部门的基本职责是在中心主任的授权下负责组织建立、维护运行与持续改进中心的质量管理体系，负责中心各个职能和业务部门（科室）的规范管理与内部审核，特别是检测检验相关部门的质量管理工作（包括实验室安全和内务管理）。

质量管理部门按照《实验室资质认定评审准则》、《食品检验机构资质认定评审准则》及ISO／IEC17025的要求，加强对检测检验及相关部门的质量管理；每年定期组织相关部门开展内部质量控制活动，对现场采样、实验过程、记录和报告进行经常性的检查与监督，以保证检测检验工作符合规范或标准的要求。计量认证为强制要求，省级疾控机构均通过了省级或国家级计量认证，大部分区、县级疾控机构通过省级计量认证。由于实验室认可为自愿行为，目前有广东、江苏、山东、浙江、湖北、湖南、陕西、山西、辽宁、河南10家省级疾病预防控制中心，中国疾病预防控制中心性病艾滋病预防控制中心、传染病预防控制所、寄生虫病预防控制所，上海市、北京市、天津市疾病预防控制中心共16家机构通过了中国合格评定国家认可委员会的国家级实验室认可，部分拥有BSL－3实验室的机构通过了生物安全认可。

浙江全省11家市级疾控中心及义乌市疾控中心均设置了单独的质量管理职能部门，建立了质量管理体系，通过了省级计量认证。

三、管理实践

（一）浙江省疾控中心的标准化管理

目前，疾病预防控制机构实验室标准化管理有关的现行有效的标准有：《中华人民共和国计量法》、《中华人民共和国计量法实施细则》、《中华人民共和国产品质量法》、《食品安全法》、《中华人民共和国标准化法》、《实验室资质认定评审准则》、《食品检验机构资质认定条件》、国家标准GB／T27025：2008《检测和校准实验室能力的通用要求》（等同采用ISO／IEC17025：2005）、中国合格评定国家认可委员会（CNAS）颁布的CNAS－CL01：2006《检测和校准实验室认可准则》（等同采用ISO／IEC17025：2005和GB／T15481－2008）、CNAS－CL09：2006《实验室认可准则在微生物检测实验室的应用说明》、CNAS－CL10：2012《实验室认可准则在化学检测实验室的应用说明》、国家标准GB19489－2008《实验室生物安全通用要求》、《病原微生物实验室生物安全管理条例》、CNAS－CL05：2009《生物安全实验室认可准则》。

国家标准GB／T27025：2008《检测和校准实验室能力的通用要求》（等同采用ISO／IEC17025：2005）是实验室标准化管理的现行有效版本，浙江省疾控中心（以下简称"中心"）依照标准要求的15个管理要求和9个技术要求，建立了实验室质量管理体系，并取得了实验室认可、国家级计量认证等系列资质。

（二）浙江省疾控中心的质量管理体系

中心的质量管理体系覆盖了国标对组织、管理体系、文件控制、要求、标书和合同的评审、检测和校准的分包、服务和供应品的采购、服务客户、投诉、不符合检测和（或）校准工作的控制、改进、纠正措施、预防措施、记录的控制、内部审核、管理评审等管理要求，以及人员、设施和环境条件、检测和校准方法及方法的确认、设备、测量溯源性、抽样、检测和校准物品的处置、检测和校准结果质量的保证、结果报告等技术要求。

1. 组织

中心办公室为质量管理的职能部门，中心质量管理工作贯穿于实验室整个技术运作和支持服务中，主要起着策划、组织、协调、监督、检查、持续改进的作用。其目的是为了高效地实现预期的目标，为检测工作指引和保证。

中心的技术工作是从识别客户需求开始，到利用资源将客户需求转化为检测结果，并为客户出具检测报告的全过程。它必须在中心质量管理和支持服务的协助配合下完成并符合ISO／IEC17025：2005《检测和校准实验室能力通用要求》等要求，以及满足客户、法定管理机构、认可机构的需求。

中心的支持服务是为实验室的技术工作服务的，它的任务是为实验室技术工作做好一切资源上的准备，但其仍应符合实验室质量管理的相关要求。技术管理层框图如下。

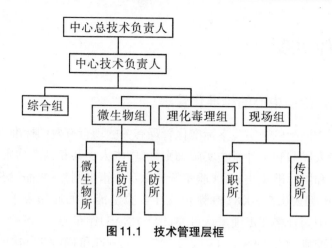

图11.1　技术管理层框

2. 管理体系

中心的质量管理体系根据 CNAS－CL01：2006《检测和校准实验室能力认可准则》（ISO／IEC17025：2005）、《实验室资质认定评审准则》和《食品检验机构资质认定评审准则》要素要求建立，包含了食品检验机构、职业卫生服务机构、化妆品行政许可检验机构的特殊要求及 GB19489－2008《实验室生物安全通用要求》对实验室生物安全的要求。

中心的质量方针是"预防为主、检测服务、质量第一、促进健康"，这在《质量手册》中做了阐明。制定了质量目标，分为控制性目标和发展性目标，控制性目标包括：①出具检测报告及时率≥99％；②检测报告一般差错率≤2％；③检测报告严重差错率≤1％；④检测事故率＜0.2‰；⑤客户满意率≥95％；⑥社会满意率≥85％；⑦实验室感染率为0。发展性目标包括：不断拓宽技术能力，每年拓展一个新领域；依据实验室认可准则，持续改进管理体系。

中心质量管理体系的文件化包含了4个层次的文件，由《质量手册》（第Ⅷ版）、《程序文件》（第Ⅷ版）、作业指导书、记录组成，相应的作业指导书和记录也做了同步更新。《质量手册》是实验室描述管理体系的纲领性文件，是实验室开展各项质量活动和技术活动的基本准则，也是本中心质量方针、目标的保证。第Ⅷ版《质量手册》共涵盖各项准则要求的内容35章节，第Ⅷ版《程序文件》作为《质量手册》下一层次质量管理工作开展的具体指导性文件，包含了质量管理的24要素、生物安全管理要求、化妆品行政许可检验机构工作程序、食品检验机构及食品复检机构工作程序、职业卫生服务机构工作程序及开放仪器设备和实验室管理程序等共60个程序文件。

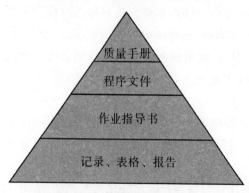

图11.2　管理体系文件层次

中心主任负责《质量手册》《程序文件》的批准；技术管理层专业组负责人负责作业指导书、多个处所使用的技术记录格式的批准；办公室负责人负责《质量手册》《程序文件》审核和质量记录、多个处所使用技术记录格式的批准，外来法规性、技术标准审核批准；办公室负责组织《质量手册》《程序文件》《作业指导书》，以及各类质量记录和多个科所使用的技术记录格式的编制，外来法规性文件及正式出版的技术标准、技术规范等技术文件的发放、跟踪、更新、回收,本中心管理体系文件发放、控制,检测所负责《作业指导书》和本处所单独使用的技术记录格式的编制;检测所负责人负责《作业指导书》和本科所单独使用的技术记录格式的审核批准。

3. 文件控制

中心的质量体系文件适用于中心开展的疾病预防控制和卫生检验检测以及各部门的相关质量管理活动和技术,全体职工必须遵照执行。体系文件的管理严格按照《文件控制程序》(ZJPF08-03R)来进行,文件的受控、发放由中心文件管理员具体负责。

文件控制流程见图11.3。

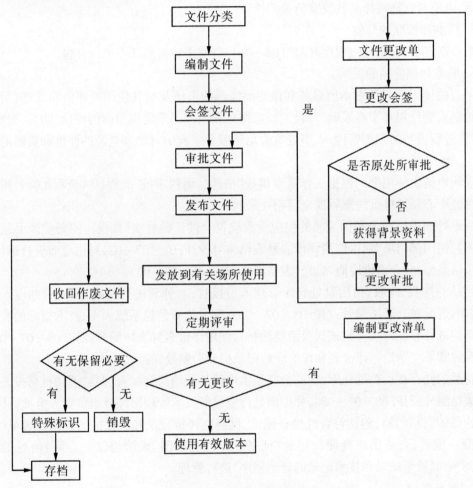

图11.3 文件控制流程

当出现下列情况之一时,可提出对手册进行修订或改版:①国家颁布新的质量政策和法规或有关部门对实验室管理要求有重大变动,与现行手册有较大出入时;②本中心调整质量方针、目标或质量手册中某些规定已不适应工作需要或实际执行中有不完善之处时;③当版本内容有较大改动、修订次数较多或编写时主要依据文件改版时应考虑改版。本中心工作人员在体系运行中认为手册的某些内容需要修改时,可向办公室提出修改建议。办公室提出修改意见,经质量负责人审核后报中心主任批准,办公室在手册修订页上填写更改记录,采取换页的方式进行更换。手册需改版时,由办公室提出改版意见,由质量负责人组织编写,改版后的手册需经中心主任批准后颁布实施。

文件的受控、编号、发放和回收按照《文件控制程序》(文件编号:ZJPF08 - 03)执行。

4. 要求、标书和合同的评审

合同评审方式分为一般合同和特殊合同的评审,评审内容包括:客户的要求,包括所使用检测方法／评价方法应适当地文件化,便于双方理解;中心的实验室有能力和资源满足客户的要求;中心选择适当的、能满足客户要求的检测方法;应考虑合同变更、解除、终止及合同风险等诸因素;分包方的工作也能符合检测合同的要求。评审过程中修改合同所做的再评审、合同执行期间就客户的要求与工作结果同客户进行讨论的结果、发现的重大变化等均做记录,由质量管理科样品收发室负责归档。

5. 检测和校准的分包

中心制定了《检测分包程序》(ZJPF08 - 06),目前未对检测任务进行分包。

6. 服务和供应品的采购

中心的使用部门负责本所服务和供应品需求的申请及对其使用的评价和反馈;后勤处负责编制采购计划并实施采购,对检定校准服务和消耗品采购供应商的评价、购买、验收、存储、发放过程资料的归档管理;人事处负责培训服务采购中对培训老师的评价和资料的归档管理。

采购申请由使用部门根据工作需要填报"消耗品请领审批"流程(OA流程4.01),按照经费额度经中心领导审批同意后提交后勤处采购。

后勤处向提供服务和供应品的供应商索取符合性证明材料(如机构的资质证书复印件及范围),使用部门填写《供应商评价表》(表格编号:ZJPF08 - 07 - 02)对供应商进行评价,根据评审结果编制《合格供应商名录》(表格编号:ZJPF08 - 07 - 03)。

物品的接收、验收,由后勤处仓库管理人员接收,对外观进行验收,合格后办理入库手续,编制《进验单》(表格编号:ZJPF08 - 07 - 05),完成物资信息系统入库;技术指标的验收由使用部门进行验证,在《检测试剂及消耗性材料使用评价表》(表格编号:ZJPF08 - 07 - 06)中填写验收结果与结论。评价表和评价原始记录提交后勤处保存。

物品的储存在后勤处仓库,物品报废须由申请处所填写《检测试剂／消耗材料报废申请单》(表格编号:ZJPF08 - 07 - 08),并提出处理意见经技术管理层综合组负责人审批后执行。

物品的资料归档,包括符合性检查记录、供应商评价记录和获批准的供应商名单(合格供应商一览表、合格供应商评价记录、证书复印件及范围、采购协议／合同)由后勤处按ZJPF08 - 14《质量记录和技术记录的管理程序》进行管理。

7. 服务客户

党委办公室是服务客户的职能管理部门。负责《社会(客户)满意度调查表》设计和调查工作的组织,配合中心纪委对客户进行走访,每月对客户的意见和建议进行分析,每年组织一次评价,把评价结果报中心领导和质量负责人,提出改进措施并实施。样品收发室设置意见箱,负责客户的接待、发放和回收《社会(客户)满意度调查表》。

8. 投诉

中心办公室负责投诉受理和记录,按照《投诉处理程序》处理。

9. 不符合检测和(或)校准工作的控制

中心不符合检测工作可以从以下方面考虑:客户的投诉;分供方的失误(分包方、供应方、服务方);质量监督员对员工的监督记录和对报告的核查;人员的差错;仪器设备的差错;消耗性材料(含试剂)的差错;方法上的问题;环境条件的失控;校准或溯源的失控;原始记录差错(包括抽、采样记录及检测流转单记录);数据处理差错(包括自动设备运算输入);计算机问题;报告证书的差错;内部审核中发现的差错;管理评审中发现的差错;外部评审发现的差错;外部比对试验或能力验证中发现的差错;质量控制中发现的差错;抽样、采样、制样的差错;样品保管出现的差错等。

不符合检测工作记录可由质量监督员通过对本部门开展的检测工作过程进行不定期的质量监督,在人员、设备、方法、样品处理、环境条件和检测报告等方面进行核查,及时填写《质量监督员监督记录表》(表格编号:ZJPF08 - 10 - 01);由内审组成员在实施内审时发现不符合工作,填写《不符合工作识别及纠正／纠正措施记录表》(表格编号:ZJPF08 - 10 - 02);管理评审和外部审核时发现的不符合工作、客户的有效投诉为不符合工作,由质量管理部门通知不符合工作责任部门填写《不符合工作识别及纠正／纠正措施记录表》(表格编号:ZJPF08 - 10 - 02);通过实验室比对和能力验证、内部质量控制等,发现不符合工作,责任部门填写《不符合工作识别及纠正／纠正措施记录表》(表格编号:ZJPF08 - 10 - 02);审核人、授权签字人在审核与签发检测报告过程中发现的问题,由审核人与授权签字人通知责任人进行修改,对修改后的内容再进行审核。

不符合工作类型分为体系性不符合、实施性不符合和效果性不符合,对不符合工作的严重性进行判定,可分为严重不符合、轻微不符合。

10. 改进、纠正措施、预防措施

质量体系需要不断地改进,对于不符合质量要求的工作要及时采取纠正措施,并采取预防措施,以免再次发生。中心制定了《持续改进程序》《纠正措施程序》和《预防措施程序》,出现不符合工作后严格按照这三个程序的具体要求来执行。

11. 记录的控制

记录是质量体系运行中具体活动的文字体现,包括实验原始记录、环境监控记录、检测报告、体系文件修订表等系列质量活动记录。中心的记录控制严格按照《质量记录和技术记录的管理程序》来执行,由中心文件管理员全面控制,具体的修订和增减由使用处所提出,经受控后方可使用。

12. 内部审核与管理评审

内部审核是为了保证管理体系有效运行和持续改进而定期开展的,中心的内审周期为一年一次。内审是由办公室组织内审员参加的覆盖质量管理体系全要素的审核,通过预备会议进行日程明确和任务分工及内审表格准备,召开首次会议后告知被审核处所内审事宜并启动内审。内审员通过审核,对发现的不符合工作开具《不符合工作识别及纠正／纠正措施记录表》,最后由办公室汇总所有的不符合项及整改材料完成内审报告的编制。在末次会议上通报内审不符合项及发现的问题,启动整改工作。由责任处所负责整改及提交见证材料,经内审员确认纠正措施有效后将材料提交办公室审核归档。具体执行按照《管理体系内部审核程序》。

管理评审是由管理层对中心管理系统的适宜性、充分性和有效性进行评审,中心的管理评审由中心主任组织,每年开展一次。管理评审要求对质量方针、质量目标和程序的实用性、管理人员和监督人员就一年来管理与监督情况的报告、近期内部审核结果及其情况的报告等14项要素进行评审,由办公室组织汇总及提交管理评审输入材料,做好管理评审会议记录形成管理评审报告,整理管理评审决议并监督各责任处所按期完成各项决议。具体执行按照《管理体系管理评审程序》。

参考文献

[1] 王陇德.实验室建设与管理[M].北京:人民卫生出版社,2005.
[2] 丛黎明.ISO / IEC17025实验室管理体系应用指南[M].杭州:浙江大学出版社,2006.

(翁景清)

第四节　仪器设备管理

为疾病预防控制机构提供先进配套的仪器设备,是卫生防病事业有序发展的物质基础和重要标志。加强和改进疾病预防控制机构实验室的仪器设备管理,既是提高卫生防病能力和卫生检测水平的客观要求,也是充分发挥现代化仪器设备性能的先决条件。

一、背景理论

近年来,随着我国疾病预防控制机构实验室仪器设备更新力度的加大和国内外卫生检测水平要求的提高,国内疾病预防控制机构实验室管理模式与国际同行接轨的步伐日益加快,科学规范的实验室管理工作对卫生检测工作质量起着举足轻重的作用,作为专业性很强的仪器设备管理工作,其基础性保障作用越来越强。

根据现代管理的科学理论,仪器设备管理的基本任务是以科学技术为手段,以设备的一生为管理对象,全员参与的讲究实效的经济综合性管理。仪器设备管理是一个包括了仪器设备运行全过程的系统管理工程。主要包括两种管理形态:一是物质运动形态,它包括购置仪器设备的计划制定、调研论证、采购验收、安装调试、标识建档、使用维护、检定校准、降级调拨、报废处理、性能评价等环节,统称为技术管理;二是价值运动形态,包括购置仪器设备的资金来源、经费预算、维修费用、财务管理等环节,统称为经济管理。仪器设备管理的这两种形态是一个全面动态的过程,它兼具技术工作与经济工作的两种属性,是物质形态和价值形态的结合。

仪器设备管理有以下特点:一是运行全程的管理。在仪器设备的使用运行期内,采取全程跟踪的综合性的动态管理，特别强调设备使用中的管理，因此在使用中掌握和了解设备的即时状态和运行状况显得尤为重要。二是全员参与的管理。运用行为科学的基本理论，重视从领导到员工在设备管理活动中的能动作用，注重发挥全员参与管理的积极性和主动性。三是将技术管理和经济管理融为一体的综合性管理，运用技术管理和经济管理的杠杆原理，对比选择设备投资的最佳点，达到提高效益、降低消耗的根本目的。四是信息的管理，借助先进的计算机网络技术，建立仪器设备运行全过程的性能动态参数数据库，既方便查询统计，又提高工作效率，进而实现资源共享。五是制度程序的管理，管理制度要符合科学化、标准化、规范化、程序化的原则，仪器设备管理必须严格执行制度规定的程序并办理相应的手续。六是观念前瞻的管理，管理者在思想观念上应具有超前意识，密切关注卫生防病事业的发展动向，掌握国内外仪器设备的市场信息，适时提供具有参考价值的意见，便于决策者确定仪器设备更新购置计划。

设备是影响检测结果的重要因素，通过建立和执行《仪器设备管理程序》，正确配置测量设备(包括抽样、物品制备、数据处理与分析)，确保实验室的检测能力范围内所有设备能够对其进行有效的控制和维护，并随时满足检测工作的要求，保证检测结果的准确、可靠。

二、疾控现状

从2003年"非典"以后，国家加大了对疾病预防控制机构的投入，各级疾控机构特别是区县级疾控机构的仪器设备得到很大程度的改善，疾控机构疾病控制和应对突发公共卫生事件的能力得到提升。全国疾控机构按照国家发改委相关文件的要求，对A／B／C类设备进行基础装备，各类设备的覆盖率逐渐达到绩效考核的要求。先进仪器设备不断引进，因其价格高、工作条件严格、使用维修复杂、品牌多规格多数量多，仪器设备管理工作的重要性显得更加突出。ISO／IEC17025:2005《检测和校准实验室能力的通用要求》等相关规定的出台和不断更新也为基层实验室仪器设备的规范化管理提供了依据。

由于客观条件所限，区县级基层疾控机构较省市级疾控机构实验室仪器设备管理现状落后。一方面，有的基层疾控中心卫生资源短缺，仪器设备简陋落后，因经费不足而难以更新补充；另一方面，有的基层疾控中心享受国家有关政策优待，装备了进口或国产的中高档仪器，但管理不善，缺乏仪器设备使用管理等方面的专业人员，缺乏系统规范的管理方法，仪器并未得到合理有效利用。

目前，省市级的疾控机构仪器设备管理已日趋规范，能按照质量管理的要求进行管理，但区县级基层疾控机构的仪器设备管理工作尚存在问题。

第一，缺乏仪器设备配置计划与可行性论证。因为国家投入的增加，部分机构在购置大中型仪器设备前没有进行计划性和可行性论证，资源配置不可逆，导致买来的仪器未发挥作用，或同类仪器设备过多，使用率低甚至长期闲置造成资源的浪费。

第二，仪器设备管理制度不完善。有些机构缺乏仪器设备采购、验收、登记使用及维护等相关制度。即使制定了制度，没有严格执行且存在职能交叉、重叠管理的现象，或执行力度不够造成制度成为空文，权责不分明则增加了管理工作难度。

第三，仪器设备管理人员缺乏相应管理知识与技能。仪器设备管理人员的专业知识有待加强，既要有管理能力又要对仪器设备有相当的熟悉程度。仪器设备管理员职责不明确，责任心不强,管理松散,管理工作未受到职工的普遍认可和重视。

第四,在高科技发展的背景下对仪器设备使用人员的专业知识有了更高的要求,部分使用人员对高精仪器设备的性能不熟悉,操作上未能完全掌握,使仪器的作用发挥有限。另外,使用人员对仪器设备管理制度缺乏足够的重视,存在一定的安全隐患。

第五,未能有效进行仪器设备的档案管理。建立健全台账及数据库,全流程、动态和分级管理未能有效施行。由于涉及的文件多工作量较大,成效在短期不明显所以未得到应有的重视。仪器设备档案既能反映仪器设备在以往的使用过程中的量值和性能情况,又能反映仪器设备的检验结果、样品送检情况。就发展趋势而言,对区县疾控机构仪器设备的档案管理要求标准会越来越高。

三、管理实践

仪器设备作为实验室检测的重要硬件支撑,其管理也是实验室质量管理的重要组成部分。

(一) 管理机构、职责和管理制度

疾病预防控制中心的设备管理宜为二级管理模式。后勤管理部门是管理仪器设备的职能部门,为一级管理机构,主要负责设备的采购、建档、建账、维修、检定和定期检查及定期组织供应商评价等工作。仪器设备使用部门为二级管理机构,主要负责仪器设备使用中的动态管理,即督促操作人员按照仪器设备操作规程使用仪器,同时对本部门的仪器设备使用情况进行检查和监督。检测部门仪器(试剂)管理员负责本所仪器设备的日常管理,仪器设备保管人负责仪器设备的日常维护保养,保证仪器设备始终处于正常状态。

疾病预防控制中心需制定设备相关的规章制度,包括《仪器设备管理程序》《服务、供应品的采购管理程序》《量值溯源程序》《物资管理制度》《采购管理办法》等。

(二) 设备采购管理

疾病预防控制机构对于仪器设备装备宜遵循"技术先进、经济实用、资源共享、先日常后科研、分级和重点装备相结合"的原则。每年度由设备使用部门根据实验用途、实验设备利用率和购置必要性等要素提出申购清单,并按照使用／更新的迫切程度进行排序,由设备采购管理部门统一汇总后根据年度设备购置经费预算,组织仪器设备论证专家组进行现场论证,确定当年预算内需购买的设备清单后进行统一采购。仪器设备的购前调研由使用部门完成,对设备的技术参数、国内外主要生产厂家、品牌、型号,使用该设备对于日常／科研工作的必要性、迫切性和实效性,与同类其他产品相比较的优越性等进行市场调研,在设备论证时进行阐述。

在项目预算资金下达后,后勤管理部门负责根据中心主任办公会议审批的采购计划办理采购事宜。仪器设备采购按政府采购管理要求执行,按照政府采购结果,后勤管理部门负责与设备供应商签订采购合同,采购合同应包括质量保证、技术培训(必要时)和售后服务等内容。申请部门负责尽早确定设备管理人员,必要时进行前期培训,并安排好技术验收等工作。

仪器设备到货后由仪器设备管理人员组织供货商、使用部门仪器设备管理员和仪器设备使用人共同配合进行验收,验收要求包括以下几点。

1. 后勤管理部门在到货后15个工作日内组织完成验收工作。使用部门仪器设备管理员负责组织具体使用人员对仪器设备的安装、调试及对合同确定的部件完整性、技术性能指标的符合性进行验收,在验收完成后5个工作日内,将填妥的仪器设备验收报告和《仪器设备档案表》交仪器设备管理员。仪器设备管理员负责对设备的外观完好性进行验收,并记录。

2. 仪器设备管理员在收到完整的仪器设备相关资料(随机附带的所有纸质及电子版资料)后,在5个工作日内及时建档、归类、编制目录;负责在仪器设备验收时编制设备唯一性编号(资产标识)标识牌并发放给使用部门仪器设备管理员,方便其及时粘贴于该类设备统一粘贴位置上。

如验收不合格,要立即按照法定程序申请索赔。索赔的时间性、技术性和政策性都很强。一般索赔时限为仪器到达口岸后90天内,索赔权过期作废。在仪器验收合格交付使用日起的12个月内,如确因在正常运行情况下出现性能不良或故障等质量问题,经过商检复验出证也可申请索赔,逾期后索赔权同样作废。

(三)仪器设备档案管理和信息管理

仪器设备档案管理是指仪器设备运行全过程的全部原始记录资料管理。档案管理工作主要包括以下三点。

1. 前期资料的收集:主要收集仪器设备购置申请表、招投标文件、订货合同、验收记录、装箱单、仪器使用说明书、线路图、供应商资质等相关资料文件,并将其分类,按档案管理程序归档。

2. 使用资料的收集:主要收集仪器设备运行过程中的使用记录、维护和维修记录、历年检定证书,由使用部门在每年的3月份将本部门上一年度的资料收集后交后勤处统一归档。

3. 调拨(报废)审批文件的收集:仪器设备调拨或报废,将调拨或报废申请表及相关批准文件收集归档。

(四)设备使用管理

疾控机构的设备使用管理需严格按照已制定的《仪器设备管理程序》来执行。疾控机构配备的实验设备用于检测、校准和抽样的设备及其软件均达到要求的准确度,并符合检测和/或校准相应的规范要求。对结果有重要影响的仪器的关键量或值,由后勤管理部门统一制定年度校准计划组织送检与校准。新设备在投入服务前均经计量检定部门进行校准或核查,以证实其能够满足实验室的规范要求和相应的标准规范。

大型设备由经过授权的人员操作。设备使用和维护的最新版说明书(包括设备制造商提供的有关手册)由后勤处归档,方便借阅。每一台设备均有唯一性标识即资产标识,包括资产编号、使用日期、检定校准日期及检定有效期等信息。每台设备还贴有功能标识,分别为绿色、黄色和红色三种。

后勤管理部门负责保存每一台设备及其软件的记录。该记录包括:①设备及其软件的识别;②制造商名称、型式标识、系列号或其他唯一性标识;③对设备是否符合规范的核查;④当前的位置(如果适用);⑤制造商的说明书(如果有),或指明其所在地点;⑥所有校准报告和证书的日期、结果及其复印件,设备调整、验收准则和下次校准的预定日期;⑦设备维护计划,以及已进行的维护(适当时);⑧设备的任何损坏、故障、改装或修理。

《仪器设备管理程序》对实验室安全处置、运输、存放、使用和有计划维护测量设备的要求进行了规定,以确保设备的功能正常并防止污染或性能退化。

当设备脱离了实验室的直接控制,实验室负责确保该设备返回后,功能和校准状态完好。当需要利用期间核查以保持设备校准状态的可信度时,应按照规定的程序进行。当校准产生了一组修正因子时,实验室应有程序确保其所有备份(例如计算机软件中的备份)得到正确更新。检测和校准设备包括硬件和软件应得到保护,以避免发生致使检测和/或校准结果失效的调整。

(五)仪器设备的检定和校准管理

仪器设备的校准与检定由后勤处和检测所仪器设备管理员共同负责,质量负责人负责检定校准计划的批准。

计量器具是指能用以直接或间接测出被测对象量值的装置、仪器仪表、量具和用于统一量值的标准物质。按结构特点分类,计量器具可以分为量具、计量仪器仪表和计量装置三类,包括砝码、移液管、吸管、滴定管、压力表、流量计、温度计等。

计量仪器设备应经法定计量部门检定或经测试合格并取得计量合格证书及准用证后,方可投入检测服务工作。年初由使用部门仪器(试剂)管理员报本部门的仪器设备检定和校准计划表,后勤管理部门负责制定全中心的检定和校准计划,报质量负责人批准后组织实施。

1. 强制性检定的仪器设备、器具

后勤管理部门按照计划负责组织实施,检测所配合工作,部分仪器由各使用部门协助送检;对检定校准不合格的或经修理和调试后仍达不到计量精度要求的应及时办理停用或报废手续。

2. 计量部门无法计量检定的仪器设备

由仪器使用人负责制定自校方法,经指定的技术管理层成员批准后按规定方法进行自校;检测所负责仪器的自校工作,并出具自校报告交后勤处保存;对无法进行自校的仪器设备,应采用比对试验或验证试验的方法来进行核查,并给出试验结果报告。

3. 功能检查的设备

功能检查的设备由使用部门做好功能检查记录。仪器设备在计量检定/校准/自校/检测后,根据检定/校准/自校/检测结果对仪器设备作符合性检查,并作出合格、准用(或限用)、停用决定,并在仪器设备明显位置贴上相应的标识,后勤处负责将检定/校准证书或自校报告归入仪器设备档案。

仪器设备(包括自校和功能检查)状态标识方法的使用范围如下。

第一,合格证(绿色):检定/校准(包括自校)合格者;设备不必检定,经检查其功能正常者;设备无法检定,经对比或验证适用者。

第二,准用证(黄色):多功能检测设备,某些功能已丧失,但检测所用功能正常,且经检定/校准合格者;仪器设备某一量程不合格,但检测所用量程精度满足要求,且经检定/校准合格者;允许降级使用,且经检定/校准合格者。

第三,停用证(红色):检测仪器、设备损伤者;经检定／校准不合格者;故障损坏的,且无法修复者;暂时不使用者;超过检定周期者。

第四,科研用仪器使用蓝色标签。

仪器设备的使用及维修。检测人员使用仪器设备前须经培训,合格后方能上岗操作,大型仪器由设备供应商工程师进行统一培训。仪器设备均由专人使用、保管。操作人员严格遵守操作规程,使用前后详细登记仪器设备使用登记本。贴有"合格"标志、"准用"标志(或限用范围)的仪器设备才能使用;贴有"停用"标志的仪器设备,不能使用。仪器设备使用人员在使用前必须检查仪器设备性能是否正常,是否在检查(标准)有效期内,环境条件是否能保证其正常运转,检查检定或校准结果是否能符合检测需要。

仪器设备发生故障或部分技术性能降低或功能丧失时,使用人员填写维修申请表单或"OA流程"提出申请,同时办理故障设备的停用手续,紧急情况可先口头报告后勤管理部门,由后勤管理部门处理或联系维修。强检设备修理正常后使用前,再经校准、检定,能满足检测要求后方可重新投入使用。同时,应检查由于仪器设备发生故障或部分技术性能降低或功能丧失对所进行的检测工作的影响。对于不能修复的仪器设备,由检测部门仪器(试剂)管理员填写资产报废申请审批的表单或"OA流程",按流程设置经部门负责人、设备报废岗位人员审核后由后勤管理部门统一处理。设备报废审批按各省财政厅、省卫生厅国有资产管理的相关要求办理。

携带仪器设备到现场检测时,仪器设备放置于稳固的包装箱内并在运输过程中尽量避免晃动,到达现场后放置于平稳的场所,检查环境条件符合规定要求后开机。实验室对需要使用的无菌器具正确实施灭菌措施(灭菌指示条带变色),无菌器具与非无菌器具分开放置。

(六)仪器设备的量值溯源

疾控机构仪器设备的量值溯源。每年初由后勤处仪器设备管理员制定中心本年度设备校准与测量溯源计划,该计划应包括对测量标准(器)、用作测量标准的标准物质等,下发至各检验所,部门仪器设备管理员将本部门的设备校准与测量溯源计划核对后报后勤管理部门,后勤管理部门报办公室审核,经质量负责人批准后,由机构总的仪器设备管理员和使用部门仪器设备管理员共同负责实施。

使用部门负责本部门实验室的测量设备和具有测量功能的检测设备的校准与测量溯源计划。计划中应对要求校准的设备开列清单,明确区分可溯源到国际单位制(SI)基准的、可溯源到国家标准物质的,并绘制量值溯源图或文字表述说明。对部分无法溯源的设备,当溯源至国家计量基(标)准或国际计量基(标)准不可能或不适用时,实验室负责收集并开列有关标准、协议、使用说明等作为依据,溯源至公认实物标准,或通过比对试验、参加能力验证等途径,证明其测量结果与同类实验室的一致性。

仪器设备实施外部校准服务时,应选择适当等级的法定计量检定机构和校准实验室提供校准服务,该实验室应具有能提供校准能力的证明,并应满足以下条件:①该项目已经通过国家实验室认可或已完成计量建标考核;②其测量不确定度满足校准链规定的要求;③测量结果能溯源到国际或国家标准(也可为非所在国家的计量院标准);④校准应能溯源到国际单位制(SI)基准或国际公认的测量标准;⑤校准结果的不确定度只能占被校准器具允许误差的1/3—1/5。

使用部门的仪器管理员根据校准计划周期表规定日期,协助后勤管理部门及时实施仪器设备的自校或外部校准。仪器设备校准完毕后应及时取回,其校准证书应给出测量结果及测量不确定度或符合确定的计量规范的声明。

对外部提供校准服务实验室所出具的检定、测试报告,应由使用部门仪器保管人对其结果的符合性进行评价,以保证仪器的技术指标满足检测方法的要求。对自校的仪器设备,部门仪器管理员应组织人员制订仪器自校规程,并按自校规程进行自校,出具自校报告。

各类仪器设备的校准和检定工作按照《仪器设备管理程序》执行,量值溯源按照《量值溯源程序》进行。

(一)工作标准和标准物质的管理和使用

实验室所用的标准物质由后勤管理部门负责购置,各使用部门试剂管理员负责登记和保管。实验室所使用的标准物质应尽可能溯源到SI测量单位或有证标准物质。对不能溯源到SI测量单位或有证标准物质的标准物质,可以通过相关有效的证据来证明其准确性。检验人员应确认所使用的标准物质是有效的。

理化检测实验室按检测方法要求建立标准曲线,标样浓度应在被测样品浓度范围的最低浓度标样接近检测出限。定期使用中间点的校准标样检查校准曲线。

检测人员按照标准物质期间核查计划和其核查作业指导书,对标准物质进行期间核查,以保持其处于有效状态。按照测量设备管理和维护程序,安全处置、运输、存贮和使用工作标准和标准物质,以防止其污染或损坏,确保其完全性与可靠性。

经检定或自校准不符合开展检测工作要求的设备由检测人员提出停用、降级、更换申请,部门负责人签署意见后报后勤管理部门,后勤管理部门报质量负责人批准实施。

检定／校准证书(报告)、标准物质合格证书、比对结果报告及自校报告等原件记录由后勤管理部门负责收集、保存并及时归档,备份或复印件供检测人员使用。每年12月底,后勤管理部门将年度仪器设备检定／校准／功能检查／期间核查实施情况汇总后报办公室。

(二)仪器设备的期间核查

为了保证实验室所使用的仪器设备和标准物质始终保持在可信任的准确度范围,实验室对于检测数据有影响的,尤其是校准周期较长、易发生漂移、使用频繁和重要的检测仪器设备及标准物质制定期间核查计划,定期进行期间核查。后勤管理部门负责仪器设备和标准物质期间核查工作的职能管理工作,检测部门负责具体实施。

检测部门仪器设备管理员应建立本部门周期性检定／校准仪器设备及标准物质的期间核查计划,并按照计划要求和期间核查作业指导书督促相关使用人员开展期间核查工作。在两次检定／校准的有效期内,期间核查原则上至少安排一次,也可根据设备和标准物质使用过程中的特性变化规律,适当增加期间核查的频率。

期间核查主要针对仪器设备和标准物质的溯源结果,对其是否能满足准确性和技术性能指标实施的验证性检查,其技术要求包括:①仪器设备运转状态及标准物质原始状态的确认;②仪器设备的技术指标在检测范围内的符合性检测及标准物质控制值的吻合性检查;③利用现行有效的有证标准物质对仪器设备进行灵敏度、重现性和线性范围符合性的检查;④利用质量控制图和有证参考标准进行质控测量和准确度评定。

检测部门仪器设备管理员在督促相关人员进行期间核查时,应提供仪器设备及标准物质期间核查所必需的、现行有效的有证参考标准;在没有参考标准时,应及时向中心仪器设备管理员提交比对验证的核查计划。

仪器设备和标准物质使用人根据期间核查计划,及时向部门仪器设备管理员领取参考标准,按照期间核查作业指导书实施核查工作。对于没有参考标准的仪器设备,由机构总的仪器设备管理员负责组织相关专业技术人员制备管理样品,并联系具有相同仪器设备的实验室开展比对校核,或参加技术质量管理部门实施的有计划的实验室间能力验证。在日常工作中,标准物质使用人应利用标准物质检测结果与其参考范围进行符合性检验,或采用管理样品进行控制性测试。质量监督员应对期间核查工作全过程实施监督。期间核查应严格按照操作规程进行,做好原始记录,并由检测部门仪器设备管理员负责收集交后勤管理部门归入仪器设备档案。

实施期间核查的人员根据仪器和标准物质期间核查作业指导书的评判标准作出合格或不合格结论。

(七)仪器设备维护

使用部门设备管理员应编制本部门仪器设备维护计划,在《仪器设备使用登记本》中填写维护记录。

(八)设备档案管理

疾控机构一般由后勤管理部门负责建立检测仪器设备档案,对设备进行跟踪管理。

设备档案内容包括:设备的名称;制造商名称、型号、序号及其他唯一性标识;接收日期和启用日期;接收时的状态;说明书;校准或检定日期、结果以及下次校准或检定日期;维护情况;损坏、故障、改装或修理的记录等。

使用部门的仪器设备管理员配合后勤处完成仪器设备归档的全部资料的收集。《仪器设备使用登记本》在记录本填完后或在次年1月初交后勤管理部门统一归档。有潜在致病可能的使用登记本由设备使用部门有效消毒后归档。万元以上设备档案由后勤处管理部门收集后交办公室档案室归档保存,万元以下的由后勤管理部门负责归档保存。

参考文献

[1] 王陇德.实验室建设与管理[M].北京:人民卫生出版社,2005.

[2] 丛黎明.ISO/IEC17025实验室管理体系应用指南[M].杭州:浙江大学出版社,2006.

[3] 李繁.浅谈疾控系统公共卫生实验室仪器设备管理[J].中国公共卫生管理,2007,23(1):90-91.

[4] 廖磊,刘毅.区县级疾控机构实验室仪器设备管理现状浅谈[J].现代预防医学,2008,35(17):3335-3336.

参考附录

附录13　浙江省疾病预防控制中心仪器设备档案表格及相关管理文件、表单

（李　婵）

第五节　实验室信息管理

实验室信息管理是通过对样品检验流程、分析数据及质量控制、实验室资源、客户信息等要素的综合管理,实现符合标准化实验室管理规范的实验室信息化管理平台,是实验室提高分析水平、规范样品检测过程、降低实验成本、为客户提供优质服务的信息平台,是建立高效、规范、严密的管理制度的强大工具。随着实验室的不断发展,实验室内部管理数据和检测数据不断增多,业务流程日趋复杂。此时,需要通过实验室信息化管理来有效执行实验室质量管理体系,规范实验室人员的日常操作,有效地存储、分析、控制数据,通过对这些数据的分析和处理来提供决策信息,以达到科学控制和改进实验室管理和质量的目的。

一、背景理论

（一）信息化管理目的

《检验检测机构资质认定评审准则》、《食品检验机构资质认定条件》、ISO／IEC17025《检测和校准实验室能力的通用要求》和GB19489－2008《生物安全实验室通用要求》等标准中涉及的管理要素要求都可以通过实验室信息化系统来管理。标准和规范是实验室管理依据,资源保障是实验室管理的基础,过程管理是实验室管理的方法,绩效管理是实验室管理的目标,而实验室信息化系统是实验室管理的有效工具,通过信息化手段规范实验室管理及报告出证等活动。

（二）信息化管理类型

信息化管理按用途可分为操作型LIMS系统、逻辑型LIMS系统和全面管理型LIMS系统。按网络分布主要可分为C／S型、B／S型和拓展型(移动终端等)。

（三）信息化管理步骤

1. 信息化管理准备

实验室管理应遵循检验检测机构资质认定评审准则、食品检验机构资质认定条件、ISO／IEC17025或ISO／IEC15189标准建立的标准化的管理体系，其特征有以下几点：流程清晰，一般可分为委托流程、管理流程、监测流程；记录表单规范、信息完整，包括实验室体系运行的质量记录，检测过程的技术记录等；资源管理（仪器设备、人员、材料等）规范，信息可追溯。建立规范标准的管理体系，运用信息化管理工具，来辅助实现实验室各环节质量控制与管理。

2. 信息化系统的开发

以实验室质量管理经验为基础，所选择的实验室信息管理系统成品尽量有成功的应用案例，可以借鉴先进的实验室管理模式及积累的经验，开发还应注意灵活性和延展性。这两个特点要求实验室信息管理系统可根据实际需要开发定制功能。

3. 实验室信息系统规范性

疾控机构实验室管理是基于先进、标准的实验室管理体系，实验室管理体系是由若干个相互作用和相互关联的要素组成。在架构设计时，必须从实验室管理整体出发，覆盖所有部门和岗位（角色），流程节点清楚，功能任务明确，过程整合适度。在整体把握的基础上，确定若干个相对独立的子系统，如样品管理系统、资源管理（仪器设备、人员、耗材、方法等）系统、质量控制系统等。

实验室信息系统是基于实验室管理和技术标准、规范的专业应用软件，系统的功能遵循实验室资质认定、ISO／IEC17025或ISO／IEC15189等国际和国家的相关实验室管理标准及规范。选择和二次开发实验室信息系统时，首先考虑标准化、规范化，在功能、流程设计上注重规范化与个性化统一的原则。

4. 实验室信息管理应用

疾控机构实验室从流程到管理具备行业的特色方式，并且随着业务的发展和质量管理体系的不断改进和完善，业务流程也会发生相应的变化。实验室信息系统的使用者、维护者多为专业卫生技术人员，通过对实验室专业技术人员的培训来完成一般基础数据（静态数据、动态数据）的配置、权限设定等日常维护工作。实验室信息管理系统需要和其他信息系统进行数据的交互，如公共卫生突发事件应急处置系统、传染病监测预警系统、中毒控制系统、办公自动化系统（OA）等。为了避免实验室信息系统成为信息化孤岛，系统必须具有开放性，应充分考虑网络、硬件的扩展，能跨平台运行，使得系统可通过数据交换得以扩展。

检测数据可追溯性是实验室一项非常重要的管理要求和技术要求。实验室信息系统是一个闭环可追溯的信息系统，数据追溯包括实验结果的追溯、除了检验结果外的检验报告其他信息的追溯、资源管理流程中信息的追溯、质量控制数据的追溯、实验室体系运行中有关质量管理数据的追溯、被修改数据或信息的追溯等。控制流程，不得随意改动；控制数据，不得随意修改；控制系统入口、出口，不得随意导入和导出；控制检验报告，不得随意更改；控制检测样品及报告流水编号，不得随意插号和跳号；控制修改数据，经批准后只允许本人修改，重新递交复核、审核，所有活动均需符合实验室质量管理的要求。

二、疾控现状

自《检验检测机构资质认定管理办法》、ISO／IEC17025或ISO／IEC15189等规范出台以来，疾控机构实验室管理工作已从简单的记录管理走向信息化管理。目前，大多数疾控机构实验室使用第三代实验室信息系统，陆续也有使用第四代以B／S为构架的实验室信息管理系统。

疾控机构使用的实验室信息系统大约有三种类型：一是欧美国家开发的商品化实验室信息系统，这种软件成熟度高、柔性好，可以按照实验室管理的具体要求做二次开发和升级，但价格昂贵，维护升级费用也较大。二是国内软件公司开发的商品化实验室信息系统，相比国外软件价格较低，具有一些实验室通用的专业模块，在此基础上再根据实验室要求定制开发，这种软件价格比国外软件低，维护升级费用也不高，但由于软件架构和数据库核心技术的原因，其软件的灵活性受到一定限制，使再次开发受到一定限制。三是由没有开发实验室信息系统经历的软件公司根据用户需求开发的实验室信息系统，这种信息系统虽然价格更低，但风险较大，特别是管理流程改变后需要实验室信息系统升级时，会遇到诸多问题。

实验室信息系统在国内疾控机构实验室应用起步较晚，缺乏相关的行业规范。各级疾控机构实验室通过实验室信息系统的使用不断地总结经验，通过借鉴其他实验室的成功经验和汲取失败的教训去构建适合自身要求的实验室信息系统，通过实验室程序化、规范化和标准化管理，给实验室管理和工作质量产生较大的效益。

三、管理实践

根据ISO／IEC17025《检测和校准实验室能力的通用要求》和GB19489－2008《生物安全实验室通用要求》等标准中涉及的管理要素，选择全面管理型LIMS系统，选择维护方便、处理效率高的B／S型和拓展型（移动终端）。

（一）信息化管理准备

依据《检验检测机构资质认定管理办法》《食品检验机构资质认定管理办法》、ISO／IEC17025、ISO／IEC15189等规范建立的标准化管理体系，确定委托流程、检测流程和应急流程，实验室管理体系运行的质量记录、检测过程的技术记录等表单规范化、格式化，确保信息完整，资源管理（仪器设备、人员、材料等）规范，信息可追溯。

（二）信息系统开发

疾控机构可按照实验室质量管理模式及积累的经验，将单机版或C／S版的改版成B／S的实验室信息系统，方便实验人员在线办公，在开发初期综合考虑特殊情况下实验室信息系统使用的适用性、适应性（即灵活性），兼顾潜在需求。系统开发时应由系统分析人员、管理者、实验室工作人员、计算机硬件和程序设计人员联合研究共同开发。系统开发必须与工作流程紧密关联，否则系统仅仅流于形式。充分利用计算机的功能去探索更高效的工作模式。

（三）信息系统的规范性

从实验室整体出发,覆盖所有部门和岗位(角色),确定组织机构组成,明确各岗位职责后,流程节点清楚,任务明确,过程整合适度。在整体把握的基础上,确定若干个相对独立的子系统,如样品管理系统、报告出证系统、资源管理(仪器设备、人员、培训、资质、耗材等)系统、质量控制系统、文件管理系统等。既考虑到充分满足实验室管理体系的相关要求,也需满足日常监测、简易报告等特殊要求。

（四）实验室信息管理应用

通过实验室信息系统的应用,在很大程度上可以做到精细化管理,保证检测数据准确可靠,所有的活动的可追溯性。实验室信息系统必然是一个闭环可追溯的信息系统,保证实验数据(结果),资源管理流程中信息、质量控制数据,实验室管理体系运行中有关质量管理数据、被修改数据或信息的可追溯。控制流程,控制数据,控制系统的入口、出口,控制检验报告,控制流水编号,控制修改数据。

设计的实验室信息系统包括八个基本功能模块:样品分析管理模块对检测样品进行全过程信息管理。投诉样品处置管理模块对有争议的样品,包括复测审核、复检样品处理、投诉回应等信息的管理。辅助业务管理模块为核心业务提供支撑的管理模块,主要由资源管理、计划管理、人员管理等基本功能模块组成。仪器接口管理模块主要用于分析仪器或设备与LIMS进行数据交换的软硬件系统。质量控制模块用于对影响实验室分析数据质量各重要环节进行有效监控和管理。在线服务模块提供各种与实验室业务相关的信息查询、业务委托和投诉等服务。业务管理模块为管理者提供辅助决策的功能模块,其中包括各类样品信息的查询和统计、人员考核管理、仪器设备管理等。系统管理模块,对实验室信息系统进行维护,包括系统初始化、用户管理、系统设定、数据库管理和日志管理等五个部分。

1. 检验流程管理:对整个检验流程进行管理,包括样品信息、送检信息录入、条形码识别、合同期限跟踪控制、数据登录、回退修改、审核追踪、授权签字以及不同的报告与报表的信息管理。

（1）数据接收和管理流程。

（2）样品登录:样品登录记录样品基本信息,包括样品名称、分装信息、分析项目等。系统可一次性快速批量录入具有相同分析项目的样品信息。

（3）样品管理:样品管理审批循环通过界面设计实现快速流畅化。

（4）样品检测:根据样品的来源和检测要求选择人员、设施和环境条件、检测方法及方法的确认、设备等。数据录入可分为多种形式,所有的方式必须遵循相关标准的要求,即确保工作全过程的数据文件可追溯以及软件的安全性。所有对数据的更改信息,均作为数据历史管理。

（5）审核:按照人员的任职资格要求进行权限分配,对所检测项目的分析结果是否合理做出判断。

（6）结果输出:输出分析结果报告,可使用多项选择模板编辑,创建控制分析结果图表,给出客户要求的全部检测信息,该系统确保准确、清晰、客观地报告每一项检测结果。

2. 资源管理:对人、机、料、法、环等资源信息进行管理,包括人员上岗资格管理、计量检定校准提醒、留样样品到期提醒、实验试剂耗材出入库管理、仪器设备资产管理、标准物质到期提醒、标准文件和标准操作规程现行有效管理、剧毒品定点定量管理、环境温湿度管理控制等。

（1）人员管理：按技术管理层、管理人员、检测人员、后勤保障人员进行分类。详细记录实验室的组成结构、人员业绩档案、培训考核记录、资质等。

（2）仪器设备管理：只有经过授权的人员才能操作，设备的档案需齐全，包括购置设备的审批、验收、核查、检定等情况。实验室信息系统能自动采集数据，可减少手工录入错误，节省了检测人员的时间。

（3）标准物质管理：标准物质的购置、验收、保管、使用的管理。标准物质数据的维护，如购置日期、验收情况、证书、等级、失效时间、存放地点等均应在系统中进行登记。

3. 质量保证和质量控制（QA／QC）：对检验过程质量控制信息进行管理，包括控制图、平行样、回收试验、工作曲线、空白试验、检测限等与检验结果的关联，合格与否的自动判断，有效位数的自动取舍，未授权人员、作废标准、到期或停用的仪器设备和标准物质的自动限制等。

4. 统计和查询管理：应用实验室信息系统，对外可以统计查询客户的信息，帮助管理者分析客户数量与类型的变化，检测项目的统计和需求的变化，可用各种图形以及文字的格式完成用户所需的各种统计报告等；对内可以统计各部门的工作量，不同人员所承担业务量的分布情况。如样品量统计，人员的工作量统计，仪器的负荷量统计，质量趋势图形分析，及时发现检测异常情况，生成周报、月报、年报表等。

5. 安全管理：实验室必须确保数据准确收集，妥善保存。实验室信息系统采用先进的网络技术，可用多层次、逻辑处理、数据存储分层的分离技术，确保数据完整，防范病毒破坏和人为破坏。实验室信息系统安全管理包括数据和用户操作，通过给用户分配权限，只允许观察和操作某些指定的数据。实验室信息系统采用多级审核机制以达到安全管理。

（五）实验室信息管理实践中需要注意的问题

1. 在设计开发时尽量选择有较多成功案例的实验室信息系统，尽可能预留空间能扩展，信息维护尽量简便。使用移动终端，直接采集仪器信息将是未来的趋势。

2. 按照单位实验室质量管理的实际运作来优化实验室管理信息化流程。

3. 实验室信息化工作应贯穿于整个实验室质量管理工作，实验室信息软件作为辅助手段帮助提升实验室管理水平，规范实验室质量管理工作。

4. 充分考虑个性化需求，模块设计应易于扩充功能。

5. 实验室信息系统界面美观、操作简便，使用互联网数据库技术和统一的浏览器界面。

参考文献

［1］王陇德.实验室建设与管理［M］.北京：人民卫生出版社，2005.

［2］和彦苓.实验室管理［M］.北京：人民卫生出版社，2008.

［3］郭生贵.卫生检测实验室质量管理与安全［M］.北京：法律出版社，2011.

[4] 王群.实验室信息管理系统(LIMS)[M].哈尔滨:哈尔滨工业大学出版社,2000.

[5] 杨海鹰,潘华.实验室信息管理系统[M].北京:化学工业出版社,2006.

（虞晓珍）

第十二章

现场工作管理

第一节　现场工作组织管理

疾病预防控制工作的现场主要包括卫生应急、救灾防病、现场流行病学调查、公共卫生监测、卫生学调查、公共卫生技术指导等。疾控中心工作的特殊性,决定了其很大一部分工作是在现场进行,而不同的现场工作要求不同,卫生应急的紧急性、现场流行病学调查的逻辑性、公共卫生技术指导的条理性等,对现场工作人员提出了更高的要求和挑战。卫生应急的现场工作组织协调牵涉方面多,工作难度大,需要重点管理。对于奋战在疾病预防控制救灾第一线的人员来说,现场组织管理是从宏观上对整个现场工作的掌控,现场工作面临情境的复杂性以及不确定性,使其组织管理工作显得尤为重要。

一、背景理论

广义的现场是指从事生产、工作、实验的场所。疾控中心卫生防病救灾的工作特性,决定其工作现场的突发性、不确定性、多变与多元性,现场工作难度进一步增大。现场组织管理,是指对疾控工作现场进行处理的组织结构,以及在此基础上形成的工作方式。现场组织结构的设置,应该明确划分职责,层级分明,使整个系统科学合理;工作方式应遵循组织结构系统的内部规律,使系统运行有序、有力、有效,以科学合理地解决问题。

(一)现场工作组织管理的必要性

新发再发传染病、中毒、自然灾害以及生物恐怖事件等突发事件发生越来越频繁,日益成为社会普遍关注的热点问题,直接关系到公众健康和社会安定。疾控的卫生应急现场工作,是对突发事件的积极应对,其表现出来的行动力,将直接影响到整个事件的应急处置和人民的健康安危。为了维护社会的安定以及疾控系统的权威形象,积极建立和完善现场工作的组织管理体系十分必要。一个有效的组织管理体系是疾控机构能成功应对各种现场突发情况的关键,能让现场处置人员对突发事件的应对处于一个有准备、有步骤、有条理的状态,从而有效地发挥各部门的职能,更好地完成现场工作任务。

（二）现场组织管理体系

按照不同的现场，现场组织管理体系可分为卫生应急管理体系、现场调查管理体系、公共卫生监测管理体系等。现场组织管理体系组建和运行原则如下：①加强机构建设，统一领导，常设管理机构，实行属地管理、分级负责；②加强系统建设，完善指挥系统、监测预警系统、反应系统、信息发布系统、保障系统等；③加强"一案三制"建设，建立健全应急预案、应急管理体制、应急管理机制和应急管理法制；④健全监测网络建设，监测和预警常备不懈；⑤健全联防联控机制，各部门分工合作、信息互通；⑥调查与控制并举，控制措施随调查进展不断调整，并及时开展风险评估。

（三）现场工作组织管理面临的挑战

第一，各部门协调问题：现场工作尤其是各部门联防联控的现场处置，如何统一领导，使各部门相互协调、有效运转，包括行政部门之间的协调配合、行政与业务部门的协调等。

第二，公众及传媒应对问题：如何有效与新闻媒体沟通，正确引导舆论导向。

第三，调查资料质量问题：现场调查所采用的医院、门诊记录等资料质量控制问题，样本采集过程中人为因素干扰等都将妨碍现场资料的获取。

第四，调查对象的依从性问题：对某些敏感问题，如何提高调查对象的依从性。

第五，调查和控制的矛盾问题，是否该采取限制集会、停工、停课、征用场地、封闭市场等控制措施等，均是现场组织管理中面临的挑战。

二、疾控现状

美国是世界上公共卫生事件现场组织管理体系发展最为完善的国家，其工作主要由联邦及地方的卫生机构负责，并以美国疾控中心为核心，构建功能强大的卫生防护网络。其现场应对的结构体系主要包括决策系统、信息系统、执行系统和保障系统，现场处置的功能部门主要有美国疾病预防控制中心、卫生资源和人类服务部、大都市医疗反应系统等。美国疾控中心设置有危机行动中心，并依靠广覆盖的监控网络体系获取疫情信息，在疾病暴发时，能连续地追踪新发病例，及时发布疾病传播动态，协调各部门进行现场处置工作，并实现防控信息共享。

我国疾控系统现场应对组织管理体系起步较晚，2003年SARS防治工作结束后，应急管理的"一案三制"（应急预案、管理体制、运行机制和法律制度）被提出，这成为疾控系统现场应急工作的基础。2006年1月8日，《国家突发公共事件总体应急预案》颁布，明确了我国应急管理体制为"分类管理、分级负责、条块结合、属地管理"的原则。国家应急队伍建设发展迅速，2004年7月，国家指派北京、天津、上海、广东、山东、江苏、新疆等地组建第一批国家级卫生应急队伍，应急队伍建设不断完善，截至2012年已完成4类16支国家应急队伍验收工作。2013年6月，国家卫生计生委提出要在两年内完成国家卫生应急队伍规划布局；2016年，"十三五"规划又提出了对国家级传染病应急队伍建设工作和卫生应急现场工作的补充与完善，各地的现场处置能力将有大幅提升。

目前，我国疾控系统的现场工作组织架构采取"中央—省—地市—县"四级疾病预防与控制网络。现场卫生应急反应的团队主要有全国突发事件应急处理指挥部、国务院卫生计生行政主管部门和其他卫生应急有关部门、省级以上地方人民政府和卫生计生行政主管部门、县级以上地方人民政府和卫生应急有关部门四级组织架构。各层级职责分工明确,并配备相应的医疗卫生应急机构,统一构成卫生应急网络。卫生应急现场调查主要由各级卫生应急办公室组织开展。

公共卫生监测是获得疫情信息的主要途径,我国现有的公共卫生信息监测系统主要有医疗机构的临床医疗信息系统、中国疾病预防控制中心的疾病预防控制信息报告系统、突发公共卫生事件信息报告系统和政府的卫生信息系统等构成。另外,社会公众及其他社会团体也可以提供相关的疫情信息。

对于具体的现场工作而言,国家级及省级疾控中心主要负责完善技术方案体系,规范辖区内现场工作并进行技术指导,参与重大和特别重大突发公共卫生事件现场调查处置并进行效果评价;地市级疾控中心主要负责参与辖区内较大突发事件现场处置,对所辖县市进行一定的技术指导和考核工作,完成省级下达的指令性和临时性任务;县级疾控中心主要在上级机构的指导下,完成具体工作的组织与落实。

各层级部门均建有应急机动队,同时,后勤保障体系建设完善,设备、药品、器械、后勤物资等供给充足。除此之外,还具有覆盖全国的疾病预防控制信息报告系统和突发公共卫生事件信息报告系统,专业的医疗救援与疾病防控体系,透明的信息发布体系,准确的检测体系以及客观的评估体系,从而实现指挥、执行和后勤保障的有效融合。

三、管理实践

疾病预防控制现场工作的组织管理自成体系,现场应急、公共卫生监测、公共卫生服务技术指导、流行病学现场调查等不同的现场工作虽然各有特色,但总体思路大致相近,其目标均是为疾病预防控制服务。下面以现场应急工作为例,介绍浙江省疾控中心现场工作组织管理的大致思路。

(一)组织架构

浙江省疾控中心成立突发公共卫生事件领导小组,全面负责突发公共卫生事件的应急处理工作。由中心主任担任领导小组的组长,书记和分管副主任担任副组长。下设综合协调组、专家组、信息报道与风险沟通组、疫情分析组、现场处置组、检验检测组、后勤保障组等7个工作小组。突发公共卫生事件的日常管理机构为中心办公室(应急办公室)。应急办公室负责应急处置的综合协调工作和日常管理工作。

综合协调组,由应急办公室、人事、后勤、计财、科信等有关处所人员组成,主要职责为贯彻落实领导小组的决策和部署,协调各小组开展工作,将相关工作及时上报领导及上级相关部门。专家组,由中心根据不同疫情特点临时抽调相关专业的专家组成,主要职责为,对应急响应提出建议,并做好技术支持工作。信息报道与风险沟通组,由应急办公室、健康教育所、科研信息处、党委办公室等有关处所人员组成,主要职责为宣传报道、健康教育、新闻媒体接待、摄像摄影、热线咨询等。疫情分析组,由公共卫生监测与业务指导所人员组成,主要职责为汇总疫情、风险评估、向领导及上级部门提供灾害疫情分析材料等。现场处置组,根据现场实际工作的需要，在相关业务处所抽调专业技术人员组成，进行突发事件的现场处置，主要业务处所包括：公共卫生监测与业务指导所、传染病预防控制所、免疫规划所、结核病预防控制所、艾滋病与性病预防控制所、营养与食品安全所、环境与职业卫生所、健康教育所等。检验检测组，主要由微生物检验所、理化与毒理检验所、结核病预防控制所、艾滋病与性病预防控制所、营养与食品安全所、环境与职业卫生所等人员组成，主要职责为样品的采集、保存、运送、检测等。后勤保障组，由后勤保卫处、应急办公室、计划财务处、科研信息处等有关处所人员组成，主要负责后勤保障工作。

（二）应急预案管理

由应急办公室负责组织相关处所根据《中华人民共和国突发事件应对法》等法律法规进行应急预案、技术方案、操作手册、实验室检测规程等的修订和完善，并建立预案动态修订机制，定期组织专家对相关预案进行评估和及时更新，以确保各项应急工作有序开展。

（三）疫情信息管理

浙江省疾控中心疫情信息的收集主要依靠传染病报告信息管理系统、突发公共卫生事件管理信息系统、各专病/单病监测系统等，各处所根据职责要求对系统进行监测和维护。监测所指定专人24小时监测"传染病报告信息管理系统"以及"突发公共卫生事件管理信息系统"，并设置24小时疫情报告电话，接受社会各界报告的疫情信息，以做到疫情信息的实时收集、上报。相关处所获取疫情信息后，要立即向应急办公室报告。如果是网络直报的突发公共卫生事件，则由监测所向省中心领导、应急办公室以及相关业务部门通报。应急办公室接到突发公共卫生事件信息时，迅速核实并督促事发地疾控中心2小时内进行网络直报，并视事件严重程度，及时向省中心领导以及省级卫生计生行政部门应急管理处室报告。

为确保中心各项工作联络畅通，及时处置各种疫情和突发事件，浙江省疾控中心设有值班制度，值班分为法定节假日值班和应急值班，实行24小时值班制。中心办公室负责应急值班和法定节假日值班安排与管理、中心业务等日常值班工作，由各相关处所根据职责范围执行。

（四）应急队伍管理

浙江省疾控中心针对不同的突发事件，组建突发性传染病防控、突发中毒事件处置等专业的卫生应急队伍。由办公室（应急办公室）负责应急队伍的日常管理，并根据现场工作需要，随时抽调人员进行现场处置。应急队伍成员需要进行突发公共卫生事件培训、应急演练和拉练，全省各级卫生计生行政部门负责组织开展辖区内各类卫生应急人员的培训演练，卫生应急管理人员每年至少接受2次培训，时间不少于2周；卫生应急专业人员和专业队员每年至少接受2次培训，时间不少于10天；各级卫生应急队伍每年至少演练1次，拉练1次。每年各处所都应举办针对全省疾控中心不同专业人员的培训，自2004年以来，浙江省疾控中心还举办全省现场流行病学培训班，以提高基层防控人员的卫生应急整体业务水平。2017年浙江省将组建国家级传染病防控应急队伍，将出台一系列新的管理措施。

（五）后勤管理

浙江省疾控中心由办公室（应急办公室）对应急储备进行统一管理，定期组织专家确定物资储备的种类和数量,拟定储备物资清单,由后勤管理部门负责应急物资的采购和储备。各职能处所也根据工作的实际情况进行必要的物资采购和储备,以保证现场处置过程中物资供应的及时性、有效性。信息类应急设备的维护保养工作由科研信息处负责。在进行突发公共卫生事件现场处置时,由后勤保障组落实应急车辆和驾驶人员,向小分队成员发放防护用品及相关装备,并在整个事件当中负责保障应急车辆、电话、网络等的调拨和维护,同时做好诊断试剂、消杀物品、药品、防护用品等供应工作。

(六)现场处置管理

应急小分队赴现场进行调查需统一领导,实行队长负责制,小分队成员按照专业分工各司其职。一般应由卫生应急管理、流行病学、卫生检验、健康教育、媒体沟通等专业组成。到达现场后,首先了解当地相关部门对事件的处理情况,并进行核实。按照现场流行病学调查步骤开展现场调查,如对病人进行隔离救治,密切接触者追踪管理,对周围群众进行健康教育,对疫点、疫区进行消杀处置,必要时组织应急预防接种、预防服药等,并采集相关样品及时送检。必要时可由领导小组请求上级卫生部门专家和技术人员协助开展工作。应急小分队每天定时举行例会,分析评估突发公共卫生事件的发展趋势,提出应急处置工作意见,及时向领导小组和综合协调组报告现场处置情况、发展态势、防控建议等,除了初次报告和最终报告外,根据事件大小,调查期间一般有2—3次的进展报告,每天汇报动态。检验人员及时对现场采集的样品进行检测,必要时可派技术人员进行现场采样和现场检测工作。检测结果及时向中心相关领导及现场工作人员反馈。如果是严重传染病疫情,需妥善保管阳性样品和检测记录,密切配合上级业务部门的检查核实。

(七)媒体接待管理

在现场处置过程中,需要重视信息报道与风险沟通工作,要有针对性地开展应急健康教育,必要时开通热线咨询,编辑新闻稿件等,进行报道宣传,但是应该统一对外,由队长负责或者指定专人负责。有媒体参与的活动要主动与媒体沟通,做好媒体接待工作,积极引导舆论导向。中心媒体通报会统一由中心办公室组织,由中心新闻发言人对媒体发布相关信息。中心各处所有义务提供相关工作信息,配合做好媒体通报工作。

(八)现场处置后期管理

突发公共卫生事件处理结束后,综合协调组或应急办要组织相关人员进行后期风险评估工作,对事件概况、现场调查处理情况、病人救治情况、所采取措施以及存在的问题和取得的经验教训等进行综合评估。对现场处置过程中的过程性资料进行收集、整理,按要求进行归档。

总结阶段应撰写结案报告,达到国家突发公共卫生事件应急预案标准的应急事件结案报告要在确认事件终止后的两周内完成。报告应该包括完整的数据信息,具备规范性、时效性、科学性、真实性、针对性以及实用性,必要时可对政府和卫生计生行政部门提出建议。最终的结案报告需报送应急办公室,反馈给疫情当地相关部门,并报上级机关存档备案。如果是可以公开的数据信息,经过允许,可以发表相应的科研论文或参加会议交流以进行经验推广。

参考文献

[1] 张顺祥.现场流行病学[M].北京:人民卫生出版社,2011.
[2] 王陇德.现场流行病学理论与实践[M].北京:人民卫生出版社,2004.
[3] 冯子健.传染病突发事件处置[M].北京:人民卫生出版社,2013.
[4] 李立明,叶冬青,詹思延.流行病学[M].北京:人民卫生出版社,2008.
[5] 卫生部疾病预防控制局.疾病预防控制——规划与管理[M].北京:人民卫生出版社,2006.
[6] 王声涌,林汉生.突发公共卫生事件应急管理学[M].广州:暨南大学出版社,2011.
[7] 杨土保.现代卫生管理学[M].北京:化学工业出版社,2006.
[8] 徐立,毛常学.国家卫生应急队伍建设及启示[J].解放军医院管理杂志,2014,21(2):195-196.

（龚震宇　王金娜）

第二节　现场流行病学调查管理

现场流行病学调查是疾控机构的主要职能之一,现场流行病学调查管理也是疾控机构业务管理的重要组成部分。现场流行病学调查的管理不仅要注意流行病学的专业特点,还应兼顾其社会性、现场性等社会学特征。

一、背景理论

现场流行病学是流行病学向群体和宏观应用方面发展产生的分支学科,可以简述为是流行病学在现场中的应用。现场流行病学调查是一项专业性和社会实践性都很强的复杂系统工程。需要运用现代流行病学理论和方法对卫生专业问题进行调查,还具有流行病学所具有的群体性、社会性等特征,是公共卫生服务和社会人群等现场工作的实践。

(一) 现场流行病学调查的特点和应用

现场流行病学调查除了具有流行病学的对比特征、以分布为起点的特征、概率论和数理统计学的特征、预防为主的特征等之外,尤其具有群体性、社会性、紧急性、实用性和现场性等特征。

群体性:现场流行病学调查的研究对象主要是人群,而非个体。现场流行病学调查主要是为保障人群健康,为人群健康服务的。

社会性:现场流行病学调查是一项具体的社会实践工作,是面对公众和社会的公共管理行为。

紧急性:现场流行病学调查所解决的问题具有突发性,而且有紧迫感,必须尽快查明原因,采取措施,减少健康危害和损失。

实用性:现场流行病学是一门应用型学科,它的目的是尽快解决现场中危害人群健康的问题,重在解决问题,轻方法和技术的探讨研究,具有很强的实用性。

现场性:现场流行病学调查的研究对象在现场,必须亲赴现场,深入掌握第一手资料,才能探明原因,解决问题。

现场流行病学的应用主要体现在探究公共卫生事件或疾病发生概率升高的原因或影响因素,采取相应的控制措施和对策阻止事件或疾病的发生或发展,并对措施效果进行科学评价。

(二)现场流行病调查管理的特点、必要性

现场流行病学调查的组织和管理应以现场流行病学调查工作的特点为基础,开展有针对性的协调、指导和管理工作。例如,现场流行病学调查的紧急性即要求日常应有相应的应急准备管理,包括调查人员准备、应急预案和应急流程等组织准备、处置规范和防控指南等技术准备、交通工具及消杀药品和采样器材等物资准备、经费预算准备等管理。现场流行病学调查的管理应贯穿于调查的各个阶段,缺一不可,并环环相扣。具体而言,现场流行病学调查的管理应明确各项工作什么时候开展,由谁来开展,以及开展哪些内容或项目,并针对具体的调查工作建立相应的质量控制体系和反馈机制。相应准备越充分,组织管理越到位越细致,现场流行病学调查就越能顺利有序开展;反之,管理上的疏忽或不当,将给调查工作带来负面影响,不仅会影响调查工作的进度,还可能使调查结果缺乏准确性和可信度。

二、疾控现状

《全国疾病预防控制机构工作规范(2001版)》对散发疫情、暴发和重大疫情、灾区疫情以及群体性不明原因疾病的现场调查处置工作均有明确的要求。

2004年8月28日修订通过的《传染病防治法》中明确各级疾病预防控制机构应开展对传染病疫情和突发公共卫生事件的流行病学调查、现场处理及其效果评价。对具体的现场流行病学调查工作有明确的要求,指出应及时对传染病疫情进行流行病学调查,根据调查情况提出划定疫点、疫区的建议,对被污染的场所进行卫生处理,在指定场所对密切接触者进行医学观察和采取其他必要的预防措施,并向卫生行政部门提出疫情控制方案;传染病暴发、流行时,对疫点、疫区进行卫生处理,向卫生行政部门提出疫情控制方案,并按照卫生行政部门的要求采取措施。同时要求疾病预防控制机构、医疗机构不得泄露涉及个人隐私的有关信息、资料。此外,对传染病疫情信息未及时进行分析、调查的还将追究法律责任。

2010年开始实施的《疾病预防控制工作绩效考核》,将对突发公共卫生事件的现场流行病学调查处置进行管理和考核的突发公共卫生事件规范处置指数纳入了区域绩效考核指

标,对暴发疫情的现场流行病学调查处置进行管理和考核的暴发疫情规范处置指数纳入了机构绩效考核指标。对突发公共卫生事件现场流行病学调查处置的管理要求涉及事件报告、事件确认、事件处置准备、事件现场处置、控制措施落实和总结评估等内容,对暴发疫情现场流行病学调查处置的管理要求,包括对暴发疫情判定的准确性、判定的及时性、调查方案各要素的齐全性,人员和物资准备、现场调查、传染源管理、控制措施、总结报告和评估等内容。归纳言之,《疾病预防控制工作绩效考核》对突发公共卫生事件和暴发疫情现场流行病学调查的管理涉及了调查的三个阶段,即准备阶段、实施阶段和总结阶段,并对实施阶段的过程和质量都有相应的管理要求。

可见,现场流行病学调查是各级疾病预防控制机构应承担的主要职责之一,无论是法律法规层面还是技术层面,都有针对现场流行病学调查的协调、指导和管理等方面的相关要求和规定。但目前看来仍缺乏系统的管理体系,也缺乏用于反馈和提高现场流行病学调查质量的评估体系,而评估在管理中是不可或缺的重要组成部分。

三、管理实践

疾控机构自2003年SARS以来现场流行病学调查处置能力和管理水平,在组织管理、人员管理、技术管理、物资管理、过程管理等方面均得到了较大提高。

(一)组织管理

目前,各级疾病预防控制机构的传染病暴发疫情、突发公共卫生事件以及自然灾害等的现场流行病学调查,常态下主要由事件相关科室负责应对,构成突发公共卫生事件时,根据分级响应原则由应急处置组织体系中的现场处置组负责。为了更好地承担现场流行病学调查工作,根据专业,现场处置组主要分为5个类别,分别是传染病及生物恐怖事件、食品安全事故、职业中毒及环境因素事件、核和辐射事件及自然灾害。其应承担的工作职责包括:①开展现场流行病学调查,提出病因假设和流行趋势预测,采取针对性现场应急控制措施;②根据需要及时采集相关标本;③对下级疾病预防控制中心提供疫情分析和现场调查处置等技术指导和业务培训;④完成调查报告,及时上报领导小组,同时抄报综合协调组、疫情分析组和有关处所;⑤突发公共卫生事件应对期间及日常节假日应急值守。

在发生埃博拉出血热、人感染H7N9禽流感、甲型H1N1流感等重大疫情和突发公共卫生事件时,还会成立专门的应急处置领导小组,下辖现场处置组,组长由分管急性传染病防控片的分管领导担任,组员由现场流行病学调查经验丰富的老、中、青三代人员组成,负责疫情的现场流行病学调查处置和防控效果评估,同时及时向有关领导、综合协调小组(应急办)反馈现场调查的工作报告和重要信息。

(二)人员管理

1. 现场流行病学培训项目

现场流行病学培训项目是当今最为先进、规范的公共卫生培训模式之一,旨在培养现场流行病学学科带头人和高级专业骨干,规范现场调查质量。除了国家层面的现场流行病学培训项目外,多个省份,如浙江、广东、上海等,也启动了省级层面的现场流行病学培训项目,此外,还有部分地市开展的地市级项目。"敬业、团队、探索、求实"是现场流行病学培训项目的指导精神,旨在培养学员的七种能力:①发生突发公共卫生事件时,组织开展现场流行病学调查和防控工作的能力;②发生重大自然灾害时,制定现场卫生防病工作计划并组织动员开展工作的能力;③制定公共卫生监测计划并组织实施对监测系统进行评价和管理的能力;④使资料成为信息、信息转变成行动的能力,包括获取、分析和利用信息的能力,向决策者提出合理化的建议,与新闻媒介和大众沟通、交流的能力;⑤撰写工作总结、科研论文和演讲稿的能力;⑥培训教学和业务指导能力;⑦项目申请、计划、实施和管理的能力。

2. 应急小分队

除了现场流行病学培训项目之外,应急处置骨干团队也是管理的重点对象。如建立定期培训和演练的制度,每年一次开展应急演练或拉练,每季度例行一次应急小分队队员的业务培训等。培训和拉练均深度结合实际工作,如浙江省2014年的拉练主题是提高后勤保障和野外生存能力,主要结合浙江省台风、洪涝等自然灾害救灾防病工作特点,模拟沿海某地因超强台风登陆,遭受严重破坏,灾区水电通讯中断、房屋倒塌、道路交通影响严重,省疾控中心立即向灾区派出省级应急队员,并调动各市疾控中心派出应急队员赴现场支援救灾防病工作,要求应急队员必须自给自足完成灾区的工作生活保障。具体拉练科目包括人员装备集结、野外驻营地预防性消杀、营地帐篷搭建和拆除、临时性厕所挖建、发电机使用、通讯联络、野炊、橡皮艇使用等灾区保障和野外生存技能。

3. 专题培训班

为了提高基层专业人员的现场流行病调查能力,每年都会针对基层疾病预防控制机构传染病防控专业人员和医疗机构承担传染病防控工作的防保医生举办各类不同主题的专题培训班。培训内容包括传染病流行病学知识、现场流行病学调查的流程和要点、现场调查资料的分析方法、传染病疫点疫区消毒技术、病媒生物防控技术要点、常见病媒生物密度监测方法、传染病暴发调查中标本的采集、传染病个人防护技术要点以及重点传染病的防控知识,等等。如已连续举办多届的《全省突发急性传染病防控技术基层骨干培训班》,培训对象以基层医疗机构的防保医生为主,现场流行病学调查能力是培训的重要内容之一,目前已初步形成了标准化的培训内容、培训课件和资料汇编,在提升基层专业人员的传染病防控能力中起到了重要的作用。

(三)技术管理

为进一步规范现场流行病学调查的技术和方法,国家有关部门先后编制了56个不同病种和卫生事件的应急处置技术方案,在2011年又制定了关于救灾防病(台风与洪涝灾害)的现场工作手册,内容囊括现场流行病学调查步骤、群体性不明原因疾病现场调查处置要点、调查报告总结撰写和相关专业工具包,如常见急性传染病的潜伏期、隔离期和接触者观察期、从临床症状入手寻找病因线索的步骤、传染病防控现场消毒方法等,以指导现场流行病学调查工作的规范有序开展。

此外,各类专题培训班上的资料汇编中,也对传染病现场流行病学调查的技术要点和流程进行了归纳和总结。如《全省突发急性传染病防控技术基层骨干培训班》的资料汇编中,有一章节专门阐述传染病暴发疫情调查流程与要点,内容涵盖现场工作的启动、组织、准备、实施和总结等各个环节,其中又以现场工作的实施为阐述的重点,指出现场调查应根据预案或(技术方案)有序进行,遵循报告、再报告,调查、再调查,控制、再控制的现场工作思路,同时对现场流行病学调查的十大步骤的关键技术点以及相关的注意事项进行详细的说明,供相关专业人员需要时查用。

(四)物资管理

以《卫生应急队伍装备参考目录(试行)》为依据,近几年现场流行病学调查的车辆、消杀仪器和药品、采样器材、个人防护用品等方面,不论是队伍装备还是物资储备数量,都得到了稳步提升。目前,参与现场流行病学调查的人员都配备了全套的应急服装,树立了中心现场应急队伍的整体形象。

此外,车辆等交通工具的申请,以及消杀仪器、药品、采样器材和个人防护用品等物资的领用和日常管理均有专门的科室负责,且各项程序均有专门的流程表格。目前,为响应国家的厉行节约和环保政策,绝大部分的纸质流程表格均已更换成电子流程。例如,车辆使用申请流程、应急物资专用领用单等。

(五)过程管理

针对传染病暴发疫情和突发公共卫生事件,现场流行病学调查的整个过程,包括准备阶段、实施阶段和总结阶段均需符合《疾病预防控制工作绩效考核》的管理要求。从制定调查方案开始,人员和物资准备、现场调查、传染源管理、控制措施等现场流行病学调查处置过程到调查结束之后的总结报告和评估,各环节各要素均需符合绩效评估考核标准中规范处置指数的指标要求。

参考文献

[1] 王陇德.现场流行病学理论与实践[M].北京:人民卫生出版社,2004.
[2] 叶临湘.现场流行病学[M].北京:人民卫生出版社,2009.
[3] 王陇德.卫生应急工作手册[M].北京:人民卫生出版社,2005.

(王笑笑)

第三节　现场采样管理

当遇到不明原因疾病暴发或其他突发公共卫生事件时,首要任务是赶赴现场采集有价值的标本,并尽快进行检验、明确诊断。科学合理地采集样本,是获得可用的分析结果的基础。在现场采样时,采取样本的性质、种类、数量、方法、时间,采样容器、包装,样本的保存、运输,个人防护等环节均可影响到所采样本的质量和安全。因此,疾控机构建立行之有效的现场采样管理体系,并对整个采样过程进行质量管理,是保证采集标本质量和实验室检测结果可靠性的前提。

一、背景理论

现场采样是疾控机构日常监测和突发公共卫生事件处置工作的基础和核心,采集的样品必须是符合计划要求的、真实的、具有代表性和完整性。现场样本采集质量的高低,直接影响实验室检测质量和结果的判断。为保证现场采样工作的质量,提高管理水平,在现场采样过程中要严格执行质量管理,进而获得准确的采样数据和可靠的检测结果。

(一)现场采样的特点

代表性:采样时必须综合考虑样本性质、来源、运输、贮存条件以及采样人员的责任心和专业知识水平,尽量做到采取有代表性的样本。

典型性:采集能充分说明达到监测目的的典型样本,采样时怀疑被污染或已被污染的样本应作为采样的重点对象。

适量性:采样数量应根据检验项目和目的而定,但每份样本不少于检测需要量的三倍,以便供检验、复检和留样备用。可以根据检验项目和样本的具体情况适当地增加或减少。

及时性:当公共卫生事件发生时,需及时开展现场流行病学调查与采样工作。采样后应尽快送到化验室检验,以防止样本被污染或发生变化。如存放过久,则会受某些生物、化学或物理因素影响,导致最终检测结果失真。

安全性:样本采集过程中要避免造成人员感染、样本和环境的污染。采样人员需要具备生物安全防护知识,采用防护装备,采集过程中注意安全操作和包装样品的安全。

(二)采样原则

1. 防护原则:采样中避免造成人员感染和样本污染非常重要。应把采集的样本视为具有感染性物品,需采用必要的防护措施,注意安全操作、包装和运输。应备有急救包,以便在采样中意外泄漏时使用。

2. 采集原则:在采样之前需提前与专业实验室进行必要的沟通,指派专业人员对现场采样进行指导。对于常规监测、诊断和突发事件应急处理时的现场采样,应尽最大可能尽快地获得生物样本,有效地控制外界污染和干扰,并妥善地保存样本。

3. 运输原则:及时了解最新的样本运输管理条例、管理规定和管理方法,严格按照样本运送基本要求和生物安全要求执行。

4. 保存原则:选择适合的样本容器和环境条件存放样本。对高致病性病原微生物菌(毒)株和样本应当制定严格的安全保管制度。

（三）采样要求

1. 根据疫情和现场情况，确定采集样本的范围和种类。按采样点的多少组成若干采样小组，并准备好必要的采样器材和保存液。每个小组至少有两人组成，便于采样时相互协作。

2. 采样人员进入采样点前应做好个人防护。采样过程中严禁直接用手接触采集的标本。离开污染区后，要在消毒点对防护服装进行消毒处理。根据情况需要，更换服装和做个人卫生处理。

3. 采集的样本要按地区和品种分别装入不同的容器。所有采得的样本，均应贴上标签，填写详细的样本送检单，注明采集的地点、时间、数量、采样人及单位等。

4. 为防止所采样本的性状、质量发生改变，采样后应立即送检。

二、疾控现状

疾病预防控制机构作为专业机构，依法承担现场流行病学调查、采样、检测任务，对如何采取预防控制策略、措施提出建议。在现场采样工作中，涉及样本的采集、保藏、携带、运输等多个环节，除了保证现场所采样本不受污染、能代表检测对象的现场实际状况外，还需全程注意生物安全操作。我国的《传染病防治法》《病原微生物实验室生物安全管理条例》《可感染人类的高致病性病原微生物菌（毒）种或样本运输管理规定》等，都从安全角度出发，针对防止病原微生物样品的扩散和污染作出了比较具体的规定，尤其对高致病性病原微生物菌（毒）株或者样本做出了严格的规定。如在涉及可感染人类的高致病性病原微生物菌（毒）种的运输，则需在运输前向省级卫生行政部门或属地市级卫生行政部门（我省已将审批权下放至市级）申请准运证。

《病原微生物实验室生物安全管理条例》在对病原微生物的分类及管理进行详细规定的基础上，要求采集病原微生物标本时应具备下列条件：①具有与采集病原微生物标本所需要的生物安全防护水平相适应的设备；②具有掌握相关专业知识和操作技能的工作人员；③具有有效防止病原微生物扩散和感染的措施；④具有保证病原微生物样本质量的技术方法和手段。同时，采集高致病性病原微生物样本的工作人员在采集过程中应当防止病原微生物扩散和感染，并对样本的来源、采集过程和方法等做详细记录；标本的运送要严格按照生物安全要求进行。

根据上述样本采集相关管理条例和管理规定要求，针对不同的样本类型、采样目的和检测需求，疾控机构对样本的采集、保藏、携带、运输均制定有详尽的方案、操作流程和个人防护方案，并通过训练有素的专业技术人员、较为先进的采样设备和严格规范的个人防护措施来实现。疾控机构每年新进人员上岗前均需参加实验室生物安全、现场流行病学调查培训以及现场调查演练，通过培训和实践掌握现场调查和采样相关专业知识、操作技能以及安全防护意识。此外，各级疾控均应配有专用的适合不同样本采集的采样箱、采样试剂、样本运输箱等采样设备以及与采集样本安全水平相适应的防护设备，以满足不同样本的采集、保存和运输需求。尽管如此，由于现场采样工作环境复杂多变，受人为因素以及仪器设备等影响较大，且现场采样基本游离于实验室质量管理之外，缺乏监督和沟通，造成采样样本的质量出现良莠不齐的情况，因此仍需进一步加强和提高疾控机构现场采样质量管理工作。

三、管理实践

在现场采样过程中,根据公共卫生监测目的或者突发公共卫生事件性质的不同,需要采集样本的类型和来源复杂,常见的样本类型主要包括人体、环境、宿主媒介及产品四大类。为保证采样质量,疾控机构需要建立一套科学、合理的采样管理程序。

(一)组织管理

采样组织管理是指通过对采样工作的组织安排、人员调配、制度执行等进行管理,确保采样工作规范进行,是采样工作的组织保障。建立完整的现场采样质量管理体系、加强对采样人员的培训、建立采样人员岗位责任制和工作质量监督制度是实施组织管理的主要措施。每项调查任务的现场负责人,要熟练掌握现场采样的各个环节,能制定详细现场采样计划并组织实施,同时做好人员分工和质量监督检查。采样人员需要接受专业技能的培训,熟悉采样的基本原则、采样器具的使用,掌握正确的采样方法和样本运输保存的方法,掌握自我防护和废弃物处理的方法。现场采样人员必须严格执行采样技术规范和个人防护措施,确保样品的采集质量;质量监督员负责监督现场采样人员各种规范的执行情况。

(二)人员管理

采样人员的技术水平和工作责任心是保证采样质量的重要因素。疾控机构新进人员上岗前均需参加省级疾控机构组织的岗前培训,现场采样相关培训内容包含实验室生物安全、现场流行病学调查培训以及现场调查演练等,通过培训和实践掌握现场调查和采样相关专业知识、操作技能以及安全防护意识,并经授权考试合格后上岗。新的检测方法和标准颁布后,及时组织相关人员进行学习。通过组织持证上岗理论考试和实际操作考核、技术比武等形式和途径提高现场采样人员的整体业务素质。在提高采样人员技术水平的同时,更要注重增强其质量意识和安全意识。

(三)步骤管理

1. 拟定采样计划。在开展公共卫生监测项目前,必须先制定详细的监测方案,其中也包括了现场采样的计划和方案,采样场所和采样点的设置、采样的时间、频次、样本的类型、数量等。

2. 采样前的准备。采样前需做好充分的准备工作,这对提高采样质量具有至关重要的作用。采样前的准备工作主要包括准备充分的采样工具和设备,同时采样人员必须是训练有素的专业人员。

3. 采样工作的实施。专业技术人员在到达采样现场后,按照采样计划、结合现场调查和病例临床表现等多方面信息,确定采集样本的类型和数量,并按照正确的采样方法采集样本,完成样本信息的标识和登记后,将样本以正确的保存运输方法在最短时间内送达专业的实验室开展检测工作。

（四）过程管理

1. 样本标签和编号。采样完毕、整理好现场后，将采好的样本分别盛装在容器或牢固的包装内，在包装上及时贴上标签，明确标记品名、编号、批次、采样地点、采样日期、采样人等内容。

2. 样本及资料收集。在样本保存、运输等环节建立并严格遵守有关规定，收样人负责对样本状态、现场监测结果及现场采样记录进行检查，样品实际状态与记录不一致，采样记录信息不全时，收样人不得接收样品。

3. 样本保存、运输及交接。不同监测项目的现场样本需选择不同的保存条件。第一，根据样本的性质选择合适的容器，例如需测试有机类化合物水样时必须选择硬质玻璃瓶，而不能选用塑料瓶（桶）存放；第二，样品采集后需添加相应保存剂的应及时添加；第三，需要冷藏或避光保存的样品，应及时冷藏或贮存于暗处，如气体中硫化氢样品从采集、保存到运输，应一直处于避光状态；第四，样品采集结束后及时贴好标签，填写采样记录单，如有特殊情况应如实在采样记录单上注明；第五，样品采集后必须立即送回实验室，移交实验室时，交接双方应一一核对，办妥交接手续，并签字确认。

4. 现场采样仪器与设备。现场负责人需提前准备采样仪器与设备，确保每台仪器与设备能够正常使用，若有必要，可以每类仪器与设备多准备一台，同时要保证使用的仪器与设备在检定或校准的有效期内；做好采样仪器与设备的校准工作，确定好每台仪器与设备的具体负责人，仪器与设备使用后及时填写好仪器与设备的使用记录。整个现场采样过程结束后，现场负责人负责回收清点好仪器与设备。现场仪器与设备应定期维护保养，填写维护保养记录，保证仪器与设备处于完好状态，在监测时运行正常。

5. 生物安全要求。在采集致病性微生物样本时，采样人员应按致病性微生物防护级别要求实施个人防护，对所采集的可能具有传染性的样本应按照《病原微生物实验室生物安全管理条例》的要求进行分装、保存、运输和检测。在野外采集动物样本或媒介样本时，要采取防止虫媒叮咬的措施。为了防止意外、确保安全，采样时最好备有急救包，供意外情况发生时应急使用。如发生意外，应及时采取消毒处理和免疫接种等安全、有效的保护措施，并立刻报告主管领导，进行医学观察或治疗。

现场采样过程中被污染的可废弃设备和材料应先消毒处理后再处置，一般采用高温高压消毒，不能耐受高温高压的材料需要用合适的消毒剂充分浸泡消毒。用过的针头收集于利器盒内高温高压灭菌消毒，并按规定销毁或损毁。在暴发疫点使用过的防护服、设备、材料，经严密包装带出疫点后高温高压消毒处理，需要回收的设备和材料可使用化学消毒剂消毒后再清洗回收，特殊情况也可在现场建简易焚烧炉焚烧。

（五）质控管理

为了使采集的样本具有代表性、有效性和完整性，确保检测结果的准确，必须对采样过程实施有效的质量控制。

1. 采样人员的控制

采样人员是采样工作的主体，是质量控制的关键。采样人员操作技能的高低、责任心的强弱、工作态度的好坏将会影响监测结果的准确性。采样人员必须有一定的工作经验，了解检测项目和采样规范,熟悉相应的检测程序和记录报告程序,熟练掌握现场样本采集的各种基本技能和操作规程,掌握仪器设备的性能和使用方法。采样中必须遵循《质量手册》的规定,按有关《程序文件》和《作业指导书》开展现场采样工作。

2. 采样器材的控制

建立严格的仪器、耗材与试剂的管理制度,安排专人清点仪器、耗材的种类和数量,查验检定校准资料,并对器材性能进行检查试用。同时,根据采集样本类型的不同分别进行准备,如采集上呼吸道的标本,则准备采样拭子、采样管和压舌板等;采集血液标本,则准备采血针、采血管、消毒的棉签和利器盒等。一些复杂样本的采集,如脑脊液样本,则需要在医疗机构中进行。根据病原采集对象可能携带的病原因子生物危害等级不同,还需要准备充足的生物安全防护用品。

3. 采样方法及记录的控制

样本采集是公共卫生监测或突发公共卫生事件性质判定检测的第一步,对其进行全过程、全要素、全方位的质量控制十分重要。正确采集具有代表性、符合标准要求的样本,是保证检测结果准确可靠的前提。首先,必须采取正确的采样方法;同时,采样质量控制中的各项活动要贯彻在整个采样过程,达到内部质量管理规范的有关要求,确保采集方法的系统性和有效性。

采样记录应按照相关规范要求填写,要做到字迹清楚、书写规范、内容完整具体。记录要采用质量控制体系文件规定的统一格式,结合项目内容和现场采样的实际情况进行填写,如填写人笔误需要重新更改时,应按照相关规定要求进行涂改。原始记录的保存要注意防火、防盗、防潮、防霉变等,并按规定交给档案室归档保存。

参考文献

[1] 吴邦灿,李国刚,邢冠华.环境监测质量管理[M].北京:中国环境科学出版社,2011.
[2] 彭刚华,梁富生,夏新.环境监测质量管理现状及发展对策初探[J].中国环境监测,2006,22(2):46-48.
[3] 沈荣蓉.如何有效落实现场监测及采样中的质量管理[J].北方环境,2012,25(3):139-141.

(阮 卫)

第四节 现场数据与资料管理

传染病暴发(重大)疫情等突发公共卫生事件现场调查和流行病学专题调查等现场过程中,需要收集各种各样的调查资料,并对这些资料加以整理和分析。在此过程中,规范进行现场流行病学调查数据与资料的管理,是最终完成流行病学现场调查任务,达成现场调查目的的必要过程和手段。

一、背景理论

现场流行病学调查是指用流行病学的方法进行的调查研究。主要用于研究疾病、健康和卫生事件的分布及其决定因素。通过这些研究可提出合理的预防保健对策和健康服务措施,并评价对策和措施的效果。流行病学从"描述"与"分析"两方面来体现它的归纳性。描述性研究即人们常说的描述流行病学,是将所得资料按不同地区、不同时间以及不同人群特征分组,将疾病、健康或卫生事件的分布情况真实地展示出来。人们往往会从其结论中获得启迪,引导人们进一步的探索与研究。分析性研究即分析流行病学,主要用于研究疾病病因的定量效果,是把致病因素与疾病联系起来的研究方法

现场流行病学调查数据资料是指研究人群中疾病与健康状况的分布及其影响因素,并研究如何防控疾病及促进健康的策略和措施科学的调查资料。流行病学调查资料从流行病学意义上来讲是一种研究疾病的基础性技术资料,在技术角度上有严格的控制要求,如调查的设计、参数的选择等。从内容上来说,狭义的流行病调查数据资料指的是调查病例时所收集的所有资料,而广义的流行病学调查数据资料除此之外还应包括现场卫生学调查资料以及调查地区社会、经济、气候、地理、人口、历史疫情等相关的信息和本底数据资料。但是,由于现场流行病学调查的特点,这些现场调查数据资料可能有不同的来源、不同的存在形式以及不同的完整与规范程度,对于调查的作用也不尽相同。为了更好地利用现场获得的这些数据资料,达成我们的流行病学调查目的,需要对这些数据资料进行很好的管理。

现场流行病学数据资料管理是利用各种人工或辅助技术对现场调查中涉及的数据资料进行有效的收集、存储、处理和应用的过程,其目的在于充分有效地发挥数据资料的作用。实现现场调查数据资料有效管理的关键是数据组织。随着计算机技术的发展和各种数据库管理技术的应用,现场调查数据资料的修改、更新与扩充更加容易实现,数据资料的可靠性、安全性与完整性也更加优异,其共享程度及管理利用效率也进一步增加。

在流行病学现场工作中,需要利用计算机及相关技术对数据和资料进行管理,要完成相应的现场工作任务,包括信息采集、样本量计算、调查表设计、数据录入、多种格式文件的输入输出、结果的整理列表、统计计算、图形展示等都需要计算机和相关软件的熟练应用。虽然对于少量的,一次性或偶然性的现场资料可以采用人工方式管理,但在需要对大量数据

资料进行快速统计分析和准确存储时,计算机及相关软件的使用是必不可少的。

二、疾控现状

近年来,通讯技术、网络技术、智能手机技术、WebGIS技术、计算机硬件等技术的快速发展为传染病监测、突发传染病疫情应急处置、传染病现场信息和标本采集等提供了有效的工具和平台。我国在2003年SARS疫情后正式启动的"国家传染病和突发公共卫生事件网络直报系统"覆盖了全国疾病预防控制中心、医院、卫生所等基层医疗卫生单位,但仅限传染病和突发公共卫生事件的日常监测和数据上报使用,不能满足突发公共卫生事件信息获取、处理分析及现场传染病疫情处置需求。为此,国内许多研究人员针对这一现状开展了现场流行病学调查数据资料管理和应用方面的研究;相关的卫生职能部门也组织制定了一系列的工作规范。总的来说,目前国内各疾病预防控制机构还缺乏系统、规范和有效的现场流行病学调查数据资料管理规范、手段和相应的支撑平台。

2003年SARS疫情暴发流行之后,国家疾病预防控制中心和国内各省份各级疾病预防控制中心相继开展了现场流行病学培训工作。该培训针对现场调查的特点,将现场流行病学调查技术作为重点。经过多年的现场流行病学培训实践,有关现场调查数据资料来源、收集方式、质量控制、分析方法等技术,逐渐得到完善。原卫生部和国家疾病预防控制中心组织制定的《传染病信息报告管理工作规范》《突发公共卫生事件与传染病疫情监测信息报告管理办法》等,则对传染病相关数据资料的管理进行了初步规范,也使得后续进一步完善现场调查数据资料管理规范有了很好的政策保障和基础。

国内李亚品等人针对目前国内疾病预防控制相关工作人员迫切需要一套渠道畅通、应用灵活的流行病学现场信息采集,及突发公共卫生事件和传染病疫情现场处置决策支持系统的现状开展了研究。该研究围绕传染病现场调查需求,深刻剖析目前现场流行病学调查表的弊端和不足之处,建立基于Ontology的高可定制流行病学调查表定制系统,满足了传染病现场调查流行病学调查表的快速定制、快速传输、分析和存储需求,大大提高了流行病学现场调查效率。通过综合应用通信技术、计算机软件技术,解决传染病现场信息的实时采集、传输和统计分析。

石晶等人开展了"数字化流行病学调查管理系统的设计与应用"研究。该研究通过对北京市某区疾病预防控制中心流行病学调查的信息化现状进行摸底,设计构建出一套与辖区管理模式相适应的数字化流行病学调查管理信息系统并推广应用。全面提升流行病学调查的数据质量与分析利用水平,提高流行病调查结果的综合利用率,完善流行病学调查数据资料管理的工作现状。该研究构建的数字化流调管理系统共划分为九个子系统模块,包括常规监测模块、流行病学调查模块、报表管理模块、知识库管理模块、绩效考核模块、数据集成与接口服务系统模块、权限管理模块、配置与监控系统模块、应用支撑平台模块。提升了传染病防控管理中现场数据资料管理工作的整体能力和水平。

此外,在现场数据资料的质量控制方面,国内有关研究人员也开展了一些探索,其研究结果可以作为相应的现场数据资料管理工作的参考。如,葛爱华等开展了"大型流行病学调查资料的数据管理和质量控制"的研究。以一项大型流行病学调查研究为例,从制度建立、人员培训、现场组织、实验室和数据录入等一系列环节进行质量控制,并通过数据核查评价数据质量。研究结果表明，现场流行病学调查过程中影响数据质量的因素是多方面的，数据管理和质量控制需要大量人力和物力，根据实际制定合理的数据管理和质量控制方案是保证数据质量的关键。

三、管理实践

2003年SARS疫情暴发流行以来，浙江省开始对全省疾病预防控制机构专业人员开展了系统的现场流行病学能力培训工作。在整个培训过程中，现场数据和资料的管理是培训的一项主要内容。经过多年的努力和完善，逐步形成了现场调查资料来源、收集方式、质量控制方法以及分析利用策略和方法等多个方面的技术规范。

（一）现场调查资料来源

流行病学调查研究的资料涉及范围较广，既包括各种疾病资料、死亡资料和健康资料，也包括自然环境、社会环境等方面资料。这些资料分经常性资料和一时性资料两个方面。

1. 经常性资料

（1）日常医疗卫生工作记录

如医院门诊病历、住院病历、健康检查记录、病理检查、各种物理学检查及医学检验记录、有关科室的工作记录等。

（2）疾病报告卡

主要包括传染病报告卡、非传染病报告卡（如恶性肿瘤发病报告卡、地方病报告卡、职业病报告卡等）、出生报告、死亡报告等。

（3）统计报表

包括医疗卫生工作（如传染病的旬、季、年报表）和非医疗卫生工作（如气象等）统计报表两大类。统计报表是了解居民健康状况的基本资料，可为拟订医疗卫生工作计划和措施，检查、总结工作提供科学依据，也是科学研究的主要资料。

（4）疾病监测资料

包括疾病、行为危险因素监测、环境监测、药物不良反应监测、计划生育监测等，均为公共卫生监测的内容。

（5）人口资料

现场流行病学调查离不开运用人口统计学的资料，正确地收集、掌握人口资料是保证流行病学调查工作成败的重要环节。人口资料可以来源于常规资料（如通过户籍资料获得），也可以来自一时性资料（如人口普查获得）。

2. 一时性资料

一时性资料是指通过专题调查或实验获取的资料，如疾病的病因学研究、干预措施的效果评价、临床疗效分析、儿童生长发育调查等。这些资料有些难以从医疗卫生工作的原始记录和统计报表中获得，必须通过专题调查、现场调查或实验研究方能得到。这种资料与经常性资料相比，其优点是可以根据研究目的与需要进行收集，具有系统性、完整性，并且可通过一定的质量控制措施，保证其可靠性。缺点是花费人力、物力和财力。

此外，在发生传染病暴发疫情时，可以设计相应的病例个案调查表或危险因素调查表，临时收集病例发病、临床表现、实验室检测、暴露情况、密切接触者情况等资料。

（二）现场调查资料的收集方式

1. 索取全国性的常规报告及其相应的经常性资料

如国家统计局的人口资料和经济发展资料；卫生部门传染病、非传染病、医疗卫生保险、卫生资源利用等资料；环保部门环境污染及其综合治理情况；公安部门人口出生、死亡、犯罪、吸毒、意外伤害等资料；气象部门的气象资料等。如进行麻疹、肺结核、伤寒等传染病的流行特征和趋势分析，可利用当地传染病报告资料及其疫情监测资料。

2. 索取地方性医疗卫生及有关部门资料

如各专业或中心、部门建立的监测、报告系统所收集的信息资料，像艾滋病、心脑血管病、出生缺陷等监测资料。

3. 各企事业、行业、机关团体、学校的资料

如工厂的职业病、工人健康状况和生产环境监测资料；学校学生的生长发育、健康状况资料等。

4. 自互联网中获取有关信息

计算机互联网技术的飞速发展为医学研究资料的获取开辟了广阔的天地。一些国家或地区已将从病例收集、临床检查、检验到结果的分析等有关资料输入计算机，通过互联网，让众多研究人员共享。我国卫生部及各大权威网址上的健康栏目等，内容也极其广泛，为流行病学调查工作提供了便利条件。

5. 利用国内外有关的定期或不定期的刊物、报告收集有关信息资料。

（三）现场调查资料的质量控制

流行病学调查中的误差主要包含以下两个方面：抽样误差，又称随机误差，是由于群体中个体之间的各种差异而导致的误差，无论采用何种抽样方法或多次抽样，每次之间均有差异；系统误差，又称非抽样误差、偏性、偏差或偏倚，是人为因素造成的误差，是可以控制、消除的误差，是质控的重点。产生系统误差的原因是多方面的，可发生于设计、预调查、调查实施和资料统计分析四个阶段过程的任何步骤中。因此，流行病学调查分析中的质量控制贯穿在调查研究的全过程中。

1. 设计阶段

（1）要明确调查的总体。如抽样调查老年人高血压的现患情况，总体中要明确是有限总体还是无限总体？老人的定义？又如作病因调查时，病人、对照包含什么人都必须明确。

（2）要采用正确的抽样方法。选择样本的对象关系到其代表性的问题，抽样方法很多，不同的抽样方法误差大小不一，可根据业务要求和工作开展难易等因素综合考虑。

（3）调查需要合适的样本量。样本含量太少则抽样误差大，代表性差；过多则浪费人力、物力，也影响调查质量，误差加大。可以用有关参数查相关表估计样本含量，亦可通过公式估算。

（4）疾病和健康定义要有明确的标准。如果总体是无限总体，应尽量采用WHO的国际标准或国内统一标准；如果是有限总体，如疾病暴发调查时可自己制定标准。

（5）调查方法是集中还是入户调查或信函、电话调查要统一，询问本人还是家属或邻居

都要一致,询问的方式方法要尽量相似。

(6) 调查的时间要统一明确,不能过长。如大规模的现况调查,若时间过长,健康和疾病的分布会发生变化,影响资料的真实性。

(7) 调查表的编制应与调查目的紧密相连。需要统计分析的项目一项不漏,不需要统计分析的项目尽可能避免。所设计的问题要适合调查对象的特点,内容应通俗易懂,调查员不致产生误解。

(8) 样品采集的方法、数量、运送、保存应有明确要求。如动物、媒介昆虫捕捉的方法、地点、时间、条件、数量和鉴定标准及其检测标本的方法等。

(9) 测量仪器、试剂、操作标准须统一。如温度计、血压计等测量仪器应标化;测量体温、血压、体重要统一规定时间段,实验室的试剂来源、操作、标准品要统一;如何进行实验室检测和采样等方面的质量控制应与相关人员商定好。

2. 预调查阶段

(1) 对调查表进行预试验调查。其目的一是了解调查表设计的内容及可行性,如了解调查内容无应答项有多少,有无被调查者不易理解项,应进行必要修改,再试调查,认为满意即可进行正式调查;二是了解一次调查所需的时间,一般个案调查不超过30分钟为佳,时间长,被调查人疲劳嫌烦,回答可靠性差,影响调查质量。

(2) 选拔和培训调查员。调查员需要具备认真负责精神,视力、听力正常,同时有与调查要求相符的社会人际交往关系和技巧。如尊重和关心他人,能取得他人信任和服从。大规模调查还要进行分级培训。

3. 调查实施阶段

(1) 问卷调查中,要处处关心他人的身心健康。如对方叙述不良事件时,要予以同情,并适当安慰;调查个人隐私时,切忌家属或邻居等第三者在旁,对有关病史或事件应予以保密,以免被调查者担心。在询问时,因人不同难度而异,必须首先使其听懂再让其回答,不能因追求速度,马虎而过。对调查表上每一项目均要认真填写,不能遗漏。

(2) 现场测量中,要注意被检者心理、生理条件。如测量血压、体温需待被检者安定后进行,测量身高要注意一天不同时间的差异,测量体重时最好空腹,避免造成误差。

(3) 样品采取、运送中,要注意采取的对象、时间、数量、方法和容器及要求等。调查中样品可能包括水、土、空气等环境样品;动物、媒介等生物样品;人体体液、排泄物和食物、容器等多种多样的样品。每项调查采取的样品和要求虽然都不相同,但同项调查中的同种样品应尽量相同。应在现场检测的不能带回实验室检测;应低温运送的要低温运送等。

(4) 样品检测中,样品的保存条件、时限应符合要求,检测应用国家或统一的标准、方法、仪器、试剂等,同时要进行严格的实验室质量控制和管理,其具体要求请参考相关资料。实验室检测结果如果不准确,常常会使流行病学调查的结论产生错误。

4. 统计分析阶段

(1) 收集资料。在输入计算机之前,应对数据资料进行一次逻辑核对,有错误的要纠正和补充。样本含量不足时做补充调查,以保证样本数量和代表性。

(2) 资料核对与处理。对将输入计算机的资料应抽样核对,如果有错误时应纠正。单因素对比研究时还要注意各组的齐同性问题。实验室检测结果中可能出现小于或大于某值,各组间又要进行比较时,还应对其进行重新赋值处理。

（3）选择合适的统计方法。根据不同的资料和调查目的选择与之相适应的统计方法，比如是描述性的还是推断性的，是有限总体还是无限总体，要考虑所选统计方法能否达到预期目的。如进行暴发疫情有关病因分析时，一般应进行单因素统计推断和关联分析。有时由于混杂因素的影响，病因似乎不止一个，此时需做分层分析。

（四）现场调查资料的分析

1. 现场调查资料分析策略

在资料分析之前，必须制定分析策略。分析策略的制定可与成文之前的论文提纲相比较，它是资料分析的重要环节之一，将为实际资料分析提供纲领和指南。制定一个完美的分析策略，对资料分析将起到促进作用。

资料整理表的设计是制定分析策略的重要一步。整理表包括频数分布表和四格表等，这些表已经提供了资料整理的框架，甚至已标明了表目，只是缺少表中数据，这些数据将在资料分析过程中填充。根据分析计划，通常要草拟出一系列的资料整理表，可按逻辑顺序或由简单（描述流行病学）到复杂（分析流行病学）的次序排列。整理表通常表明分析指标，如OR值和统计量χ^2值，一般需要以下整理表。

（1）整理表1：临床资料，如临床症状和体征，实验确诊的百分比，住院或死亡的百分比等。

（2）整理表2：描述流行病学资料，如病例的三间分布等。在时间分布方面，通常绘制直方图或流行曲线。在地区分布方面，常用标点地图、散点图等。在人群分布方面，常用构成比图来描述研究对象的年龄、种族、性别等分布特征。

如为描述性研究则到此为止，如为分析性研究，还包括以下内容。

（3）整理表3：因素和疾病之间联系的四格表。

（4）整理表4：在表3基础上，为评价混杂因素和效应修正作用设计的分层分析表。

（5）整理表5：在表3基础上，为分析剂量反应关系、灵敏度和特异度等而设计的分析表。

（6）整理表6：特异性分组分析。

2. 现场调查资料的描述性分析

（1）临床资料的描述

体征和症状的频率表：一种疾病一般可根据观察到的各种症状和体征的相对频率来描述。频率表是描述在至少1组30个病例中观察到的体征或症状的次数，如果想使结果更为准确，病例数则应更多。若有足够多的被检病例数，可将疑似病例、临床诊断病例、确诊病例，或轻型和重型病例的疾病资料分开单独制成图表。

疾病过程的描述：每一种症状或体征有出现的时间和消失的时间，如果有足够数量的被检病例，可将体征和症状的频率从起病到康复按一定的时间间隔列成表格，或绘成曲线图，了解疾病过程中体征和症状的动态情况。

（2）三间分布的描述

将疾病流行情况按三间分布来统计和描述，从而揭示某些因素与疾病的相关关系。

时间分布：绘制疾病暴发的时间分布图（线图或直方图），表示暴发的开始、高峰、终止的整个时间动态过程。流行曲线有助于对卫生事件作出定量的评价，并提出有关键问题的起因、病原体传播来源与传播方式、病因的性质和潜伏期的假设，此外从流行曲线外推有助于预测疾病暴发的终点或估计额外病例的发生。

地点分布：按病例的不同地点进行统计，计算罹患率。也可按病例的发病地点绘制标点地图，或按照居住地、工作地、学习、娱乐、近期旅游等活动场所或其他有关资料（如停留时间）等特定的居住区和／或暴露区。对于有些疾病，描述流行病学更加注重其广泛的地理分布。所研究的地理参数包括疾病发生的地理区域和地形、地界、气候、不同的天气类型或纬度，以及其他生态、环境因素等。

人群分布：按人群特征进行流行病学分析的目的，在于全面描述病例特征，并发现病例与普通人群的不同。这将有助于提出与危险因素有关的宿主特征，其他潜在危险因素以及传染源、传播方式和传播速度的假设。病例分组（或分类）可以按下列属性进行：人口统计学特征（年龄、性别、种族或民族）、社会经济状况、受教育程度、职业、婚姻状况，以及其他个人的变量（如血型、免疫状况、怀孕、患病、服药情况等）或就餐地点等分组，计算罹患率。

3. 现场调查资料的综合分析

（1）现场调查病例的确定诊断

现场调查病例的最终确定诊断，需要综合病例的临床特点（症状和体征表现）、流行特征（三间分布）和实验室检验结果来进行判定。

（2）暴发事件性质和类型推断

1）同源暴发：包括共同传播媒介和共同暴露，可有一次暴露，也可多次暴露。

一次暴露的特点：时间分布上流行曲线快速上升快速下降，呈单峰型，全部病例均发生在一个潜伏期全距内；地点分布上病例集中发生在与共同传播因素有关的单位内；人群分布上基本无差异，发病人群均有共同暴露于某因素的历史。

二次暴露特点：有两个发病高峰，时间与二次暴露时间一致。发病超过一个潜伏期全距。

多次暴露特点：高峰宽，可有多个高峰。

连续暴露特点：流行曲线在高水平。

2）非同源暴发：暴发时流行曲线可单峰（峰宽），也可多峰，病例在单位内分布不均匀，有聚集家庭或班组性，呈辐射状分布等。

3）混合传播：即同源和非同源均存在，往往在同源暴发后又发生非同源暴发，混合传播时流行曲线上往往出现"拖尾现象"。

（3）传播途径的分析和判断

1）判断依据：流行特征（三间分布）、传播实现的条件（致病因子污染的可能性、人群暴露机会）、实验室检查。

2）分析步骤：分析流行特征、确定共同暴露时间、确定传播因素、确定污染原因、实验室检查。

参考文献

[1] 葛爱华,魏永越,李瑛等.大型流行病学调查资料的数据管理和质量控制[J].南京医科大学学报(自然科学版),2011,31(4):544-548.

[2] 李立明.流行病学[M].北京:人民卫生出版社,2007.

[3] 王陇德.现场流行病学理论与实践[M].北京:人民卫生出版社,2004.

［4］ 胡帆.统计调查数据的全面质量管理［J］.统计研究,2010,27(11):53－56.

［5］ 余品红,王莉莉,彭红.Excel软件在消除丝虫病数据资料管理中的应用［J］.公共卫生与预防医学,2006,17(6):60－61.

［6］ 孙志刚,李定立.灾难医疗数据资料管理中的主要问题［J］.医学与社会,2001,14(3):57－58.

［7］ 周文,李晓军,罗雷等.基于GIS技术的流行病学现场调查分析系统的建立［J］.南方医科大学学报,2009,29(6):1273－1275.

［8］ 吕良勇,沈智勇,许承宝.流行病学调查数据收集提取简易方法研究［J］.医学信息学杂志,2011,32(11):25－31.

［9］ 董世存,宋宏彬,黄留玉.传染病疫情现场应急处置中现代信息技术的应用［J］.预防医学情报杂志,2008,24(8):639－641.

［10］ 陈迪,邱卓英.基于Web的残疾调查监测统计数据管理系统设计与开发［J］.医学信息学杂志,2010,31(10):21－24.

（柴程良）

第五节　现场会议管理

会议起源很久远,原始社会就存在会议,经过几千年的洗礼,传播到今日,会议依然发挥着重要的作用。会议作为决策咨询、发扬民主、实施领导和管理的重要工具,作为实现决策民主化、科学化和推动工作的重要手段,作为信息交流、保持接触、建立联系的重要渠道,作为贯彻决策、下达任务、协调行动的重要方法,是疾病预防现场工作的重要组成部分。如何加强对疾病预防控制现场会议的管理,如何提高基本预防控制现场会议的效率,是现场工作迫切需要解决的问题之一。因此,做好现场会议管理,通过适当的方式并组织高效的会议,进一步节约会议成本,对疾病预防现场工作有着十分重要的意义。

一、背景理论

在疾病预防控制现场工作中,会议一直是最基本的现场领导和管理方式之一,对保障现场应急工作的顺利开展有着重要的意义。在当前疾病预防控制现场工作中,存在随意性强,会议组织与管理水平偏低,效果不明显等问题,如行政会议过多、会议功能不合理、会议纪律不严及会议组织管理不科学等问题。加强疾病预防控制现场会议管理,使现场会议更加科学化、规范化,能有效地提高现场会议效率与会议效能。

从现代会议的概念来说,会议是一种有组织的并按一定程序或现范进行的活动。会议是一种行为过程,但这种行为过程是有组织、有原则、有秩序的。同时,会议也是一种目的性很强的活动,而且这种目的性或目标要依靠一定的组织程序来实现。因此,会议必须具备四个基本条件,即群体、组织、目的、程序。这四个基本条件是辩证统一的,它们既互相区别,又互相依赖,互为条件,缺一不可。会议管理则是为了保证会议的正常进行并提高会议的效率,对会议的筹备、组织、保障等工作的实施有效协调的一种管理活动。

二、疾控现场会议现状

疾病预防控制现场工作由于具备突发性和应急性的特点,临时会议较多,故更应该有按照会议的普遍要求和特殊要求进行事先的准备,而加强疾病预防控制现场会议管理对提高会议管理效率和会议绩效尤为重要。

疾病预防控制现场会议,需要有组织、有领导地进行。实践证明,召开一个高效率、低成本、高质量的会议,不仅涉及诸如行政体制、行政文化等许多客观因素,而且还需要很高的组织管理技术与方法。而在我国还没有学习专门理论来管理会议的习惯,会议尤其是疾病预防控制现场会议的召开还存在诸多不合理之处,行政人员组织管理现场会议更多依靠的是经验,而非科学的方法,在组织管理会议中缺乏良好的方法与习惯,常常不能遵循一般会议管理的组织合理、注重成本效益、保证监督控制的原则,导致会议效率过低、成本过高。

疾病预防控制现场工作,经常需要多团队多部门分工合作,形成合力,共同承担现场工作任务,完成现场工作目标,这就需要在现场召开多种形式的会议来统一解决、协调现场工作中已发生或可能发生的问题。因此,根据疾病预防控制现场工作的特点,现场会议管理又有着其自身的特性。

第一,实践性。现场会议管理是一门实践性非常强的应用科学,它主要依赖于广大会议管理者的大量工作实践;它的理论是在系统地总结了会议组织与管理者丰富经验的基础上的升华与提高;它的作用是使会议组织与管理者能更加有成效地工作。总之,会议管理理论来源于会议与管理者的工作实践,又反过来为会议组织与管理者的实践服务。

第二,综合性。现场会议管理是一门高度综合的新兴学科。它的综合性,不仅表现在它综合了管理学、领导学、公共卫生学、谈判学、演讲学、行政管理学、秘书学、文书学、公文学、心理学、社会学等多种学科的知识,而且还表现在它把秘书工作与领导工作加以综合,把领导工作和秘书工作更好地、有机地结合了起来。

第三,应急性。在疾病预防控制现场遇到的问题有时候是预计不到的,在这种情况下召开会议来解决问题经常是应急性的,这种会议的召开更是要考验会议组织者和领导者的管理经验与实际操作能力。

三、实践管理

疾病预防控制现场工作会议的构成,应包括以下要素:会议名称、会议时间(含开始时间和终止时间)、会议地点、会议人员(出席人员、列席人员和工作人员)、会议组织、会议议题等。在实际现场工作中,应统筹规划各类现场会议的种类、形式和流程等。

（一）会议类型

根据现场工作的性质可将疾病预防控制现场会议分为行政决策类会议、问题协商类会议、信息沟通类会议等。也可以按参加人员分,如全体会议和角色会议等。

1. 行政决策类会议,这类会议的目的是作出一个决策,在现场工作中参加此类会议的是负责此次现场工作的部门和现场所在地业务部门领导。在此类以决策为目标的会议中,通常采用的是充分协商、集体决策的原则,现实中往往由与会的等级最高的领导作出最后决策,或几位与会领导协商后作出最后决策。其规模往往较小,如在赴现场工作前的行前会议。

2. 问题协商类会议,这类会议通常以业务类型为主,目的是在一定范围中沟通协商以期待解决某个特定问题,在现场工作中数量非常多,其中相当一部分会议需要跨职能部门沟通协商,其规模处于中等水准,一般不超过20人,如现场指挥部会议、现场协调会议、现场工作启动会、现场工作会议等。

3. 信息沟通类会议,这类会议在现场工作中占到绝大多数,以业务信息交流为主,用于相关人员或部门之间沟通协调信息。如例会、阶段性总结会议和媒体沟通会等。

4. 其他会议,如遇抗震救灾和援外等较长时间的大型现场工作,还涉及临时性党团组织,如临时性党支部会议、临时性团支部会议等。

全体会议主要为动员会、总结会或需要全体参加的一致行动或同时知晓的紧急和重大事项。全体会议能起到总结、激励的作用。

疾控现场工作的不同阶段有不同的议题,根据不同的议题需要召开不同类型的会议,现场会议的主要类型和流程如图12.1。

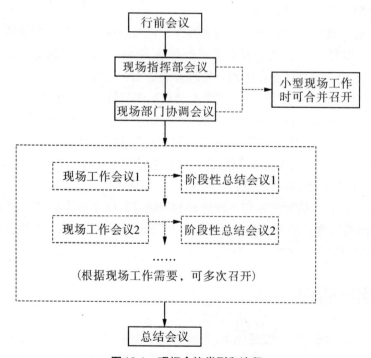

图12.1 现场会议类型和流程

（二）会议筹备

疾病预防现场工作会议召开前应进行相应的筹备工作,会议筹备主要应包括:确定会议名称,确定议题,确定与会人员,确定时间地点,确定会议通知内容,会场布置要求、会议文件资料种类、内容、要求,会议设备和用品种类、要求,会议记录安排,会议后勤安排等。

（三）会议形式

疾病预防控制现场工作会议根据工作的不同时段,可以选择不同的会议形式,如座谈会、研讨会、专题讨论会和讲座等。

1. 座谈会:座谈会上每位发言人轮流就议题发表自己的见解,发言者之间基本没有交流,与听众也没有交流,类似单纯地就某一主题发表一系列的演讲。

2. 研讨会:研讨会是专门针对疾病预防现场工作中存在的具体问题在集中场地进行研究、讨论交流的会议。它对于制定现场工作策略、提升现场工作战略、改进现场工作方法和措施都有巨大作用。研讨会是针对行业领域或独特的主题,专业性较强,通常由行业或专业人士参加,针对面较窄,参加会议人员数量不多。

3. 专题讨论会:讨论会是指许多与会人员围绕某个话题发表自己的意见以及彼此间互动沟通、交流的活动。讨论会按照话题内容可以分为单一专题讨论会和综合讨论会。在现场工作中遇到关键性的问题需要解决时,可以采用专题专家讨论会。由于专题讨论会针对某一关键性问题,因此一般邀请专业人士和部分领导参加。

4. 讲座:讲座是由主讲人向学员传授某方面的知识、技巧,或指导学员改善某种能力、心态的一种公开、半公开的学习形式。现场工作中的行前会议、现场工作会议等均可邀请老师,部分采用讲座的形式,对所要开展的现场工作进行要点讲授。讲座能普及现场工作相关的知识,参加人员可相对宽泛,参与现场工作有关的人员均可参加。

（四）现场会议流程

疾病预防控制现场工作会议召开时应有合适的会议程序,以提高会议效率。

1. 确定会议主题,通知参会人员。现场会议召开前,要有明确的会议主题,避免因开会而开会。现场工作会议和阶段性总结会议要紧扣现场工作中遇到的问题。根据会议的主题,确定并通知参会人员。

2. 确定会议日程、主持人。根据会议的特点,确定会议日程和主持人,提高会议效率。主持人应选择熟悉会议主要议题、有一定会议管理经验的人员。

3. 根据会议特点,选择和布置会场。根据现场会议的内容,选择和布置会场,行前会议、现场指挥部会议等小型会议可选择小型会议室,而其他参会人数较多的则需选择大型会议室,会场布置可以有课桌式、围桌式、长方形、U字形等形式。

4. 开会及会议记录。每次会议均要有专门的会议记录人员,对主要领导的发言、专业人员的讨论情况等进行记录,填写会议发言记录表和会议记录表。

5. 追踪会议议项落实情况。根据会议上达成的各项共识,追踪会议议项落实情况,并请议项负责人签字。

（五）会议内容

行前会议：主要通过会议明确此次现场工作的任务、参加人员、日程等。一般由负责此次现场工作的业务主管部门或行政部门召集。

现场指挥部会议：确认此次现场工作的任务、参加人员、日程，根据现场工作的性质，确定当地需参加现场工作的部门，并完成与当地行政部门的衔接。一般由现场工作所在地的卫生行政部门召集。

现场协调会议：根据现场工作的性质，与确定需要参加的部门进行协调，明确部门职责，根据现场工作情况随时召开。一般由参与现场工作的各相关部门的牵头人召集。

现场工作会议：工作中遇到问题时随时召开，以解决现场工作中的突出问题或主要障碍，根据现场工作情况随时召开。一般由负责某项现场调查工作的负责人召集。

阶段性总结会议：对现场工作进行一定时间段后召开的总结会议，主要总结上一阶段工作任务的完成情况，布置下一阶段任务。一般由负责此次现场调查工作的现场负责人召集。

总结会议：现场工作完成后对整个现场工作的总结反馈，总结现场工作的经验和得失，反馈现场工作结果。一般由此次现场调查工作的总负责人召集。

临时性党团会议：出国出境，或在外较长时间执行疾病预防控制现场工作时应成立临时党支部，定期召开临时党支部会议，讨论了解主要现场工作开展情况、党员思想状况、发展预备党员等事项。一般由临时党团负责人召集，现场工作负责人如不是党团员的，一般列席临时性党支部会议，参加人员主要为党员。如现场工作团队中有较多的年轻团员，则应相应成立临时团支部，开展相应的临时团支部会议和活动。

参考文献

[1] 张伟.我国省级政府机关会议管理问题初探[D].吉林：吉林大学，2008.

[2] 王祎炜.基于项目管理理论的政府行政机关会议管理应用的研究[D].上海：上海交通大学，2011.

[3] 徐智华.浅论会议管理[J].中外企业家，2008，(2)：64-65.

[4] 孙温平.会议管理的学问[J].领导科学，2011(12)：58-59.

[5] 符丽莉，许康.浅议行政机关会议管理[J].辽宁行政学院学报，2006，8(9)：12-13.

参考附录

附录14 会议发言记录表
附录15 会议记录表

（陈恩富）

第十三章

传染病管理

第一节　传染病的监测

传染病监测是疾病监测的一种,最早的疾病监测也是从对传染病的监测开始的,有系统地、长期连续地收集、核对、分析某种疾病或某一类疾病的分布及趋势,并将信息及时上报和反馈,以便及时采取干预措施并评价其效果。传染病监测是传染病预防和控制最基本的活动之一,是传染病防控的基石,是传染病预防和控制的第一职能。

一、背景理论

(一)目的

传染病监测的目的是预警预测、分析和掌握传染病的发生、发展规律及其相关因素,为制定、实施预防、控制策略和措施,评价效果提供科学依据。不同的传染病监测,其目的有所不同,主要包括以下几个方面。

1. 描述或估计传染病的流行特征、传播范围和疾病负担。如法定传染病的常规报告系统。

2. 了解传染病的自然史,分析长期变动趋势。

3. 早期识别传染病流行和暴发,如麻疹监测。

4. 监测病原微生物的型别、毒力、耐药性及其变异。如监测细菌或病毒的耐药性、流感病毒的抗原变异、流脑流行菌群的变迁等。

5. 利用血清学监测掌握人群免疫水平。

6. 收集、分析和掌握传染病发生或流行的危险因素,如动物宿主和病媒生物昆虫等的种群、密度、季节消长、病原体携带率、抗药性等。、

7. 对于已消除或正在消除的传染病,判断传染病或病原体的传播是否阻断。如在消除脊髓灰质炎过程中,开展的急性弛缓性麻痹病例监测。

8. 评价传染病预防控制策略和措施的效果,如疫苗可预防传染病监测等。

9. 预测、预报和预警传染病流行趋势,为流行病学研究提供线索。

10. 发现新发和再发传染病。

（二）规范要求

传染病监测的机构及常规步骤和内容如下。

1. 监测机构及其职能

国务院卫生行政部门制定国家传染病监测规划和方案。省、自治区、直辖市人民政府卫生行政部门根据国家传染病监测规划和方案,制定本行政区域的传染病监测计划和工作方案。各级疾病预防控制机构对传染病的发生、流行以及影响其发生、流行的因素,进行监测;对国外发生、国内尚未发生的传染病或者国内新发生的传染病,进行监测。各级医院承担监测方案中传染病病例的临床监测工作,医院防保科负责本医院各类法定传染病病例报告及相关管理工作。另外,出入境检验检疫局负责出入境人员的传染病检测管理工作等。

2. 监测数据的收集和利用

传染病监测的涉及面很广,基本内容包括:基本资料的收集、疫情监测、病原学监测、人群免疫水平监测、动物宿主和病媒昆虫的监测、相关的危险因子监测、防治措施及其效果监测、专题流行病学调查等,收集上述监测数据需要统一的监测资料报告系统,并且根据监测需要采集血、尿等标本进行相关检测。数据收集完成后将信息统一放入数据库中进行分类,根据监测工作的需要进一步进行各种统计学分析,便于及时提出干预对策及建议。

3. 监测信息的报告和反馈

将所收集的资料和分析结果及时上报并通知有关单位和个人,以便及时采取相应的防治措施,特别应将资料反馈给报告资料的人。反馈形式可以是按月或按季度的专业调查报告、定期会议等,部分社会影响比较大的传染病可以有更概括的报告或新闻快讯,以简单的形式报告给公众以消除社会恐慌。

二、疾控现状

（一）分类监测

传染病监测根据其内容进行分类,主要有疫情监测、血清学监测、病原学监测、危险因素监测、行为学监测、干预措施效果监测以及其他监测类型。

疫情监测主要是通过连续性、系统性收集监测传染病病种的发病病例数和死亡病例数,了解该病在不同地区、不同时间、不同人群中的分布特征及流行因素,为防治传染病提供可靠的依据。最初的监测网络形式为传染病报告系统,由各级各类医疗机构向基层卫生防疫机构报告,基层卫生机构汇总后逐级上报至原卫生部(现国家卫生与计划生育委员会)。20世纪70年代开始实施单病种设点监测。20世纪八九十年代,我国建立了覆盖全国的综合疾病监测点系统,传染病报告方式为逐级寄送纸质报告卡和统计报表,从县寄到国家往往需要1—2个月。1986年我国开始建立全国省级疫情微机通讯网,1993年开始建立全国范围内的数字通讯网和电子信箱系统,2001年后报告方式从邮局寄送信息转变为网络传送电子文件。2003年SARS的暴发给我国传染病监测带来了历史性发展契机,各级政府,尤其是中央政府高度重视传染病监测,传染病监测系统得到了快速发展。2003年,我国开始启动建设一套近乎实时的传染病网络直报信息平台——中国疾病预防控制信息系统,并于2004年1月投入使用,该系统克服了此前法定传染病报告系统的缺陷,极大地提高了报告的及时性和完整性。目前,全国98%的县级及以上医院、87%的乡镇卫生院已实现传染病网络直报。

血清学监测是疫情监测的重要补充,它可以反映传染病当前和过去的流行情况,显性与隐性感染的比例,病后或感染后的免疫持久性,应用血清学监测方法进行长期的健康人群抗体监测,可以反映人群对传染病感染的累积状态,通过短期的抗体测定可以反映近期流行或感染状况。20世纪90年代初,全国开展的病毒性肝炎流行情况调查应用了血清学监测方法,阐明了我国病毒性肝炎高发区、低发区等特征。病原学监测通过定点、定时、连续、系统地对监测传染病病种病原学进行监测,以了解掌握其疫情分布、宿主动物带菌水平、传播媒介物污染水平。自2005年起,中国疾病预防控制中心在全国31个省(市)范围内建立了包括流感监测网络实验室和国家级流感监测哨点医院在内的流感监测网络体系,进行流感毒株的分离工作,以便及时监测流感毒株变异的基本情况。同年,在全国17个省、市、自治区建立40个监测点开展病媒生物监测,至2011年,已扩大至19个省43个监测点。

行为学监测是传染病监测范围的拓宽,包括中国在内的越来越多的国家意识到行为危险因素监测的重要性,建立了本国的行为危险因素监测系统。对传染病危险因素进行监测,不仅能预测传染病的未来发展趋势以防止传染病的蔓延扩散,而且对个体能早期干预以防止疾病的进一步发生发展。除了社会因素,自然因素也是影响传染病发生发展的重要原因,如温度、湿度等气候因素。行为学监测某些传染病的发生与个人行为尤其是不健康行为密切相关,如共用注射器可能导致性传播疾病的发生。美国疾病预防控制中心在1984年建立了行为危险因素监测系统,1990年该系统覆盖全国各州。我国到2006年在全国范围内已经建立了195个HIV行为学监测网。

(二)分病监测

目前,我国的传染病监测主要按甲、乙、丙类进行分类管理,不同国家规定的需要监测的病种有所不同。世界卫生组织将疟疾、流感、脊髓灰质炎、流行性斑疹伤寒和回归热列为国际监测的传染病。1959年我国建立传染病报告系统之初,要求报告的病种为15种,1978年增加为25种,且首次立法规定法定报告传染病。1980年,国家在13个省(市、自治区)建立了70个综合疾病监测点,到1995年扩大至145个,覆盖全国人口的1%,上述监测点负责收集各类传染病发病资料,另外还开展出生死亡监测、吸烟等行为危险因素监测以及法定报告传染病漏报调查。1989年《中华人民共和国传染病防治法》发布,规定法定报告的传染病增加至35种,2009年又继续扩大至39种。其他国家如日本,于1897年开始进行法定传染病报告,当时报告病种只有26种;1999年4月,日本实施了新的传染病控制法律;目前,日本法定报告传染病分为5类87种。

三、管理实践

(一)预防为主

传染病监测的根本目的是预防疾病,因此预防和控制疾病是传染病监测的首要任务,渐江省疾病预防控制中心一直以来通过传染病分类、分病监测体系开展传染病监测工作,并针对省内不同地区的传染病流行特点进行监测,如在温州、宁波、台州等沿海地区开展肠道传染病监测,在丽水开展自然疫源性传染病监测,在全省范围内设立流感哨点医院开展流感样病例监测等。通过监测发现病例及相关危险因素等信息,针对不同传染病积极开展不同形式的健康教育,倡导文明健康的生活方式,提高公众对传染病的防治意识和应对能力;加强环境卫生建设,消除鼠害和蚊、蝇等病媒生物的危害,有计划地建设和改造公共卫生设施,对污水、污物、粪便进行无害化处理,改善食品卫生和饮用水卫生状况等。如在肠道传染病流行的台州地区大力推行了改水改厕,通过多年的努力,台州地区的肠道传染病如伤寒、霍乱的发病率大幅度下降,充分证明了改水改厕在该地区预防肠道传染病的有效性。在全省范围内点面结合的传染病监测模式运行至今,既可掌握全省面上传染病发展态势,又可兼顾局部历史高发区的流行现况,做到对全省传染病流行状况随时掌握、及时预防,真正体现预防为主的根本目的。

(二)政府领导

传染病监测需要多部门协作才能完成,因此需要政府部门的领导协调。从中央到乡镇的各级人民政府在传染病防治工作中起领导作用,动员全社会力量共同参与,发挥各部门、各方面优势,整合资源,集中力量解决传染病防治工作中存在的突出问题,制定传染病防治规划并组织实施。浙江省政府高度重视全省的传染病防治工作,将其作为"卫生强省"战略的重要内容之一,也是构建和谐社会的重要内容和基础之一。省政府每年下拨专用经费用于开展各项传染病监测工作,并根据情况适时增加应急监测费用,从政府层面到省卫生与计划生育委员会,到各级卫生局、疾病预防控制中心和医院,均成立了应急领导小组,针对传染病监测过程中发现的问题及时进行决策处理,领导各部门各司其职,在完成本职工作范围内的监测工作的基础上做好部门间的沟通协调,使监测体系运行顺畅,监测工作能够顺利进行。

(三)依法管理

传染病监测要依据国家相关法律开展,2004年修订的《传染病防治法》是传染病防治工作的基础性法规,分别规定了地方各级政府、政府卫生行政部门和其他有关部门机构、公民的责任,为做好传染病防治工作提供了法律依据。另外,国家还制定了《突发公共卫生事件应急条例》等一系列法规,使传染病防治工作逐步走上法制化、规范化、制度化的轨道。浙江省疾病预防控制中心在此基础上结合中国疾病预防控制中心下发的各类传染病监测方案,充分考虑了浙江省各类传染病的实际情况,制定了适合浙江省的各类传染病监测方案,通过浙江省卫生与计划生育委员会下发到各地卫生局、医院及疾病预防控制中心等监测工作开展单位及部门,做到监测工作有据可依,有法可循。

(四)专业机构建设

各级疾病预防控制中心和医疗机构履行公共卫生职能的科室,社区卫生服务中心/乡镇卫生院,社区卫生服务站/村卫生室等组成的疾控体系,是做好传染病监测的基本队伍,担负着本地传染病疫情报告、危险因素监测、指导恢复期病人定期复查并随访等工作,其工作人员直接与居民接触,是各项传染病监测工作的具体实施者。浙江省疾病预防控制机构从省级到区县级别均设立了传染病防治科(所),主要承担肠道传染病、呼吸道传染病、自然疫源性传染病的监测工作,并于2004年开始在全省疾病预防控制机构中选拔业务技术骨干参加现场流行病学培训项目,截至2014年,已举办了16期现场流行病学培训项目,为全省各市、县疾控中心培养技术骨干280余名。主要从现场流行病学调查能力、获取信息和分析利用信息的能力、向决策者提出合理化的建议,与新闻媒介和大众沟通、交流的能力、撰写工作总结、科研论文和演讲稿的能力、培训教学和业务指导能力,项目申请、计划、实施和管理的能力等多方面进行培训,为全省传染病监测工作的开展奠定了良好的基础。随后,现场培训班学员在当地对社区卫生服务中心/乡镇卫生院、社区卫生服务站/村卫生室的专业人员进行逐级培训,使基层工作人员能够准确掌握传染病监测技术,提高了传染病监测工作的质量。

(五)多部门参与及合作

传染病监测需要各有关部门共同努力,需要医疗机构和疾病预防控制机构密切协作,除卫生部门外,还需要农业、交通、公安、检疫等部门的全力配合,各部门各负其责,做好职责范围内的工作。浙江省疾病预防控制中心目前开展的多项传染病监测都与农业部门有所关联,如肠出血性大肠杆菌O157:H7感染性腹泻的监测,其中的动物宿主监测需要与农业部门密切关联,当疾病预防控制中心监测到阳性宿主时,则与相关农业部门进行沟通协商,以便妥善处置受感染的动物,做到既不伤害养殖户的利益,又能避免疫情扩散,还能取得进一步长期监测工作中养殖户的配合。2009年甲型流感流行期间,浙江省各级疾病预防控制中心与公安、交通、检疫等部门紧密配合,加强了各交通要道、出境口岸、人群聚集场所的监测工作,确保病例能够第一时间被发现并得到有效治疗及隔离,防止疫情进一步扩散。2013年H7N9禽流感流行期间,浙江省下发了禁止活禽交易的相关文件,疾病预防控制中心与农业部门、市场监管部门、交通运输部门等相关部门密切配合,大大降低了人与活禽的接触机会,该方案实施后,省内病例数得到一定控制。2013年非洲塞拉利昂等国埃博拉流行期间,浙江省各级疾病预防控制中心与海关检验检疫机构密切配合,加强了归国人员的检疫工作,降低了输入性病例发生的可能。

随着国际交流合作的日益增多,浙江省疾病预防控制中心也与美国、澳大利亚等多国的大学、疾病预防控制机构建立了国际合作关系,每年派出一定数量的专业技术人员去国外进修学习,既了解了国外的传染病监测技术的先进经验,便于结合浙江省实际情况开展监测工作,又拓宽了科研交流合作的信息渠道,进一步加强了合作关系,为打造一流的疾病预防控制中心奠定基础。

参考文献

[1] 张惠欣.实用传染病防治与管理[M].北京:中国环境科学出版社,2012.

[2] 从黎明.公共卫生监测概论[M].北京:人民卫生出版社,2014.

[3] Kenneth J.Rothman, Sander G, Tiomthy L.Lash.Modern Epidemiology[M].Philadel-

phia：Lippincott Williams & Wilkins，2008.

［4］ Lisa M.Lee.Principles and Practice of Public Health Surveillance［M］.Oxford：Oxford University Press，2010.

［5］ 周智.传染病学［M］.南京：江苏科学技术出版社，2013.

［6］ German R.R，Lee L.M，Horan J.M，et al.Updated Guidelines for Evaluating Public Health Surveillance Systems：Recommendations from the Guidelines Working Group ［J］.MMWR Recomm Rep，2001，50（RR－13）:1－35,E1－E7.

［7］ 张勇.传染病流行病监测分析与预防控制诊疗技术手册［M］.北京：中科多媒体电子出版社，2003.

［8］ 徐韬，白杉，范晨阳.公共卫生监测信息系统的现状［J］.中国公共卫生管理，2008，24（4）：447－448.

［9］ 赵自雄，马家奇.传染病监测系统评价方法应用现状与进展［J］.疾病监测，2007，22（11）：721－723.

（秦淑文）

第二节　传染病风险评估与预警

近年来，肺结核、霍乱、疟疾等传统传染病发病增多，人感染 H5N1 禽流感、人感染 H7N9 禽流感、中东呼吸综合征、埃博拉出血热等新发传染病也不断威胁全球人群健康，传染病管理面临严峻考验。传染病风险评估与预警改变了传统的发现疫情后再进行应急处置的被动局面，旨在及早识别、发现并控制传染病疫情，是提高传染病管理有效性的重要途径，也是疾控机构开展传染病风险管理的关键环节。

一、背景理论

（一）传染病风险评估

传染病风险评估是对传染病风险要素进行识别和描述，分析传染病疫情发生的可能性和影响的严重性，并评判其风险等级，评价公共卫生对该风险的可接受或容忍程度，并最终提出风险管理建议。

传染病风险评估的目的在于高效、科学应对潜在或突发的传染病疫情，以降低传染病的公共卫生风险。评估内容主要有本地传染病流行及暴发发生的风险、境外传染病疫情输入及引起本地流行的风险、传染病死亡病例发生以及新发再发传染病病例发生和流行的风险等。

传染病风险评估方法主要有专家会商法、德尔菲法、风险矩阵法、分析流程图法和层次分析法。评估形式有日常风险评估和专题风险评估。前者的频度可为实时、每日或每周，又称为日常情报筛检，也可为月度、季度、年度或特定时间频度，又称为阶段性趋势评估。后者分为快速和深入专题风险评估。快速专题风险评估是在发现某一潜在传染病风险后1—2天内进行快速研判。深入专题风险评估是对某一传染病风险进行全面系统的评估。

（二）传染病预警

传染病预警是指在传染病暴发或流行发生前以及发生早期发出预警信号，以提醒暴发或流行可能发生或其发生的范围扩大的风险。传染病预警的基本原理是通过一定的预警技术，从传染病监测数据中发现和识别传染病发生超出期望常态水平的异常情况。将传染病预警技术应用于传染病暴发或流行的探测，需要进一步在预警技术的基础上建立可直接应用的预警系统。

传染病预警技术是预警系统的核心内容，直接影响预警结果的及时性和准确性。近20年来，互联网技术、通信技术、地理信息技术等技术的发展和应用，推动了许多传染病的监测系统在全球、区域和国家层面上实现了监测数据的实时采集、快速传输和处理。数据挖掘、人工智能建模、时空信息综合分析等技术方法的建立和应用，对海量传染病监测数据实现了实时动态、高速便捷和人工智能化的分析处理。

早期的传染病预警模型主要侧重于从时间维度来对监测数据进行异常探测分析，随着空间分析技术的发展和普及，预警模型逐步将空间维度纳入，并进一步将时间和空间两个维度结合在一起，建立于发展新的空间与时空预警技术。

（三）传染病风险评估与预警的关系

传染病风险评估与预警既有联系又有区别，传染病风险评估与预警是传染病风险管理的技术和基础，为风险管理提供科学依据和技术支持。但两者的方法和主要目的不同。首先，风险评估方法多为定性、半定量分析，综合疾病／事件特征、社会背景、人群等风险各相关要素进行考虑，依靠相关行业专家的经验和思考比重较大；预警方法则多为定量分析，主要运用数学统计模型进行疾病监测数据拟合与预测。其次，风险评估的主要目的是针对风险提出相应的风险管理建议，提醒相关部门采取应对措施达到降低甚至规避风险的目的；而预警的主要目的是早期识别传染病异常情况，更多的是对未来一段时期某个传染病的发病趋势进行预测。因此，风险评估可以说是预警的一种特殊情况。

二、疾控现状

（一）传染病风险评估

2011年8月卫生部组织全国5个试点省（市）开展突发事件公共卫生风险评估工作。2012年2月，中国疾病预防控制中心印发《突发事件公共卫生风险评估技术方案（试行）》。

同年3月,中国疾病预防控制中心下发《关于突发事件公共卫生风险评估报告的通知》,按照要求各地开始启动风险评估工作,并于每月定期以传真或电子邮件将日常风险评估报告报至中国疾病预防控制中心卫生应急中心的监测预警与风险评估办公室。同年6月,卫生部印发《突发事件公共卫生风险评估管理办法》,明确突发事件公共卫生风险评估应当遵循属地管理、分级负责、多方参与、科学循证的原则,确保评估工作科学、规范、及时开展。7月,卫生部组织部分省份开展市县级突发事件公共卫生风险评估试点工作。《市县级突发事件公共卫生风险评估试点工作方案》中明确河北、辽宁、江苏、浙江、安徽、湖北、云南、陕西、甘肃9个省为试点省份。每个省份自主选择2个地(市),并进一步选择2个县(区)开展试点工作,其中浙江省的2个风险评估试点地市为宁波市和绍兴市,其辖区内的慈溪市、北仑区以及绍兴县、诸暨市分别为试点县(市、区)。各市级试点开展月度和专题风险评估,县区试点开展每日情报筛检和专题风险评估。2013年12月,国家卫生和计划生育委员会办公厅印发《关于加强突发事件公共卫生风险评估工作的通知》,要求各地加强风险评估工作,进一步推动全国突发事件公共卫生风险评估工作的开展。

中国疾病预防控制中心卫生应急中心下设监测预警和风险评估办公室,负责国家层面的风险评估工作。每日开展突发事件公共卫生风险评估每日情报会商,基于中国疾病预防控制信息系统疫情信息和国内外官方网站和权威媒体报道、国际疾病监测和预警软件／系统等平台进行公共卫生相关信息筛检和整理统计,形成会商纪要,发送至国家卫生计生委卫生应急办公室、疾病预防控制局,全国各省、市、自治区和新疆建设兵团疾病预防控制中心,以及中国疾病预防控制中心领导、相关处室和直属单位。监测预警和风险评估办公室每月组织开展全国突发公共卫生事件及需关注的传染病风险评估,召开视频会议,中国疾病预防控制中心各单位议题相关专家、相关部门风险评估工作负责人和分管领导参会,并邀请省级疾病预防控制中心参会。月度风险评估报告反馈至传染病报告信息管理系统的监测信息反馈一栏,权限为县级可浏览。

(二)传染病预警

传染病监测数据的电子化和网络管理化是传染病预警系统研发的重要基础。2004年我国投入使用了一套近乎实时的传染病网络报告信息平台——中国疾病预防控制信息系统,极大地提高了报告的及时性和完整性。

为提高全国各级疾控机构,尤其是基层早期发现与识别传染病暴发和流行的能力,在科技部和国家卫生计生委的支持下,中国疾控中心于2004年启动了基于法定报告传染病的国家传染病自动预警系统(预警系统)的研发项目,于2006年8月1日在浙江省、上海市等10个试点省(自治区、直辖市)的33个试点县开展预警模型测试运行,经过预警算法研究、建立系统运行机制、软件研发以及现场试点测试等阶段,该系统于2008年4月在全国范围内正式投入运行。

我国传染病的预警方法按照不同病种分为两类:对甲类和按照甲类管理的乙类传染病(包括鼠疫、霍乱、SARS、肺炭疽和人感染高致病性禽流感等),按照直接设定绝对值的方式进行预警;对乙类、丙类传染病根据既往同期(3年或5年)历史周期的发病数并采取加权的方法尽量排除暴发疫情对周期历史发病水平的影响,采取移动百分位数法,观察以天为单位移动的周期发病水平,同步移动计算历史同期各百分位数,确定预警阈值,实现动态自动预警。同时,将移动百分位数法与空间探测方法进行组合的时空预警模型在全国20个省(自治区、直辖市)221个县(区)开展试点运行。

三、管理实践

（一）传染病风险评估

1. 明确部门和人员职责

传染病疫情风险评估工作是一项需要多部门合作的工作,明确相关部门职责是保证工作顺利开展的前提。以浙江省疾病预防控制中心为例,中心成立了专门的风险评估工作小组,小组办公室设立于公共卫生监测与业务指导所(以下简称监测所),负责统一组织和协调中心相关部门开展风险评估工作,组长由中心分管领导担任,负责风险评估工作的领导指挥和总协调,审核和签发风险评估报告。风险评估工作的成员部门包括中心所有业务处所,必要时邀请其他非卫生部门参与,如农业、出入境检验检疫和工商部门等。各处所负责本处所职责范围内的突发事件公共卫生风险评估工作,及时收集和分析相关风险监测资料,向工作小组提出风险评估议题、准备相关评估资料,并指派处所专家参加中心风险评估会商;负责按照统一格式,撰写和修订本部门递交风险评估议题的评估报告。此外,每个业务处所指定1名联络员,负责向工作小组每月按时提交本处所的风险评估议题和评估分析材料,反馈评估工作进展及存在的问题。

2. 组建专家库

建立专家库是风险评估工作科学、有效开展的必要准备工作。合理的专家构成有助于信息共享以及风险要素的多角度分析。浙江省疾病预防控制中心组建了一个包括公共卫生监测、传染病防治、慢性病防治、计划免疫、卫生管理、健康教育、结核病防治、艾滋病防治、微生物、毒理与理化、营养与食品卫生、环境与职业卫生等领域的专家库,共34位专家入库,其中28人具有高级职称。此外,浙江省卫生与计划生育委员会正在筹建涉及多个行政部门的浙江省突发事件公共卫生风险评估专家库,将浙江出入境检验检疫局、食品药品监督管理局、工商行政管理局、海洋与渔业局、农业厅、教育厅、旅游局等多个部门的专家纳入专家库成员。

3. 实施流程和技术方案

为了指导、保障风险评估工作的顺利开展,浙江省疾病预防控制中心于2012年3月制定了《浙江省疾病预防控制中心突发事件公共卫生风险评估实施方案(试行)》,并于2014年进行修改完善。方案绘制了具体的实施流程:①风险评估周会商工作主要由监测所于每周一上午开展并于当天完成报告;②月度风险评估工作由监测所于每月月底前组织相关业务处所开展专家会商,各处所联络人于每月26日前递交风险评估议题提交单、风险评估报告和PPT汇报材料;有议题的处所需安排专家和人员在专家会商会上进行议题汇报并参与评估讨论;③传染病专题风险评估由监测所适时组织相关业务处所开展,同样需要各处所提供相关材料并参与评估讨论;④监测所负责汇总各业务处所上报的风险评估报告,综合专家会商意见,完成最终的报告。

此外,浙江省疾病预防控制中心于2014年4月印发了《浙江省突发事件公共卫生风险评估技术方案(试行)》,详细介绍了评估的类型、步骤和方法,为全省各级疾病预防控制中心规范开展日常与专题风险评估提供技术参考。

4. 组织与协调管理

欧洲疾病预防控制中心是全球开展风险评估工作最为出色的区域性卫生机构。该中心于每个工作日11:30在应急中心召开圆桌会议,中心领导出席,对全球和欧盟范围内的疫情情报、官方预警和公共卫生威胁进行评估。中国疾病预防控制中心每个工作日下午2点至3点组织相关部门开展每日情报会商,每月组织开展风险评估视频会议,会议以文件形式下发至各相关部门,写明该月建议的评估议题及牵头准备部门,要求在一定日期前提供议题提交单,并于视频会议上进行议题汇报和会商。视频会还通过全国的风险评估QQ群进行现场的解答和讨论。

5. 过程材料收集、报告规范并及时报送

风险评估的过程材料包括议题汇报材料、议题提交单、初步的风险评估报告、专家的会商意见和人员签到表等。这些材料是专家会商后对评估报告进行完善的依据,并需要进行整理归档。

风险评估报告主要包括风险评估内容、结果、建议以及评估时间和评估人员五大基本元素,并需要及时发送至有关单位和个人。

浙江省疾病预防控制中心的周报告于当天,月度和专题报告于会商后3个工作日内通过电子邮件报送国家疾病预防控制中心的监测预警与风险评估办公室、浙江省卫生与计生委的应急办和分管领导,全省各市疾病预防控制中心主任、风险评估分管领导和工作负责人,以及浙江省疾病预防控制中心的科所长,同时在内网专栏和传染病报告信息管理系统中监测信息反馈的突发事件公共卫生风险评估一栏中予以展示,后者浏览权限设置为县级,以保证评估报告反馈的时效性和覆盖面。此外,月度和专题风险评估主要内容特别是风险管理建议还发布于官方门户网站。

中国疾病预防控制中心的突发事件公共卫生风险评估每日情报会商纪要由电子邮件发送给国家卫生计生委、省级疾病预防控制中心以及相关卫生机构,其月度风险评估资料与报告均上传至传染病报告信息管理系统的监测信息反馈一栏,县级可浏览。

欧洲疾控中心与世界卫生组织的风险评估报告均可在其网站免费获取。

6. 工作交流与指导培训

为及时了解掌握全省风险评估开展、评估报告反馈等情况,确保评估过程规范、注重结果利用与反馈、开展技术交流,浙江省疾病预防控制中心在每个地市确定了1名风险评估工作联络人,并建立了全省市级和县区级的风险评估工作联络QQ群,便于日常沟通与信息共享。2014年召开了全省11个地市的风险评估工作研讨会,进行风险评估工作交流与经验分享。此外,面向全省各县区举行了风险评估培训班,传播风险评估的理念、技术方法和实施,提升全省各级风险评估工作的开展能力。

传染病风险评估是一项复杂的综合性的工作,在开展过程中需要注意以下几点:①从多种渠道搜集传染病相关信息,开展专题风险评估时尽可能组织所有相关领域专家参加;②规范开展风险评估,最终的评估结果要参照相应的评判标准或一定数量不同专业的专家意见,并对评估材料进行整理归档;③对评估使用的数据或资料的可靠性进行评价,描述并记录评估过程中的不确定性;④应注意到公众和专业人员对于传染病风险的认知存在差异,如有必要应将这一因素纳入风险分析中；⑤随着环境、易感人群和传染病本身的变化，适时对传染病风险评估进行更新。完成好这项工作，需要扎实的预防医学基础、熟练的信息检索技术、敏锐的疫情风险意识，也需要良好的组织协调和沟通反馈能力。因此高效的传染病风险评估管理需要通畅多部门信息共享机制、营造工作人员交流讨论氛围、督促各地适时进行自我总结，同时要举办适用性强的风险评估工作培训并适时开展工作督导。

（二）传染病预警

2006年8月1日，由中国卫生与计划生育委员会（原卫生部）应急办公室立项、中国疾病预防控制中心负责具体实施的"重点传染病监测自动预警信息系统建设与应用项目试点工作"启动。浙江省作为10个试点省（自治区、直辖市）之一参与了该系统的试点工作（全国共有33个试点县，其中浙江省的3个试点县为：拱墅区、萧山区和桐庐县）。为及时全面总结试点工作经验，在全国推广应用此项技术奠定良好的基础，中国疾病预防控制中心于2008年1月在河南郑州召开重点传染病自动预警试点工作总结会，同年4月下发《关于启动全国传染病自动预警（时间模型）试运行与传染病自动预警（时空模型）试点工作的通知》（中疾控疾发〔2008〕138号）文件。

2010—2012年期间，中国疾病预防控制中心对传染病自动预警的病种和阈值进行了相继调整，下发了《关于启动手足口病自动预警试运行工作的通知》（中疾控疾发〔2010〕148号）、《关于调整全国传染病自动预警系统（时间模型）预警阈值等事宜的通知》（中疾控疾发〔2010〕556号）、《关于调整全国传染病自动预警系统疟疾预警方法的通知》（中疾控传防发〔2010〕298号）、《关于进一步加强急性血吸虫病预警工作的通知》（中疾控办便函〔2010〕368号）等文件。浙江省疾病预防控制中心根据上述文件的要求，对全省相应传染病作出了预警方法和预警阈值的调整。

浙江省疾病预防控制中心于2008年4月21日起，启动全省传染病自动预警工作。从省级到市、县（区）疾病预防控制机构均设立了传染病疫情管理员专职岗位，主要从事传染病疫情监测、分析、反馈和预警信号处理等工作；疫情管理员的手机接收到预警信号后，通过监测数据分析或电话调查核实信息，对预警信号进行相应的判别。近些年，浙江省疾病预防控制中心每年举办传染病疫情监测分析和预警技术培训班，提升基层疫情管理员的数据分析和预警预测能力。目前，90%以上的自动预警信号都能在2小时内得到及时判别和快速应对，有效地控制了传染病疫情的扩散和蔓延。传染病预警系统的应用受当地传染病防控体系、日常监测和应对机制的影响较大，只有与当地传染病防控需求与防控系统相适应，才能发挥其作用。同时，传染病预警系统的发展在很大程度上也推动了传染病监测系统和传染病应对响应工作机制的建立与完善。

2012—2014年，浙江省疾病预防控制中心参与中国疾病预防控制中心《卫生应急准备和处置关键技术研究与推广》（201202006）的卫生行业专项科研工作，在萧山区、拱墅区、鄞州区、宁海县和慈溪市5个县（区）开展浙江省传染病自动预警技术试点研究，进一步探索适用不同地域范围、不同流行水平与传播方式的传染病预警技术研究工作。

参考文献

［1］马文·拉桑德.风险评估理论、方法与应用［M］.北京:清华大学出版社,2013.

［2］杨维中.传染病预警理论与实践［M］.北京:人民卫生出版社,2012.

［3］邢以群.管理学［M］.杭州:浙江大学出版社,2002.

［4］European Centre for Disease Prevention and Control.Operational Guidance on Rapid Risk Assessment Methodology［R］.Stockholm:European Centre for Disease Prevention and Control,2011.

［5］Buckeridge D.L,Okhmatovskaia A,Tu S,et al.Understanding Detection Performance in Public Health Surveillance:Modeling Aberrancy—detection Algorithms［J］.J Am Med Inform Assoc,2008,15(6):760－769.

［6］金连梅,杨维中.我国传染病预警工作研究现况分析［J］.中国公共卫生,2008,24(7):845－846.

［7］中国疾病预防控制中心.全国传染病自动预警(时间模型)试运行工作方案［R］.北京:中国疾病预防控制中心,2008.

［8］中国疾病预防控制中心.传染病自动预警(时空模型)试点方案［R］.北京:中国疾病预防控制中心,2008.

（王心怡　鲁琴宝）

第三节　传染病的信息报告与分析

疫情报告和分析是传染病和突发公共卫生事件应急处置的基础,疾病预防控制的重点工作之一就是疫情统计报告和分析工作。2004 年全国实现传染病与突发公共卫生事件网络直报,疾病监测报告工作发生了质的飞跃,大大提高了疾病监测预警的敏感性。但随着公共卫生全球化的进程,人类进入 21 世纪后面临了更多传染病威胁,频繁而快捷的国际旅行,环境和气候改变了病媒生物和宿主结构与数量,传染病病原体也通过变异、重组,一次次造成新的疾病暴发与流行,传染病疫情的报告分析工作正不断面临更多新的挑战,因此只有在规范传染病疫情报告和深入挖掘分析疫情数据的基础上,才能为疫情的研判、风险评估和及时早期控制提供有力的依据。

一、背景理论

疫情报告是贯彻《中华人民共和国传染病防治法》的重要制度，是开展传染病疫情分析和趋势研判的基础，是控制传染病发生和流行的必要前提，对传染病防控工作具有极其重要的作用。

疫情报告是疾病监测工作中的重要组成部分，它通过及时、连续、动态和系统地收集传染病疫情信息，以及利用网络优势进行信息资源的共享，成了沟通上下，联结四方的重要渠道；疫情报告最显著的特点是有专门的机构、法定的制度、统一的疫情报告内容、专用的信息传送渠道，使疫情自下而上快速、连续和系统地传递。同时，在互联网技术和信息合作共享机制不断发展的保证下，不同国家、不同机构间的疫情信息也可以进行快速地共享，从而建立起"立体"的报告网络，使得疫情数据更加丰富、全面，从而为数据利用提供更为坚实的基础。

疫情分析是疫情报告的延伸，是对疫情报告数据的进一步挖掘和加工，是把报告数据中所蕴含的疾病规律、特征的提取，把疫情报告资源制造为产品，而良好的疫情分析则是将数据资源做成精品，从而为整体传染病防控提供科学的指导，为行政决策提供有价值的参考；同时，通过疫情报告和分析提供的疾病线索，可以进一步开展专题的科学研究，提出合理的科学问题假设，揭示疾病的成因本质，进行防控效果的综合评价，扩大疫情数据的利用深度。

疫情信息反馈是疫情报告的目标，是疫情报告的重要组成环节，疫情监测、报告、分析的宗旨是服务社会和公众健康。疫情信息反馈一方面向决策者提供决策的参考意见，协助行政机构作出科学、有效的防控决策，另一方面则直接向公众进行反馈，增加公众对疾病成因及其发展态势的认知，帮助疾病防控工作的开展，同时，也使得不同区域、国家的信息得以共享，方便从区域范围的角度共同遏制疾病的蔓延，从而实现传染病防控的多方共赢。

疫情报告工作的实践已充分证明，这项工作的开展，适应客观实际的需要，是社会进步和卫生工作发展的必然要求。疫情报告工作正是以其实际的重要作用确定了它在整个卫生部门，特别是在卫生防疫防治系统内的地位，成为卫生部门日常工作的一个重要组成部分，成为卫生防疫防治机构中一项基础性工作。随着社会和科学的不断进步发展，以及报告方式的转变和加深，疫情报告的重要作用也将更加凸显。

二、疾控现状

1950—2015年，法定传染病报告的病种历经数次变化。1955年，国家规定报告的急性传染病为18种；1978年为甲乙类25种传染病；1989年通过的《中华人民共和国传染病防治法》规定管理的传染病分为甲乙丙三类共35种；2004年《中华人民共和国传染病防治法》修订，法定传染病增至37种，增加传染性非典型肺炎（SARS）和人感染高致病性禽流感；2008年和2013年，分别增加了手足口病、人感染H7N9禽流感，同时在2013年将甲型H1N1流感归入流行性感冒统一报告；至2016年，法定报告传染病共3类39种。

建国至今，浙江省传染病报告方式也发生了巨大变化。1950—1985年，以县为单位收集辖区传染病报告卡汇总成月报邮寄上报疫情;1985—2003年,报告方式逐步往计算机网络报告方向转变。自2004年开始,我国启动国家法定传染病报告监测系统,实现了法定传染病网络直报。网络直报系统运行10多年来,功能不断优化,以大疫情、突发公共卫生事件报告系统为主的各个系统,在报告操作便利性、系统运行速度、内容设置、各系统的数据协同推送等方面均有很大的改进,极大地促进了报告效率的提升,减少了不必要的错误信息报告。2014年8月份,浙江省宁波市鄞州区正式启动了传染病报告三级平台数据自动交换工作,实现了传染病报告方式的又一里程碑意义的转变。我国及各省都非常重视报告质量的调查工作,根据全国2013年法定传染病信息报告质量调查结果显示,全国法定传染病报告率为91.87%,报告及时率为96.31%,纸质传染病报告卡填写完整率95.2%,准确率为87.59%,纸质传染病报告卡与网络报告信息一致率为94%,其中浙江省各项指标均高于全国平均水平。2015年前三个季度的全国传染病网络直报系统信息报告质量综合评价结果,浙江省排名全国前三位,疫情信息收集的及时性、全面性、准确性较高,直报网络运转健康。

为适应传染病防控的新形势,2014—2015年国家疾控组织全国相关专业人员对《传染病信息报告管理规范》进行修订,进一步明确了各级卫生计生行政部门、疾控机构及各类医疗机构的疫情报告人员配置、经费保障、设备配备的要求,修订了传染病报告的病种内容、报告时限等要求,细化了疫情信息利用的统计规则、分析频度、分析内容、反馈机制,进一步规范了传染病疫情发布的主体、制度,同时对传染病信息审核、查重、订正以及异常信息快速核实处理做出要求。为适应信息化进程的快速发展,规范电子病历报告,新版规范中新增了对电子病历、电子报告卡的数据交换硬件要求、报告格式规范、电子数据管理存档等内容的要求。

在信息利用方面,自网络直报系统运行以来,浙江省定期编制疫情日、周、月和年报告,同时,根据浙江省重点传染病的流行特点,不定期开展重点传染病的专题分析并编制疫情简报,简报内容涉及季节性高发传染病、免疫规划、自然灾害等。另外,还积极开展风险评估,力求做到关口前移,早期控制暴发疫情和危险因素。同时,围绕"早期发现"能力建设,积极探索重点传染病预警、预测技术和模型等科学研究,努力增强技术储备,提高早期识别、发现传染病和突发公共卫生事件异常信息的能力。

三、管理实践

(一) 监测信息报告

1. 完善组织管理与制度建设

完善组织管理和制度建设是疫情监测报告工作顺利开展的基本保证。完善组织管理首先应明确监测报告的领导组织体系,以浙江省疾病预防控制中心为例:目前建立了中心主要领导分管负责。专门处所(监测所)主管具体业务的传染病报告管理组织体系,明确任务职责。加强内部制度管理是保证工作运行质量的前提,国家和多数省级疾病预防控制中心都编写了本级单位的疫情监测报告操作指南或规章,用以建立完善内部规章制度和规范监测报告流程,指南内容通常涵盖实时网络监测、疫情分析利用、信息沟通交流反馈、疫情数据安全管理、网络用户维护、业务值班、对基层检查和技术指导等传染病报告管理工作的各个环节。在内部管理制度外,还应强化条线各级的制度管理,以浙江省疾病预防控制中心为例:

每年通过制订下发全省疾病预防控制技术措施要点和浙江省疾病预防控制中心计划任务书,明确了各级疾病预防控制机构和省疾控中心内部科所及人员在传染病报告管理工作中的具体任务、质量要求和考核指标,有效提高了工作规范性和效率。

2. 重视疫情监测队伍管理

疫情监测队伍管理是工作开展的先决条件。各级疫情管理和疫情报告一线队伍是疫情监测报告的主力军,从全国范围来看,国家和各级疾病预防控制机构均有疫情监测管理专业人员设置,且通过疫情网络平台、电子邮件、QQ群等媒体,建立起一个沟通上下、实时互动、充分共享、快速灵敏的疫情报告平台,大部分区域还与管辖范围内医疗机构实现群互通,进一步提高了信息互通和远程在线实时解决具体问题的工作效率。截至2014年,浙江省疾控系统已建立起一支年轻化、高素质的疫情管理队伍,共有180名疫情管理人员,平均年龄为32岁,大专及以上学历占88.89%(研究生以上5.56%、本科46.67%、大专36.67%)。

3. 规范监测报告管理

日常监测主要由接收被动报告信息和主动探索异常疫情两种工作模式组成。日常被动监测通常实行全年24小时实时网络监测制度,监测频率为1次／2小时,将日常监测与节假日监测有机结合,落实专人责任和交接班规范,严格按照监测规范执行,以保证全年监测工作质量。主要对每天上报的传染病疫情和突发公共卫生事件实施严密监控,重点关注甲类或按甲类管理传染病、聚集性发病、发病异常增高、输入性病例等疫情以及突发公共卫生事件,发现后及时进行核实、核实后再报送,确保传染病疫情监测的敏感性和准确性。在主动探索异常疫情方面,持续开展传染病聚集疫情预警工作和技术研究。一方面应用传染病自动预警平台实现传染病单病例、时间序列和时空模型的疾病预警。另一方面,探索开展人工预警和预警效果评价工作,对传染病报告卡逐张进行分析整理,按照报告病例的单位或地理位置属性的相似性,初步判断疫情的聚集程度,并及时向发生地疾病预防控制机构进行反馈,要求进行疫情核实和调查处置,逐步实现由被动接受突发事件报告向主动发现传染病聚集性趋势的工作模式转变。

4. 全面开展技能培训和指导

业务技能培训是提高和保证工作专业性、准确性和科学性的重要手段,集中强化培训和日常业务指导相结合是两种同等重要的技能培训方式。集中强化培训通常是每年召集县级以上疾病预防控制机构疫情管理人员,按照统一授课、全知识点覆盖、全面查漏总结和统一工作部署的方式进行;县(市、区)疾病预防控制机构召集辖区内各医疗机构疫情报告负责人员进行内容通常包括传染病相关法律法规、各种网络直报子系统的使用和疫情管理技术、疫情分析技能、统计软件应用以及国家对传染病报告管理的新规定、新要求等的培训。日常业务指导则是充分利用现代化通信资源,通过电话咨询回复、全省疫情管理人员QQ群内实时互动交流、省疾控中心门户网站在线问答等多种形式,对各地疫情管理人员所遇到的个性问题提供及时、有效的技术支持,并随时总结发布最新知识点和工作要求,促进各地共同提高。

5. 强化传染病报告质量管理

强化传染病报告质量管理主要从规范网外工作和提高网内质量进行。开展报告质量现场督导调查是规范网外报告工作的重要措施,传染病报告质量和传染病诊断符合率的现场调查或检查已成为传染病报告管理的必须工作,对在现场工作中发现的医疗机构在传染病报告工作中存在的问题,及时给予针对性改进意见;以确保传染病报告质量发挥重要作用。

编写和更新传染病诊断标准手册,并下发辖区内所有县区和传染病诊断机构,方便医务人员进行查阅,能一定程度上促进诊断准确性和报告真实性的提高。通过梳理各类传染病报告要求,编制传染病信息报告规范,并以文件下发,增强约束力和奖惩力度,统一各地传染病报告标准,促进数据收集的规范性、标准化、可比性的提高。实时开展网络卡片质量监测,核查网络数据的逻辑性、及时性、准确性,指导直报机构及时订正有误信息,定期开展网络质量通报反馈则是提高网内数据质量的方法。

（二）信息监测分析

数据分析的方式通常分为常规分析和专题分析,旨在对各类传染病监测数据开展分析,最大限度挖掘数据中隐藏规律。常规分析通过动态的监测各类传染病报告信息,对疫情态势开展持续性分析,对辖区内的聚集性疫情、不明原因病例和死亡病例等异常情况予以高度关注。专题分析是在发生甲类传染病或按甲类管理的乙类传染病、其他乙类和丙类传染病暴发或流行,以及其他传染病和不明原因疾病暴发流行时,根据其流行病学特点和疾病控制工作的需要进行专题分析和风险评估,为采取有效的预防控制措施提供参考依据,同时评价疾病控制的效果。

1. 常规分析

根据《传染病报告管理规范》的规定:省级及以上疾病预防控制机构按周、月、年进行常规定期动态分析。浙江省疾病预防控制中心在周、月、年的基础上还进行每日疫情分析汇总。日疫情分析是对日报告的发病死亡数据进行的汇总合计,并用概括性的文字对当日疫情重点进行总结,提炼关键信息,同时对新增或有进程报告的突发公共卫生事件进行描述。周、月和年疫情分析思路基本一致,一般包括疫情概况、重点疫情分析、突发公共卫生事件分析以及疫情预测等内容。

（1）疫情概况:分析汇总本周(月、年)传染病发病、死亡的情况,包括:甲乙丙类传染病总的发病数与死亡数,与上期、上年同期的比较分析;甲乙类传染病地区分布情况,发病数和发病率的地区顺位;按传播途径分类的各类传染病的发病情况和疾病构成等。同时结合恰当的统计图表进行展示和描述。

（2）重点疫情分析:对近期重点关注的传染病,发病时间或人群、地点等具有明显聚集性的传染病,甲类和按甲类管理的传染病,发病率／死亡率较上期或上年同期明显增高的病种,以及罕见病和不明原因疾病等进行分析。描述其流行病学的三间分布特点和变化趋势,分析疫情异常上升的原因,对近期的流行趋势进行预测,并提出针对性防控建议。

（3）突发公共卫生事件分析:周报和月报主要针对当期新增和有进程的突发公共卫生事件进行分析汇总。年报中的突发公共卫生事件分析则针对全年报告的突发公共卫生事件进行全面的分析整理,分别从事件级别构成、事件类型构成、事件地区分布和学校相关事件等多个方面开展分析。

（4）疫情预测:运用时间序列模型、泊松概率模型等数学模型,以历史数据为训练样本,拟合相对精确的模型并以此进行未来发病趋势预测,并定期对预测模型进行校正;结合流行病学专业知识以及特定病种的监测数据,综合判断疫情走势;对当期高发、重点传染病进行预测,根据不同季节的病种构成和流行特点相应进行调整。

2. 专题分析

专题分析包括对专病进行分析、阶段性的疫情总结、台风等自然灾害时疫情分析等多种形式，以专病分析最为常见。以专病分析为例，内容一般包括背景资料、传染病历史发病水平、近期三间分布特征的描述、流行病学调查工作的开展情况及调查结果、疾病发展趋势的预测预警分析、提出针对性的传染病防制措施建议。

3. 疫情分析的程序（以月分析为例）

月分析是对上月疫情的总结，对本月传染病疫情趋势作出预测预警分析，并提示重点疫情，以达到关注重点疫情、早期发现暴发疫情、早期采取控制措施的作用。所以，首先要概括描述疫情总体特征，同时分析重点疫情，做到点面结合，内容全且重点突出。

在疾病监测信息系统中导出分析需要的基本数据，如本月的分地区统计报表、疾病分类构成、疫情分析表及本月的传染病报告个案。对数据进行同期和上期等对比分析，并结合实际情况，确定需要重点分析的疫情，并对疫情分析需要的数据进行补充查询，对暴发疫情同时需要了解现场流行病学调查情况。对整理获得的数据从本月疫情重点、疫情概况、重点疫情分析、疫情报告系统质量评价、突发公共卫生事件分析等方面撰写传染病监测月分析报告。

月分析统计报表需要以现住址和审核日期为准导出。每月1日及时导出传染病个案进行备份，并进行疫情报告的质量评价分析。疫情分析结果除了文字描述外，还需要结合图表，特别是恰当的统计图，这样既能直观表述分析结果，又有助于及早发现异常疫情。

4. 风险评估

疫情分析是风险评估工作开展的前提，也是评估工作开展的重要依据，而风险评估则是疫情分析结果的进一步利用。建立风险评估周、月度会商机制，在有重大疫情、自然灾害或大型活动时，开展专题风险评估，首先为疫情分析介绍，在疫情分析基础上再进行下一步深入评估，评估结束后疫情分析也将作为风险评估报告的重要组成部分。此外，在开展的评估技术培训中，疫情分析技术新方法也是培训的重要内容之一。

5. 疫情分析技术研究

分析技术研究是提升分析质量的重要途径，通过新技术方法的使用来挖掘更多的监测数据中隐藏的价值；技术研究一方面开展空间流行病学和时空统计分析、时间序列分析、影响传染病流行分布的多因素分析等新技术、新方法的研究，探索建立适合本区域内传染病的预警预测模型，科学定量研判未来疾病发展趋势；另一方面探索推进预警预测方法在实际工作中的应用，进一步推广和深化传染病自动预警信息系统的应用，深入挖掘医疗机构信息资源，通过哨点医院监测和症状监测充分发挥医疗机构的"前哨作用"。

参考文献

[1] 杨维中.我国传染病监测工作回顾与展望[J].中华预防医学杂志,2013,47(12):1075-1077.

[2] 王红.传染病疫情报告管理的现状与对策[J].临床医药实践,2009,2(3):1472-1473.

［3］ Michael B.Gregg.Field Epidemiology［M］.Oxford：Oxford University Press，2002.

（吴昊澄　林君芬）

第四节　传染病疫情应急处置

传染病暴发疫情具有突发性，开展疫情应急处置意义重大。传染病疫情应急处置的要求包括有效预防、及时控制和消除突发公共卫生事件及其危害。开展应急处置管理能指导和规范各类传染病疫情应急事件的处理工作，最大程度地减少对公众健康造成的危害，保障公众身心健康与生命安全。

一、背景理论

应急管理是公共管理部门应对紧急事态所进行的决策、计划、组织、指挥、控制等活动，是社会管理的一种特殊类型。它贯穿于突发公共卫生事件全过程，是一个完整的系统工程。按管理过程分为：应急准备管理、应急响应管理、应急处置管理、应急结束期管理。在信息不全、事态不明、突发事件发展迅速的条件下，良好的应急管理模式将有利于卫生部门在有限的时间内做出准确、科学的决策和反应。将事件的影响和所造成的损失控制到最小。

传染病疫情应急处置需要科学管理以保证处置的规范性、及时性，提高处置效率。目前，传染病疫情突发事件时有发生，存在突发公共卫生事件多和应急处置能力相对不足的矛盾，因此，疾控机构要加强对传染病疫情应急处置的管理，掌握目前常用的传染病疫情应急处置相关要求。

（一）应急管理的目的

通过传染病疫情应急处置管理，增强各类卫生应急管理人员的应急管理和公共安全意识，掌握卫生应急管理工作的基本理论、基本方法和基本技能，提高卫生应急常态管理和突发事件卫生应急处置的组织协调能力；了解各级卫生行政部门和各级各类医疗卫生机构在突发公共卫生事件应对工作中的职责，为建立健全突发公共卫生事件应急机制，依法、科学、规范、有序、高效地处置各类突发公共卫生事件提供保障；及时发现、有效控制传染病应急事件，规范相关事件发生后的报告、诊治、调查和控制等应急处置技术，指导事件的应急处置工作，保障人民群众身体健康，维护社会稳定和经济发展。

(二)规范和要求

我国已经初步建立了传染病疫情应急处置的法律法规,并仍在不断完善中,以下为主要的法律法规和技术规范。

1. 法律法规

涉及传染病应急处置的相关法律法规包括《中华人民共和国传染病防治法》《突发公共卫生事件应急条例》《国家突发公共卫生事件应急预案》《全国卫生部门卫生应急管理工作规范》《国家突发公共卫生事件相关信息报告管理工作规范(试行)》(卫办应急发〔2005〕288号)、《突发事件公共卫生风险评估管理办法》(卫办应急发〔2012〕11号)、《群体性不明原因疾病应急处置方案(试行)》(卫应急发〔2007〕21号),以及相关的重点传染病诊疗方案、应急预案及防控技术方案。

2. 技术规范

传染病应急处置涉及各类传染病的应急处置技术规范,如《基孔肯雅热预防控制技术指南(2012年版)》《流感样病例暴发疫情处置指南(2012年版)》《人感染H7N9禽流感疫情防控方案(第三版)》《人感染H7N9禽流感诊疗方案(2014年版)》《人粒细胞无形体病预防控制技术指南(试行)》《手足口病聚集性和暴发疫情处置工作规范(2012版)》等。各专病的应急处置技术规范在中国疾病预防控制中心、美国疾病预防控制中心等网站上更新和下载。

二、疾控现状

(一)分类处置

从行政管理角度,传染病疫情应急事件按照甲类、乙类、丙类进行分类管理,依据为《中华人民共和国传染病防治法》划分的疾病种类。甲类、乙类传染病暴发、流行时,县级以上地方人民政府报经上一级地方人民政府决定,可以宣布疫区范围;经省、自治区、直辖市人民政府决定,可以对本行政区域内甲类传染病疫区实施封锁;封锁大、中城市的疫区或者封锁跨省(区、市)的疫区,以及封锁疫区导致中断干线交通或者封锁国境的,由国务院决定。《中华人民共和国传染病防治法》规定:发现甲类传染病时,应当及时采取下列措施,对病人、病原携带者予以隔离治疗,隔离期限根据医学检查结果确定;对疑似病人,确诊前在指定场所单独隔离治疗;对医疗机构内的病人、病原携带者、疑似病人的密切接触者,在指定场所进行医学观察和采取其他必要的预防措施。拒绝隔离治疗或者隔离期未满擅自脱离隔离治疗的,可以由公安机关协助医疗机构采取强制隔离治疗措施。发现乙类或者丙类传染病病人,应当根据病情采取必要的治疗和控制传播措施。对于被传染病病原体污染的场所、物品以及医疗废物,必须依照法律、法规的规定实施消毒和无害化处置。

(二)分级处置

我国《突发公共卫生事件应急预案》根据突发公共卫生事件性质、危害程度、涉及范围,将突发公共卫生事件划分为特别重大(Ⅰ级)、重大(Ⅱ级)、较大(Ⅲ级)和一般(Ⅳ级)四级。其中,特别重大突发公共卫生事件主要包括以下几种:①肺鼠疫、肺炭疽在大、中城市发生并有扩散趋势,或肺鼠疫、肺炭疽疫情波及2个以上的省份,并有进一步扩散趋势。②发生传染性非典型肺炎、人感染高致病性禽流感病例,并有扩散趋势。③涉及多个省份的群体性不明原因疾病,并有扩散趋势。④发生新传染病或我国尚未发现的传染病发生或传入,并有扩散趋势,或发现我国已消灭的传染病重新流行。⑤发生烈性病菌株、毒株、致病因子等丢失事件。⑥周边以及与我国通航的国家和地区发生特大传染病疫情,并出现输入性病例,严重危及我国公共卫生安全的事件。⑦国务院卫生行政部门认定的其他特别重大突发公共卫生事件。重大传染病疫情是指某种传染病在短时间内发生、波及范围广泛,出现大量的病人或死亡病例,其发病率远远超过常年的发病率水平的情况。在《国家突发公共卫生事件相关信息报告管理工作规范(试行)》中,对各种传染病的突发公共卫生事件判断标准进行了细化,对发病数作出了具体规定。在《突发公共卫生事件分级内涵的释义(试行)》中,对特别重大、重大、较大和一般突发公共卫生事件进行了解释,对各传染病作了较详细的说明。

传染病疫情突发事件的应急处置分级反应规定,特别重大突发公共卫生事件应急处理工作由国务院或国务院卫生行政部门和有关部门组织实施,开展突发公共卫生事件的医疗卫生应急、信息发布、宣传教育、科研攻关、国际交流与合作、应急物资与设备的调集、后勤保障以及督导检查等工作。国务院可根据突发公共卫生事件性质和应急处置工作,成立全国突发公共卫生事件应急处理指挥部,协调指挥应急处置工作。事发地省级人民政府应按照国务院或国务院有关部门的统一部署,结合本地区实际情况,组织协调市(地)、县(市)人民政府开展突发公共事件的应急处理工作。特别重大级别以下的突发公共卫生事件应急处理工作由地方各级人民政府负责组织实施。超出本级应急处置能力时,地方各级人民政府要及时报请上级人民政府和有关部门提供指导和支持。

疾病预防控制机构根据突发公共卫生事件级别和相关预案要求,分级响应,开展以下应急处置和管理工作:发现和报告、现场调查、实验室检测、防控措施的开展、控制效果评价、调查报告的撰写等方面。此外,还涉及应急措施保障。在上述各个环节,都应做好管理工作。发现和报告包括常规病例报告和突发公共卫生事件报告;现场调查包括病例个案调查和暴发疫情调查;实验室检测包括样本采集、保存、运送和检测中的生物安全管理;防控措施包括管理传染源、传播途径和易感人群;控制效果评价包括控制效果、环境安全;调查报告的撰写包括标题、前言、基本情况、核实诊断情况、流行特点描述、病因或流行因素假设与验证过程的描述、防治措施与效果评价、建议、小结、报告单位和报告日期;应急措施保障包括组织保障、人员保障、技术保障和物资准备。

(三) 处置管理

各级卫生行政部门卫生应急办公室负责本行政区域内卫生应急的日常管理和组织协调工作;突发公共卫生事件发生时,作为同级政府应急处理指挥部的下设办公室,承担应急处理的协调工作。

国务院卫生行政部门设立卫生应急办公室(突发公共卫生事件应急指挥中心),负责全国突发公共卫生事件应急处理的日常管理工作。各省、自治区、直辖市人民政府卫生行政部门及军队、武警系统参照国务院卫生行政部门突发公共卫生事件日常管理机构的设置及职责,结合各自实际情况,指定突发公共卫生事件的日常管理机构,负责本行政区域或本系统内突发公共卫生事件应急的协调、管理工作。各市(地)级、县级卫生行政部门指定机构负责本行政区域内突发公共卫生事件应急的日常管理工作。

传染病疫情应急处置时成立专家咨询委员会，负责以下工作：对突发公共卫生事件的分级以及相应的控制措施提出建议；对突发公共卫生事件应急准备提出建议；参与制订、修订突发公共卫生事件应急预案和技术方案；对突发公共卫生事件应急处置提供技术指导，必要时参加现场应急处置工作；对突发公共卫生事件应急响应的终止、后期评估提出咨询意见；承担同级突发公共卫生事件应急处理指挥部（机构）及日常管理机构交办的其他工作。

疾病预防控制机构根据本地区卫生应急工作需要，遵循"预防为主、常备不懈、平战结合、科学应对"原则，组建适当数量的卫生应急队伍，配备适当数量的卫生应急管理和专业技术人员，开展现场应急处置。在突发公共卫生事件处置时，相关疾控机构成立或参加政府机构（卫计委）组建的应急指挥领导小组，指导现场处置工作。各级疾控机构在平时建立相关应急方案，开展监测，收集各类疾病相关数据资料，以供应急处置时参考。各级疾控机构根据突发事件的不同级别，启动应急响应预案，开展应急响应工作。

三、管理实践

在传染病疫情应急处置实施过程中，需注意加强应急处置的管理，分为重大传染病的疫情处置和暴发疫情的处置，处置结束后开展评估。

（一）重大传染病疫情应急处置

重大传染病疫情是指某种传染病在短时间内发生、波及范围广泛，出现大量的病人或死亡病例，其发病率远远超过平常的发病率水平。主要包括：鼠疫、肺炭疽和霍乱疫情暴发；乙类、丙类传染病暴发或多例死亡；发生罕见或已消灭的传染病；发生新发传染病的疑似病例；预防接种引起的群体性反应或死亡事件；医源性传染暴发；动物间鼠疫、布氏菌病和炭疽等流行；卫生行政部门临时规定的疫情。鼠疫、霍乱、按照甲类管理的传染病和新发传染病等疫情容易发生重大传染病疫情事件，其他传染病也可能发生重大传染病突发事件。现以浙江省人感染H7N9禽流感处置为例介绍重点传染病的疫情处置管理，具体的疫情处置可参考相关专病的疫情处置方案。

浙江省2013年报告发生人感染H7N9禽流感后，省政府根据省卫生计生行政主管部门的建议和不同疫情应急处理需要，成立相应级别的疫情应急处理指挥部。成立综合协调组、疫情信息组、预防控制组、医疗救治组、物资保障组、新闻法制宣传组、督察组和专家咨询委员会。迅速成立了联防联控办公室，在浙江省卫计委应急办现场办公，由农业、公安、交通等相关部门参加，负责全省疫情处置的总指挥和总协调，同时负责向省委、省政府领导报告疫情进展。浙江省疾控中心成立了人感染H7N9禽流感防控领导小组，并迅速组织现场调查、实验室检测两支应急队伍。疫情发生后，在应急处置小组现场应急和检测组每日检测的同时，组织开展了全省范围的培训、演练。全省疾控机构迅速开展疫情的监测、报告与预警，在开展疫情应急处理时，采取边调查、边处理、边抢救、边核实的方式，以有效措施控制事态发展，开展疫情的分级响应。重大、特别重大疫情的应急响应由各市人民政府在省级应急处理指挥部的统一领导和指挥下，结合本地区的实际情况，组织协调县（市、区）人民政府开展。应急处置包括临时处置，确定疫区、疫区封锁隔离标准、隔离治疗相关疾病病人原则，密切接触者的医学观察,疫区消毒,活禽市场的管理等,做好信息保障、通信与交通保障、应急队伍保障、物资和经费保障、技术保障、法律保障,并开展社会公众的宣传教育。浙江省在开展人感染H7N9禽流感应急处置管理时,注意基本程序和重要环节,包括疫情报告管理,即现有的报告系统是否敏感、运行是否顺畅、是否需要重新组织新的监测系统;疫情现场处置管理,即疫情核实人员的组织,现场调查人员抽调和调配,应急预案和技术方案的修正和培训实施等;此外,还在疫情发生时做好流行病学调查管理,在疫情发生后做好事件处置效果评估管理、防控措施落实情况管理。实验室检测的管理则分为两个时期:在疫情发生初期,由于检测技术和检测方法未普及,省级疾控中心和一些市级疾控中心承担了大量的人员和环境样品(如鸡粪便、鸡笼、污水等)应急检测工作;在后期,随着培训的开展,各级机构开始分级负责,样本的检测工作得到有效管理,效率和应急反应速度得到提高。人感染H7N9禽流感管理还涉及各级专业流程管理、病例的救治管理、转运管理以及现场消毒管理等。此外,浙江省及时开展了健康教育等心理干预措施,各级专业处置机构主动和媒体沟通,积极合作,共同应对新发传染病,有效消除人群恐慌情绪。

(二)传染病暴发疫情处置

传染病暴发疫情通常通过现场调查来实现疫情的处置。现场调查共包括10个基本步骤:①准备工作;②确定暴发或流行的存在;③核实诊断;④制定病例定义、开展病例搜索和个案调查;⑤进行描述性分析;⑥形成假设;⑦检验假设,开展病例对照研究或队列研究等分析性流行病学研究;⑧现场卫生学调查;⑨采取控制措施(可在现场调查的任何时间开展,且越早越好);⑩结果交流和反馈。以上各步骤可调整,或多步骤同时进行。上述调查处置的基本步骤,可避免在调查过程中漏掉一些重要的环节。

传染病暴发疫情处置时,要注意处置的规范性:准备工作包括相关知识的准备、组织和实施方面的准备、相关物品和后勤保障的准备;核实疫情重点从临床、实验室和流行病学等方面进行综合判断;病例定义需按照时间、地点和临床(实验室)特征制定,包括疑似病例、可能病例和确诊病例;个案调查要调查个人信息、人口学信息、临床信息、流行病学信息、调查员信息等;描述性分析包括人间、时间、空间三间分布描述,罹患率、持续时间等疫情特征描述;假设的形成需要根据现场的实际调查结果提出;在检验假设时,对于罕见病需要采用病例对照研究、当全体受波及人群数据可以且容易获得时,可采用队列研究的方式;现场卫生学调查需要根据传播途径和调查疾病的特点,结合事件现场实际开展;控制措施的提出需要有针对性;调查报告要在疫情处置结束后及时提出。

以人感染H7N9禽流感疫情处置为例,在开展暴发疫情处置管理时,要关注以下几个方面:相关定义的制定和报告流程的管理;现场流行病学调查的组织和病例搜索的组织管理;样本采集、保存、运送、检测和反馈各环节的管理;病例的管理、强化监测的管理、卫生健康教育、消毒、药物治疗等其他措施的管理;最后做好疫情评估和总结。

(三)传染病疫情处置评价

开展传染病疫情处置评价,可提高突发事件公共卫生风险管理水平,及时发现和科学研判突发事件公共卫生风险,规范和指导风险评估工作。风险评估是指通过风险识别、风险分析和风险评价,对突发公共卫生事件风险或其他突发事件的公共卫生风险进行评估,并提出风险管理建议的过程。传染病疫情处置的评估应当遵循属地管理、分级负责、多方参与、科学循证的原则,评估工作要科学、规范、及时开展。

传染病疫情应急处置评估应从应急事件的管理和事件本身两个方面开展评估。评估步骤为首先提出需要评估的问题,重点关注事件处置的规范性、及时性,可能存在的问题,包括人、财、物等方面。然后设计合理的评估方案,设计评估指标,通过对历史资料、事件当事人的调查,获取评估指标的相关数据,通过整理、分析,回答发现的问题。对于事件本身的评估包括疫情的流行病学特征、事件原因查明情况、溯源、实验室检测、措施的有效性等方面。评估结束后,及时完成评估报告。

在评价传染疫情处置时,要关注以下方面:病例诊治过程中的脆弱性因素和防控调查处置中的薄弱环节;传染病疫情监测系统和突发事件报告系统的运行情况;传染病现场调查和采样等现场工作中需要补充和完善的地方;实验室和专家处置组等后方支持力量的管理;防控措施的科学性和在落实过程中存在的问题,如密切接触者的管理和消毒效果评价;疫情处置过程中各部门的沟通和信息的反馈等。

风险评估方法可采用快速风险评估、深入风险评估、风险矩阵法、专家会商法等方法,根据具体传染病疫情特点和实际工作需要选择。

浙江省从2013年4月起报告H7N9禽流感疫情,在疫情发生后,开展了多次的风险评估,通过开展病例对照研究,发现市场在人感染H7N9禽流感传播中起了重要的作用。在科学证据和科学评估的基础上,浙江省政府很快决定了关闭活禽市场的防控政策,疫情得以迅速控制。其后定期开展外环境采样,并进行风险评估,监测病原学变化,对应对后续发生的疫情起了重要的作用。

参考文献

[1] 冯子健.传染病突发事件处置[M].人民卫生出版社,2013.

[2] 徐利,郑然,周世伟.突发公共卫生事件应急管理的"5R"动态闭环模型研究[J].中国社会医学杂志,2010,27(2):68-70.

[3] 中华人民共和国卫生部.流感样病例暴发疫情处置指南(2012年版)[J].传染病信息,2012,25(6):321-323.

(蔡 剑)

第五节　免疫规划规范化管理

免疫规划是目前预防与控制传染病的最重要、最具成本效益的手段。本章将系统地介绍有关免疫规划及预防接种的知识和实践,就目前我国免疫规划的主要任务提供可借鉴的指导意见和解决方案。本节主要内容包括免疫规划基本概念、疫苗和冷链管理、规范化预防接种实施、流动儿童免疫规划管理、入托入学查验接种证、常规免疫接种率监测和疑似预防接种异常反应监测等。

一、概述

(一)基本概念

国务院颁发的《疫苗流通和预防接种管理条例》中,首次提出免疫规划的概念。国家免疫规划是指按照国家或者省、自治区、直辖市(以下称省)确定的疫苗品种、免疫程序或者接种方案,在人群中有计划地进行预防接种,以预防和控制特定传染病的发生和流行。目前纳入国家免疫规划的疫苗包括卡介苗(BCG)、乙肝疫苗(HepB)、口服脊灰疫苗(OPV)、含麻疹成分疫苗(MR／MMR)、百白破疫苗(DTP)、白破疫苗(DT)、流脑疫苗(Men－A／Men－AC)、乙脑减毒活疫苗(JEV－Li)和甲肝减毒活疫苗(HepA－Li)。免疫规划是计划免疫工作的发展,在预防接种工作规范化、科学化、法制化管理的基础上,进一步巩固计划免疫业已取得的成果,提高和维持接种率,扩大预防接种服务人群,积极推广应用新疫苗,有利于我国预防接种工作与国际接轨。因此,它是随着生物科学技术的发展、疫苗的不断开发和应用,为更加合理地使用疫苗和开展预防接种工作,以达到控制乃至最终消灭针对传染病的需要而发展起来的。

(二)我国免疫规划组织体系

我国的免疫规划组织体系是一个由国家到地方逐级延伸的完备体系。我国的免疫规划组织体系的职能由管理与实施两部分组成。管理职能指的是围绕免疫规划的实施,从制定政策、建立制度、培训与管理人员、提供保障等宏观方面进行体制与资源保障,确保免疫规划实施职能的正常运转;实施职能在任何时期都是我国免疫规划组织体系的重点,也是整个体系的核心与根基。

1. 国家级

国家卫生计生委员会的主要职责是拟订免疫规划发展战略目标、规划和方针政策,制定有关标准和技术规范,制定国家免疫规划及政策措施,协调有关部门对重大疾病实施防控与干预等。国家免疫规划中心主要负责为国家卫生计生委员会制定国家免疫规划相关的法规、规章、政策提供科学依据,协助国家卫生计生委员会制订国家免疫规划;开展全国儿童疫苗可预防疾病、疫苗安全性和常规免疫接种率监测;负责对全国免疫预防服务及冷链系统建设的指导和管理工作;组织和指导全国疫苗应用效果的监测和评价,组织开展新疫苗纳入国家免疫规划的论证和评估;对省级及以下基层工作人员的培训、对国际合作项目实施提供技术支持。

2. 省级、地市级、县级

省级卫生行政部门一方面要按照国家的统一部署落实各项政策与制度,另一方面要根据管辖地域的具体情况因地制宜地制定并落实地方性工作。省级疾控机构作为省级疾病预防控制的专业技术机构,为同级的卫生行政部门制定决策提供依据,其承担的工作内容更为具体,主要包括:制订免疫规划,执行免疫程序,合理分配资源;对疫苗进行运输、储存、分配和质量监测;对各级人员进行培训,保证其知识更新;制订技术管理标准;开展宣传,争取有关部门的密切配合和儿童家长的积极合作;加强疫苗可预防疾病的报告;加强督导,评价工作质量。地市级和县级的卫生行政部门与疾控机构从职能上定位为逐级落实上级免疫规划策略与工作部署、督导与技术指导。

3. 乡级

乡级职责通常由社区卫生服务中心中设立的预防接种门诊承担。乡级预防接种门诊负责辖区内的预防接种、疫苗储存与冷链维护等。

二、管理实践

(一)疫苗与注射器管理

1. 疫苗和注射器计划

乡级预防接种门诊和县级及以上疾病预防控制机构,根据国家免疫规划和本地区传染病预防控制工作的需要,制订本地区第一类疫苗和注射器计划。制定依据如下。

第一,国家免疫规划疫苗免疫程序和省级增加的国家免疫规划疫苗的免疫程序。

第二,本地区国家免疫规划疫苗针对传染病发病水平、人群免疫状况和开展强化免疫、应急接种等特殊免疫活动的计划。

第三,本地区人口数、出生率、各年龄组人数,以及人口流动情况。

第四,疫苗运输、储存形式与能力。

第五,上年底疫苗库存量。

第六,疫苗损耗系数。疫苗损耗系数＝疫苗使用人份数÷疫苗实际接种人份数。疫苗损耗系数参考标准为单人份疫苗1.05(OPV1.1);2人份疫苗1.2;3人份疫苗1.5;4人份疫苗2.0;≥5人份疫苗2.5。

某种疫苗或注射器计划量(剂)＝上年度统计人口数×出生率×流动人口调整系数×接种剂数×损耗系数－上年底库存量(剂)。

县、市级疾病预防控制机构汇总、审核、平衡辖区内疫苗和注射器使用计划,并经同级卫生行政部门审批后,向上一级疾病预防控制机构报告。省级疾病预防控制机构对下级上报的国家免疫规划疫苗和注射器计划汇总、审核、平衡后,制定本级年度疫苗和注射器使用计划,报省级卫生行政部门审核,并报中国疾病预防控制中心和卫生部备案。

2. 疫苗和注射器的采购

省级增加的第一类疫苗和注射器由省级组织采购,第二类疫苗的采购依照《疫苗流通和预防接种管理条例》的规定执行。

3. 疫苗和注射器的分发和领取

预防接种单位、乡级防保组织每月(或双月)上报下一次疫苗和注射器领取计划;县、市级疾病预防控制机构根据预计疫苗和注射器使用情况,每2个月或每季度向上一级单位上报下一次疫苗和注射器领取计划。疫苗和注射器的领取或分发,要遵循先产先出、先进先出、近有效期先出的原则。

4. 疫苗和注射器的接收

疾病预防控制机构、预防接种单位在接收第一类疫苗或者购进第二类疫苗时,应当进行查验,审核疫苗生产企业或疫苗批发企业的资质,并索取由药品检定机构依法签发的生物制品每批检验合格或者审核批准证明复印件(要有企业印章);购进进口疫苗的,还应当索取进口药品通关单复印件(要有企业印章)。在接受注射器时,应索取由药品监管机构签发的注册证(含注册号)、生产许可证、经营许可证(要有企业印章)。索取的上述证明文件,保存至超过疫苗有效期2年备查。

疾病预防控制机构、预防接种单位从疫苗生产企业或疫苗批发企业购进疫苗,以及接收上级疾病预防控制机构分发、供应的疫苗时,应当查验疫苗的冷藏条件。符合规定冷藏要求下运输的疫苗,方可接收。疾病预防控制机构和预防接种单位,应当建立购进、分发、供应疫苗和注射器记录。记录应当注明疫苗和注射器的名称、生产企业、剂型、规格、批号、有效期、批准文号、(购销、分发)单位、数量、(购销、分发)日期、产品包装以及外观质量、储存温度、运输条件、批签发合格证明编号或者合格证明、验收结论、验收人签名。记录应当保存至超过疫苗有效期2年备查。

5. 疫苗和注射器的储存与运输

疫苗应按品种、批号分类码放。采用冷库和大容量冰箱存放疫苗时,底部应留有一定的空间。疫苗要摆放整齐,疫苗与箱壁、疫苗与疫苗之间应留有1cm—2cm的空隙。疫苗不应放置冰箱门内搁架上。

除脊灰减毒活疫苗在−20℃以下或2℃—8℃避光保存和运输外,其他疫苗均在2℃—8℃条件下避光保存和运输。

运输疫苗时应使用冷藏车,并在规定的温度下运输。未配冷藏车的单位在领发疫苗时要将疫苗放在冷藏箱中运输。注射器储存和运输时要注意防潮,并避免与挥发性、腐蚀性物品一起存放。

(二) 冷链管理

1. 冷链设备的装备、补充与更新

省级疾病预防控制机构:低温冷库、普通冷库、冷藏车。冷库的容积应与使用需求相适应。

地市、县级疾病预防控制机构:冷库(普通冷库、低温冷库)或冰箱(普通冰箱或冰衬冰箱、低温冰箱)、冷藏车或疫苗运输车。冷库或冰箱的容积应与使用需求相适应。

乡级预防接种单位：冰箱、冷藏箱或冷藏包、冰排。

省级卫生行政部门根据现有冷链设施设备状况和国家免疫规划的发展等情况，制定冷链设备补充、更新计划，会同省级财政部门有计划地对各级冷链设施设备进行补充与更新。

2. 冷链系统管理的基本要求

冷链设备应按计划购置和下发，建立健全领发手续，做到专物专用，不得存放其他物品。冷链设备要有专门房屋安置，正确使用，定期保养，保证设备的良好状态。各级疾病预防控制机构应有专人对冷链设备进行管理与维护；预防接种单位应对疫苗储存设备进行维护。制定冷链工作管理制度，建立健全冷链设备档案（包括说明书、合格证、保修单等）。对储存疫苗的冷链设备进行温度记录，并保存2年备查。对冷链设施、设备定期检查、维护和更新，确保其符合规定要求。冷链设备的报废，严格按照国有资产管理的有关规定执行。

3. 冷链温度监测

（1）疫苗储存温度监测和记录

采用自动温度记录仪对普通冷库、低温冷库进行温度记录。采用温度计对冰箱（包括普通冰箱或冰衬冰箱、低温冰箱）进行温度监测。每天上午和下午各进行1次温度记录。有条件的单位应用网络信息系统连续动态监测疫苗储藏温度，建立疫苗储藏温度预警。冷藏设施、设备温度超出疫苗储存要求时，应采取相应措施并记录。

（2）疫苗运输温度监测和记录

疾病预防控制机构对运输过程中的疫苗进行温度监测并记录。记录内容包括疫苗名称、生产企业、供货（发送）单位、数量、批号及有效期、启运和到达时间、启运和到达时的疫苗储存温度和环境温度、运输工具名称和接送疫苗人员签名。

（三）规范化预防接种门诊管理

1. 规范化预防接种门诊服务流程

门诊流程规范包括登记（核实受种者）、接种前告知和预检、接种信息录入和预约、疫苗接种和接种后留观5个部分，具体流程如图13.1所示。

（1）登记

接种单位必须按国家规定为每名适龄儿童建立预防接种证，并实行凭证接种。儿童出生后1个月内家长应携带儿童出生时医院提供的新生儿首针乙肝疫苗和卡介苗接种证明到其居住地接种单位建立儿童预防接种证，未按期建立或者遗失者应及时补办。办理预防接种证时，接种人员根据儿童家长提供的儿童姓名、性别、出生时间、住址、联系方式等信息录入儿童预防接种个案信息系统，打印接种证后交给儿童家长，并要求妥善保存以及下次接种时随身携带。已建证儿童核对儿童预防接种证、姓名、出生日期，以及既往接种记录，确认是否为本次某种疫苗的接种对象。

（2）接种前告知和预检

为了保证预防接种安全、避免预防接种纠纷，要求接种人员在实施预防接种前必须书面告知儿童家长或其监护人有关本次接种疫苗的品种、作用、禁忌、不良反应和注意事项，如实记录接种前体检结果，询问受种者近期健康状况以及既往疾病史、过敏反应史、接种反应史等，并要求家长或监护人签字确认。对于因有接种禁忌而不能接种的受种者，应当对受种者或者其监护人提出医学建议。

（3）接种信息录入和预约

接种人员在完成接种前告知和预检后，应立即将接种疫苗种类、日期、生产厂家、批号和接种人员等信息录入儿童预防接种个案信息系统，并向家长预约下次接种疫苗的种类、时间和地点等。

（4）疫苗接种

接种人员工作时应穿工作服、戴工作帽、实行佩证上岗；按照预防接种技术操作规范，对符合接种条件的受种者实施接种。接种时注意"三查七对"，即接种前诊查健康状况和接种禁忌症，查对预防接种登记簿与接种证，查看疫苗外观与批号效期；核对接种对象姓名、年龄、疫苗品名、规格、剂量、接种部位、接种途径。

（5）接种后留观

受种者在接种后留在接种现场观察30分钟。如出现不良反应，应及时处理和报告。

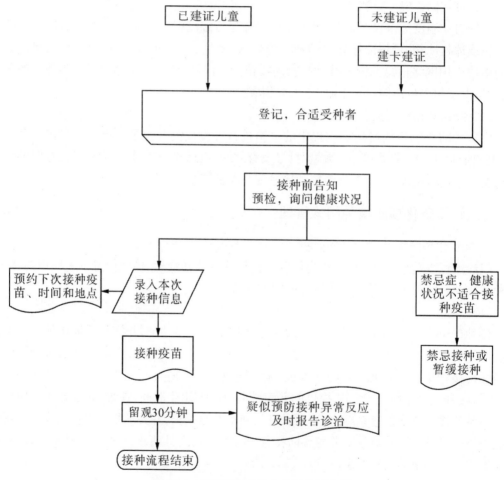

图13.1　预防接种门诊规范流程示意图

2. 规范化预防接种门诊的服务形式

未来的预防接种服务形式应该向以社区卫生服务中心（乡镇卫生院）为单位的预防接种门诊模式发展。但对于部分偏远地区、山区和海岛，也需要考虑服务可及性和群众的便利，可依据实际情况设立接种分点或临时接种点，保证每位适龄儿童可以获得及时的疫苗接种服务。应综合考虑辖区服务人口的数量和工作人员配置情况，建议工作人员（包括预检、登记、接种、留观人员）按每天接种不超过30针次的标准进行测算。对于服务人口密集，每日接种任务量大的接种门诊，应当缩短服务周期，分担日门诊量。

3. 规范化预防接种门诊用房要求和功能分区

预防接种门诊用房为专用，总面积不少于40平方米，面积应与日门诊量相适应。地理位置适中，交通便利，在路边应设有明显的指示牌，方便群众寻找。预防接种门诊地面硬化、环境整洁、光线明亮、空气流通。与社区卫生服务中心的门诊、病房、放射和检验科室保持一定距离，避免儿童在接种疫苗期间发生交叉感染，无安全隐患。

接种门诊应设置候种区／室（宣教、留观）、预诊区／室（登记、询问、体检）、接种区／室（有卡介苗专室或单独隔开）、留观区／室、冷链区／室，接种流程合理，各区／室挂有明显的标志牌。接种门诊在醒目位置张贴公示材料（内容包括国家政策、免疫程序，接种方法、接种须知、接种流程和安全注射等）。

4. 规范化预防接种门诊所需设备要求

冷链设备：有专用冰箱1台以上（或冷冻、冷藏冰柜各1台），运转正常，容积应满足一个月疫苗用量。冰箱放置在通风、阴凉处，顶部不堆放杂物，使用专用的安全电源。每个接种台至少有一个台式冰箱或冷藏包（冰瓶），整洁完好，每个冷藏包至少配备5个冰排。

接种器材：注射器（或汤匙）数量按照最近一次预约人数的1.2倍配备。配备消毒器材（75%酒精、镊子、无菌干棉球或棉签、治疗盘等），体检器材（体温表、听诊器、血压计、压舌板等），常用急救药品（1:1000肾上腺素），防刺容器，污物桶等。

消毒设备：有高压蒸汽消毒设备及室内空气紫外线消毒灯。定期按消毒程序对各种接种器材进行高压消毒，对接种台面进行常规消毒，对接种室进行紫外线消毒。

降温取暖设备：配备有冷暖空调、风扇或取暖器等。

信息化管理设备：开展预防接种个案信息化管理，配备专用电脑、打印机、条形码识别器、宽带等设备，设备完好，专人管理。

5. 预防接种人员要求

承担预防接种的工作人员由经县级卫生行政部门和业务主管部门组织的专业知识系统培训，并通过相应考核合格的具备医护资格的人员担任。在接种门诊实施接种时，工作人员不得少于4名，其中接种人员不少于2人。工作人员必须严格遵守岗位职责，严格执行操作规程，穿工作服，戴口罩、帽子、持证配戴标志牌上岗。

6. 资料管理要求

预防接种个案资料：儿童出生1个月内、寄居3个月以上及时建卡（册）、建证，按现居住地实行属地化管理，满周岁儿童建卡率达到95%。每季度对0—7岁儿童卡（册）、电子个案信息进行核查与整理，及时剔卡。接种结束后，立即对儿童预防接种信息的电子档案进行备份。卡（册）书写工整、内容完整；接种证打印清晰，内容完整。每年一次将信息化软件中7岁以上儿童个案信息刻录光盘，光盘要求保存15年。

人口资料：辖区内总人口数及15岁以下各年龄组人口构成资料；出生人数、死亡人数；建卡人数、建证人数；儿童流出、流入情况；幼托机构、学校数及学生人数。

疫情资料：国家免疫规划疫苗针对传染病发病人数、死亡人数、免疫史等。

接种资料：国家免疫规划疫苗应种人数、实种人数、接种率（包括基础免疫、复种／加强免疫、群体性接种、应急接种等）、未接种原因分析；疑似预防接种异常反应调查处理等资料；未实行以乡为单位接种的地区,还应掌握辖区内接种单位数量、分布、接种人员等资料。

疫苗资料：第一类疫苗的使用计划和第二类疫苗的购买计划、疫苗接收、购进记录及使用情况等。

冷链资料：冷链设备及接种器材使用管理资料。

（四）流动儿童查漏补种

力争政府专项经费支持,强调流动儿童管理工作的重要性,明确公安、工商、妇联、教育和计划生育等部门职责,密切合作。

将流动儿童免疫规划工作作为免疫规划的重点工作来做,必须将那些在本地区居住时间超过3个月的流动人口中的适龄儿童纳入本地区免疫规划工作的常规管理,并把流动儿童常规免疫接种率纳入辖区卫生行政部门和疾病控制部门对免疫规划工作考核的重要内容,定期开展流动人口接种率监测和评估工作。

社区卫生服务中心每月联系公安、街道里委、计划生育、工商、流动人口管理办公室等部门,及时掌握流动人口的数量及分布情况,及时为其中的适龄儿童建证建档,开展免疫接种工作。

社区免疫规划专业人员定期（至少每月1次）对辖区内流动儿童开展摸漏工作,主动上门调查核实,掌握建证建档情况。将经常性摸漏补种与阶段性查漏补种相结合,常规免疫与强化免疫相结合,登记所有流动儿童,及时进行补建证补接种。

社区每季度开展1次流动儿童建证率接种率自查,并每季度把建证率检查及查漏补种情况汇总报辖区疾控中心；辖区疾控中心结合常规工作,每年开展1—2次流动儿童接种率调查,以确保流动儿童高免疫接种率。

对流动儿童家长做好免疫规划知识宣传。利用4月25日预防接种宣传日、7月28日肝炎宣传日和强化免疫等机会,对流动儿童家长开展国家免疫规划疫苗接种知识的宣传。

（五）入托入学查验接种证

1. 查验工作对象及判定标准

（1）查验对象

托幼机构、小学每年新入托、入学和学期中转学的儿童。在校（托幼机构）未查验预防接种证的儿童。

（2）判断标准

纳入国家儿童免疫规划的9种疫苗,按照《预防接种工作规范》中规定的免疫程序,根据查验对象的预防接种证,未完成全部规定剂次疫苗接种的儿童,即为需补种的儿童。

2. 查验工作的实施

（1）教育、卫生行政部门定期组织开展入托入学查验预防接种证培训,由疾控机构承担培训任务,托幼机构、学校和预防接种单位查验证责任人应当参加培训。

（2）教育行政部门应规定托幼机构和学校在发布招生信息时,告知招收新生或插班生报名须携带预防接种证以备查验。

（3）托幼机构和学校应在9月7日前将秋季新入学儿童接种信息录入《托幼机构、学校入托、入学儿童免疫状况登记表》,于9月10日前报当地接种单位。对已全程接种的儿童将预防接种证复印件归入学生健康档案;同时书面通知需补证、补种儿童的家长,督促儿童在12月25日前完成补证补种。

（4）托幼机构和学校应在3月7日前将春季入学的插班生接种信息录入《托幼机构、学校入托、入学儿童免疫状况登记表》,于3月10日前报当地接种单位。对已全程接种的儿童将预防接种证复印件归入学生健康档案;同时书面通知需补证、补种儿童的家长,督促儿童在6月25日前完成补证补种。

（5）预防接种单位在每月底将《入托入学儿童补证补种登记表》反馈给托幼机构和学校。托幼机构和学校收齐需补证补种儿童的接种证后,将补证补种信息填入《托幼机构、学校入托、入学儿童免疫状况登记表》,同时将全程接种儿童的预防接种证复印件归入学生健康档案。

（6）疾病预防控制机构对辖区内接种单位实施补种、补证进行技术指导;在每年查验证工作结束后,汇总本辖区托幼机构、学校开展查验证工作及预防接种单位补证补种工作情况,进行技术评估,并将有关资料上报行政部门和上级疾控中心。

（7）托幼机构、学校填写《托幼机构（学校）查验预防接种证工作情况汇总表》,于12月31日前将秋季入学查验证工作情况报当地教育局和乡镇（街道）预防接种单位,于6月31日前将春季入学查验证工作情况报当地教育局和乡镇（街道）预防接种单位。

（8）乡镇（街道）预防接种单位填写《乡镇（街道）入托入学查验预防接种证工作情况汇总表》,并和工作总结一起于1月5日前将上年度秋季查验证工作情况报县级疾控中心,于7月5日前将春季查验证工作情况报县级疾控中心。

（9）县级疾控中心于1月15日前将上年度秋季《浙江省儿童入托入学查验预防接种证工作情况汇总表》和工作总结报县教育局和卫计委,同时报市级疾控中心;于7月15日前将春季《浙江省儿童入托入学查验预防接种证工作情况汇总表》和工作总结报县教育局和卫计委,同时报市级疾控中心。

（10）市级疾控中心于1月25日前将上年度秋季《浙江省儿童入托入学查验预防接种证工作情况汇总表》和工作总结报市教育局和卫计委,同时报省疾控中心;于7月25日前将春季《浙江省儿童入托入学查验预防接种证工作情况汇总表》和工作总结报市教育局和卫计委,同时报省疾控中心。

3. 督导检查

省、市教育部门和卫生部门定期开展查验接种证工作的督导检查,并将督导检查情况进行通报。

（六）常规免疫接种率监测

1. 国家免疫规划疫苗常规接种和第二类疫苗接种报告

（1）报告内容

国家免疫规划疫苗按照《国家免疫规划疫苗常规接种情况报表》,分疫苗、分剂次报告应种和实种数据;第二类疫苗按照《第二类疫苗接种情况报表》,分疫苗报告接种情况。

（2）报告程序与时限

乡级预防接种门诊每月5日前填写《国家免疫规划疫苗常规接种情况报表》和《第二类

疫苗接种情况报表》（报表或电子表格），上报县级疾病预防控制机构。

县级疾病预防控制机构每月10日前将辖区内分乡的上一月预防接种数据，通过"中国免疫规划测监信息管理系统"，报告至省级疾病预防控制机构。

市级疾病预防控制机构每月15日前通过"中国免疫规划监测信息管理系统"，审核辖区内县级疾病预防控制机构报告数据，发现问题应及时督促县级疾病预防控制机构更正报告。

省级疾病预防控制机构每月20日前通过"中国免疫规划监测信息管理系统"，收集辖区各单位报告的上一月预防接种数据，审核后通过网络报告至中国疾病预防控制中心。

2. 接种率调查

县级及以上疾病预防控制机构应当定期或根据实际工作情况不定期对本辖区内儿童完成国家免疫规划疫苗的接种率进行抽样调查。

（1）调查内容

适龄儿童建预防接种卡率、建预防接种证率及预防接种卡（证）填写符合率，国家免疫规划疫苗的接种率，未接种原因。

（2）调查方法

评价县级及以上单位接种率：标准组群抽样法（按容量比例概率抽样法）。评价乡级接种率：批质量保证抽样法等。

3. 接种率评价

（1）国家免疫规划疫苗常规免疫报告接种率的评价，包括常规免疫报告接种率的及时性、完整性和正确性。

及时率：在规定时限内报告单位数占应报告单位数的比例。

完整率：在规定时限内实际报告以及无漏项报告单位数占应报告单位数的比例。

正确率：报表中无逻辑性、技术性错误的单位数占应报告单位数的比例。

（2）调查接种率的评价

过程评价：包括被调查单位是否被遗漏、是否遵循随机化原则，判断标准和调查对象年龄是否一致。

结果评价：包括多次调查接种率的比较；与报告接种率或估算接种率比较；调查接种率与预期目标比较；近年来本辖区国家免疫规划疫苗针对传染病的发生情况。

（七）疑似预防接种异常反应监测

浙江省疑似预防接种异常反应（Adverse Event Following Immunization，简称AEFI）监测采取被动监测为主、主动监测为辅的方式，报告实行属地化管理，各级疾控中心负责本级疑似预防接种异常反应报告系统监测数据的管理、定期分析以及汇报反馈；组织预防接种异常反应调查诊断专家组参与全省重大疑似预防接种异常反应的调查、诊断及处理；对各级疾病预防控制人员、医务人员和接种人员进行培训；开展对下级疾控机构、医疗机构和接种单位AEFI监测工作的检查指导；定期与ADR等相关部门进行疫苗安全信息交流等工作。

1. 报告要求

（1）监测病例定义

疑似预防接种异常反应是指在预防接种后发生的怀疑与预防接种有关的反应或事件。

（2）报告单位和报告人

医疗机构、接种单位、疾病预防控制机构、药品不良反应监测机构、疫苗生产企业、疫苗批发企业及其执行职务的人员为疑似预防接种异常反应的责任报告单位和报告人。

（3）报告程序

责任报告单位和报告人在发现疑似预防接种异常反应后48小时内填写疑似预防接种异常反应个案报告卡,向受种者所在地的县级疾病预防控制机构报告,具备条件的可以直接在系统上网络直报。

发现怀疑与预防接种有关的死亡、严重残疾、群体性疑似预防接种异常反应、对社会有重大影响的疑似预防接种异常反应时,在2小时内填写疑似预防接种异常反应个案报告卡或群体性疑似预防接种异常反应登记表,以电话、传真等最快方式向受种者所在地的县级疾病预防控制机构报告,同时还应当按照《突发公共卫生事件应急条例》的有关规定进行报告。

（4）调查程序

除明确诊断的一般反应外的疑似预防接种异常反应均需调查,县级疾病预防控制机构应当在接到报告后48小时内,对需要调查的疑似预防接种异常反应组织开展调查,收集相关资料,并在调查开始后3日内初步完成疑似预防接种异常反应个案调查表的填写,通过全国预防接种信息管理系统进行网络直报。

（5）诊断分类

疑似预防接种异常反应经过调查诊断分析,按发生原因分成以下五种类型:不良反应(一般反应、异常反应)、疫苗质量事故、接种事故、偶合症、心因性反应。

2. 监测结果分析评价

（1）监测指标

以省(区、市)为单位,每年达到以下疑似预防接种异常反应监测指标要求:

第一,疑似预防接种异常反应在发现后48小时内报告率≥90%;

第二,需要调查的疑似预防接种异常反应在报告后48小时内调查率≥90%;

第三,死亡、严重残疾、群体性疑似预防接种异常反应、对社会有重大影响的疑似预防接种异常反应在调查后7日内完成初步调查报告率≥90%;

第四,疑似预防接种异常反应个案调查表在调查后3日内报告率≥90%;

第五,疑似预防接种异常反应个案调查表关键项目填写完整率达到100%;

第六,疑似预防接种异常反应分类率≥90%;

第七,疑似预防接种异常反应报告县覆盖率达到100%。

（2）分析评价

各级疾病预防控制机构对疑似预防接种异常反应报告信息实行日审核、定期分析报告制度。省级疾病预防控制机构至少每月进行一次分析报告,市、县级疾病预防控制机构至少每季度进行一次分析报告。

（**胡　昱　潘雪娇**）

第六节　疫苗临床评价

疫苗是人类预防传染病最有效的武器之一,但在大规模使用前必须经过临床评价来确认其安全性和有效性。与传统的疾控工作不同,疫苗临床评价属于药物流行病学范畴,在科学性和伦理方面具有很高的要求。

一、背景理论

疫苗是指能诱导宿主对感染病原、毒素或其他重要抗原性物质产生特异、主动保护性免疫的异源预防用生物制品。疫苗的研发主要分为两部分:临床前研究和临床试验。其中疫苗临床试验又称疫苗临床评价,指任何在人体进行的疫苗系统性研究,以证实或揭示试验疫苗的作用、不良反应及/或试验疫苗成分的吸收、分布、代谢和排泄,目的是确定试验疫苗的疗效与安全性。

疫苗临床评价可以分为上市前和上市后两类。新疫苗上市前的临床评价是疫苗开发必不可少的阶段,是考证新疫苗安全性、有效性的关键步骤。通常将疫苗临床评价分为四期:Ⅰ期一般以健康成人为研究对象,重点观察疫苗的安全性;Ⅱ期试验主要是观察或者评价疫苗在目标人群中是否能获得预期效果(通常指免疫原性)和一般安全性信息;Ⅲ期试验的目的为全面评价疫苗的保护效果和安全性,该期是获得注册批准的基础;Ⅳ期临床试验是疫苗注册上市后,对疫苗实际应用人群的安全性和有效性进行综合评价。

二、疾控现状

临床试验首先是从药物开始的,后来逐渐扩展到疫苗临床评价。我国疫苗临床评价始于20世纪80年代,早期的临床评价大多设计相对简单,质量控制体系不完善或基本没有,在科学性和伦理方面或多或少都有一定的缺陷,经过20多年的发展,国内的疫苗临床研究水平已有了显著的提高,无论是管理还是实践均逐渐与国际接轨,很多临床评价项目,无论是组织实施还是研究结果都得到了国际上的认可。目前在我国,国家食品药品监督管理总局(CFDA)是疫苗临床评价的主管部门,近年来先后出台了多个与疫苗临床评价相关的法规和规范性文件,主要包括:《药物临床试验质量管理规范》(GCP)、《疫苗临床试验技术指导原则》、《疫苗临床试验质量管理指导原则(试行)》、《一次性疫苗临床试验机构资格认定管理规定》、《疫苗临床试验严重不良事件报告管理规定(试行)》、《药物临床试验伦理审查工作指导原则》等。

根据国家相关要求,疫苗临床试验机构分为试验负责机构和试验现场。通常由省级以上疾病预防控制机构作为疫苗临床试验的负责机构,一个或多个市、县级疾病预防控制机构和／或医疗机构作为试验现场。目前，国内承担疫苗临床评价的省级疾病预防控制机构发展水平参差不齐，国家管理部门将各省大致分为三个层次：第一层次的省份进入该领域较早，经验丰富，已建立了较为完整、成熟的管理体系，目前是国内的领军单位；第二层次的省份虽然开展此项工作晚于第一层次机构，但也已有较为丰富的经验，近年来发展迅速；第三层次的省份则基本没有开展过此项工作或进入该领域时间不长。

三、管理实践

（一）伦理委员会及伦理审查

伦理委员会是保障受试者权益的主要措施之一，为确保临床试验中受试者的权益，须成立独立的伦理委员会，并向CFDA备案。伦理委员会应有从事医药相关专业人员、非医药专业人员、法律专家及来自其他单位的人员，至少五人组成，并有不同性别的委员。伦理委员会的组成和工作不应受任何参与试验者的影响。

所有的疫苗临床试验方案必须经伦理委员会审议同意并签署批准意见后方可实施，伦理委员会对临床试验方案的审查意见应在讨论后以投票方式作出决定。会议审查是伦理委员会的主要审查方式，除此之外，在某些情况下可实施快速审查，如对伦理委员会已批准的临床试验方案的较小修正（不影响试验的风险收益比）。

试验前，疫苗临床试验负责机构按伦理委员会的规定和要求提交伦理审查申请，在伦理审查会议上对试验进行说明。在试验进行期间，发生方案修订必须经过伦理委员会批准，试验中发生主要研究者变更、严重不良事件（SAE）、偏离和违背试验方案等，应及时向伦理委员会报告。对特殊的受试者群体（如儿童），需要采用安慰剂对照时，应予以充分的伦理方面考虑。主要研究者应与伦理委员会及时沟通，提交安全相关信息，并按照伦理委员会的要求提交研究进展报告（至少每年一次）和结题报告。若提前终止临床试验，应提交终止试验报告。

伦理委员会机构管理及工作要求详见CFDA下发的《药物临床试验伦理审查工作指导原则》。

（二）疫苗临床试验负责机构建设和管理

1. 疫苗临床试验负责机构资格条件

省级疾病预防控制机构如作为疫苗临床试验负责机构必须具备如下条件。

（1）建立完善的疫苗临床试验组织管理体系和质量管理体系。有专门的临床试验管理科室负责疫苗临床试验的组织管理和实施，配备科室负责人、科室秘书、质量控制人员和资料档案管理员等，具有经过GCP和疫苗临床试验技术培训，能够承担疫苗临床试验所必需的流行病学和实验室检验的临床研究专业人员。

（2）具有防范和处理疫苗临床试验中突发事件的管理机制和措施，有SAE应急处理专家队伍及处理SAE的技术能力。

（3）具有完善的疫苗运送、储藏冷链设备，可保证试验用疫苗、样本安全储备和运送。

（4）具有所管辖的临床试验现场，有疫苗相关疾病流行病学本底资料和疫苗覆盖信息，所管辖区域受试者资源满足疫苗临床试验需要。

（5）制定、修订和定期审阅管理制度和标准操作规程（SOP），进行培训并有培训记录，确保各试验现场准确执行相关管理制度和SOP。根据国家有关要求，试验负责机构至少需要制订71项SOP，其中27项供负责机构使用，44项供疫苗临床试验现场使用。

（6）建立完善的教育培训和考核制度，制定年度培训计划，对本机构及试验现场的研究人员进行GCP及疫苗临床试验技术等相关培训，并有培训记录。

2. 开展试验前的准备

首先经申办者评估与选择，选定某省级疾控机构作为疫苗临床试验的负责机构并确定主要研究者，然后该省级疾控机构还需协助申办者确定疫苗临床试验现场。被选定的疫苗临床试验负责机构和试验现场机构需按照GCP等完成相关的试验前准备工作。确定资质达标、条件成熟后，由试验负责机构向CFDA申请一次性疫苗临床试验机构资格认定，获得批准后方可组织开展临床试验。

CFDA相关部门除了形式审查和书面审查以外，还会派遣专家组进行现场检查。一般至少需要60个工作日才能获知检查结果。

3. 试验方案的制定

疫苗临床试验方案由申办者和研究者共同商讨确定，其基本内容包括：目的和简介，研究现场（简要描述），研究者信息，试验背景和原理，疫苗临床前研究和实验室评价，产品特性简介（疫苗制备及检定的详细资料），主要和次要研究目的，试验设计，受试人群入选及排除标准、方法和程序，临床试验的监控和质量保证，时间安排，伦理学批准等。

4. 组织实施

疫苗临床试验负责机构需完成以下工作：

（1）制定标准操作规程。在试验开始前应制定本次项目的SOP，发给各试验现场严格执行，保障对各试验现场的有效组织管理与质量控制。

（2）进行人员分工。除了主要研究者外，还需确定如下人员：

①项目协调员：协助主要研究者对试验实施有效的管理，保证试验实施质量；负责与申办方、合同研究组织、试验现场负责研究者沟通联系，并将沟通结果及时报告主要研究者；参与试验方案的制定、知情同意书和现场应用表格的设计；参与研究者培训的课程安排；组织现场试验工作，指导不良事件报告和处理，必要时请示主要研究者。

②临床试验质控员：协助项目协调员共同开展对现场的质量控制工作，对不同流程环节进行管理，包括遵循试验方案和GCP等情况、受试者的知情同意、疫苗管理、标本采集、不良事件的核实以及数据修改规范；负责协调组织各项工作，现场操作技术的指导和试验方案的解释，协助处置突发情况。

（3）人员培训与授权。主要研究者在申办者的协助下，在临床试验开始前，明确所有参加临床试验的人员职责，对试验方案、SOP等进行启动前集中培训。在确保所有参与该项目的研究者均具有相应资质的前提下，对研究者进行授权。

（4）建立不良事件主动报告和被动报告相结合的敏感的监测体系。负责机构应建立临床试验中SAE处理的应急预案，如受试者发生SAE，研究者应立即对受试者采取适当措施并记录在案。研究者获知SAE后，应在24小时内报告申办者、伦理委员会以及所在省监管部门，并提交后续报告。

(三) 疫苗临床试验现场条件和要求

1. 疫苗临床试验现场必备资格条件

（1）具有卫生计生行政部门批准的预防接种资质,具有有效的通信系统和设备的市、县级疾病预防控制机构或医疗机构。

（2）具有相对固定、足够数量的临床试验研究人员,研究人员均经过GCP和疫苗临床试验技术培训。

（3）具有所研究疫苗相关疾病流行病学本底资料,根据研究目的确定研究地区,保证受试者数量满足临床试验要求。

（4）配备有疫苗临床试验相关的SOP,进行培训并有培训记录,SOP方便取用。

（5）与当地医疗机构合作建立疫苗临床试验SAE医疗救治绿色通道,试验现场备有救护车及相关救护人员、急救物品。

（6）根据疫苗临床试验不同的接种与访视流程,设置相应的功能分区,各功能分区有明确的指示标志。

2. 现场功能分区的设置

试验现场机构应根据疫苗临床试验不同的接种与访视流程,设置相应的功能分区。包括接待(登记)区、知情同意室、体检及问诊筛查室、生物标本采集室、疫苗接种室、急救室、医学观察室、疫苗储存室、档案室、样本处理保存室、病例筛查实验室和医疗废弃物暂时贮存场所等,各功能分区必须有明确的指示标志。同时,必须建立急救绿色通道,试验现场备有救护车及相关救护人员、急救物品。功能分区相关要求见表13.1。

表13.1　疫苗临床试验现场功能分区要求

序号	名　称	要　求
1	接待区	有适当的空间,进行受试者信息的登记与核实。
2	知情同意室	具备相对私密的空间,负责知情同意的研究者在受试者入组前向受试者或其法定监护人告知本次临床试验的有关内容,并签署知情同意书。
3	体检及问诊筛查室(区)	有适当的空间,进行受试者体检和病史询问。按研究需要配备体检器材与设备,如听诊器、血压计、体温计、身高体重秤等,仪器设备要经过校正,SOP便于取用。
4	生物标本采集室	有适当的空间,按采集生物标本的种类配备器材和设施设备,严格按照方案要求进行标本的采集。
5	疫苗接种室	疫苗接种室应符合接种室的卫生规范要求,由具有接种资质的人员严格按免疫规程进行接种。
6	急救室	设有独立急救室,与接种室和医学观察室同一楼层,且距离不远。急救室内配备医疗救治绿色通道流程图,标明联系电话。急救医生应具备执业资质,经过心肺复苏等技能培训,并且目前正从事急救工作,熟悉疫苗接种常见不良反应紧急处理方法,特别是速发型超敏反应的紧急处理,熟练掌握医疗救治绿色通道流程。如果临床试验涉及儿童受试者,应配备儿科急救医生。急救车设专人管理,配备便携式氧气袋、生命指征监测仪(心电图、血压和脉搏)、简易呼吸机、小儿复苏囊和肾上腺素等常用急救药物,定期检查,及时补充更换急救药品及各种物品。定期检查吸氧装置及配件。

序号	名　称	要　求
7	医学观察室	有较大的空间,卫生和通风条件良好,室温保持适当,设置急救床,受试者接种后应在观察室观察至少30分钟方可离开,如发生不良事件应及时处理。
8	疫苗储存室	具备完善的疫苗运送、储藏等冷链设备。灭活疫苗和减毒活疫苗、生物样本储存库和温度监控设备、各种温度要求的冷藏包。不同的疫苗分柜保存,明确标注。对进出人员进行控制。温湿度有书面记录,有冷链管理停电应急预案。
9	档案室	设有资料室或资料柜,满足防盗、保密、防火、防潮、防虫、防尘、防鼠和长期存放要求。临床试验资料专人管理,分项目存放,目录、台账清楚,易于查阅。对进出人员进行控制,制定资料档案借阅管理规定。
10	样本处理保存室	具有方案要求的处理、存放、运输样本的设备设施。
11	医疗废弃物暂时贮存场所	配备医疗废弃物的暂时贮存设施、设备,按照医疗废弃物种类进行分类存放,标识清楚,分别置于防渗漏、防锐器穿透的专用包装物或密闭的容器内,及时与医疗废弃物集中处置单位交接。
12	绿色通道和救护车	选定至少一所医疗水平较高、距离受试者入组现场最近、交通畅通的综合医院作为应对疫苗接种突发事件的依托机构,受试者入组期间开通与合作医院的急救绿色通道,建立绿色通道急救流程,明确各环节责任人和联系电话。疫苗接种现场需备有救护车,救护车停放在固定位置,备有移动输氧装置,司机和指定医务人员均经过培训,熟悉向上级医疗机构转运路线和程序,在试验现场随时待命。
13	病例筛查实验室	根据需要设置进行病例筛查的实验室,配备相应的仪器设备。

3. 现场人员分工

试验现场的人员分工要经过主要研究者确认,确保所有参与该项目的研究者均具有相应资质,经过培训和授权,明确各自所承担的工作,并掌握和执行相关的SOP。一般试验现场分工如下。

（1）试验现场负责研究者:负责协调组织某试验现场的各项工作,掌握工作进展,制定现场工作计划;负责试验现场突发事件的协调处置,确保记录及时、完整、准确和清晰,确保偏离方案的情况及采取的措施均有详细记录。

（2）试验现场研究者:指参与临床试验的医生和护士,负责受试者登记、知情同意、体检、问诊、采集生物样本、接种、留观等。

（3）疫苗物资管理员:负责疫苗及物资管理、发放、领取、回收和疫苗冷链维护等。

（4）不良事件调查员:负责在每次接种后按规定时间点对受试者进行上门随访或电话随访,随访内容包括接种后有无发生不良事件,体温是否按时测量,及时记录随访结果,协助对不良事件的调查处理。

（5）生物样本管理员:负责生物样本的处理、保管、登记和记录。

（6）资料管理员:负责试验现场资料的管理、保存和移交。

（四）试验用疫苗和生物样本管理

1. 试验用疫苗的管理

疫苗临床试验负责机构应指导各试验现场制定试验用疫苗的管理制度,同时负责机构和试验现场均应由指定经过GCP和相关培训的人员负责试验用疫苗的管理。试验用疫苗的接收、保管、配制、回收、退还／销毁的管理必须符合相关法律法规要求。具体要求如下。

（1）疫苗管理全过程要符合冷链要求，要有符合方案要求的疫苗运输和保存条件。

（2）试验用疫苗应独立分区、按项目存放；应专人专柜上锁管理，保管条件符合试验用疫苗贮藏条件。

（3）疫苗的领取和分发使用应有详细记录，要符合方案的随机化要求，设盲试验需维持盲态管理。

（4）疫苗接种过程应可溯源，包括受试者分配时间、分配人和分配接种的疫苗信息如编号和批号等，保留所有疫苗包装（活性疫苗至少保留外包装）直到经过监查员确认。

（5）疫苗管理员要及时回收剩余的疫苗，定期进行清点并留有清点记录，疫苗使用和剩余数量如与总数不符，应说明理由。

（6）废弃、过期、剩余的疫苗应根据试验方案退回申办者或进行销毁，并做好相关记录，由疫苗管理员、申办者代表签字。

2. 生物样本管理

疫苗临床试验生物样本管理应符合试验方案和SOP的要求，在规定的时间窗内进行采集和处理，由专人负责保存和运输，保证其完整性和活性不受影响，并做好记录。生物样本应设置备份，送检样本和备份样本不应同时同批转运，备份样本应妥善保存到临床试验报告完成以后。生物样本的标识应易于识别，具有唯一性和可溯源性。生物样本应由专人管理，建立样本保管档案和温湿度记录。剩余样本的处理要经过申办者确认，并留有记录。

疫苗临床试验生物样本检测由申办者委托有相关资质的实验室完成，疫苗临床试验生物样本分析实验室的建设与管理应符合《药物临床试验生物样本分析实验室管理指南（试行）》的要求。

（五）试验合同和数据管理

1. 合同管理

临床试验开始前，申办者、负责机构和试验现场分别签署临床试验合同，明确临床试验的监查、稽查、各方职责分工及临床试验费用等。参与疫苗临床试验的研究人员应主动声明和公开任何与临床试验项目相关的利益冲突情况。

2. 数据管理和统计分析

临床试验的原始文件是指试验过程中原始记录的文件，如原始记录表、知情同意书、试验用疫苗使用和管理记录、实验室记录、受试者日记卡等。这些原始记录应符合"及时、准确、完整、规范、真实"的要求，数据可溯源。原始记录应在访视的同时完成，病例报告表信息与原始资料一致。

申办者可以委托独立第三方进行临床试验的统计分析，但临床试验负责机构不应对试验结果进行统计分析。

申办者、负责机构和各试验现场应对试验资料的存档达成协议。试验结束后，负责机构和试验现场应将试验资料尽快存档，负责机构应对试验资料归档情况进行确认。

（六）质量管理

负责机构应对各试验现场进行指导，制定质量管理计划，对试验现场各环节的工作情况进行质量控制,配合临床试验项目的监查和／或稽查,对检查中发现的问题予以跟踪直至解决,并留有相关记录。

疫苗临床试验现场应严格按照项目方案、现场操作手册和项目SOP的要求,规范开展疫苗临床试验各项工作。同时要配合临床试验项目的监查和／或稽查,保存相关记录。对监查、检查和稽查发现的问题,及时制定改进计划,采取相应的管理措施,努力提高试验质量。

参考文献

高荣,李见明.关于加强我国疫苗临床试验监管的思考(上)[J].中国新药杂志,2012,21(16):1861-1863.

(沈灵智)

第十四章

慢性病管理

第一节　慢性病防治规划

　　随着经济社会发展,居民生活水平提高,城镇化、人口老龄化加剧,慢性非传染性疾病(以下简称慢性病)已经成为严重威胁人民健康的重要公共卫生问题。慢性病是可防可控的,慢性病防治是一个复杂的系统工程,需要发动全社会力量,政府主导、部门协作、全民参与。因此,制定具纲领性和指导性作用的慢性病防治规划,对于整合社会资源、积极做好慢性病防治工作、遏制慢性病快速上升势头、保护和增进人民群众身体健康、促进经济社会可持续发展具有重要意义。

一、背景理论

　　目前我国处于慢性病的高负担期。慢性病死亡人数已占总死亡人口数的85%,高于63.3%的全球平均水平,脑血管病、癌症、心脏病和呼吸系统病位列居民死因的前4位。2011年,世界卫生组织(WHO)发布了《各国慢性病简介》,首次综合各国已经发表的资料,按照统一的标准,对我国2008年的慢性病流行作了一个简要的评估,我国男女性年龄标化死亡率分别为:癌症182.3 / 10万和105.0 / 10万;慢性呼吸道疾病118.3 / 10万和88.7 / 10万;心血管病及糖尿病311.5 / 10万和259.6 / 10万。

　　慢性病主要行为危险因素集中在吸烟、酗酒、不健康膳食和缺乏体力活动等方面。目前我国居民中49.3%的男性和2.1%的女性吸烟;29.3%的男性和32.0%的女性缺乏体力活动。2010年浙江省调查数据显示,全省居民吸烟率为25.31%,其中男性48.54%,女性0.66%;居民饮酒率为28.44%,男性46.26%,女性9.57%;居民主动体育锻炼率为24.64%。

　　慢性病严重影响我国劳动力人口健康。据2008年第四次国家卫生服务调查显示,因慢性病全国劳动力人口休工36亿天 / 年(占总人口的65%),因慢性病劳动力人口长期失能37亿天 / 年(占总人口的75%)。慢性病同时给个人、家庭及社会造成了沉重的负担。由慢性病引起的失能调整生命年(DALYs)损失已达70%。在所有疾病中,心脑血管病、慢性阻塞性肺疾病及恶性肿瘤居DALYs的前3位。2009年世界经济风险评估报告指出,慢性病导致的经济负担甚至高于当年金融危机对社会经济发展的影响,2011年该评估报告再次向全球发出警告,称人类五大慢性病不仅可以拖垮医疗体系,而且会对社会经济产生制动效应。

慢性病危害是严重的,但也是可防可控的。慢性病防治规划的制定与实施,对于积极做好慢性病防治工作、遏制慢性病快速上升的势头、保护和增进人民群众身体健康具有积极的指导作用。规划是由个人或组织制定的比较全面长远的发展计划,是对未来整体性、长期性、基本性问题的思考和考量,是设计未来整套行动的方案。规划具有综合性、系统性、时间性、强制性等特点。慢性病防治规划以保护和提高居民健康为目的,针对威胁居民健康的主要慢性病和需优先解决的健康问题,规划和配置社会资源和卫生资源,明确慢性病防治的基本原则、目标、策略与措施,具有综合性、阶段性、科学性、可评价和针对性等特点。①综合性。体现在慢性病危险因素的复杂性,慢性病防治多层级与多部门参与,干预策略和措施的多样性。②阶段性。慢性病防治规划的制定在时间层面和目标的实现层面均需要分阶段,从而使得行动更清晰,更具可行性。③科学性。慢性病防治规划的制定需要充分借鉴国内外先进的理论与实践经验,采用科学的预测和决策工具,从定性和定量两个方面进行考量。④可评价。防治规划中涉及的目标和相关指标敏感、有效,收集的信息及时、准确。⑤针对性。体现在规划的参考依据要符合当前的社会经济发展状况,明确当前的主要问题和需要优先解决的问题,拟定针对性的干预措施。

二、疾控现状

30多年来,随着我国经济社会持续快速发展,人民生活不断得到改善,群众健康意识的持续提高为我国慢性病防治工作奠定坚实基础,我国部分示范地区开展的慢性病防治工作积累了较多的成功经验,并逐步形成了具有中国特色的慢性病预防控制策略和工作网络体系。但慢性病防治工作仍面临严峻挑战,亟须制定和实施具有全局指导意义的"慢性病防治规划"以促进慢性病防治的持续有效开展。2012年5月,卫生部、国家发改委、教育部等15个部委联合印发了《中国慢性病防治工作规划(2012—2015年)》(以下简称《全国规划》),这是我国第一个由多部委共同颁发的慢性病综合防治规划,具有里程碑意义。

(一)政策依据

高度关注改善民生,2011年发布的《中华人民共和国国民经济和社会发展"十二五"规划纲要》中提出"人均预期寿命提高1岁,达到74.5岁",2011年5月,世界卫生组织(WHO)提出"莫斯科宣言",指出要认识到防控慢性病的重要性。2011年9月,联合国慢性病预防和控制高级别会议通过的《政治宣言》提出,慢性非传染性疾病是21世纪各国发展面临的严重挑战之一,各国要加强应对。2012年,国务院印发的《"十二五"期间深化医药卫生体制改革规划暨实施方案》中指出,要提高基本公共卫生服务均等化水平,在基本公共卫生服务项目和重大公共卫生服务专项中都涉及慢性病防控等内容。

(二)工作基础

自20世纪80年代以来,我国逐步建立了国家级专项慢性病(如癌症、脑血管病等)防治研究领导小组,并组织开展现场工作;卫生部疾病预防控制局设立慢性病预防控制处,慢性病防控策略向公共卫生策略转变；中国疾病预防控制中心成立慢性非传染性疾病预防控制中心（以下简称慢病中心），各级疾控系统也成立相应科所，加强慢性病防治队伍建设和能力建设，我国慢性病防治体系初步形成。我国慢性病防治策略也逐步发生转变，形成慢性病防控政府主导、多部门合作、社会参与、医疗卫生系统支撑、百姓积极实践的局面。在慢性病防治实践方面也进行积极的探索，多部门参与机制逐步形成；通过深化医药卫生体制改革，为慢性病防治提供政策保障；通过开展健康城市、全民健康生活方式行动、慢性病综合防控示范区创建，推动慢性病防控工作；实施重点疾病筛查，实现疾病的早发现、早治疗。

（三）主要内容

《全国规划》提出了政府主导、突出重点、预防为主3项基本原则，设定了8个目标和24个具体目标，明确了推进全民健康生活方式、及时发现管理高风险人群、提高诊治康复效果、加强有效协同、提高综合防控能力、完善慢性病监测信息管理、加强科研与交流7项重点工作，强调了加强组织领导、履行部门职责、增加公共投入、加强人才培养和强化监督监测5项保障措施。

自《全国规划》发布后，2012—2013年间，浙江、山东、黑龙江、安徽、湖南、江西、陕西、四川、重庆、青海、海南、广东、贵州等省（自治区、直辖市）积极贯彻落实《全国规划》要求并结合当地实际制定了省级慢性病防治工作规划，浙江省内的宁波市、绍兴市、舟山市、余杭区、龙湾区、乐清市、文成县、桐乡市、莲都区等县（市、区）也制定了当地慢性病防治工作规划，为当地慢性病防治工作的持续有效开展奠定了基础。

三、管理实践

发挥慢性病防治规划的战略管理作用的关键在于制定、实施和评价，这是一个动态的、持续改进的管理过程，既要保持规划的长期稳定性，又要根据内外环境的变化进行合理的调整。

（一）规划的制定

要使规划得以落实，必须要将规划进行分解。规划分解包括：①纵向分解，将规划的内容分解至各部门，进而逐层分解到各职能单位、机构，形成目标明确，职责清楚、责任与目标体系相结合的系统；②时间分解，将规划的长期目标在时间层面分解成为若干个短期目标，以便于实施与评估；③综合协调，根据时间的同步性和纵向的合理性，采取综合平衡与系统协调。

慢性病防治规划是一个综合性规划，在制定时要涵盖主要慢性病及其危险因素防治的工作内容与指标；制定过程中在充分考虑当前实际情况下要有前瞻性；规划的目标与措施要具体化，便于落实；要充分体现预防为主的卫生工作方针和大卫生观念；搭建广阔社会平台，使各级政府、行政部门、非政府组织、学术机构、新闻媒体、企事业单位和个人都可以在规划中找到合适的定位和需要开展的工作。

慢性病是浙江省的重要公共卫生问题。为贯彻落实《中共浙江省委浙江省人民政府关于深化医药卫生体制改革的实施意见》精神和《全国规划》要求，2012年9月，省卫生厅、省委宣传部、省发改委等18部门制定了《浙江省慢性病防治工作规划（2012—2015）年》（浙卫发〔2012〕232号,以下简称《浙江省规划》），主要内容包括以下方面。

1. 指导思想、基本原则和工作目标

（1）指导思想。以邓小平理论和"三个代表"重要思想为指导，深入贯彻落实科学发展观，紧紧围绕"卫生强省、全民健康"的总目标，坚持新时期卫生工作方针，强化政府职责，健全工作机制，完善政策措施，加大资金投入，加强体系建设，优化生活环境，增进城乡居民自我保健意识和能力，提高广大群众的健康水平，为全面小康社会和"物质富裕、精神富有"的现代化浙江建设提供有力保障。

（2）基本原则。①以人为本，健康发展。从保护和促进人群健康出发，满足群众基本健康需要，让人民群众真正享受到改革发展成果。②政府主导，综合防治。强化政府职能，形成部门密切合作、医疗卫生机构分工负责、全社会积极参与的慢性病综合防治格局。③预防为主，防治结合。以控制慢性病危险因素为干预重点，以健康教育、健康促进和患者管理为主要手段，促进预防、干预、治疗的有机结合。④突出重点，稳步推进。制定适合不同区域的防治目标和控制策略，逐步提高慢性病防治的可及性、公平性和防治效果。

（3）工作目标。①防控工作机制建立健全。主要指标包括慢性病防治协调机制建立情况，全民健康生活方式行动覆盖率，国家级和省级慢性病综合防控示范区覆盖率。②防治体系建设不断完善。主要指标包括营养状况监测覆盖率，慢性病及危险因素监测覆盖率，慢性病防控专业人员占疾控机构专业人员比例。③群众健康素养得到提高。主要指标包括慢性病防控核心信息人群知晓率，35岁以上成人血压、血糖和血脂知晓率，人均每日食盐摄入量，成人吸烟率，经常参加体育锻炼人数比例。④筛查干预范围逐渐拓展。主要指标包括成人、儿童青少年肥胖率，重点癌症早诊早治覆盖率，适龄儿童窝沟封闭覆盖率，12岁儿童患龋率。⑤疾病管理水平有效提升。主要指标包括高血压、糖尿病患者管理率，管理人群血压、血糖控制率，脑卒中发病率上升幅度，脑卒中死亡率下降幅度，40岁以上居民慢性阻塞性肺疾病患病率。

2. 策略任务

（1）广泛健康宣教，提高慢性病防治意识。全面实施全民健康促进行动。充分调动卫生、教育、宣传等部门，机关、企事业单位，工会、共青团、妇联、科协、工商联、老龄委和各类社会学术团体发挥优势。

（2）完善政策措施，控制慢性病危险因素。深入推进全民健康生活方式行动，制定落实促进健康的公共政策措施。切实加强烟草控制，逐步完善公共营养政策，积极营造运动健身环境。

（3）加强健康管理，实施慢性病综合防治。做好社区诊断，明确主要健康问题。积极发现慢性病患者的高风险人群，针对普通人群、高风险人群和患者进行分级分类管理。探索推进口腔保健、慢性阻塞性肺疾病管理和对癌症患者随访和康复指导等工作。发挥功能社区在慢性病防治中的作用。落实专业防治机构与医院在慢性病综合防治中的作用。

（4）明确职责分工，完善慢性病防治机制。各级卫生行政部门应明确职责部门并落实人群负责慢性病防治工作。推进慢性病专业防治机构建设。充分发挥疾病预防控制机构在慢性病防治技术管理中的牵头作用，建立其与各级各类医疗卫生机构间分工协作、信息共享、优势互补的工作机制。

（5）注重科研培训,提升慢性病防治水平。加强慢性病基础研究、应用研究和转化医学研究。实施卫生中长期人才规划,建设一支适应慢性病防治工作需要的人才队伍。

3. 保障措施

（1）加强组织领导,推进规划实施。充分认识做好慢性病防治的重要性和紧迫性。落实政策保障、人员配备、资金投入、监督奖励等措施,大力加强社会动员,努力形成政府社会防治工作合力。

（2）履行部门职责,实行综合治理。加强部门间协调沟通,建立部门间慢性病防治工作联席会议制度,健全分工明确、各负其责、有效监督的工作机制,协调解决慢性病防治工作重大问题,落实各项防治措施。

（3）加大财政投入,完善保障机制。建立慢性病防治工作的社会多渠道筹资机制。发挥公共财政的基础作用,鼓励社会各界投入,为防控慢性病提供公益性支持。完善慢性病防治保障制度。加强基本医疗保障制度建设,推进医疗救助制度建设,巩固完善基本药物制度。

（4）抓好示范创建,带动整体发展。积极开展慢性病综合防控示范区建设,进而带动当地慢性病防治的全民开展,推进规划的实施。充分发挥各级公共卫生委员会和爱国卫生运动委员会的作用,丰富和深化卫生创建活动的健康内涵。

（5）强化监测考评,督促任务落实。统筹利用现有资源开展慢性病综合监测和专项调查,提高信息化管理水平,加强慢性病信息收集、分析和利用。建立规划实施情况监测通报制度,制定规划实施监测指标体系,加强监督检查,及时发现问题,不断完善政策。

安徽省、陕西省、四川省、重庆市等省(自治区、直辖市)在制定当地慢性病防治工作规划时,也遵循指导思想、基本原则和工作目标、策略任务、保障措施等架构进行制定,并根据既往工作基础,对相关具体内容进行了调整,以更好地满足规划制定需要考虑的前瞻性、可行性等要求,如广东省在制定慢性病防治工作规划时,对医疗机构慢性病防治人员以及各级财政的慢性病防治专项工作经费都提出了指标要求;安徽省在具体目标部分增加了"在所有学校和医疗卫生机构100%控烟";四川省则根据不同的地区提出不同的目标要求(如在"高血压和糖尿病患者规范管理率"中,提出"成都、攀枝花市达到70%,阿坝、甘孜、凉山三州达到50%,其余市达到60%")。

（二）规划的执行

慢性病防治规划各项目标的实现需要一系列慢性病防治工作的开展与落实。为有效遏制慢性病的发展,贯彻落实《浙江省规划》的各项要求和工作任务,浙江省积极探索慢性病的预防控制工作。

1. 进一步加强组织管理,不断完善慢性病防治体系

健全慢性病防治管理体系。目前浙江省成立省公共卫生工作委员会,并设立慢性病防治工作小组。加强疾控机构力量,省、市、县(市、区)各级疾病预防控制中心设立慢病所(科),负责慢性病防治业务指导和管理工作。建立肿瘤、心脑血管疾病防治等5个省级专病防治机构,加强专业指导。

规范慢性病防治工作。结合浙江省实际,制定了《浙江省规划》《浙江省高血压社区综合防治工作规范(试行)》《浙江省糖尿病社区综合防治工作规范(试行)》等工作规范,不断规范

慢性病防治工作。省疾控中心每年将慢性病防治工作纳入《年度浙江省疾病预防控制工作任务书》和《中心年度计划任务书》。每年召开全省年度慢性病防制业务工作会议,并组织各地按计划付诸实施。

加大慢性病防治专项投入。2012—2014年省级财政针对慢性病防治、重性精神疾病、口腔疾病防治及省级慢性病监测与控制共投入经费计3254万元,其中省疾控中心省级监测与控制经费为679万元。

不断加强慢性病防治宣传。通过召开新闻通报会、发布蓝皮书等形式向政府和有关部门通报慢性病防治工作进展。通过浙江省健康教育馆、慢性病防治专题两会特刊、"全民健康生活方式行动日"等宣传日活动等多种方式,广泛宣传健康知识,使群众建立健康生活方式,有效预防和控制慢性病。2013年居民抽样调查结果显示,居民慢性病防控核心信息知晓率为80.1%,血压及血糖知晓率分别为75.5%和50.2%。

2. 进一步完善机制,落实各项慢性病防治措施

切实做好基本公共卫生服务项目工作。在全省全面推进重点疾病社区管理工作,2013年全省登记管理高血压患者440万人,规范管理347万人;糖尿病患者104万人,规范管理81万人。积极推进重性精神疾病规范管理工作,全省已登记管理重性精神疾病19余万人,规范管理16余万人。通过社区规范化防治与管理,重点慢性病得到较好控制。

建立慢性病监测信息管理系统。浙江省于2009年启动慢性病、死因等监测网络直报系统,建立集出生、死亡统计、主要慢性病病例登记与生存随访于一体的慢性病监测信息管理系统,目前全省以县为单位已全覆盖,至2014年5月,已与216家医疗机构HIS系统实现对接,监测质量显著提高。每年发布全省平均期望寿命、主要慢性病发病死亡等健康指标。

动态掌握全省慢性病社区综合防治工作信息。2013年全省社区居民健康档案累计建档率91.40%,电子居民健康档案累计建档率89.69%。在医疗机构和社区卫生服务机构全面实施35岁以上内科病人首诊测血压制度。开展高血压和糖尿病高危人群管理与指导。2013年全省报告社区登记高血压高危人群数150余万人,干预指导人群数共计140余万人;报告社区登记糖尿病高危人群数100余万人,干预指导人群数共计90余万人。

3. 创建慢性病综合防治示范区提高防控能力

2012年,省卫生厅联合省教育厅、省民政厅、省体育局下发了《浙江省慢性非传染性疾病综合防控示范区创建工作实施方案》,并组织编印《慢性非传染性疾病综合防控示范区创建技术手册》。各地疾控机构当好政府参谋,积极推进示范区创建,至2014年底,浙江省22个县(市、区)成为国家级慢性病综合防控示范区,52个县(市、区)成为省级慢性病综合防控示范区。

4. 深入推进全民健康生活方式行动

浙江省制定了《浙江省全民健康生活方式行动实施方案》《全民健康生活方式行动示范创建试点工作方案》等文件,按照统一规范要求积极开展"行动"和"示范"创建工作。2014年,全省各地已实现"行动"全覆盖。共创建示范社区、示范单位、示范食堂、示范餐厅1703个;592个室外支持性环境投入使用,建设无烟机构2082家。通过开展全民健康生活方式行动等健康促进活动,进一步增强居民的保健意识,提高其慢性病防治的知识和技能。

5. 开展慢性病综合防治试点工作

试行35岁及以上首诊病人测血糖工作,开展社区糖尿病筛查路径与成本效果分析试点

工作；借鉴美国临床预防服务的理念和经验，开展临床预防服务试点；系统地引入健康管理的理论和技术，开展社区健康管理试点，探索慢性病社区健康管理工作模式；开展慢性病社区管理及效果评估试点，探索解决基层慢性病社区管理工作中面临的难题。

6. 不断强化慢性病应用科学研究

开展居民代谢综合征预防控制效果评价研究。2010年起，在15个县（市、区）开展城乡居民代谢综合征流行现状调查，并针对代谢综合征患者、高危人群和一般人群运用生活方式干预与动机性访谈心理干预相结合的措施进行干预工作，建立社区干预师队伍，开展干预效果评估和可行性评估。

开展中国环境流行病学人群队列研究、双生子人群队列研究，2012年起在杭州、绍兴、丽水等市开展双生子人群队列研究，建立双生子登记系统，完成3000余对双生子信息登记，收集自然环境、人工环境及社会环境信息，以期获得环境因素与慢性病及相关性状的因果关系。

开展慢性病分子生物学研究工作。探索肺癌危险因素在地域及遗传因素上的差异及其影响因素；研究基因表达在原发性肝癌的早期诊断中的意义；探索GWAS的候选基因的易感位点与结直肠癌易感性的关系；开展癌症特征miRNA电化学及光电化学微芯片研究，将芯片技术与电化学结合，实现高灵敏度定量检测。

广东省、湖南省、重庆市、江西省等其他制定了慢性病防治工作规划的省（自治区、直辖市）在执行规划过程中，在完善防治体系、落实防治措施、推进慢性病防治面上工作和强化科学研究等方面，针对当地需要着重解决的慢性病防治优先领域，充分利用当地资源开展了许多卓有成效的工作，以确保规划工作要求的贯彻落实与稳步推进。

（三）规划的评估

规划的评估是指判断规划或规划的某些方面是否恰当、有效，并研究如何使得规划达到预期目标。通过对规划的评估，可以确定和阐明取得的效果，完善实施过程，同时规划评估也是满足管理需要的必备环节之一。慢性病防治规划的评估应主要涉及以下方面：①一致性，各项政策、规章制度以及相关支持性环境是否与慢性病防治规划相一致；②可接受性，慢性病防治规划对于各责任部门所提出的各项要求是否在其职责范围内，是否能够为各责任部门所认同并落实在其各项工作中；③可实现性，通过各责任部门的通力合作与共同努力，慢性病防治规划提出的各个指标与目标是否能够如期达成与实现。

2014年，浙江省针对《全国规划》和《浙江省规划》中涉及指标的完成情况进行了中期评估。评估内容主要涉及3个方面：组织领导、职责履行和目标完成情况。经过评估发现，浙江省在组织领导方面不断健全慢性病防治管理体系，规范防治工作，加大慢性病防治专项投入，强化宣传等，为慢性病防治工作的不断推进提供了良好的组织保障和支持性环境。在卫生部门的职责履行方面，卫生行政部门、疾病预防控制机构、医疗机构等各司其职，重视慢性病防治信息的动态管理，以全民健康生活方式行动和慢性病防控示范区创建为抓手，针对慢性病一般人群、高危人群和患者人群进行综合防治，突出慢性病防治能力建设和应用科学研究。在目标完成方面，健康知识知晓、全民健康行动、高危人群筛查与干预、慢性非传染性疾病患者管理、监测等方面已基本达到或接近规划要求，而在健康生活方式、健康指标和防治队伍建设方面还存在不足。

广东省、海南省、湖南省等其他开展了慢性病防治工作规划中期评估工作的省(自治区、直辖市)也通过评估工作,进一步审视了当地慢性病防治工作取得的成绩与经验、存在的问题与不足等,使得当地的慢性病防治工作在规划的指导下能够更具针对性地进行完善与推进,如广东省提出要在政策宣讲、机制建设、人员队伍建设、信息化建设等方面进一步推进工作。

中期评估一方面说明目前的慢性病防治工作规划在目标的制定和指标的设定上具有其合理性和可实现性,另一方面也说明目前慢性病防治任务仍非常艰巨,各责任部门仍需继续加大慢性病防治工作力度,为慢性病防治工作规划的最终落实继续努力。

参考文献

[1] 孔灵芝.中国慢性病防治规划解读[J].中国慢性病预防与控制,2012,20(5):502 - 503.

[2] 陈坤.全人全程健康管理[M].北京:科学出版社,2012.

[3] 王文.2012—2015年《中国慢性病防治工作规划》要点解读[J].中华心血管杂志,2012,40(10):887 - 888.

[4] 俞顺章.慢性病防治的战役已经打响——学习《中国慢性病防治工作规划(2012—2015年)》心得之一[J].上海预防医学,2012,24(11):585 - 587.

[5] World Health Organization.Noncommunicable Diseases Country Profiles 2011[M].Geneva: World Health Organization,2011.

[6] 杨辉.社区慢性病综合防治规划制定[J].中国慢性病预防与控制,1999,7(6):284 - 286.

(赵 鸣)

第二节　慢性病监测

慢性非传染性疾病监测(简称慢性病监测)是连续、系统地收集慢性非传染性疾病的发病、死亡及有关因素的资料,分析、传递有关信息,并开展评价,为疾病预防与控制提供依据的一项工作。通过慢性病监测,可以了解慢性病在人群中的流行情况,预测未来疾病的发展趋势;了解疾病发生与转归的一般方式,探讨慢性病的流行原因;评价慢性病的干预效果,为制定防治措施及卫生决策提供依据。

一、背景理论

通常慢性病监测包括发病监测、患病监测与危险因素监测等。由于目前慢性病导致的死亡占总死亡的80%以上，死因监测常常包括在慢性病监测体系建设中。死因监测意在通过持续、系统地收集人群死亡（死因）资料，并进行综合分析，以了解人群的死亡水平、死亡原因及变化规律，从而获得人群健康水平，确定不同时期主要死因及疾病防治重点。我国死因监测资料的收集途径为医院死亡报告与非医院死亡报告，收集工具统一采用《居民死亡医学证明（推断）书》（死亡证），死因编码标准采用《国际疾病分类第10版》（ICD-10）。

慢性病发病监测主要是测量、观察慢性病发病动态和流行趋势，为制定防治对策和措施及慢性病防治效果评价提供科学依据。通过慢性病发病监测，可及时发现新发慢性病病人，使之得到更及时和规范的干预与管理，从而减少资源消耗，达到更好的预防控制效果。慢性病发病监测的开展要以完善的死因监测系统为基础，监测病种根据监测地区的主要卫生问题或监测目的来选择，常选择易于诊断且诊断比较明确的疾病。慢性病发病资料的收集途径主要以医院报告为主，死亡补发病、漏报调查及专题调查获得的确诊病例作为补充。

慢性病患病监测是通过周期性流行病学专题调查的方式，了解慢性病患病率及危险因素的分布及其变化趋势。长期、连续、按照一定间隔时间开展流行病学专题调查，短则1年1次，长则3—5年1次，每次调查产出的统计指标，按时间顺序排列或连接起来，即可形成慢性病患病的各种指标曲线图。慢性病患病监测以流行病学调查为资料收集途径，监测方案与问卷的设计既要符合流行病学调查的特点与规律，还要满足监测的持续性与系统性的特点，因此疾病的定义、监测指标的计算及问卷的核心问题要相对固定，确保连续几次调查的可比性。常见的患病监测包括高血压、糖尿病、肥胖、血脂异常、慢性阻塞性肺疾病等监测。

慢性病行为危险因素监测是指通过长期、系统、持续地收集人群中与慢性病有关的行为、知识、态度的动态分布及变化趋势，分析数据，并将结果上报或分发给所有监测相关的人员，及时采取有效干预措施并评价其效果。慢性病行为危险因素监测也需要定期开展调查来收集数据，常常结合慢性病患病率调查一起开展。慢性病危险因素阶梯式监测（STEPs）是世界卫生组织推荐的监测工具，按问卷调查、身体测量与生化检测分三阶段实施，每阶段又分核心内容、扩展内容和可选内容，为各国提供标准化方法，便于比较。另外，美国行为危险因素监测系统（BRFSS）也包含了慢性病的行为危险因素监测内容。

二、疾控现状

我国常规死因登记报告系统主要包括全国疾病监测点（DSP）系统、卫生部死因登记系统以及部分省的死因登记系统。全国疾病监测点系统起源于1978年，1989年正式形成全国疾病监测系统，遍布29个省（直辖市、自治区）71个监测点。1990年在原有监测系统的基础上，在全国31个省、市、自治区选择有代表性的145个疾病监测点组建新DSP系统，覆盖1000万监测人口（占中国总人口的1%），以收集出生、人口和死亡资料。2003年、2005年及2013年该系统又多次调整与扩大，目前覆盖了31个省（市）和新疆生产建设兵团的605个监测点约3.23亿人口，不仅具有国家级、城乡和东中西部代表性，还具有省级代表性。卫生部死因登记系统起源于1957年,1987年由卫生部统一管理,目前覆盖的地区主要为城市和东部农村地区,涵盖15个大城市、21个中小城市及15个省(市)、90个县的1亿人口。

我国慢性病发病监测工作起步较晚,20世纪80年代之前,仅部分地区参与以项目为载体的 MONICA(Multinational Monitoring of Trends and Determinants in Cardiovascular Disease)监测和肿瘤登记工作。除全国肿瘤登记外,2014年中国疾病预防控制中心在全国建立心脑血管事件登记系统,在100个全国疾病监测点中开展心脑血管疾病登记报告。

我国对慢性病患病及行为危险因素监测始于一些单病种及其危险因素的流行病学专题调查。新中国成立以来,先后开展了全国性的以肿瘤为主的全死因调查、高血压流行病调查、糖尿病流行病学调查,并有16个省市、19个监测区参与了心脑血管疾病危险因素及其发展趋势监测项目(MONICA项目)。1995年,8个城市参与世行卫Ⅶ贷款项目的健康促进子项目,开展重点慢性病等危险因素监测。2002年开展了第四次全国居民营养与健康状况调查。2004—2013年,每隔3年开展1次全国性的慢性病及其危险因素监测,其间还开展了1次全国流动人口慢性病及其危险因素监测。2005年,在全国18个省、自治区、直辖市开展了中国城市青少年健康相关危险因素调查。2014年,全国慢性病综合监测系统进一步完善,启动了中国居民慢阻肺监测,并将慢性病与营养监测进行了整合。

浙江省死因登记工作起始于20世纪50年代,随全国疾病监测系统的调整逐步扩大。2001年,通过抽样设计和组织全国及省内有关专家论证后,建立浙江省卫生监测区,分布于全省11个市、30个县(市、区),监测人口达1600万,占全省人口的1/3,开展出生、死亡、主要慢性非传染性疾病(糖尿病、冠心病急性事件、脑卒中与恶性肿瘤)和行为危险因素监测等。2009年1月1日启动全省死因、慢性病监测网络直报,死因登记与慢性病发病监测迅速推广至全省。2010年,开展医院HIS系统与浙江省慢性病监测信息管理系统对接试点工作。截至2015年3月,全省50%的县及以上医疗机构完成了医院HIS系统与浙江省慢性病监测信息管理系统的对接,极大地提高了浙江省慢性病监测的时效性。

浙江省行为危险因素监测体系也已趋于完善,2004年、2007年在浙江省卫生监测区开展首次成人行为危险因素监测和青少年行为危险因素监测后,分别每隔3年与5年开展1次,目前已完成4次成人行为危险因素监测与2次青少年行为危险因素监测,获得了浙江省主要行为危险因素的流行特征与流行趋势。浙江省慢性病患病监测体系尚未完善,仅仅在2002年开展了营养与健康状况调查,在2010年开展了代谢综合征调查,获得了浙江省调查当年的高血压、糖尿病、高血脂等慢性病的患病率。

三、管理实践

慢性病监测是一项长期、连续性工作,涉及多部门以及多个机构,需强化慢性病监测组织领导,落实部门职责,建立协调和信息共享机制,规范监测工作流程,密切部门配合,完善工作制度,确保监测工作的有序开展。从省级层面来看,北京、上海、天津、浙江等地实行了全省人口覆盖的死因登记。上海、浙江、天津和江苏等省建立了省级肿瘤登记,天津、浙江、江苏、成都、重庆、福建等地区开展了糖尿病、冠心病急性事件、脑卒中等慢性病的发病监测。

（一）争取行政支持，开展多部门合作

慢性病监测的病例收集途径主要来源于各级医疗机构，监测病例的信息核实与随访由辖区责任医生承担，而监测工作的管理主要由各级疾病预防控制中心承担。因此，完成慢性病监测整个工作流程需要各级医疗机构和疾病预防控制机构的密切配合与通力合作。而死因监测工作不仅仅需要卫生部门内部的协调，还涉及公安、民政等部门的支持与协作，因此需要争取行政部门的支持与协调。2012年5月，卫生部、国家发改委、教育部等15个部委联合印发了我国第一个由多部委共同颁发的慢性病综合防治规划——《中国慢性病防治工作规划（2012—2015年）》；2013年12月，国家卫生计生委、公安部、民政部三部委联合颁布《关于进一步规范人口死亡医学证明和信息登记管理工作的通知》（国卫规划发〔2013〕57号），为死因监测与慢性病监测工作提供了有力的保障。

浙江省卫生计生委在浙江省慢性病监测系统建立以来，印发了《关于建立浙江省卫生监测区的通知》（浙卫发〔2001〕119号）、《关于下发浙江省卫生监测统计报告管理规定的通知》（浙卫发〔2001〕317号）、《浙江省卫生监测区统计工作手册（疾病预防控制分册）》、《关于扩大省卫生监测区监测覆盖人口的通知》（浙卫办疾控〔2005〕26号）、《关于在全省启动慢性病等监测网络直报系统的通知》（浙卫办疾控〔2008〕38号）等系列通知，还颁布了《浙江省县级以上医疗机构公共卫生工作计划任务书》；2012年9月，依据国家慢性病防治工作规划，结合浙江省实际，联合省委宣传部、省发改委等18部门制定了《浙江省慢性病防治工作规划（2012—2015）年》（浙卫发〔2012〕232号），这些文件的出台，让浙江省慢性病监测工作有据可依，顺利开展。

（二）建立工作制度，规范管理监测工作

监测是一项长期的工作，不仅需要有一套规范的工作程序，还需要制定一套完善的工作制度来对监测工作进行规范管理，以确保监测工作长期持续地保持良好的工作质量。

第一，例会制度。县（市、区）疾病预防控制中心每年定期召集辖区各级医疗机构业务工作人员，讨论与反馈阶段性监测工作质量，布置监测工作任务；监测乡镇卫生院（社区卫生服务中心）每月召集乡村卫生人员召开会议，县（市、区）疾病预防控制中心的专业人员轮流参加各乡镇（街道）的例会，掌握各乡镇监测工作情况，并给予技术指导。

第二，疑难个案核查制度。乡镇卫生院（社区卫生服务中心）预防保健科负责疾病监测的医生，对村（居委会）卫生人员报告情况不清的个案，亲自查阅有关资料，或上门面访核实；县（区）疾病预防控制中心专业人员对防保医生不能确定的个案进行调查核实。

第三，报告制度。各级医疗机构应建立健全慢性病等监测网络报告管理制度，完善填报流程，明确相关科室职责，由专人负责全院的慢性病等监测资料的收集、整理、审核、网络报告等工作；并按规定的程序和时限完成相关资料的收集、报送。

第四，资料审核反馈制度。各级医疗机构及疾病预防控制机构对监测人员报告的资料要及时审核，发现资料的逻辑错误或异常现象要及时反馈与核对。省级每季度1次，市、县级每月1次对监测质量进行审核与评估，撰写监测质量分析报告，报送各级卫生行政部门，反馈各级疾控中心和医疗机构。

第五，漏报调查制度。要求市、县（市、区）疾病预防控制中心，定期开展医院漏报调查与

居民漏报调查,掌握各家医院及各辖区慢性病报告情况;并利用居民漏报率以校正报告率等。省疾病预防控制中心制定漏报调查方案,每年开展2次医院漏报调查,每3年组织1次居民漏报调查,各市与县疾病预防控制中心根据全省统一方案,开展辖区居民漏报调查与各级医疗机构的医院漏报调查,并将漏报调查结果上报省疾病预防控制中心。

第六,质量检查与指导制度。县(市、区)疾病预防控制中心对辖区所有医疗机构每年开展2次检查,除了对医院漏报调查外,还需抽查一定比例的卡片,与医院就诊原始记录进行复核,对医院报卡质量进行评估;并对各乡镇(或街道)开展的个案信息核实与随访工作开展抽查复核;各市疾病预防控制中心对所辖各县(市、区)抽查县级以上医疗机构与乡镇卫生院(社区卫生服务中心)各1家,省疾病预防控制中心对各市至少抽查1个县(市、区)进行现场质量检查与指导。

第七,人员培训与考核制度。监测工作是一项专业性很强的信息管理和分析工作,要求从事疾病监测工作的人员要具备一定的专业知识,必须经过系统培训。对新从事疾病监测的人员要开展监测岗位知识的培训及考核。

第八,监测数据的使用规定。各地产生的出生、死亡、慢性病等监测数据和信息,由各级卫生行政部门公布和批准使用。未经当地卫生行政部门批准,不得擅自公布。

第九,资料管理及有关档案制度。历年收集的资料应存档保管;原始报表、报告卡、计算机数据库均应按档案管理的要求妥善保管,建立完整的数据库,数据库备份保存。

第十,工作考核制度。各级卫生行政部门每年定期组织开展辖区慢性病等监测报告工作考核,考核结果纳入单位绩效考核内容。各级疾病预防控制机构负责制定死因与慢性病监测考核方案,省疾病预防控制中心对市级疾病预防控制中心开展考核;各市级疾病预防控制中心对所辖县(市、区)疾病预防控制中心开展考核,各县(市、区)疾病预防控制中心协助县卫生局对所辖各级医疗机构开展考核。

(三)定期开展人员培训,加强监测队伍建设

慢性病监测需要较强的专业技术支撑,要求从事监测的业务人员具有临床与预防的医学专业知识、ICD-10与ICD-O-3的编码技术以及监测数据统计分析与决策倡导的专业能力;而且随着监测工作的不断深入与细化,监测工作中出现的问题也不断更新;同时,各级医疗机构及疾病预防控制中心监测人员的更新与岗位变动,也将影响监测工作的连续性和质量的稳定性。因此需要对监测人员定期培训,不断更新其监测知识与技能,及时解决监测过程中存在的问题,以促进监测工作质量不断提升。

自慢性病监测系统建立以来,浙江省疾病预防控制中心每年派员接受国内外慢性病监测业务相关的培训,同时每年开设监测技术培训班,定期开展疾病监测方法应用、死因监测方法和技术、慢性病监测数据分析与利用等国家级继续教育培训班,对省内各级疾病预防控制中心及省级医疗机构从事慢性病监测的业务人员开展监测技术培训。各市级疾病预防控制中心每年对所辖县(市、区)疾病预防控制中心与全市县级以上医疗机构的慢性病监测业务人员开展业务技术培训至少1次。各县(市、区)疾病预防控制中心每年对所辖各级医疗机构的慢性病监测业务人员开展业务技术培训至少1次。10余年来,通过省、市、县三级培训,全省监测人员得到了系统、规范的业务培训,慢性病监测方法和技术得到推广。全省建立了一支技术过硬的监测队伍,推动了全省慢性病监测工作。目前,浙江省慢性病监测工作

覆盖全省所有县(市、区)，监测网络覆盖省、市、县、乡四级，慢性病监测业务人员累计上千人。

（四）利用信息化手段，提高监测工作时效性

慢性病监测要持续、系统地对监测辖区内的慢性病患者进行登记与随访，由于慢性病患者多、病程长，多医院或同一医院多次重复就诊，导致慢性病监测工作繁重，传统的手工填报带来的漏报、错报和迟报现象非常严重。另外，慢性病监测资料从医院收集、审核、上报，各级疾病预防控制中心逐级审核反馈，到社区责任医生初访信息核实与随访确定生存状态整个监测流程周期长，发现问题无法及时有效解决，常导致慢性病监测资料完整率不高，影响后续资料分析与解释。信息化是解决上述问题的有效手段。2009年，浙江省在慢性病监测工作覆盖30个监测区的基础上，率先利用计算机网络和技术，设计并建立了浙江省慢性病监测信息管理系统，该系统涵盖了生命登记、慢性病病例报告与生存随访、伤害医院监测等几大功能，实现了医疗卫生单位网络直报、社区随访管理、疾控审核动态监督等网络化管理功能，解决了医院信息管理系统(HIS)数据对接、慢性病异地管理的技术难题。2010年，通过医院住院或门诊HIS系统抓取就诊患者信息与诊断信息，然后与浙江省慢性病监测信息管理系统数据实现交换，在数据交换过程中同时完成数据的缺项及逻辑校验。6年多的实践证明，浙江省慢性病监测信息管理系统成功建立并正常运行后，不仅大大减少了手工操作环节，极大缩短了慢性病监测信息的传递时间，提高了工作效率，而且较好地提升了信息准确性和数据质量，为监测数据后续的统计分析提供了有力的技术支撑和较好的数据服务。当然，在利用信息化手段开展慢性病监测工作时，要注意系统安全及数据安全两方面，系统安全包括慢性病监测信息系统应具有安全可靠的备份、装载及恢复机制，输入和处理过程的数据能定期进行备份，保证因机器故障或其他原因造成的数据流失，能在允许的时间内恢复到最近的状态。此外，由于慢性病监测信息涉及患者的个人信息、疾病信息及就诊信息等隐私资料，需要对数据进行必要的安全保密措施。

参考文献

[1] 陈育德,李辉,王临虹.我国慢性病及危险因素监测的发展及挑战[J].中华预防医学杂志,2012,46(5):389-391.

[2] 李立明.流行病学[M].北京:人民卫生出版社,2014.

[3] Bonita R,de Courten M,Dwyer T,Jamrozik K,Winkelmann R.Surveillance of Risk Factors for Noncommunicable Diseases:The WHO Stepwise Approach[M].Geneva:World Health Organization,2001.

[4] Yang GH,Hu JP,Rao KQ,et al.Mortality Registration and Surveillance in China:History,Current Situation and Challenges[J].Popul Health Met,2005,3(3):1-9.

[5] 任丽君,周脉耕,王黎君.死因登记报告系统现状与发展[J].疾病监测,2008,23(1):1-10.

（胡如英　龚巍巍）

第三节　慢性病防治与医防整合

目前,我国慢性病流行形势严峻,患者众多,由此带来的长期持续治疗、伤残、失能和早死给个人、家庭和社会造成沉重负担,防治慢性病已经成为关系国民健康和国家兴衰的头等大事。实践表明,以社区人群为基础的慢性病综合防治能有效控制慢性病的流行,通过建立和健全卫生行政部门领导下,疾病预防控制机构、专病防治机构、医院、基层卫生机构分工负责和分级管理的体系,推动医防整合,是顺利开展慢性病社区综合防治的基础。

一、背景理论

慢性病也被称作生活方式病,其发生、发展与个体整个生命周期危险因素的积累密切相关。致病危险因素的微效性、长期性和累积性,以及个体行为受家庭小环境和社会大环境共同影响的复杂性,决定了慢性病防治需要采用系统综合的防治措施体系。慢性病危险因素有很多,其中主要危险因素有:吸烟、饮酒、缺乏体力活动、不合理膳食,其他因素还有病原体感染(如乙型肝炎病毒感染引起原发性肝癌等)、职业环境污染暴露和精神心理因素等。综合目前研究结论,可以把慢性病危险因素大致分为行为因素、环境因素和机体因素三大类,并且存在多种因素的综合作用。行为因素和环境因素属于可改变的因素,其中尤以不良生活行为方式最为重要,包括吸烟、饮酒、缺乏体力活动和不合理膳食等,这是慢性病的主要风险因素。如果慢性病的主要风险被消除,大约3/4的心脏疾病、中风和二型糖尿病以及40%的癌症将能够得以预防。

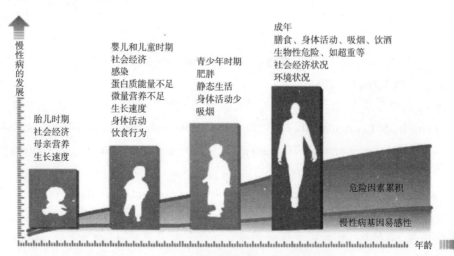

图14.1　生命周期危险因素积累与慢性病的发生

WHO认为有效且成本效益高的慢性病防治措施包括:①制定法律、法规;②税收和价格干预;③改善支持环境;④倡导;⑤以社区为基础的干预;⑥以学校为基础的干预;⑦工作场所干预;⑧筛查;⑨临床干预;⑩疾病管理;⑪康复服务;⑫缓和照料。根据慢性病发生发展的自然史,慢性病防治对象应涵盖五个亚人群:普通人群、高危人群、患者人群、与该慢性病相关的并发症人群和晚期慢性病人群。实践中采取全人群、高危人群和病人管理相结合的策略,即全人群健康促进,针对高危人群个体的疾病早期筛查和危险因素干预,现患病人管理/晚期病人医疗护理。这些系统措施针对防治慢性病的关键环节,是慢性病综合防治策略的重要组成。

慢性病一旦得病,难以治愈,终身受累。发达国家应对慢性病的经验提示我们,采取以治疗为主的临床医疗手段来应对慢性病,相关医疗费用支出会不断攀升,社会负担越来越重,控制慢性病发展的效果有限。只有政府高度重视,社会各界联合行动,从遵循健康生活方式入手,关口前移,预防为主,有效控制主要危险因素,才能最终实现防治慢性病的目标。预防医学和临床医学的结合是医学发展的必然趋势,也是医疗机构持续发展的必由之路。医疗机构实行医防整合,从医疗型向临床—预防—康复型转变,既是新的医学模式和健康观以及社会健康目标提出的要求,也是国家卫生事业及其管理发展的要求。在医防整合的体系中,疾病预防控制机构和专病防治机构协助卫生行政部门做好慢性病预防控制规划和方案的制定、实施和评价;医疗机构提供慢性病危重症患者的诊疗、康复服务,指导基层卫生机构,实施双向转诊;基层卫生机构则负责慢性病相关防控措施的具体落实。

二、疾控现状

2011年"第六届中国健康传播大会"上,时任卫生部部长陈竺院士指出,慢性病已经成为卫生界面临的主要挑战,包括心血管疾病、恶性肿瘤、糖尿病等慢性病造成的死亡占比已经达到85%以上;慢性病已经取代传染病,成为导致我国人口死亡的第一原因。为了应对我国慢性病井喷的严峻态势,各地先后成立了专门机构部门开展慢性病防控工作,主要为各级疾病预防控制中心的慢性病防控科室,部分地区甚至有独立设置的单位。浙江省2000年实施了疾病预防控制机构改革,各级疾病预防控制中心承担慢性病预防控制职责。截至2013年,已有7家市级疾病预防控制中心(共11家)、24家县级疾病预防控制中心(共90家)成立了专门的慢性病防控科室,另外4家市级疾病预防控制中心、51家县级疾病预防控制中心有以慢性病防控为主要职责的科室,初步形成了较为完善的慢性病防控网络,开展监测、社区干预等工作。慢性病防治逐步从临床医学、临床诊治为主转向临床医学与预防医学并重,预防理念和组织体系得到加强,市级层面成立有五大主要慢性病防治办公室,与疾病预防控制中心协调开展工作。

为掌握国家和地区慢性病流行现状,更好地应对慢性病威胁,各级疾病预防控制中心采用抽样调查的方式,针对主要慢性病及其相关危险因素开展了流行病学调查,结果不容乐观。据2010年全国疾病监测地区慢性病及危险因素监测调查,18岁及以上成年人主要慢性病患病率:高血压33.5%,糖尿病9.7%,高胆固醇血症3.3%,高甘油三酯血症11.3%,低密度脂蛋白胆固醇血症2.1%,肥胖12.0%,超重30.6%;据此估计中国有超过2亿的高血压、1.2亿肥胖、9700万糖尿病和3300万高胆固醇血症患者,其中65%以上为18—59岁劳动人口。

47%的男性吸烟,80%的家庭人均食用盐和食用油摄入量超标,50%的居民蔬菜水果摄入不足,18岁以上成人经常参加体育锻炼比例仅为11.9%。可以预见,未来我国慢性病发病和死亡情况还会日趋严重。作为东部发达省份之一,浙江省慢性病防控形势也非常严峻。据浙江省2012年监测报告,慢性病死亡占总死亡81%,恶性肿瘤是居民第1位死因,死亡率为185.15 / 10万,脑血管疾病死亡率为116.97 / 10万,心脏病死亡率为78.52 / 10万;2012年糖尿病报告发病率为382.76 / 10万,冠心病急性事件报告发病率为38.64 / 10万,脑卒中报告发病率为307.91 / 10万,恶性肿瘤报告发病率为310.84 / 10万,发病水平前5位恶性肿瘤分别为肺癌、胃癌、大肠癌、肝癌和乳腺癌,占全部恶性肿瘤的57.85%。

浙江省目前已经形成依托浙江省慢性病发病监测管理信息系统的慢性病发病报告体系,常规报告糖尿病、脑卒中、冠心病急性事件和恶性肿瘤的发病情况,为慢性病防控提供了第一手的基础数据。现阶段,各级疾病预防控制中心慢性病社区综合防治工作以高血压和糖尿病为主,恶性肿瘤、慢阻肺等一些主要慢性病也有关注,如农村妇女"两癌"筛查工作在多地已经开展多年,为了解我国慢性阻塞性肺病流行情况的专项调查也在国家统一组织下启动。结合基本公共卫生服务项目,全国各地普遍开展建立居民健康档案、重点人群定期体检、高血压 / 糖尿病患者随访管理、35岁以上人群首诊测血压等慢性病社区综合防治工作。

三、管理实践

近年,我国慢性病防控策略在六个方面实施转变:从专家行为向政府行为转变、从治疗为主向预防为主转变、从高层向基层转变、从城市向城乡并举转变、从卫生部门向全社会转变、从专业行动向群众运动转变。国家从行政层面推动在全国逐步创建以区 / 县级行政区划为单位的慢性病综合防控示范区;加强政策倡导,营造促进健康支持环境;建立政府主导、多部门合作、专业机构支持、全社会共同参与的慢病综合防控工作机制。山东省联合卫生部(现国家卫生计生委)开展省部共建减盐防控高血压行动,在建立政策和支持性环境、促进多部门行动等方面探索减盐防控高血压;上海市推广高血压自我管理小组,在医务人员指导下建立市民健康自我管理小组,调动患者自身力量防治高血压。浙江省在嘉兴海宁建立了大肠癌早诊早治示范基地,把大肠癌筛查列入当地政府"为人民办实事"工程,由政府出资组建专业队伍,在三年内覆盖辖区所有高危人群。系列工作积累了丰富的管理实践经验,逐步明确了慢性病防治关键环节和医防整合的工作思路。

(一) 政府主导

慢性病流行形势严峻,进入"井喷"阶段,加强慢性病防治工作刻不容缓。WHO从20世纪90年代开始即在全球倡导慢性病预防控制并定期发布全球慢性病报告,制定和推行《WHO烟草控制框架公约》,先后发布膳食、有害酒精使用、体力活动等技术报告和指南,制定全球慢性病预防控制行动计划,推动全球慢性病预防控制工作。2011年9月,第66届联合国大会通过了《关于预防和控制慢性非传染性疾病的政治宣言》。在慢性病防治策略上,要求把预防慢性病纳入国民经济与社会发展规划,制定国家慢性病预防政策和规划,采用各种干预措施降低主要可变危险因素,慢性病预防要贯穿人的一生,促进慢性病防控的多部门合作和全社会参与,监测慢性病及其决定因素,评价防治工作进展。

慢性病可防可治，是全社会共同的责任。慢性病防治工作的推进应该遵循政府主导、多部门配合、突出重点的思路。慢性病防治之所以要以政府为主导，是因为慢性病发病与个体行为密切相关，而社会、经济、文化、政治、环境和政策等健康社会决定因素从根本上影响着人的行为，因此单纯依靠教育个体改变自己生活方式的预防策略效果是非常有限的。从这一角度看，迫切需要进一步强化慢性病防治的政府责任，发挥政府主导作用，合理配置各种资源，形成有利于慢性病防治的社会支持性环境；积极按照慢性病防治工作规划，将慢性病预防控制融入各项政府规划和健康政策，强化各级政府主导、相关部门密切配合的跨部门慢性病防治协调机制。

（二）全民健康生活方式行动和慢性非传染性疾病综合防控示范区

全民健康生活方式行动和慢性非传染性疾病综合防控示范区（下称慢病示范区）是目前慢性病防治工作的两个重要抓手。全民健康生活方式行动以"健康一二一"（日行一万步，吃动两平衡，健康一辈子）为核心，向大众倡导和传播合理膳食和适量运动的理念，创造支持性环境。慢病示范区创建工作于2010年由卫生部启动，目标是利用3—5年时间，在全国建立一批以县区级行政区划为单位的慢病示范区。通过政府主导、全社会参与、多部门行动综合控制慢性病社会和个体风险，开展健康教育和健康促进、早诊早治、疾病规范化管理，减少慢性病负担；总结示范区经验，推广有效管理模式，全面推动我国慢性病预防控制工作。慢病示范区创建细则中对于加强慢病防控工作领导协调、加大慢病防控工作经费投入、完善慢病防控政策措施、健全慢病防控工作体系等政府责任有明确要求。

无论支持性环境还是慢病示范区的创建，都体现了慢性病防治政府主导的方向。各级疾控机构对此应有充分认识，应从技术部门角度及时向政府传达必要的信息，提供相应对策供政府决策，争取形成政策支持。争取政府支持需要有依据、有重点，关键是数据支撑。从政府角度看，政府人、财、物等各项资源都是有限的，只能优先投向严重影响国计民生、老百姓关注的重点领域。为了让政府认识到慢性病防治的重要性，各级疾控机构要依托已有慢性病防治网络，有计划、科学地收集相关数据，包括居民健康档案、各类体检筛查数据、慢性病发病监测数据等，有条件的还应收集当地环境、气象、商业等跨部门数据，通过深入数据分析得出结论。重点分析内容包括当地主要慢性病流行情况、人群行为危险因素、变化趋势、影响估计等，并提出迫切需要干预的方向。数据收集过程要把质量控制放在重要的位置，对于数据来源、修改、上传保存等过程应定期进行评估，及时发现问题，改善优化流程；做好过程性督导、数据质量总体评估分析等工作，避免走过场，对于发现的异常情况应及时寻找原因，提出整改措施。

（三）信息化

信息化是提高慢性病防治工作效率的重要支撑。各地应根据实际条件，积极推进信息化工作，根据不同阶段采取适合的信息化方案。目前浙江省已建立全省统一的慢性病发病监测信息管理系统，并可通过不同方式实现与各级医疗机构的医院信息系统（HIS系统）的对接，大大减少慢性病发病报告工作量，提高效率。有条件地区应积极推进各级医疗机构HIS系统与浙江省慢性病发病监测信息管理系统的对接，拟建立或已建立区域信息平台的地区还可以在区域信息平台层面实现对接。慢性病管理是慢性病社区综合防治的重要内容,该项工作依托居民健康档案,通过定期随访和规范化管理开展慢性病患者和高危人群的管理工作。居民健康档案最初建立的是纸质档案,但随着工作的不断发展完善,纸质化档案已经难以满足实际工作的需要。居民健康档案电子化并实现不同层级的数据交换是相关工作的发展方向。要注意的是,信息化过程一定要做好顶层设计、长远规划和数据接口标准化工作,保证信息系统的长期稳定与可靠,提高数据兼容性以利于系统更新维护和今后的数据对接工作。目前居民健康档案电子化过程中存在纸质档案与电子档案并行的情况,客观上反而增加了工作负担,这很大程度是源于信息系统频繁更改和数据丢失而产生不信任。

(四) 重点人群与干预关键领域

重点人群干预是慢性病防治工作的主要内容之一。为了更好地开展工作,制定完善的实施方案是非常必要的,人群选择、干预方法、效果评估、评价指标、测量的方法、指标可能的变化程度等都要做到心中有数。注意所选择的评价指标应该是明确的、可测量的和敏感的;在确定干预内容方面,应避免受众不明确的宣传教育内容或不适合的干预手段,尽量做到个性化;针对行为进行干预时,避免同时要求干预对象改变多个不良行为因素。

表14.1 慢性病的共同行为危险因素与干预关键领域

行为危险因素	干预的关键领域
➢不合理膳食	➢促进合理营养
能量摄入过量 高脂肪食物摄入过多 膳食纤维摄入不足	限制高脂肪、高盐食品的摄入 增加蔬菜和水果的摄入 避免高热量低营养价值食品的摄入 促进儿童养成健康的生活习惯
➢体力活动不足	➢提倡多进行体力活动和体育锻炼
久坐的生活方式 超重和肥胖	大部分时间保持每天至少30分钟中等强度的体力活动 将体力活动和锻炼结合到日常活动中 步行是适合所有人的锻炼形式之一
➢吸烟	➢创建无烟环境
主动吸烟 被动吸烟	劝说主动吸烟者戒烟 禁止在居住区、公共场所的封闭环境内吸烟 禁止儿童和青少年接触香烟
➢过量饮酒	➢劝阻过量饮用含酒精的饮料

(五) 多部门合作和医防整合

多部门合作和医防整合是慢性病防治另一基石,全民健康生活方式行动和慢病示范区工作对此也有相应要求。慢性病防治的支持性环境创建单凭卫生部门一己之力是难以实现的,还需要包括体育、文化、宣传、教育等其他部门协调配合,共同努力。建立多部门联席会议等合作机制是值得考虑的有效工作方式。医防分离状况严重影响医学综合效能的发挥,主要表现在:①临床医学人才培养时减弱了对流行病学、传染病学、精神卫生和群体健康教育的教学,临床医生缺乏群体观念和整体意识,临床实践中仅满足于人的生物躯体没有或基本没有器质性和 / 或功能性的损害,狭隘的健康观和疾病观使得医学面临越来越多难以解决的问题;②有限的健康资源被割裂分配,投入不足和配置不合理既造成医学综合效能降低,也带来新的卫生公平等问题;③由于人们未能很好理解公共卫生,导致公共卫生学院不能吸引人,也不被公众和医学所重视,甚至公众和临床医生认为公共卫生专家已经不再是医生;④由于临床医生缺乏群体观,对流行病学等群体概念和方法缺乏理解,公众和政府缺少从临床医生那里得到可信赖的群体信息支持。随着医学的不断发展,医防分离的问题已经形成障碍,亟须重走医防整合之路。

在医防整合的体系中,疾病预防控制机构和专病防治机构协助卫生行政部门做好慢性病预防控制规划和方案的制定、实施及评价;医疗机构提供慢性病危重症患者的诊疗、康复服务,指导基层卫生机构,实施双向转诊;基层卫生机构负责慢性病相关防控措施落实。2003年以来,浙江省疾病预防控制中心、浙江省心脑防治研究中心组织开展社区慢性病综合防治试点,制定了《浙江省社区高血压防治技术规范》《浙江省社区糖尿病防治技术规范》,逐步推动和规范浙江省高血压和糖尿病防治工作。2005年,浙江省推出基本公共卫生服务项目,依托《浙江省基本公共卫生服务规范》,进一步落实以高血压和糖尿病社区管理为主的社区综合防治措施。2009年和2012年,浙江省卫生厅先后组织制定并下发了《浙江省高血压社区综合防治工作规范(试行)》和《浙江省糖尿病社区综合防治工作规范(试行)》,作为相关工作开展的指导依据。各级疾病预防控制中心以规范为依据开展基层指导和培训。

各级疾病预防控制中心要发挥业务牵头作用,协调慢性病专病防治机构,积极组织开展流行病学调查和社区诊断,运用健康促进策略,倡导开发慢性病政策,落实信息管理、早期干预、监测评价和督导检查职能;以全民健康生活方式行动为抓手,动员全社会参与;以县级以上医疗机构公共卫生任务书为抓手,落实医疗机构慢性病预防控制工作职责;以基本公共卫生服务项目和基层卫生机构公共卫生任务书为抓手,落实基层卫生机构慢性病防控工作职责;以省级、国家级慢性病综合防控示范区创建为抓手,全面提升慢性病综合防控水平。要加强社区全科医生队伍建设,通过大学生村医招聘和全科医生转型培训政策,提高社区尤其是农村社区慢性病防治水平;加强社区全科医生/责任医生培训,实施省级医院培训县级师资、县级医院培训社区医生临床技能、疾病预防控制机构培训社区医生预防技能的制度,确保新技术新方法的有效传递,提升社区临床水平和预防能力;提高基层卫生机构慢性病社区诊断能力,掌握本社区主要健康问题和危险因素,针对重点,有效干预,及时评价;逐步改变医生负责治疗、防保人员家庭随访的模式,建立全科医生负责以诊所为主的诊疗随访管理模式,提高依从性、控制率和随访管理质量;发挥社区作用,动员全社区参与,利用各种机会、多种渠道、多种方式,开展慢性病防治健康教育,有效提高社区居民预防控制慢性病的知识和技能水平,积极推动全民健康生活方式行动,创建更多的支持性环境,营造良好的慢性病防治社区氛围,降低居民慢性病危险因素流行水平。

参考文献

[1] 沈洪兵,叶冬青,王岚,俞敏.流行病学[M].北京:人民卫生出版社,2014.
[2] 中国CDC,中国新闻社.控制危险因素减少慢病发生[J].中国新闻,2009,专刊.
[3] 俞敏,叶真.慢性病预防控制对策展望[J].浙江预防医学,2014,26(1):1-4,53.

[4] 李兰娟,杨敬,丛黎明.医防整合——医疗机构公共卫生工作理论与实践[M].杭州: 浙江科学技术出版社,2007.

(梁明斌)

第四节　慢性病的健康促进

　　当前,由于生活方式的改变,慢性病患者日益增多,慢性病已成为我国致死致残的首因。在浙江省,慢性病也已成为影响全省居民健康水平、阻碍国民经济和社会发展的重大公共卫生问题。慢性病发病影响因素众多,主要包括遗传、社会心理因素及不良的生活方式(不良的饮食习惯、缺乏体育锻炼、吸烟及饮酒等)等危险因素。而健康促进,倡导以预防为重点,以社区为基础,动员全社会广泛参与,针对健康危险因素实施重大行动计划,是一项低投入、高产出的社会行动。将健康促进融入慢性病防控工作中,有助于提高慢性病防治工作的效果,以遏制或扭转慢性病的严峻形势,提高群众健康水平。

一、背景理论

(一) 健康促进的含义

　　健康促进(Health Promotion)一词早在20世纪20年代就已经出现在公共卫生文献中,近十多年来受到广泛重视。随着其在全球的不断发展,其内容也在不断扩展,解释也在不断增多、完善。1986年在加拿大渥太华召开的第一届国际健康促进大会发表的《渥太华宪章》中指出:健康促进是促使人们提高、维护和改善他们自身健康的过程。世界卫生组织关于健康促进的定义是:"健康促进是促进人们维护和提高他们自身健康的过程,是协调人类与他们环境之间的战略,规定个人与社会对健康各自所负的责任。"美国健康教育学家劳伦斯·格林(Lawrence W.Green)指出:"健康促进是指一切能促使行为和生活条件向有益于健康改变的教育与环境支持的综合体。"其中教育指健康教育,环境包括社会的、政治的、经济的和自然的环境,而支持即指政策、立法、财政、组织、社会开发等各个系统。其基本内涵包含了个人和群体行为改变,以及政府行为(社会环境)改变两个方面,并重视发挥个人、家庭、社会的健康潜能。根据我们对健康促进的内容和实质的理解,慢性病的健康促进是指运用行政或组织手段,广泛动员和协调社会各相关部门以及社区、家庭和个人,使其履行各自对防控慢性病的责任,共同减少和控制慢性病并促进健康的一种社会行为和社会战略。

（二）健康促进在慢性病防治中的作用

健康促进在慢性病防治工作中的作用和地位非常重要，这是慢性病本身特点所决定的。因为主要慢性病的危险因素是可以干预的，诸如不合理膳食及过多的能量摄入、少体力活动、吸烟是主要慢性病共有的、最重要的、可改变的危险因素。而健康促进的教育内涵就是通过有计划、有组织、有系统、有评价的社会和教育活动，促使人们自觉地采纳有益于健康的行为生活方式，从而有效地预防慢性病的发生。

（三）健康促进在慢性病防治中的活动领域

根据《渥太华宪章》中的健康促进的五大策略，目前在慢性病防治中的活动领域主要有以下几点。①建立慢性病防治的公共政策，其中包括相关的政策、法规、财政、税收等；由此可以将慢性病防治相关工作提到各级各部门的议事日程上，使之了解其决策对慢性病防治工作的影响并需要承担相应的健康责任。②创造慢性病防治的支持环境，环境包括家庭、工作和当地社区，还包括人们获取慢性病防治相关资源的途径。营造健康的支持环境需要很多要素，例如：在政治层面，需要发展和完善有助于营造该种环境的政策法规，在经济层面，需要经济的快速、可持续发展。③强化社区行动，社区的力量在慢性病防治工作中不可忽视，首要的是确定社区在慢性病防治方面的问题和需求，其核心是要动员社区群众参与。④发展个人慢病防治技能，通过提供健康信息和教育来帮助人们提高做出健康选择的能力。⑤调整卫生服务的方向，卫生部门应该将卫生服务方向由单纯的提供临床治疗服务转变到临床治疗结合预防和健康促进上来。

（四）慢性病健康促进的三大基本策略

第一，倡导。倡导慢性病防治政策支持、社会各界对健康措施的认同以及卫生部门调整服务方向，激发社会关注和群众参与，从而创造有利慢性病防治工作的经济、文化、环境条件。

第二，赋权。帮助群众具备正确的慢性病防治观念、知识及技能，使其获得控制慢性病的决策和行动的能力。

第三，协调。协调不同个人、社区、卫生机构、社会经济部门、政府和非政府组织等在慢病防治工作中的利益和行动，组成强大的联盟与社会支持体系，共同努力实现健康目标。

二、疾控现状

1981年世界卫生组织首先提出健康促进工作计划。1986年，40多个发达国家在加拿大渥太华召开第一届国际健康促进大会，试图率先在发达国家实现"人人享有卫生保健"的战略目标，会议提出《渥太华宣言》，奠定了健康促进的理论基础，经各国多年的实践已证实是切实可行并有效的。1988年在澳大利亚的阿德莱德召开的第二届国际健康促进大会强调制定公共卫生政策的重要性；1991年在松兹瓦尔召开的第三届国际健康促进大会强调营造健康的支持环境的重要性；1997年在雅加达召开的第四届国际健康促进大会强调最广泛地动员各种资源，最大限度的全社会参与。从第四届开始到2013年第八届国际健康促进大会

"将健康融入所有政策"的主题,一直强调健康的社会决定因素,认可健康促进策略是慢性病等疾病控制最有效并经济的策略。

20世纪90年代以来,我国的健康促进工作有了较大发展。一方面借助国际援助项目大大推动了健康促进的实践活动,培训了一大批健康教育和健康促进专业骨干人员,提高了理论水平和实践能力,如健康促进学校项目、预防与控制烟草使用项目、慢性病的社区综合防治项目等诸多国际合作项目都有健康教育与健康促进的内容,健康促进在配合实现项目目标方面起到了重要作用;另一方面,随着各级政府部门对健康促进工作重要性的认识进一步提高,健康促进在各级卫生工作中的地位进一步得到加强,如卫生城市评比等都纳入了较多的健康促进内容,大大推动了健康促进的发展。同时,前期慢性病健康促进的内容主要集中在以社区为平台的综合防治策略,即通过对社区环境危险因素进行系统监测、社区健康促进干预策略(以改变社区政策资源环境和生活方式为重点的全人群策略与高危干预策略)、患者的控制和管理等。

2007年,卫生部提出了"健康中国2020"的理念,并制定"健康中国2020"战略规划。"健康中国2020"战略是全面提高全民族健康素质的国家卫生发展战略规划,是疾病预防和健康促进的路线图,是世界上规模最大的健康促进行动,由于我们国家的地域间社会经济发展以及文化教育水平的差距较大,因此"健康中国2020"战略所包涵内容的丰富与层次的复杂也是空前的。其行动计划包括针对重点慢性病防控、健康危险因素的环境与健康、全民健康生活方式行动,减少烟草危害,这些都是政府层面出台的慢性病健康促进行动内容。

同期卫生部、爱国卫生运动委员会和中国疾控中心共同发起全民健康生活方式行动,旨在传播健康知识和促进全人群健康行为形成。该健康促进项目为全人群策略,通过倡导与慢性病密切相关的饮食和运动干预及健康支持性环境建设,推广技术措施和支持工具,开展全民参与行动。2010年底,国家卫生计生委在全国范围内开展"慢性非传染性疾病综合防控示范区"创建工作,利用3—5年时间,在全国建立一批以区县级行政区划为单位的慢性病综合防控示范区。通过政府主导、全社会参与、多部门综合控制慢性病社会和个体风险,全面推进慢性病健康促进模式,形成示范和带动效应,推动全国慢病防控工作。该创建内容中涵盖健康促进的形成政策、创造支持环境、社区行动、发展个人技能、调整卫生服务方向等活动领域。

纵观我国慢性病健康促进的发展过程,虽然起步较晚,但处于不断探索,不断进步的阶段,且表现为以下趋势:①慢性病健康促进将超越慢性病控制的范围而扩展为以危险因素为主的干预;②慢性病健康促进将不再是卫生部门的任务,而将成为跨部门、跨专业领域的社会事业,提倡政府支持下的多部门合作,建立广泛的伙伴关系,组成强有力的联盟开展工作,并动员全社会的参与;③严密设计、科学评价、多方位综合干预,尤其以社区为主的以及慢性病危险因素与环境监测将成为今后慢性病健康促进工作中较为重要的4个关键因素而被进一步得到重视。

三、管理实践

由于浙江省经济的快速发展,随着生活方式的改变,各种慢性病的发生也越来越多,由此造成的疾病负担更加沉重、防控任务也越来越繁重。因此,慢性病健康促进与综合防治已是浙江省疾病防治工作的重要组成部分。以下将以从面到点的方式展示浙江省慢性病健康促进的管理实践案例，包括慢性非传染性疾病综合防控示范区创建、全民健康生活方式行动、高血压病社区健康促进干预策略。

（一）慢性非传染性疾病综合防控示范区创建

2010年，卫生部、中国疾控中心慢病中心启动全国慢性病综合防控示范区创建，浙江省首先在杭州市下城区、拱墅区，宁波市江东区、鄞州区和嘉兴市海宁市开展第一批创建工作。随后每年开展国家级、省级慢性病综合防控示范区的创建工作，截至2014年底，浙江省共成功创建22个国家级、52个省级慢性病综合防控示范区，数量位于全国前列。浙江省慢性病示范区创建旨在建立政府主导、多部门合作、专业机构支持、全社会参与的慢性病综合防控与健康促进机制，该项创建工作充分体现了健康促进五大策略的领域，具体详述如下。

第一，建立慢性病防治的公共政策。①不断完善慢病防控相关政策，尤其注重政府层面和多部门联合出台，且鼓励每年能持续出台新政策，在创建过程中较为常见的有全民健身政策倡导、重点慢性病医保倾斜政策、慢病综合防控规划、慢性病网络直报监测制度、医疗机构首诊测血压制度、高血压和糖尿病社区综合防治工作规范等。②将慢病防控工作纳入政府年度工作计划，主要将该慢病防控纳入政府工作报告，提升到政府层面的议事日程上来。③建立政府牵头、卫生、广电、体育、财政、民政、教育、文化等多部门参与的慢病领导协调小组和协调机制，明确部门职责，定期召开会议研究解决慢病防控措施；建立卫生行政部门、相关医疗机构负责人参加的业务协调机制和专业人员参加的技术指导小组，制定计划并定期开展指导活动。

第二，创造慢性病防治的支持环境。①落实慢病示范区创建专项经费和疾控中心慢病防控业务经费，并做到专款专用，给慢性病防治提供经费支持与保证。②疾控中心单独设置慢病防控科室并配备专业人员，城乡社区卫生服务中心设置慢病防控相关科室并配备相应人员，疾控中心为社区卫生服务中心提供印刷资料、宣传栏模板、健康咨询核心信息和讲座参考教案、音像资料等，为慢性病防治提供人力资源和物质技术资源的支持。③完善社区支持性环境，包括健身场所和健康教育活动室、宣传栏的社区覆盖率、户外广告电子显示屏设置等，给慢性病防治提供健康促进的场所支持。④创造慢病防治的健康氛围，包括主流大众媒体参与年度传播计划，并通过媒体宣传慢病防控知识。⑤创建健康支持性环境，包括健康社区、健康单位、健康学校、健康食堂、健康餐厅/酒店、健康步道、健康主题公园、健康一条街、健康小屋、无烟单位等，为慢性病防治提供更加具体细化的载体环境。

第三，强化社区行动。①针对社区人群健康问题开展社区诊断工作并撰写社区诊断报告，确定社区需优先解决的主要慢性病问题；做好死因、慢性病发病监测、慢性病危险因素监测，掌握慢性病及其危险因素的流行变化趋势，为防治策略的提出建立基础数据。②动员社区开展慢性病防治相关讲座，社区建立群众性健身活动团体并经常性组织开展活动，联合开展多部门集体性健身活动，以社区居民为主体推动群众参与率，强化行动。③动员学校及幼儿园开展健康行为与生活方式、疾病预防、心理健康等慢病健康教育课或讲座等，动员机关、企事业单位开展工间操制度并按要求执行，强化重点功能单位的慢性病防治行动。

第四，发展个人慢病防治技能。①疾控中心、县级以上医疗机构加强对社区卫生服务中心慢病防治人员的业务培训与技术指导,提高医务人员慢病防治和健康促进的能力。②开展慢性病相关宣传日活动提供宣传和咨询,通过媒体等开展慢病防治知识宣传,提升群众的慢病防治技能。③开展社区慢性病自我管理小组活动,提高慢性病患者自我管理的能力,尤其是非药物治疗方面的技能。

第五,调整卫生服务的方向。①开展高血压、糖尿病、重性精神病患者的发现登记、规范管理,建立健康档案专项并分级管理、随访指导与评估。②开展慢性病高危人群的社区主动筛查与登记、管理,学校开展窝沟封闭与龋齿充填专项,实施重点癌症的早诊早治项目,进一步实践预防慢性病的理念,开展高危人群的慢性病防治策略。③通过慢性病主题日、社区慢性病健康教育资料发放、媒体等宣传与咨询,开展全人群慢病防治与健康促进策略。

慢性病综合防控示范区自创建以来,国内其他省市还有许多可推荐的慢性病健康促进的做法,收录于《首批国家慢性病综合防控示范区风采录——2011年示范区案例精选》,积极传播经验成果。如河北省邯郸市建立1000余个邯郸模式健康小屋,其为集防病知识讲座、防治措施指导、疾病筛查等功能为一体的健康支持性环境,将服务人群扩展至全人群,运用自助检测设备收集人群健康资料并进行社区诊断,在提高居民参与健康管理意识同时可进行综合防治效果评价。

(二) 全民健康生活方式行动

2007年11月3日,浙江省举办"浙江省暨杭州市全民健康生活方式行动及'运河健走'启动仪式",成为继北京之后全国第二个启动全民健康生活方式行动的省份,截至2013年6月30日全省各县(市、区)行动已实现全覆盖。全民健康生活方式行动为全人群策略的健康促进项目,浙江省实践情况详述如下。①政策倡导:省卫计委每年出台行动相关实施方案及文件,推动全省行动工作的开展,建立卫生行政部门牵头的领导小组提供政策保障,同时在健康支持性环境建设方面,发布指导性建设标准文件并设置专项创建经费,提供经费政策保障。②支持性环境:行动特别注重健康支持性环境的创建,目前有9类环境的创建,包括健康社区、健康单位、健康学校、健康食堂、健康餐厅/酒店、健康步道、健康主题公园、健康一条街、健康小屋,每一类环境的创建标准包括组织管理、环境建设和活动开展,或者为设置原则、设置要求和管理措施,支持性环境建设为人群开展健康生活方式提供了良好的自助检测环境和健康氛围,极有利于控制慢性病危险因素。③强化社区行动:行动开展专项活动,包括减盐防控高血压、快乐10分钟活动、维持健康体重、营养标签教育活动等,针对重点场所、社区和人群开展生活方式的健康促进,重点发挥社区群众在行动中的作用。④发展个人技能:大力培养健康生活方式指导员,提高社区群众健康生活方式核心信息的掌握和适宜技术、干预工具的使用能力,促成自身的健康行为并动员社区、家庭、单位、学校、医院等人员培养健康生活方式。⑤调整卫生服务方向:行动主要为全人群提供健康生活方式服务,包括开展慢性病主题日宣传咨询活动,借助主流媒体开展慢病宣传,开展健康生活方式相关活动,激发群众参与行动的积极性,提供自助检测设备测量体格检查指标等监测自我健康。

全国其他省市结合地方特色大力推进全民健康生活方式行动,作为慢性病健康促进的一项重要举措。如北京市在"行动"中强化社区行动,开展"优秀健康生活方式指导员"评选活动,大力培养健康生活方式指导员,充分发挥健康生活方式指导员在社区、单位、家庭中的健康促进作用。

（三）高血压病社区健康促进干预策略

社区健康促进综合防治策略为最具根本性的慢性病干预措施，且涵盖的内容也最丰富和全面。浙江省通过高血压社区综合防治试点项目，总结了高血压病社区健康促进干预策略，并形成了《浙江省高血压社区综合防治工作规范（试行）》，由省卫计委下发执行。根据健康促进五大策略，提出高血压病的社区健康促进干预策略与实施内容，如表14.2所示。

表14.2　高血压病社区健康促进干预策略与实施内容

健康促进策略	主要实施内容
➤ 建立慢性病防治的公共政策	建立医院35岁以上首诊测血压制度、高血压医保倾斜政策（如免费药物等）、高血压及其危险因素监测制度等
➤ 创造慢性病防治的支持环境	建立高血压自助检测点（健康小屋），营造社区高血压防治宣传氛围等
➤ 强化社区行动	开展社区测血压活动，动员医院等开展高血压义诊活动，动员媒体开展高血压知识的宣传、高血压主题日宣传活动与咨询等
➤ 发展个人慢病防治技能	35岁以上人群每年至少测量一次血压，社区人群参加体育锻炼，减少食盐和脂肪摄入，高血压患者的非药物治疗方法（合理膳食、限盐少油、适量运动、戒烟限酒、心理健康）和自我管理技能，坚持服药
➤ 调整卫生服务的方向	医务人员高血压健康教育培训；开展社区人群高血压筛查，确定一般人群、高危人群和各类高血压患者并建立健康档案，进行分级管理、随访指导和干预评估；血压主题日宣传活动与咨询等

参考文献

[1] 詹思延.流行病学进展[M].北京：人民卫生出版社，2010.

[2] 田本淳.健康教育与健康促进实用方法[M].北京：北京大学医学出版社，2005.

[3] 北京市卫生局.常见慢性病社区综合防治管理手册：健康教育指导分册[M].北京：人民卫生出版社，2007.

[4] 姬春，李新辉.国内外城市社区健康教育与健康促进的现状与展望[J].护理研究，2006（11）：2915－2917.

[5] 许刚柱，侯亚娟，田万春.健康教育与健康促进工作的问题与思考[J].河北医药，2008（9）：1408－1409.

[6] 王东旭，常春.我国健康教育与健康促进现状分析[J].医学与社会，2009，22（3）：25－26.

[7] 姜莹莹，董文兰，毛凡等.国家慢性病综合防控示范区健康促进工作评价[J].中国慢性病预防与控制，2014，22（2）：129－131.

[8] 唐政，李建超，周海平等.健康小屋在健康促进中的功能和意义[J].中华心血管病杂

志,2014,4(12):999－1000.

(陆　凤　陈向宇)

第五节　慢性病的健康管理

　　当今,慢性非传染性疾病已成为威胁人类健康的主要疾病。据国家相关部门统计,全国约有75％的死亡与慢性病有关。未来10年内,中国约8000万人将死于慢性病,而由生活方式引发的健康问题将占60％。慢性病所产生的巨大资源消耗,给国家和个人都带来了沉重的负担。而既往资料表明,通过对慢性病易患人群和高危人群进行积极有效的健康引导和干预,可以使该人群在8—10年内的患病率降低30％以上。因此,建立以预防为主的慢性病健康管理模式对提高整个社会的健康水平、生活质量及期望寿命以及降低医疗费用都具有至关重要的意义。

一、背景理论

　　慢性病,是一类起因隐匿、病程长、病程迁延不愈、病程复杂的疾病的概括性总称。慢性病具有发病率高、致残率高、死亡率高、治疗费用高及知晓率低、就诊率低、控制率低的特点,不仅严重影响我国人民的健康水平和生活质量,而且对有限、可利用的卫生资源造成了持久的消耗。因此,亟须对慢性病进行预防控制。而健康管理则是慢性病预防控制的一种有效手段。所谓健康管理,是对个体或群体的健康进行全面监测、分析、评估、提供健康咨询和指导以及对健康危险因素进行干预的全过程。慢性病的健康管理则是指以生物—心理—社会医学模式为指导,通过为健康人、慢性病风险人群、慢性病患者提供全面、连续、主动的健康管理,以达到促进健康、延缓慢性病进程、减少并发症、降低伤残率、延长寿命、提高生活质量同时降低医药费用为目的的一种科学健康管理模式。通过健康管理,可以阻断慢性病的自然进程和机会。慢性病的自然过程是健康危险因素作用的长期积累、叠加、协同的过程。可变的健康危险因素包括如下两方面。①不良生活方式:吸烟、饮酒、蔬菜和水果摄入不足、高热量和高胆固醇食物摄入过多、缺乏运动、熬夜等。②代谢异常:高体重、高血压、高血糖、高血脂、高尿酸等。不可变的健康危险因素则包括遗传、性别、年龄等因素。医学研究表明,个人生活方式在慢性病形成原因中占60％。因此,改善行为和生活方式,可以有效地控制危险因素,从而降低慢性病的发病率。阻断慢性病,必须贯彻预防为主、预防干预和临床干预相结合的策略。健康管理通过改善饮食和身体活动,预防控制代谢紊乱,促成健康的生活方式,进而阻断慢性病自然进程。

对于健康管理，有效地预防控制健康危险因素，控制亚临床是关键。亚临床是介于健康和疾病之间的受健康危险因素影响的中间状态，健康—亚健康—疾病，是一个动态不间断的过程。亚临床居中，其上游与健康重叠，下游与疾病重叠，重叠部分与健康或疾病状态难于区分。亚临床是可逆的，疾病几乎是不可逆的。因此，发现和控制亚临床，早发现、早诊治，防止亚临床演变成疾病，促使亚临床逆转恢复健康，防止疾病演变成并发症是关键。代谢紊乱（包括高体重、高血脂、高尿酸、高胰岛素血症、脂肪肝、高血压等）是一类亚临床状态，控制亚临床的主要任务就是控制代谢紊乱。饮食结构不合理（高脂肪、高蛋白、高热量、低纤维饮食）和缺乏身体活动（体力活动减少又缺乏体育锻炼）是引起代谢紊乱酿成慢性生活方式疾病的基础。因此，合理膳食、适量运动是干预措施的核心。

二、疾控现状

健康管理的思路和实践起源于美国，最先广泛应用健康管理服务的是保险行业。目前发达国家的慢性病健康管理是将社区管理和自我管理有机结合，综合了随访、访谈、激励、同伴教育、健康教育、移动实时信息支持等形式手段，将患者与患者、患者与医生、社区与医院有机联系起来，实现慢性病的立体化、全程化管理，提升了卫生资源的利用效率，改善了居民的健康状况。

健康管理在国内出现不到10年，尚在起步阶段，不过在一些领域已取得了一定的实践成果。此外，国家对慢性病的重视也促进了慢性病健康管理的发展。2012年5月，卫生部等15个部委共同印发了《中国慢性病防治工作规划（2012—2015年）》，这是我国第一个由多部委共同颁发的慢性病综合防治规划，具有里程碑意义。规划明确了慢性病防治的8个目标：完善服务网络和工作机制、建立监测与信息管理制度、提高防治能力、构建社会支持环境、落实部门职责、降低危险因素水平、减少过早死亡或致残和降低经济负担。同时设定了24个具体指标，涵盖了知识、行为、疾病管理、工作和队伍建设等多个方面。这些针对慢性病的管理规范使慢性病健康管理得到政策扶持。

目前国内健康管理模式主要有：社区为基础的健康管理、医院相关科室的慢性病管理、体检中心为基础的健康管理。此外，也有部分疾病预防控制中心，如北京市朝阳区疾控中心、湖北省孝昌县疾控中心、浙江省宁波市江东区疾控中心等成立了健康管理中心，内容主要包括体检、健康教育、健康相关环境监测等。王培玉等将我国常见慢性病的健康管理模式归纳为：首先是收集基本的健康信息；其次是对基本资料进行整理、分析、评估，发现主要的危险因素，进行危险度分层，或进行心血管疾病综合风险预测与评估；最后根据分析结果进行健康干预，开展生活方式指导并进行评估。

信息系统是收集健康信息的媒介。在全国层面，目前尚无统一的收集个案信息的慢性病管理信息平台，但已开始建立基于报表的相关信息系统，如国家慢性病与营养季报系统、全民健康生活方式行动工作信息管理系统等。各省市或区县则有各自的居民健康档案信息系统和相应的慢性病管理模块，其内容和形式设置不尽相同，但大部分地区主要还是参照国家或各省的基本公共卫生服务规范进行设计的。全国已有不少地区，在居民健康档案信息系统的基础上，整合了当地的医疗信息等系统，建立了当地的区域卫生信息平台；浙江省宁波市鄞州区、嘉兴桐乡市等地方已在区域卫生信息平台的建设上做了不少工作。为解决慢性病患者个案信息在全省范围内的统一收集难题,浙江省积极开展相关工作进行探索,目前正处于慢性病社区综合防治管理系统的开发阶段。

三、管理实践

慢性病诸如高血压、糖尿病、恶性肿瘤、心血管疾病、慢性阻塞性肺疾病、消化系统疾病和精神异常等疾病,主要危害心、脑、肾等重要器官,严重影响了患者的劳动能力和生活质量,也给家庭和社会带来了极大的负担。我国慢性病的防控在实践中主要面向三类人群:一般人群、高危人群、患病人群。通过健康管理对这三类人群进行有效评估,并提供针对性的健康指导,可以促使人们有目的地改变不健康的生活方式并采取各种行动改善健康,减少慢性病的患病概率,最终达到改善人群健康状况以及优化利用有限医疗资源的目的。

(一) 以社区卫生服务为基础,动态监测管理

社区卫生服务是一种以患者为中心、家庭为单位、社区为范围的集预防、治疗、保健、康复于一体的卫生保健服务,能满足患者及家庭的基本医疗保健需要。社区卫生服务中心和其他医疗机构互相补充、互相促进,社区慢性病健康管理应该以社区其他综合和专科医院为依托,形成合理的转诊机制,同时整合社区的卫生、文化、体育活动的社会资源,形成动态协调的运作机制,真正体现公共卫生的价值和功能。

社区卫生服务在浙江省的慢性病管理中占据重要地位。浙江省于2011年施行的基本公共卫生服务规范,对高血压、糖尿病等慢性病,儿童、老年人以及其他人群的健康管理服务均作出了详细要求,并在实践中不断修改完善。2013年4月,杭州市启动"社区慢性病防治首席管理医生制",一批偏重于心血管专业和内分泌专业的基层慢性病管理者成为首席医生。慢性病管理首席医生,不仅要管好自己辖区内的患者,还要联系上级医院的指导专家,安排慢性病患者的就诊、转诊等。2013年,杭州基层医疗机构工作以高血压、糖尿病防治为主实施"社区慢性病防治首席管理医生制",目的是提升基层全科医生对高血压、糖尿病防治和管理的能力,实现高血压、糖尿病基层诊治率提高5%以上;高血压、糖尿病规范管理率和疾病控制率提高5%以上。

新医改提倡"关口前移""重心下移",社区卫生服务中心未来的发展方向与健康管理密不可分,二者具有相互促进、相互补充的关系。社区卫生服务中的健康管理,是以全科医生为核心,包括防保科(或公共卫生科)相关工作人员、社区护士、心理咨询师、健康管理师、营养师等,以社区居民为对象,对健康和疾病的危险因素进行检测、评估和干预的管理过程。以社区为立足点,通过对社区电子健康档案进行分析、利用与管理,对目标人群的健康危险因素进行动态监测。可以根据共同危险因素,进行重点干预。

慢性病社区健康管理模式为一个循环的封闭链:体检收集健康信息—建立健康档案—健康评估—健康预测—制定健康计划—健康教育及干预—健康改善状况评估—制定新的健康计划—周而复始动态追踪。社区慢性病健康管理根据服务对象的不同而采取不同的针对措施。针对慢性病病人需要开展病人照顾、就医导诊咨询服务、康复活动,以提高病人的自我管理能力;针对慢性病高危人群可以采取健康监测、健康宣传和健康干预;而针对一般人群则可以采取健康促进等措施。社区慢性病健康管理的服务方式包括多种,如可以进行电

话咨询,健康管理人员也可以到社区进行随访、监测、评估和干预,开展家庭病床关照护理,利用社区卫生资源进行基本医疗、护理、康复、咨询服务等工作。

(二) 健全健康管理指导网络,实现全面健康管理

建立有效的指导网络,包括健康教育系列活动,行为生活方式干预、慢性病及并发症的监测、治疗和随访。①健康教育。通过健康教育系列活动,加大对慢性病防治的宣传力度,普及人群对慢性病防治信息的知晓率,提高管理的依从性。给予心理健康指导,许多慢性病患者在确诊后一时不能接受,或情绪低落、悲观等。通过定期、有针对性的健康体检,进行慢性病筛查,可发现疾病相关危险因素,以便做到早发现,早控制。②行为生活方式干预。在慢性病形成的原因中,遗传因素占15%,社会因素占10%,气候因素占7%,医疗条件占8%,而个人的生活方式则占60%,这说明不健康的生活方式是影响人类健康的主要原因。健康危险因素干预的核心是改变不良生活方式。针对居民的健康档案、体检结果及相关危险因素,进行健康风险评估,开展饮食、营养、运动、心理、控烟等行为干预手段对居民进行健康危险因素干预。通过干预—评估—再干预—再评估的反复循环,开展多阶段、多环节和多层面的服务和干预,保证患者得到系统连续的服务。对一般人群进行健康教育,对高危人群进行非药物治疗的个体化指导,对疾病人群采用健康促进的诊疗管理模式,对健康危险因素进行综合干预,改变单纯依靠药物的传统做法。有益于健康的生活方式和行为包括积极休息和睡眠、平衡膳食、戒烟限酒、体力活动、积极心理应对。③慢性病及其并发症的监测、治疗和随访。按照规范指导慢性病患者合理、规律应用药物,提高患者的依从性,指导社区慢性病患者和高危人群建立健康生活方式,最重要的是提高患者自己管理自身疾病的能力(即自我管理),着重提高患者自我管理的自信心(即自我效能),根据患者情况制定个体化随访计划,采用方便快捷的随访方式,跟踪了解患者的健康、治疗情况,帮助患者避免并发症。

(三) 完善健康中心管理平台,加强自我管理支持

健康管理中心应不断加强自我管理支持,提供教育和支持性干预来增加患者处理自身健康问题的技能和自信,包括定期评估问题和进步,目标的设置,问题解决的支持。这些支持包括下列六种形式:为患者提供信息、鼓励患者选择健康生活方式、训练患者解决问题的技能、帮助因慢性病而受情感影响的患者、提供规律而持续的跟踪随访、鼓励患者积极参与疾病的控制。此外,对于慢性病患者,先要让患者从心理上接受所患慢性病,以良好的心态对待它。要调动患者的积极性,使其能够自觉进行健康计划,并且教会其自我监测、自我管理。在健康教育的基础上,慢性病患者具备一定的健康素养,就可以根据自己的病情,适时实时调控。

慢性病的健康管理是一个长期、复杂、艰巨的过程。我国健康管理尚在起步阶段,虽然目前已有慢性病相应的预防医学诊疗规范,并推出了一些预防医学诊疗服务适宜技术,但仍存在不少问题,健康管理服务模式还需要不断完善。目前国内的健康管理存在的问题有:形式较单一,管理缺乏统一的规范;健康管理相关技术研究与国际水平仍有差距;健康管理从业人员专业技能掌握程度不高;健康管理信息系统尚没有统一的标准和规范、健康管理相关法律法规仍不健全等。借鉴发达国家在健康管理方面的经验有助于解决我们存在的问题,但需同时结合我国的特殊国情,使健康管理本土化。社区卫生服务中心必然成为实现健康管理的实施主体,要创建多种形式并存的健康管理模式。目前社区主要是针对糖尿病、高血

压等常见慢性病的患者开展自我管理。我国社区慢性病健康管理中存在的问题有:健康档案信息化管理不够完善、健康教育缺乏科学管理、慢性病的家庭随访工作开展情况参差不齐、医患双方管理中的错位。

值得注意的是,通过指导和教育,不少人认识到了不良生活方式的危害,但却因为自身的惰性,不能有效避免。因此,要认识到健康管理、健康教育、健康促进,是一个长期、艰难的过程。通过健康管理来提高民众的健康意识和防病知识,评估出个体患慢性病的相关危险性因素,制定不同个体的健康管理计划,有效促进和管理其健康行为,彻底改变其不良生活方式和习惯,达到个体降低患慢性病风险概率,改善人群健康状态,是当前慢性病健康管理实践的重要内容。

参考文献

[1] 陈君石,黄建始.健康管理概论[M].北京:中国协和医科大学出版社,2006.

[2] 李星明,黄建始.健康管理和社区卫生整合对慢性病防治的意义与服务模式探讨[J].疾病控制杂志,2008,12(1):54.

[3] 王培玉,刘爱萍.常见慢性病的健康管理[C].第四届中国健康产业论坛,东莞,2007:397-402.

[4] 景玉芝,樊立坤,张兴平.基层医疗机构慢性病健康管理现状分析及对策探讨[J].中国医药指南,2013(8).

[5] Kennedy AP, Rogers AE.Improving Patient Involvement in Chronic Disease Management:The Views of Patients,GPS and Specialists on a Guidebook for Ulcerative Colitis[J].Patient Education and Counseling,2002,47(3):257-263.

[6] 李旭光,王晨.社区健康管理与慢性病的预防与控制[J].山西医药杂志,2011,40(4):373-374.

[7] 孙爱萍.健康管理使用技术[M].北京:中国医药科技出版社,2009.

[8] 杨丽,侯惠如,石海燕.健康体检与慢性病健康管理[M].人民军医出版社,2012:129.

[9] 陈建勋,马良才,于文龙,周正嘉,周智凯."健康管理"的理念和实践[J].中国公共卫生管理,2006,22(1):7-10.

[10] 冯超,吴琴琴,马继红,刘建萍,曾蓉君,王佑娟.健康管理中心的慢性病管理[J].现代预防医学,2008,35(8):1517-1518.

[11] 周光清.慢性病健康管理的实践与探讨[J].中华健康管理学杂志,2014,4(8):140-141.

[12] 王文.2012—2015年《中国慢性病防治工作规划》要点解读[J].中华心血管病杂志,2012,40(10):887-888.

[13] 于萍,孙爱国,刘新荣.国内外慢性非传染性疾病健康管理[J].中国医药导报,2012,9(3):5-7.

(徐春晓　方　乐)

第十五章

健康危害因素监测与评估

第一节　食品安全风险监测与评估

食品安全风险监测是系统和持续地收集食源性疾病、食品污染以及食品中有害因素的监测数据及相关信息,并进行综合分析和及时通报的活动。食品安全风险评估是指对食品中生物性、化学性和物理性危害对人体健康可能造成的不良影响及其程度进行科学评估的过程。食品安全风险监测与评估是《中华人民共和国食品安全法》(以下简称《食品安全法》)的重要内容。

一、背景理论

1976年世界卫生组织(WHO)就与联合国环境保护署(UNEP)和联合国粮农组织(FAO)联合发起全球环境监测规划/食品污染监测与评估计划(GEMS/Food),其主要目的是监测全球食品中主要污染物的污染水平及其变化趋势,以便了解其危害的严重性及规律,保护人体健康,促进贸易发展。目前参与GEMS/Food这个体系的国家和组织达到70多个,每个国家都依据本国的情况制定并执行独立的食品污染物的监测计划。1981年我国加入了全球环境监测系统/食品项目(GEMS/Food),2000年我国开始建立食品污染物监测网和食源性疾病监测网(俗称"两网"),从最初由中国疾病预防控制中心营养与食品安全所领衔的卫生部国家科技攻关项目发展到全国多个省份省级疾病预防控制中心先后加入共同参与工作的监测网络,在某种程度上可视为食品安全风险监测(以下简称风险监测)体系的前身和基础。

《食品安全法》第二章第十四条规定:国家建立食品安全风险监测制度,对食源性疾病、食品污染以及食品中的有害因素进行监测。国务院卫生行政部门会同国务院食品药品监督管理、质量监督部门制定、实施国家食品安全风险监测计划。省、自治区、直辖市人民政府卫生行政部门根据国家食品安全风险监测计划,结合本行政区域的具体情况,组织制定、实施本行政区域的食品安全风险监测方案。第二章第十七条规定:国家建立食品安全风险评估制度,对食品、食品添加剂中生物性、化学性和物理性危害进行风险评估。因此,食品安全风险监测正式成为国家的一项重要的食品安全管理制度,成为卫生部门的法定职责,疾控机构作为卫生行政部门的技术支撑机构,承担了食品安全风险监测的具体实施工作。

食品安全风险监测是通过系统和持续地收集食源性疾病、食品污染以及食品中有害因素的监测数据及相关信息,并进行综合分析和及时通报的活动。食源性疾病是指食品中致病因素进入人体引起的感染性、中毒性等疾病,包括食物中毒食品中的污染物包括生物性污染、化学性污染和物理性污染物。生物性污染主要包括食源性致病菌、寄生虫、病毒等。化学性污染主要包括重金属、农药和兽药残留、真菌毒素、食品加工过程中形成的污染物等。食品中的有害因素主要指滥用食品添加剂和非法添加物等。物理性污染主要包括食品加工过程中带入的杂质、放射性污染等。

食品安全风险评估是指对食品中生物性、化学性和物理性危害对人体健康可能造成的不良影响及其程度进行科学评估的过程。风险评估由危害识别、危害特征描述、暴露评估和风险特征描述四个步骤组成。与食品安全风险监测不同,目前食品安全风险评估主要以国家食品安全风险评估中心为主开展,部分省份主要在一些检测数据和消费量数据方面进行程度不等的协助。

食品安全风险监测与评估的目的有:①了解食品中主要污染物及有害因素的污染水平和趋势,确定危害因素的分布和可能来源,掌握和分析食品安全状况,及时发现食品安全隐患;②评价食品生产经营企业的污染控制水平与食品安全标准的执行情况和效力,为食品安全风险评估、风险预警、标准制(修)订和采取有针对性的监管措施提供科学依据;③了解食源性疾病的发病及流行趋势,提高对食源性疾病的预警与控制能力;④在风险监测基础上通过科学的风险评估,为制修订食品安全国家标准、确定监管重点、评价食品安全管理措施效果、开展风险交流提供科学决策依据。

二、疾控现状

欧美一些发达国家均建立了与我国食品安全风险监测相似的监测体系。美国的食品污染物监测工作包括农药残留、兽药残留的监测,总膳食调查和其他相关污染物的长期监测;疾病监测以"国家—州—地方"三级公共卫生部门为基本架构。加拿大的食品监督署(CFIA)负责食品污染物的监测计划,内容有食品污染物残留监测、总膳食调查、食品中危害性化学物监测和农残及兽残监测。欧盟污染物监测包括动物源残留物质的监测、农药残留监测及其他监测。英国的食品安全监测项目主要由食品标准局(Food Standards Agency,FSA)组织开展,开展监测的领域包括食品中的化学污染物、食品接触材料中的化学污染物、食品添加剂、食品真伪、食品中的营养物质、食品中的放射性物质、食品中的微生物污染及膳食监测。

2009年以来,国家先后组建了由医学、农业、食品、营养等方面专家组成的"食品安全风险评估专家委员会",成立了国家食品安全风险评估中心,在北京、上海、浙江等8个省级疾控机构建立了国家参比实验室(重金属、元素形态、真菌毒素、食品加工污染物、兽药残留、农药残留、非法添加、二噁英)。截至2015年,在31个省(市、自治区)和新疆生产建设兵团疾控中心加挂"国家食品安全风险监测(省级)中心"。此外,还制定了一系列的食品安全风险监测管理性文件,包括为有效规范管理食品安全风险监测,国家卫生计生委会同有关部门,联合下发了《食品安全风险监测管理规定(试行)》《食品安全风险评估管理规定》《各级疾控机构食品安全工作规范》等。此外,在对承担食品安全风险监测机构的设备能力现状进行调研后,国家卫计委联合国家发改委印发了《食品安全风险监测能力(设备配置)建设方案》。

在上述管理和指导文件的规范下,省、市、县级疾病预防控制机构应结合本地特色食品及日常监测发现的问题,在本级卫生计生行政部门领导下参与制定实施本辖区食品安全风险监测方案,组织开展辖区内食品安全风险监测相关工作并提交辖区内食品安全风险监测数据分析报告,一旦发现食品安全隐患,应当扩大监测范围和样本量,追溯原因,及时将隐患报送本级卫生计生行政部门。疾控机构应根据当年监测计划,制定详细的采样方案和采样要求、标准的检测操作程序、数据系统操作流程,疾控机构承担监测任务的技术人员均须参加样本采集和数据上报审核、新增项目检测技术培训和现场操作,通过培训和实践掌握现场采样要点、数据上报规定、数据和实验室操作专业技术知识。

2012年,《国家食品安全监管体系“十二五”规划》明确提出建立覆盖省、市、县三级并延伸到社区乡镇的食品安全风险监测网络的要求,目前从全国情况来看,截至2015年食品污染及有害因素监测网络覆盖了100%的省级、98%的地(市)级和74%的县(区)级行政区域。食源性疾病监测网络覆盖了80%的县(区)级行政区域。从浙江省开展的工作来看,食品污染及有害因素监测网络和食源性疾病监测网络覆盖了全部地(市)级和县(区)级行政区域。

三、管理实践

在食品安全风险监测实施过程中,涉及现场科室、实验室、医院等多部门,为确保监测工作顺利进行和保证数据质量,疾控机构需建立一套科学、合理的监测管理程序。

(一) 组织管理

组织管理是指通过建立组织结构,规定职务或职位,明确权责关系等,以有效实现组织目标的过程。省级疾控中心应参照风险监测技术机构的条件,确定食品安全风险监测采样、检测和数据审核技术机构;监测技术机构应当有项目总负责和工作小组;监测技术机构应制定完善工作的机制,明确承担科室、岗位、人员职责分工,同时将食品安全风险监测工作纳入各级年度业务工作目标责任制管理,每年度对辖区风险监测工作进行的督导检查。此外,省级疾控机构应当强化地市疾控中心在食品安全风险监测工作中的管理角色,形成省管市、市管县的监测管理模式,提高工作效率。地市疾控机构可探索创新监测管理模式,重点培养部分县区典型单位,以点带面,带动辖区内其他监测点的发展,如考虑在辖区树立1—2个典型。

(二) 人员管理

食品安全风险监测机构应指定一名主管领导作为监测项目技术工作总负责人,全面负责组织本辖区监测技术管理工作;指定相关部门和负责人负责本省和／或本单位的采样、检验、数据管理、质量管理等具体技术工作的组织实施。

从事风险监测的技术人员尤其是从事采样、检测、数据上报及审核、质量管理的人员,均应当具备相关技术工作经历。从事新项目监测的人员需经业务部门的专门培训和考核。

（三）制度建设（以浙江省疾控中心为例）

为了保证风险监测工作的规范性、可操作性、数据可利用性，浙江省疾控中心建立了多种食品安全风险监测相关的工作制度。①制定食品安全风险监测工作规范，将食品安全风险监测工作纳入中心实验室质量管理体系，明确科所职责，严格按照要求开展样品采集、检测、数据汇总统计等工作，保证监测工作的科学性、规范性。实验室检测工作严格按照实验室管理制度执行，做好样品检测、留样复核及实验室间的样品比对，保证检验结果公正、科学、准确。②建立食品安全工作例会制度，定期（每1—2个月）组织相关科所召开食品安全工作例会，主要参会人员汇报全省食品安全风险监测和评估工作进展、任务完成数量和进度，及时反馈、交流监测工作中取得的经验和存在的问题，对下一步工作安排等。③建立风险监测信息简报制度，由营养与食品安全所牵头，理化毒理所、微生物所、环境与职业卫生所、技术质量管理科等配合，每季度对监测数据报送情况、结果和发现的问题进行分析，形成简报，报送给上级卫生行政部门，同时反馈给市级监测单位。④建立发现食品安全隐患及时通报制度，在常规监测、专项监测以及应急监测过程中，一旦发现了超标或违禁物质等食品安全隐患，及时向省卫生计生委报告；同时，每年度向省卫生计生委员会报送全年食品安全风险监测工作总结。⑤协助建立风险监测会商机制，为加强风险监测数据的通报和各监管部门之间的信息交流，省疾控中心在省卫生计生委员会组织下，及时向省级食品安全监管部门通报食品安全风险监测情况，监管部门对风险监测中发现的问题开展专项整治。⑥建立考核和奖励机制，每年度对全省所有地市开展风险监测工作考核，同时在下一年度经费预算中，根据上年任务完成情况、工作成效等情况给予适度经费奖励。

（四）过程管理

第一，制定监测方案。疾控机构应当结合本地特色食品及日常监测发现存在隐患，在本级卫生计生行政部门领导下参与制定实施本辖区食品安全风险监测方案。监测方案应当详细包括监测的食品及相关产品种类、监测的项目、样本采集时间和场所、采样要求、数据报送时间要求。

第二，样本的采集。采样前应当做好充分的准备工作，对提高采样质量具有至关重要的作用，采样前的准备工作主要包括查看采样要求，明确采样的类别和场所、采样工具和设备，同时采样人员必须是训练有素的专业人员。到达采样地点后，应当按照采样原则选取样本，食品样本的分类繁多，采样时应当要注意样本是否为正确样本。详细记录采样情况。

第三，样本检测。样本应以正确的保存运输方法在最短时间内送达专业的实验室开展前处理或检测，如果没有条件，在不影响检测结果前提下，可按照样本日常条件进行存放，必要时置于 − 20℃的环境保存。检测方法按照国家工作手册或其他规定的参考方法进行。

第四，信息采集。样本采样信息应当尽可能详细，食源性疾病信息采集应当完整，应当避免出现信息不全。

第五，数据上报和审核。数据上报人员应当登陆国家数据上报系统，按照上报系统操作手册，及时准确地进行数据上报。数据审核分为市、省、国家三级审核，审核人员须对食品分类和污染物监测数据熟悉，对监测系统熟悉，及时对有疑问的数据进行核实。

第六，数据分析和利用。数据分析人员应当每月或每季度定期撰写数据分析报告，地市疾控机构应当在发现食品安全隐患后立即向同级卫生计生部门报告。目前,浙江省疾控机构在数据分析和利用方面有很多经验,如浙江省杭州市疾控中心每月向政府报送《为民办实事食品安全检验检测工作进展情况》、每季度分析撰写《杭州市食品安全风险监测简报》和《重点品种、重点环节食品安全风险监测和评价性抽检汇总情况》,发现食品安全隐患,向卫生计生部门上报《问题样品日报》等。

(五)质控管理

疾控机构应当将食品安全风险监测工作纳入机构质量管理体系。风险监测质量控制工作包括实验室质量控制和现场质量控制两部分。

第一,实验室质量控制又分为内部质控和外部质控,内部质控包括人员、仪器、样品、试剂等。实验室应根据需要制定内部质量控制计划,外部质量控制包括参加国家食品安全风险评估中心组织的质控考核、结果验证和比对活动,或其他外部单位组织的与化学污染物及有害因素监测相关的能力验证或比对。如为有效保证监测数据的科学准确,浙江省疾控中心在监测过程中,通过多种手段确保数据质量。①统一检测方法:有国家标准方法按国家标准做,无国家标准的下发作业指导书,组织人员培训。②发放标准物质:尽量做到全省统一购买培养基和标准物质。③留样复核:省CDC负责对疑问样品进行留样复核。④实验室间的样品比对:对出现结果不一致的样品查找原因或进行复检,使检测结果具有可比性。⑤质控考核:参加全国和国际考核,如参加二噁英、氯霉素、三氯丙醇和丙烯酰胺的国际盲样考核,并在全省组织专项质控考核,要求各地市监测点参与省质检部门组织的实验室质量控制考核等。

第二,现场质量控制是指为保证现场食品采样正确性、医院病例信息采集完整性、监测数据上报准确性等开展的培训和督察。具体做法有:①举办食品安全风险监测技术培训班,从食品采样、食品检测、质量管理等方面进行针对性培训;②编制监测工作手册,将样品采集、实验室检测、数据上报、监测方法流程和要求详细写入手册中;③以电话、QQ、远程指导及赴现场检查指导等方式,定期对一线医务人员进行培训,结合不同时期的工作重点和存在问题,以工作会、培训会等形式,不断总结经验,解决问题,提高监测工作质量;④不定期地选派技术骨干到基层言传身教,在现场指导开展检测工作。

(六)监测网络建设

卫生计生系统已建立了覆盖全国31个省(区、市)及新疆生产建设兵团的食品安全信息网络、食品污染物监测网络、食源性疾病监测网络,省级疾控机构应在充分调研基础上,进一步拓展监测网络,完善食品安全风险监测的市、县、镇(街道)的三级监测网络,明确责任,充分发挥各网络单位作用,继续推行和细化现有的工作模式。地市疾控机构应加强对县区技术指导,逐步将所有县区纳入市级风险监测点,县区疾控应当扩大基层食品安全队伍,覆盖城乡接合部和广大农村地区,加强人才队伍建设。

(七)信息化建设

省、市、县疾控机构应当完善信息化基础设施,在国家风险监测数据库基础上,建立本级风险监测数据库及省级食源性疾病监测平台,市县区疾控机构应当协助哨点医院,在全省统一布局下进行医院 HIS 系统与食源性疾病监测的信息整合建设。

为更好地推进食品安全风险监测评估工作开展,不断完善管理方式非常重要。从管理实践角度来看,今后在以下几个方面可以重点考虑:①在全省食品安全风险监测体系中,强化地市疾控中心在地方食品安全风险监测工作中的管理角色,增强主动意识,形成省管市、市管县的监测管理模式,有效提高监测效率;②逐步在有条件的地市疾控中心成立国家食品安全风险监测浙江中心分中心,以此为平台,整合相关资源,不断加强和提升当地风险监测水平;③在培训管理上下功夫,借鉴现场流行病学培训模式,举办食品安全风险监测骨干人员培训班,集中学习、实践。

参考文献

[1] 吴永宁.开展食品安全风险监测积极参与国际食品安全风险评估[J].中华预防医学杂志,2010,7(44):581-583.
[2] 徐娇,张妮娜.浅析国内外食品安全风险监测体系建设[J].卫生研究,2010,40(4):531-533.
[3] 李宁,杨大进,郭云昌.我国食品安全风险监测制度与落实现状分析[J].中国食品学报,2010,11(3):5-8.
[4] 王继凯,陈江,章荣华.浙江省食品安全风险监测现状分析[J].浙江预防医学,2014,26(3):292-294.

(陈 江 张荷香)

第二节 环境危害因素监测与评估

环境卫生工作历来是公共卫生工作中的重要内容之一,环境卫生工作的成功与否将对环境、公众健康、经济与社会的发展等多个方面产生重大影响。当前的环境卫生问题在全球引起了前所未有的关注,联合国更是将 2008 年定为国际环境卫生年,其中心目标是使全球社区与实现卫生千年发展目标接轨。环境卫生是健康、尊严与发展的基础,提高人们(尤其是贫困人口)获取环境卫生设施的便捷性,是实现所有千年发展目标的根本。

一、背景理论

世界卫生组织对环境卫生的表述为:环境卫生涉及个人以外的所有物理、化学和生物因素,以及影响行为的一切相关因素,包括评估和控制可能影响健康的那些环境因素,并以预防疾病和创造有益健康的环境为目标。因此,环境卫生工作者应将人的健康问题、疾病问题放在整个环境中去考察,研究环境危害因素与人体健康的关系,找出健康危害的环境病因,并提出控制环境污染、防治健康危害的措施,解决不断出现的各种环境卫生问题。根据这一指导思想,疾控机构环境卫生工作的职责就是要掌握当地影响人体健康的环境危害因素,了解其与健康的效应关系,建立环境危害因素与人体健康的预警体系,提出切实可行的预防和控制措施,并对干预措施和控制效果进行评价,为突发公共卫生应急反应、疾病发生提供预测、预警和预报,同时也为政府制定卫生政策,拟订与疾病预防控制和公共卫生相关的法律、法规、规章、政策、标准、规划等提供科学依据。因此,环境危害因素的监测和评估是疾控机构开展环境卫生工作的最重要内容之一。

在《世界卫生报告》列出的102类疾病和伤害中,环境危害因素影响其中85类;通过极有针对性的干预措施,例如促进安全的家庭水储存、更好的卫生措施以及使用更清洁和更安全的燃料,可以预防大多数的死亡、疾病和残疾。环境危害因素按其属性可分为物理性、化学性和生物性三类。物理因素主要包括小气候、噪声、非电离辐射和电离辐射等。其中,小气候指生活环境中空气温度、湿度、风速和热辐射等因素;非电离辐射按波长分为太阳辐射中的紫外线、可视线、红外线及由无线电广播、电视和微波通信等设备产生的射频电磁辐射(又称微波辐射);环境中的电离辐射主要是由于人类生产活动排出放射性废弃物而造成,但某些地区的自然环境和建筑材料也可能会有较高的放射性。生物因素主要指环境中的细菌、真菌、病毒、寄生虫和变应原(如花粉、真菌孢子、尘螨、动物皮屑和鳞翅目昆虫等)等。当环境中生物种群发生异常变化或环境中存在生物性污染时,可对人体健康产生直接、间接或潜在的危害。据世界卫生组织(WHO)调查资料表明,当前发展中国家有10亿多人受到介水传染疾病的威胁,每年有500多万人死于通过水传播的疾病。环境中的化学因素成分复杂、种类繁多,许多成分含量适宜时是人类生存和维持身体健康所必需;有害的是人类生产和生活活动排入环境中的各种化学污染物,这些化学污染物数量多、危害面大。根据报道,在过去50年中,约有85000种合成化学品投入市场,每年推出的新化学品为1500种。这些产品包括农药、工业产品、药品及这些物质的副产物等。

环境危害因素监测与评估旨在持续系统地收集、分析与健康相关的物理、化学和生物信息,动态掌握主要健康危害因素的消长和发展趋势,从而及时发现危害健康和影响生命安全的因素,并评估各类危害因素造成的社会负担,为制定卫生政策、进行区域卫生规划、评价各类疾病预防控制措施等提供科学依据。目前在我国,环境化学污染物进入生产、生活环境和食物链环境中的种类较多,使得环境污染事故频发,引起的突发事件增多。此外,在经济不发达地区,特别是贫困的农村地区,生物性污染依然是一个严峻的问题。因此,开展化学性、生物性等环境健康危害因素的监测与评估,消除环境中的危害因素,创造良好的生存环境,增进健康是当前疾控机构环境卫生工作者面临的艰巨任务。

二、疾控现状

在美国，为全面掌握环境健康危害因素的动态变化，掌握其对健康可能产生的影响，美国国家疾病预防控制中心设立有专门的环境卫生中心，该中心建有一个动态的全国性环境危害因素及相关健康问题的追踪和评估系统。全美有23个州和当地卫生部门建立有环境卫生相关的追踪和评估系统，覆盖美国55%的人口。这些系统所监测的内容包括环境危害因素（气候变化、饮水卫生、室内外空气质量等）、人群内暴露信息（重金属、农药等环境化学性物质）、环境相关健康问题（哮喘、癌症、出生缺陷等），旨在将环境危害因素的时空分布和变化、人群暴露和慢病数据相联系，以评估人群是否暴露于环境危害因素，以及该暴露是否对健康存在潜在危害。

在我国，随着2001年全国卫生防疫系统的机构改革，原来以五大卫生为主的防疫站体系向以应急、疾病控制等为主的疾病控制体系和以专业执法和监督为主的卫生监督体系转变，在职能转变和工作重点转换的过程中，由于工作定位和职能界定不清，环境危害因素监测与评估工作从改革前的发展高峰日趋平淡，疾控机构对环境健康危害因素的监测较难全面和深入。2005年，卫生部令第40号《关于疾病预防控制体系建设的若干规定》明确指出各级疾病预防控制机构要组织开展环境卫生等公共卫生健康危害因素监测、评价和预警工作。为切实提高环境健康危害因素监测工作，疾控机构按照《全国疾病预防控制机构工作规范》（2001）要求在结合当地实际情况的基础上积极探索和尝试监测与评估工作新模式，不断拓宽工作新领域。2007年，由卫生部和环保总局牵头，18个部委共同签署了我国环境与健康领域的第一个纲领性文件——《国家环境与健康行动计划（2007—2015）》，这对于我国疾控机构环境卫生工作尤其是环境危害因素的监测和评估工作具有划时代的意义。2013年，国家卫生和计划生育委员会疾控局成立了环境卫生管理处，正式统领疾控机构环境危害因素的监测与评估工作。目前全国疾控机构初步建立了从国家到省、地、县的由各级疾控中心组成的环境危害因素监测信息网络，形成自下而上、综合的环境危害因素监测体系，其中最具代表性的监测体系为全国生活饮用水水质监测，建立起了农村和城市生活饮用水水质监测网络；此外，还开展了室内小气候监测、公共场所集中空调卫生学监测和评价工作。部分疾控机构还在城市废弃物监测、改水改厕的无害化效果监测和评价、交通污染与健康影响监测等领域中进行了有益的探索。这些工作的开展对于掌握各类环境危险因素的本底情况、为政府决策提供科学依据起到了重要的作用。

尽管各项工作正逐渐开展和完善，但全国疾控机构的环境危害因素监测与评估工作并没有形成统一的工作模式和方法，监测工作仍以搜集监测数据为主，未能真正建立全方位、多角度的监测系统，很多市、县疾控中心除水质监测工作外基本没有开展其他环境危害因素的监测工作，且监测数据尚未做到科学、合理、有效分析和评估。

三、管理实践

在探索环境健康危害因素监测与评估工作新模式的过程中，浙江省疾控中心在现有资源的基础上对原有的监测模式进行整合，变被动监测为主动监测，以专项工作尤其是省财政项目为切入点带动全省各级疾控机构环境危害因素监测与评估工作的开展。同时,围绕业务创新、转变业务发展方式,在开展常规监测工作收集全省本底资料的基础上,对热点问题开展专题调查,不断拓宽环境危害因素监测的新领域。通过几年的努力,在全省逐步建立起了各类环境危害因素的监测网络,这些监测网络在收集全省本底情况、为政府决策提供科学依据的过程中发挥了重要的作用。

(一)建立环境危害因素监测网络

1. 饮水安全与健康监测网络建设

浙江省于20世纪70年代起开展农村改水改厕与调查监测工作,2005年根据全国爱卫办函发〔2004〕7号文件关于加强农村饮水水质卫生监测网络建设的要求,浙江省疾控中心将农村水质监测工作纳入浙江省财政项目管理,由此开始了较为系统的生活饮用水水质监测工作,至2015年全面建成浙江省饮用水水质卫生监测网络,覆盖全省所有县(市、区)。城市监测点的设置除涵盖城区内全部的市政供水外,还应当包括自建供水。乡镇监测点的设置应当优先选择农村饮水安全工程供水类型,其次是其他集中式供水和分散式供水,同时关注农村学校末梢水水质卫生。省级疾控中心负责组织开展全省饮用水水质卫生监测工作,加强监测技术指导、质量控制等工作。地市级和县级疾病预防控制中心要做好辖区内水样采集、实验室检测、现场卫生学调查、监测结果分析、总结报告等工作。水质监测点的选择原则要求能反映当地饮用水卫生的整体状况,包括水源类型、供水规模、水处理方式、区域地理特征等,涵盖集中式供水和分散式供水。监测内容包括每年在丰水、枯水两期对水源水、出厂水、管网末梢水以及二次供水进行监测,同时收集各县(市)区的水源类型、水处理工艺、饮水消毒、管理情况、饮水受益人数等基本资料。监测指标应包括GB5749-2006中的所有常规指标(放射性指标暂不作要求)和氨氮,其中对市政供水出厂水进行水质指标全分析(放射性指标和"两虫"指标不要求)。

2. 空气污染与健康监测网络建设

为了解浙江省各类公共场所集中空调通风系统卫生状况和风管及空调水的污染现状,浙江省疾病预防控制中心于2006年开始对公共场所进行集中空调通风系统卫生监测工作,并于2007年获得了公共场所集中空调通风系统卫生学评价甲级资质。为进一步加强全省集中空调通风系统卫生监测工作的开展,2009年开始将监测工作扩展到全省11个地市及义乌市,监测场所主要为旅店、医院、商场、娱乐场所和写字楼。为确保监测工作质量,所有负责监测工作的疾控中心均通过浙江省卫生计生委组织的浙江省公共场所卫生技术服务机构专业技术能力考核,考核内容包括:①核查申请资料;②考核技术人员的专业知识和技术能力;③检查仪器、设备的运行情况;④抽查相关原始记录、报告和总结;⑤现场采样、检验检测操作考核或盲样检测。

针对日益严重的空气污染问题,浙江省根据空气污染程度、地形条件等差异分别在省会城市、海岛、盆地、山区等共设立5个监测点,在全省范围内开展空气污染(雾霾)特征污染物及人群健康影响监测。监测内容包括环保、气象资料收集(每日的大气监测资料SO_2、NO_2、PM10、CO、O_3、PM2.5及每日气象资料温度、相对湿度、气压、日降水量、风速等气象指标),同时进行空气PM2.5采样并检测其浓度及颗粒物中所含重金属、多环芳烃、阴阳离子等水平;此外还开展健康人口学资料、死因个案资料、急救中心资料及医院门诊资料的收集和社区人群及小学生健康调查。从而初步形成全省空气污染与健康监测网络,掌握不同地区PM2.5污染特征及成分差异,揭示空气污染(雾霾)对人群健康影响特征及变化趋势。浙江省疾控中心负责项目组织实施,制订实施方案并对监测工作提供技术支持。项目地市疾控中心负责项目的具体实施,遵循科学、随机的原则,严格按照要求确定监测范围和对象,在项目实施过程中采取全程质量控制。

3. 重点环境化学污染物与健康监测网络建设

随着经济的发展,在个私企业和家庭作坊较为活跃的地区,环境污染问题显得尤为突出。从2004年开始至今,浙江省疾控中心针对废旧电子垃圾拆解长达20多年的地区开展了长期、连续、深入的调查研究。监测内容包括:污染物来源及污染的事实经过;污染物主要理化及生物学性状;污染物波及范围、污染程度及其暴露人群;暴露人群中健康损害的病征、病种、人群数量、人群分布。系统掌握了重金属、持续性有机物等环境化学污染物对当地环境造成的污染以及对人群健康已产生的影响及潜在的影响,并提出相应的阻断和防控措施,保障当地人群健康。同时,浙江省疾控中心通过2年时间(2010年和2011年)对全省11地市的主要污染县(市、区)进行了环境污染物及人群健康的现况调查工作,较为全面地掌握了全省重点污染源、污染途径与主要污染物污染现状,结合环境污染健康影响调查结果,确定了区域性优先控制环境污染物名单,系统掌握了人群体内环境污染物负荷基础数据和健康危害种类、成因、地区分布等实际状况,为确定今后的重点监测区域和对象奠定了基础。各级疾控中心根据当地实际,选择特定的环境污染物有针对性地开展环境污染与人群健康的调查研究工作。

(二)健全质量控制体系

质量控制的理念始终贯穿于整个监测工作,严格把控监测质量。

第一,统一监测方法。省疾控中心召开培训会议,制定统一监测方案,并对样品的采集、健康问卷的调查以及样品的检测等进行统一培训,确保方法的一致性和可比性;对重点环境化学污染物如铅、铬、镉等重金属以及多氯联苯、多溴联苯醚、二恶英等持续性有机物则由省疾控中心统一检测;血液、尿液等生物样品中的健康效应指标也由省疾控中心统一检测。

第二,统一发放标准物质。由省疾控中心统一采购和发放采样瓶、采血管等试剂和消耗品。

第三,实验室间样品比对:如由各自实验室进行样品检测,对出现结果不一致的样品查找原因或进行复检,使检测结果具有可比性。

第四,进行质控考核。对全省所有开展水质检测的实验室进行每年2个水质指标的盲样考核;此外,省疾控中心还参加全国和国际考核,获得较好结果,如参加二恶英的国际盲样考核获得优秀。

第五,开展现场督导。在项目实施过程中,省疾控中心和市级疾控中心采取监督与指导相结合的方式,对各监测点的工作进行业务指导和质量控制。指导内容包括工作计划、工作落实情况、监测点确定合理性、调查工作和调查方案的具体实施情况、现场调查执行情况等,从而确保监测工作的顺利开展。

第六,规范数据录入和审核。各监测点上报监测数据,对以调查表形式采集的数据进行双录入,并对上报数据进行初步的审核,省疾控中心专人对上报数据进行严格把关:通过横向比较、纵向比较、异常数据分析、计量单位审核,对发现可疑数据及时进行反馈,监测点疾控中心对问题数据及时查找原因,确保上报数据的准确。

(三) 建立工作协调机制

环境卫生监测工作与多部门(爱卫办、卫生监督、环保部门等)交叉,因此省疾控中心积极与相关部门进行有效的沟通,联合多个部门开展环境危害因素的监测与评估工作。如联合省爱卫办、省监督所共同开展生活饮用水水质监测,联合医院、学校等单位和部门开展空气污染与人群健康监测,联合环保部门在重点环境污染地区开展环境化学物与人群健康的专项调查监测。各级疾控机构也不定期地与相关单位进行工作沟通,通过与外单位的合作,优势互补,借助外力不断拓展环境危害因素监测与评估工作新领域,夯实工作基础。

参考文献

[1] 苏志.关于环境卫生工作和学科发展的思考——关注社会,解决问题[J].环境与健康杂志,2004,21(1):4-7.

[2] 郭常义,苏瑾,吴立明,许慧慧.疾病预防控制机构环境卫生工作的思考[J].环境与健康杂志,2004,21(1):19-21.

[3] 陈晓东,陈连生.环境卫生现状与思考[J].中国公共卫生管理,2006,22(5):380-383.

[4] 金立坚,张成云、孙莉.环境卫生工作及设想[J].现代预防医学,2008,35(8):1425-1426.

(王晓峰)

第三节　职业危害因素监测与评估

职业病危害因素是指在职业活动中产生和(或)存在的、可能对职业人群健康、安全和作业能力造成不良影响的因素或条件,包括化学、物理、生物等因素。通过职业病危害因素监测与评估,可及时发现化学、物理、生物等职业病危害因素对劳动者健康的影响,动态掌握职业病危害因素和职业病发病的消长和发展趋势,为各级政府部门制定职业病防治政策、评价职业病预防控制措施效果提供科学依据。

一、背景理论

职业病危害监测与评估工作已经成为卫生部门主要职责之一,《中华人民共和国职业病防治法》第十二条规定:国务院卫生行政部门应当组织开展重点职业病监测和专项调查,对职业健康风险进行评估,为制定职业卫生标准和职业病防治政策提供科学依据。中编办《关于职业卫生监管部门职责分工的通知》(中央编办发〔2010〕104号)规定"组织开展重点职业病监测和专项调查,开展职业健康风险评估,研究提出职业病防治对策"是卫生部门职业卫生监管职能之一。《关于疾病预防控制中心机构编制标准的指导意见》(中央编办发〔2014〕2号)将"开展职业性疾病的监测评价和流行病学调查"作为疾病预防控制中心的职能之一。

职业病危害因素监测是指系统地收集、汇总、分析、解释并评价有毒有害因素对职业人群健康影响的信息,为职业病防治计划执行过程提供有用信息,为卫生行政部门制定、评价职业病防治规划提供重要依据,为预防、控制职业病提供信息服务。

职业病危害因素监测分三类:一是职业病危害事故监测,二是职业病被动监测,三是职业病主动监测。

职业病危害事故监测对发生的急性职业病危害事故进行监测,了解当地急性职业病危害事故发生情况,查清职业病事故原因,提出应急救援的对策,吸取经验教训,以防止类似事故的发生。根据《职业病危害事故调查处理办法》的规定,一次职业病危害事故造成的危害程度分三类:一般事故、重大事故和特大事故。按照《突发公共卫生事件应急条例》《国家突发公共卫生事件应急预案》《国家突发公共卫生事件相关信息报告管理工作规范》的规定要求,属于突发公共卫生事件报告标准和范围的职业病危害事故,按突发公共卫生事件应急管理的要求,进行实时报告和信息监测。

职业病被动监测,即职业病网络报告,是进行职业病及其相关信息数据资料的收集、汇总、分析与上报。职业病被动监测包括5张报告卡:尘肺病报告卡、职业病报告卡、农药中毒报告卡、职业卫生重大公共卫生事件报告卡、有毒有害作业工人健康监护卡。凡符合《中华人民共和国职业病防治法》规定的、在我国境内参与职业病防治活动的机构、组织,均为法定报告人,应承担监测信息报告的责任。

职业病主动监测主要是为适应职业病防治工作需求,根据历年报告的职业病发病信息而确定的优先、重点监测的职业病危害因素和目标人群,为掌握危害较严重的职业病发生、发展的特点和规律,抽样选择监测点而开展的一类监测。职业病主动监测可分为职业卫生基本情况调查和职业卫生专题调查。职业卫生基本情况调查通过填写统一设计的调查表,掌握企业生产工艺流程、使用原辅材料、职业病防护措施、使用的个人防护用品、工作场所职业病危害因素检测情况、职业健康检查、职业病发病情况等信息,为建立所管辖企业的职业卫生档案提供基础资料。职业卫生基本情况调查需定期复核更新企业职业卫生工作信息。职业卫生专题调查是对某系统、行业或某一特定工厂企业进行职业卫生状况调查,探索职业性有害因素对劳动者健康的影响,或就其他一些问题(如病因探讨,发病率、患病率分析,早期监测指标筛选,预防控制措施效果评价,卫生标准制定或验证等)进行专项调查研究。通过职业病危害主动监测和评价应掌握辖区内以下职业卫生信息:一是了解本行政区域内疾病职业卫生信息,包括产业分布及特点、劳动力人口的特点和人口信息、职业卫生资源等;二是掌握辖区内监测企业的基本情况,如企业职工数、生产工人数、主要职业病危害、接触职业病危害人数、职业病发病人数等;三是了解本辖区内重点职业病发病情况,包括行业、经济类型、工种、致病因素、年龄、性别等的分布特点和变化趋势;四是掌握本辖区内所存在的主要职业卫生问题,评价职业卫生政策和综合性预防控制措施效果,并对下一步职业病防治政策制定提出建议。

二、疾控现状

各疾病预防控制机构根据职业病防治工作职能和辖区内主要职业病危害因素对劳动者健康影响,相继开展了职业病危害主动监测工作,曾针对矽尘、石棉尘、铅、汞、苯、高温、噪声等重点职业病危害因素进行专项调查,对相关职业病防治措施提出建议和改进意见,指导企业职业卫生工作,保护了劳动者健康。2000年,疾病预防控制机构改革后,疾病预防控制中心承担了职业病危害监测与评价工作,开展了重点职业病(哨点)监测、职业健康状况调查等监测,各省根据辖区内存在的主要职业病危害开展主动监测,针对煤工尘肺、矽肺、石棉肺、苯及其苯系物中毒、铅中毒、汞中毒、噪声性耳聋及职业性肿瘤(苯所致白血病,石棉所致肺癌、间皮瘤,焦炉逸散物所致肺癌)等重点职业病进行主动监测与评价工作。2011年,各疾控机构根据卫生部等9部委通知要求,在辖区内开展了职业健康状况调查,对辖区内存在的职业病危害情况进行了普查,并对矽肺、煤工尘肺、铅中毒、镉中毒、苯中毒、正己烷中毒6种主要职业病进行了重点调查。

当前,职业病危害因素主动监测与评价投入经费、人员难以保障,可获得的外部政策支持不够,同时,职业病危害监测与风险评估相关技术尚不成熟,有待进一步研究。因此,各级疾病预防控制中心职业病危害因素主动监测与评价工作面较小,绝大部分疾病预防控制中心尚未开展主动监测工作,主动监测面不广,监测结果的代表性也有待提高。

职业病被动监测,即职业病网络报告,1996年9月,中国预防医科院劳动卫生职业病研究所启动了全国职业病报告工作。2000年,随着疾病预防控制机构改革,一些地区的职业病报告工作由卫生监督机构承担,一些地区由疾病预防控制机构或职业病防治所承担。2005年,卫生部卫监督发〔2005〕399号文件明确规定了职业病报告统计汇总工作由省各级疾控中心承担。目前,各级疾病预防控制中心承担职业病报告网络维护和质量管理,职业病网络报告信息由职业病诊断机构、职业健康检查机构、职业卫生技术服务机构和各级医疗卫生机构完成相关信息填报,省、市、县(市、区)疾病预防控制中心完成职业病网络报告信息审核,职业病网络直报管理体系已经建成。

三、管理实践

(一)职业病危害事故监测

由首诊急性职业中毒患者的医疗机构,通过突发公共卫生事件网进行网络直报。急性职业病危害事件属地负责职业病危害因素监测的职能机构在确认突发公共卫生事件终止后2周内填写《职业卫生重大公共卫生事件报告卡》,同时进行个案病例网上直报,纳入常规急性职业病监测信息统计汇总分析中。对重、特大职业病危害事故实行实时报告。

（二）职业病网络报告

根据职业病网络报告规定，凡符合《中华人民共和国职业病防治法》所规定的产生职业病危害的用人单位、依法从事职业病防治活动的医疗卫生机构、职业卫生技术服务机构和急性职业中毒、农药中毒患者首诊的医疗卫生机构，均为法定职业病责任报告单位。

急性职业病（主要是急性职业中毒）和急性农药中毒由首诊的医疗卫生机构负责填报《职业病报告卡》（限于急性职业病内容）和（或）《农药中毒报告卡》。依法从事职业病诊断的医疗卫生机构负责填报《尘肺病报告卡》《职业病报告卡》和（或）《农药中毒报告卡》。依法取得职业健康检查资质的医疗卫生机构填报《有毒有害作业工人健康监护卡》（以一个用人单位为统计单位）。各类报卡依托"中国疾病预防控制信息系统"进行网络直报。根据属地化管理原则，以各类责任报告单位为直报口，实行一次性网络直报、逐级审核、确认的分级管理制度。不具备网络直报条件的责任报告单位，应按各类报告卡的报告时限要求，把报告卡报送属地负责职业病危害因素监测信息报告的职能机构，代其进行网络直报；农药中毒报告依托乡镇卫生院传染病监测网。统计报告的职业病应符合2013年卫生计生委、人力资源社会保障部、国家安监总局、全国总工会颁发的《职业病分类和目录》（国卫疾控发〔2013〕48号）所列的职业病病种。

为了解各级疾病预防控制中心职业病网络直报工作现状及存在问题，规范和完善职业病网络直报系统，提高职业病网络直报质量，国家、省、市、县疾病预防控制中心分别对下级疾病预防控制中心或责任报告单位开展技术培训、业务指导、质量控制和督导检查。各级疾控机构至少每两年对辖区内下级疾病预防控制中心和责任报告单位进行一次技术培训，分析职业病网络报告存在问题，总结经验。各级疾病预防控制中心每年需对基层疾病预防控制中心和责任单位进行督导检查和质量评估工作，职业病网络报告督导和质量评估工作不同级别疾病预防控制中心应采取不同的形式开展。为做好职业病网络报告质量控制工作，浙江省疾病预防控制中心制定了《浙江省职业病危害因素监测网络直报质量调查评估方案》，分别于2008年和2011年两次对全省11个地市部分县（市、区）的职业病网络报告质量进行督导和调查工作。同时，浙江省疾病预防控制中心每年均抽取2个地市的1—2个县（市、区），对其职业病网络报告进行督导和质量评估。县（市、区）级疾控中心每年需对辖区内的各责任报告单位进行质量评估和督导检查，以保证各类职业病危害因素监测报卡能及时、准确报告，不迟报、漏报。

（三）职业病主动监测与评估

职业病主动监测与评估是指在监测点对作业人群的劳动条件、健康监护（包括职业健康检查表）、职业病有害因素和职业人群健康影响等信息进行连续、系统的监测、收集、汇总、分析、管理和评价，为预防、控制职业病提供有针对性的干预措施。各级疾病预防控制中心均可开展职业病危害主动监测和评价工作，也可根据各级卫生行政部门和上级疾病预防控制中心职业病危害主动监测工作需要开展相应的工作，及时掌握重点职业病分布及防治情况。

1. 重点职业病（哨点）监测

2009年，中国疾病预防控制中心职业卫生与中毒控制所受卫生部委托，编制了《2009年加强职业病哨点监测项目计划》，计划在全国开展职业病监测、个体健康监护、环境监测。2010年，根据该计划，在全国21个省、自治区、直辖市设立45个哨点监测区，对煤工尘肺、尘肺(不含煤工尘肺、石棉肺)、石棉肺、铅中毒、镉中毒、锰中毒、汞中毒、职业性肿瘤、有机溶剂中毒9类重点职业病进行监测。监测点以县为单位，在相关疾病种类高发的省(自治区、直辖市)逐步建立以县(区)疾病预防控制中心或综合性医院为依托的职业病危害哨点监测。如在山西、安徽、内蒙古、黑龙江、江西、河南、湖南、吉林开展煤工尘肺监测，在湖南、海南、广西、湖北、贵州、内蒙古、安徽、四川开展矽肺监测，在云南、湖北、河北、甘肃、宁夏、广西开展铅中毒监测等。随着监测工作的开展，纳入到哨点监测的省份和监测哨点数量不断扩大，截至2014年，陆续在全国设立了120个监测哨点。2011年，浙江省纳入国家哨点监测项目，在杭州拱墅区、嘉兴桐乡、衢州江山开展职业病哨点监测，2012年，增加温州瓯海区、宁波余姚2个监测哨点，监测哨点开展苯及其苯系物中毒的监测，江山市开展水泥尘肺的监测。通过开展重点职业病监测，掌握了主要行业重点职业病的发病特点、规律和趋势，为制定重点职业病防治政策提供了科学依据。

2. 职业健康状况调查

2011年卫生部等9部委联合下发通知，开展职业健康状况调查工作。本次调查分为职业健康状况基本情况调查、职业健康状况重点调查和近10年职业病报告统计分析。

(1)职业健康状况基本情况调查。按照卫生部统一设计的调查表格对辖区内职业病危害基本情况进行调查，并按照全国统一的编码及程序软件，录入调查结果，调查内容包括：从业人数、接触职业病危害人数及其地区、行业分布情况，存在或产生的主要职业病危害因素，用人单位职业卫生培训、职业危害申报、工作场所职业危害告知和警示、工作场所职业危害监测、可能产生职业危害的建设项目预评价和控制效果评价等职业危害防治工作情况，用人单位职业健康监护情况，职业病发病情况。

(2)重点地区调查。结合国家基本职业卫生服务试点工作，开展职业健康状况重点调查，浙江省的拱墅区、鄞州区、江山市、丽水经济开发区为重点调查地区，重点地区调查分为职业健康状况基本情况调查和矽尘、煤工尘肺、苯中毒、正己烷中毒、铅中毒、镉中毒6种终端调查病种。4个重点地区，通过职业健康基本情况调查掌握的各类职业病危害因素接触情况，采取随机整群抽样方式，每个地区对接触6种重点职业病危害因素接触工人进行职业健康体检，计算6种职业病危害因素导致的相应职业病的检出率，估算六种重点职业病危害因素引起的职业病的发病情况。

(3)职业病报告数据统计分析。通过对一定时期内职业病网络报告数据资料进行汇总、统计、分析，分析职业病发病的地区分布、行业分布、企业类型分布以及重点职业病的分布情况，掌握辖区内职业病发病种类、行业分布等职业病发病信息，提出重点防治的职业病病种及职业病防治措施。

3. 主要职业病危害因素监测

2002年开始，依托浙江省财政项目，根据浙江省重点行业存在的主要职业病危害情况，开展主要职业病危害因素监测与评价工作。在全省先后对矽尘、电焊烟尘、铸造尘、陶瓷尘等浙江省主要粉尘危害进行监测，对接尘工人进行职业健康检查，对作业场所粉尘浓度进行检测。在长兴、鄞州、金华对蓄电池制造业铅危害状况进行监测。对海宁市、平阳县制革行业职业病危害进行监测。在湖州开展家具行业作业场所重点有机溶剂的监测。2012开始，开展重点职业病危害监测与风险评估,先后对杭州造纸行业、化工行业企业,宁波电镀、家具行业,绍兴市蓄电池、荧光灯行业,湖州金属制造加工业,温州印刷业开展职业病危害监测和风险评估,参照国外5种职业病危害风险评估模型,得出企业存在的职业病危害风险等级,指导企业开展职业病防治工作。

参考文献

[1] 金泰廙,王生,邬堂春等.现代职业卫生与职业医学[M].北京:人民卫生出版社,2011.
[2] 金泰廙.职业卫生与职业医学[M].北京:人民卫生出版社,2004.
[3] 李立明.流行病学[M].北京:人民卫生出版社,2005.
[4] 张敏,李涛,周安寿等.我国职业病防治工作进展与控制对策[J].中华劳动卫生职业病杂志,2008,26(8):509-512.

(邹　华)

第四节　核与辐射危害因素监测与评估

核与辐射危害因素又称放射性危害因素,即电离辐射;电离辐射是指通过直接或间接过程导致物质电离的带电粒子、不带电粒子组成的辐射。在现实生活中人们接触的电离辐射根据来源不同可以分为两大类:一类是天然辐射源,来自宇宙空间和地球地壳中;另一类是人工辐射源,源自人类与辐射相关的活动、实践或辐射事件。天然辐射源对地球上人类的辐射照射,称为天然本底照射。人工辐射源产生的电离辐射对人类产生的照射称为人工辐射。几种常见的电离辐射主要包括α射线、β射线、γ射线、χ射线、质子、中子和重离子等。在人类的生产生活过程中产生和(或)存在的可能对职业人群健康、安全和作业能力造成不良影响的电离辐射因素,统称为核与放射性危害因素。核与放射性危害因素监测旨在发现潜在的放射性危害因素,估算公众及工作人员所受的辐射剂量,评估相关人员的放射性危害风险,其是放射防护的重要组成部分。

一、背景理论

自1895年伦琴发现X射线以来,人类对放射性、核能和核技术的研究与利用已经历了120多年的发展历程。一个多世纪来,各类电离辐射因其所具备的各种特殊理化与生物学效应和自发核衰变特性，在生物医学、科学研究、疾病的诊断与治疗领域得到广泛应用并迅速普及，如今医疗领域已形成了X射线诊断学（X-ray diagnosis；亦称放射学，radiology）、核医学（nuclear medicine）、放射肿瘤学（radiation oncology，原称放射治疗学）、介入放射学（interventional radiology）等多个分支学科的放射诊疗（radiodiagnosis and radiotherapy），辐射技术已经成为现代医学不可或缺的重要组成部分。核与辐射技术具有两面性，在利用它们为人类带来巨大利益的同时，其产生的电离辐射会对人类生物机体产生不同程度的健康损害，同时也会对人类的生存环境造成一定的负面影响。目前国际上权威的观点认为，放射卫生学是一门研究在核与辐射技术应用中，应如何采取适当的卫生与防护措施，以保护人类及其环境免受或少受电离辐射危害的一门学科，它是公共卫生学的一个分支，也是放射医学的重要组成部分，而核与辐射危害因素监测与评估是放射卫生工作的重要内容。

根据《中华人民共和国职业病防治法》规定，组织开展重点职业病监测和专项调查，开展职业健康风险评估，研究提出职业病防治对策是卫生部门的职能之一，其中职业病监测和调查包括放射性职业性疾病监测，职业健康风险评估包括放射性职业健康风险评估。中编办《关于职业卫生监管部门职责分工的通知》（中编办发〔2010〕104号）指出由卫生部门负责个人剂量监测、放射防护器材和含放射性产品检测等技术服务机构的资质认定和监督管理，负责医疗机构放射性危害控制的监督管理。此外，《关于疾病预防控制中心机构编制标准的指导意见》（中编办发〔2014〕2号）中将"开展放射性疾病的监测评价和流行病学调查"作为疾病预防控制机构的职能之一。

核与辐射危害因素监测与评估是指有计划、持续、系统地收集产生电离辐射的场所及其周围环境的放射性水平和污染情况等资料，对放射剂量或放射性污染水平所进行测量及分析，并对测量结果进行解释和信息反馈，以便采取干预措施并评价其危害程度。按照监测性质的不同可分为常规监测、验收监测和特殊监测（应急监测）。常规监测是对放射工作场所辐射水平和职业工作人员个人受照剂量以及环境影响的定期重复性监测，是确认性的监测。验收监测是针对某一放射工作场所或该场所的职业工作人员受照剂量的监测，监测结果用以判定该场所的运行是否安全。常规监测与验收监测有时不能截然分开，但两者作用各不相同。特殊监测是对已经发生的或预计可能会发生异常照射的一种模拟监测，可用于为控制照射但无充分资料可用的场所监测或可能存在潜在照射场所的监测。特殊监测具有调查性质，其特点是：目的明确，时间限定，达到预期目的就结束。根据监测的主观能动性，又可分为主动监测和被动监测。主动监测是指主动设计、主动实施和评估的监测工作；而被动监测是指被动接受委托，被动接受监测数据，如下级单位常规向上级机构报告监测数据和资料，而上级单位被动接受。核与辐射危害因素监测与评估工作由两部分组成：一是对有关地点的辐射场和个人所受剂量或放射性污染情况进行测量；二是将测量结果与国家有关防护法规和标准的相应数值进行比较，对该项放射性操作的安全程度及对周围人群的健康影响作出评价，从而提出有关放射防护方面的建议，改善防护措施，达到防护安全可靠的目的。

二、疾控现状

目前，国内公共卫生机构针对核与辐射危害因素监测主要涉及放射工作场所放射性危害因素监测、核电站周围放射性危害因素监测、放射工作人员个人剂量监测、食品和饮用水中放射性危害因素监测、核与放射突发事件应急监测五个方面。

2000年前后，国家、省、市和县（区）各级疾控机构陆续成立，卫生部制定了《全国疾病预防控制机构工作规范（2001版）》，于2010年进行了修订。规范明确了各级疾控的基本职责，疾控机构从原来的承担卫生行政部门的监督管理职责和业务技术工作，调整为纯业务技术工作。省级疾控机构主要承担负责拟订全省辐射卫生与核安全防护等自然学科领域内相关疾病的预防控制对策和技术措施，负责辐射卫生与核安全防护有关信息的收集、分析、评价及报告，承担放射工作场所与人体健康关系的调查研究和卫生学评价，承担放射场所的检测和个人剂量监测等工作，承担相关疾病和核应急事故的调查和技术处理，承担辐射卫生现场监测工作，指导基层开展有关放射防护业务工作。

放射卫生防护工作目前部门之间交叉严重，主要包括环保、安监、技术监督等部门，由于各部门管理职责不是太清楚，对放射卫生防护事业的发展形成了制约，不利发展。目前全国省级疾控中心基本成立有放射卫生防护工作专门的科所，但也有部分省将这项工作内容划归省级职业病防治院（如广东、湖南、河南等）；地市级疾控中心配有专职的人员从事放射卫生防护工作，成立专门科室的较少；县（区）级有兼职人员从事放射卫生防护工作。总体来说，放射卫生防护工作基层较薄弱，人员、设备均缺乏，没有形成上下一体的队伍。同时由于原先属于卫生系统职责范畴的放射防护检测评价、个人剂量检测评价、建设项目职业病危害放射防护评价等工作逐步向社会中介机构开放，对疾控工作的开展、人才队伍建设带来困难和不确定性，尤其对基层的冲击更大。

三、管理实践

根据卫生部制定的《全国疾病预防控制机构工作规范（2001版）》和卫疾控发〔2008〕68号文件要求，目前在全国范围内，各级疾病预防控制机构主要实行的项目管理，开展的核与放射性危害因素监测与评估分解为以下几方面：核电站周围环境媒介物放射性监测与人群健康影响监测、放射危害因素检测评价与建设项目职业病危害放射卫生学评价、放射工作人员个人剂量监测、食品中放射性物质风险监测与评价、医用辐射防护监测等。

（一）核电站周围环境媒介物放射性监测与人群健康影响监测

中国的核电事业起步于20世纪80年代，秦山核电站是中国第一座自主建造的核电站，截至2013年，自核电站建造以来一直开展监测工作。核电站运行前环境媒介物监测是指核电站装料前对包括空气、水、土壤、沉降物、动植物、海水及海生物等进行本底调查，查明环境介质中原有的放射性水平及其变化规律，为评价核电站运行之后环境介质中放射性水平的变化提供基本数据，并为改进运行阶段的环境放射性监测方案提供经验。核电站运行期间环境媒介物监测是指从核电站装料至退役期间对环境介质样品开展的有计划、持续、系统的监测。核电站运行期间环境常规监测项目、地域、采样点、采样数目和分析测量的频度与运行前调查的情况基本一致。

核电站周围居民健康与卫生监测工作旨在切实掌握核电站运行前和运行期间周围居民健康状况，为政府制定相关政策和社会发展规划提供依据，保证我国核能事业的健康与可持续发展。主要对周围公众的健康效应影响进行定期监测、分析，汇总监测数据，编写评价报告。监测内容包括居民健康与疾病谱资料、癌症发病登记与死因回顾性调查等。具体监测工作往往由核电站所在地省级疾病预防控制机构或职防院牵头,依据国家监测方案和本省实际情况,制定本辖区内的核电站周围居民健康监测工作方案和实施计划,组织对下级监测机构技术人员的培训,实施全省监测工作,负责本辖区数据汇总、分析、评价和质量控制,并定期将监测情况汇总报本级卫生行政部门。地市和县区级疾病预防控制中心按照省级疾病预防控制机构的监测工作方案和实施计划具体实施辖区内的核电站周围居民健康监测工作,并定期将监测情况汇总报本级卫生行政部门和上级疾病预防控制机构。省级疾病预防控制机构定期组织基层疾病预防控制中心参加省内或者国家层面的环境媒介物中总放射性、放射性核素γ谱检测能力比对,提高各家单位的检测技术水平和检测数据的准确性,能力验证工作总结会也是检测业务人员相互学习和交流的良好平台,有利于促进各省核电站周围监测工作的发展与提高。

(二)食品中放射性物质风险监测与评估

食品中放射性物质风险监测,是指有计划、持续、系统地收集食品中放射性物质污染情况等资料,通过对放射性核素浓度或放射性水平的测量及分析,并对测量结果进行解释和信息反馈,以便采取干预措施并评价其效果。自20世纪60年代开始核试验和七八十年代开始着手兴建核电站起,我国一些科研机构和放射防护专业机构断断续续开展了一些食品中放射性物质污染的检测工作,以及横断面调查和研究,严格来讲此类调查和研究由于不能够提供持续和系统的监测数据,还不属于风险监测范畴。我国真正开展食品中放射性物质的风险监测,始于2011年福岛核泄漏事故发生后。

福岛核泄漏事故造成了核电站周围大气、土壤和水源的污染,使福岛核电站周围生产的蔬菜、粮食和畜禽肉类、水产等受到放射性物质污染。为科学研判福岛核事故是否使我国食品受到放射性污染,评价其是否对我国居民的健康造成影响,同时为政府应急决策提供技术支持,2011年3月12日,卫生部启动了食品和饮用水的放射性应急监测预案。福岛核泄漏事故后日本还向周围海域排放了上万吨的高放射性物质,对海洋生物造成了一定的污染。鉴于福岛核电站泄漏事故远期效应的不确定性和国内东南沿海核电站的快速发展,2011年底,卫生部等7部委联合发文要求自2012年始,在浙江、广东、江苏、山东、辽宁、福建、广西和海南8个拥有运行或在建核电站的省份率先开展食品中放射性物质风险监测工作。2014年开始,此项监测工作在全国各省铺开。此项监测工作主要选择当地产、消费量较大的食品,包括生鲜乳或奶粉、蔬菜、茶叶、粮食、家畜家禽肉类、海水鱼虾蟹贝、淡水鱼虾蟹贝、海藻八大类食品。此项工作各地工作模式不完全一致,有些由于布置到省里的样品种类和数量较少,通常由基层疾病预防控制中心采样后,送到省里进行统一预处理和检测分析;而核电站所在地的省份,由省级疾病预防控制中心依据国家监测方案和本省实际情况,协助卫生行政部门制定本省监测方案和实施计划,并组织实施全省监测工作,负责监测数据的汇总分析,并将结果报送本级卫生行政部门。省级疾病预防控制机构每年年初召开工作会议,布置当年度工作任务,统一工作方法和检测流程,每年到监测点进行工作完成情况和质量的检查与指导,确保食品安全风险监测工作顺利完成。地市疾病预防控制中心一般只负责采样、样品预处理,有能力的机构承担食品中放射性核素的分析,并定期将监测数据报本级卫生行政部门和上级疾病预防控制机构。县区级疾病预防控制中心一般只负责采样,有能力的可参与样品预处理。通过前几年的运行和实践,食品中放射性物质风险监测与评估工作在全国形成了较为完善和健全的监测网络体系。

(三)放射诊疗建设项目职业病危害放射防护评价

根据《中华人民共和国职业病防治法》和《放射诊疗管理规定》等法律法规要求,全国各级疾病预防控制机构按照放射卫生技术服务资质的范围,接受建设单位的委托,对放射诊疗建设项目的职业病危害放射防护的防护设施和措施等进行监测和评价,包括放射治疗、核医学、介入放射学、X射线影像诊断等新建、改建、扩建的建设项目,为医疗机构提供技术指导以保障放射工作人员和公众的健康。放射卫生技术服务机构资质分为甲级和乙级,立体定向放射治疗装置、质子治疗装置、重离子治疗装置、中子治疗装置、正电子发射计算机断层显像装置(PET)、核电站等建设项目的放射防护评价,需由取得甲级评价资质的放射卫生技术服务机构承担,其余建设项目乙级机构均能承担。

根据取得资质的性质,省级疾病预防控制中心在资质范围内开展放射诊疗建设项目职业病危害放射防护评价工作,并对地市、县区级疾病预防控制机构进行相关的技术指导和放射防护专业人员的培训。负责对辖区内地市和县区级疾病预防控制机构出具的评价报告组织抽查、评阅,对发现的问题应及时提出意见和建议,必要时向本级卫生行政部门报告。地市和县区疾控机构根据取得资质的性质,在资质范围内开展放射诊疗建设项目职业病危害放射防护评价工作,并定期将评价情况汇总上报本级卫生行政部门和上级疾病预防控制机构。

为进一步加强浙江省放射卫生技术服务机构的能力建设,全面提升放射卫生技术机构业务人员的业务素质和实践能力,由省级卫生计生行政部门发文成立浙江省放射卫生技术服务质量控制中心(简称质量控制中心),挂靠浙江省疾病预防控制中心。其主要职责是:①拟订有关放射卫生技术服务质量控制年度工作计划、考核评价指标、质量控制督导方案等,经省卫生厅批准后组织实施;②定期向省卫生厅上报《放射卫生技术服务机构质量控制报告》和《放射卫生技术服务机构督导意见书》;③承担省卫生厅委托的放射卫生技术服务机构从业人员业务技术培训;④对全省放射卫生技术服务机构发展状况进行调研分析,为卫生行政部门决策提供依据;⑤建立放射卫生技术服务机构质量控制信息资料库;⑥完成省卫生厅交办的其他工作。

根据质量控制中心工作职责要求,每年配合省级卫生行政部门不定期开展对省内放射卫生技术服务机构的技术服务质量进行督导,开展放射卫生专业技术人员的业务培训和继续教育工作,对新标准的实施提出指导性的意见和建议,组织开展放射卫生技术服务机构检测报告复核、现场检查、现场操作能力考核等活动,结合国家最新颁布的放射卫生标准,制定各类规范性文件,下发到全省放射卫生技术服务机构,规范各机构的检测方法与工作流程。通过各项质量控制工作,进一步加强和发挥了省级疾病预防控制中心在辖区内放射卫生技术服务工作中的业务管理和技术指导作用。省级疾病预防控制机构设置放射卫生工作质量控制中心,做好对辖区内公立和私营技术服务机构的技术培训与指导,对其他各省市具有借鉴意义。

（四）放射工作人员个人剂量监测

我国的法律、法规和相关标准都明确规定,凡是放射工作人员均需要佩戴个人剂量计,接受经过国家计量认证、有资质的技术服务机构进行个人剂量监测,并且监测数据需终身存档。放射工作人员是指在医院放射科、核医学科、放疗科、介入室等科室因工作需要而接受射线照射的工作人员,以及工业、农业、科研等活动中需接触射线照射的人员,如核电站、工业探伤、核仪表、辐照加工、集装箱检查系统工作人员等。个人剂量监测数据是评价辐射防护效果的重要参数,也可作为评价放射工作人员是否受到辐射健康危害的依据。

国际上一些发达国家早在20世纪30年代就开展个人剂量监测,我国个人剂量监测工作起步于20世纪50年代。从1985年起开始,我国正式在全国范围内实施放射工作人员个人剂量监测制度,到20世纪90年代末,我国个人监测工作在全国31个省、自治区、直辖市均得到开展。目前,我国有从事放射工作的单位近6万家,放射工作人员超过20万人,有从事个人剂量监测的机构近200家,被监测人数约14万人。全国个人剂量监测覆盖率约为70%,且分布不均衡,仍有很大一部分职业受照人员未按法规要求接受个人剂量监测。个人剂量监测在放射性工作人员自我保护中占有重要地位,是放射防护和放射健康影响评价的基础,是保障放射工作人员职业健康的重要技术手段,是诊断职业性放射性疾病的重要依据。目前国内省级(西藏除外)、大部分市级和部分县级疾病预防控制中心已开展放射工作人员个人剂量监测,省级疾病预防控制中心承担对地市、县区级疾病预防控制机构个人剂量监测技术的指导培训和定期业务考核工作,所有监测机构需定期将监测结果上报至国家放射工作人员职业健康管理系统的个人剂量监测子系统。通过在省级层面成立类似质量控制中心的管理模式,对省内公共卫生机构和民营机构的个人剂量检测工作开展质量控制和业务指导,定期举办能力验证和各类培训班,提高各家放射卫生技术服务机构的个人剂量检测技术水平。

（五）医疗机构医用辐射防护监测

随着科技的进步,放射诊疗设备在临床上的应用不断得到发展,医用辐射安全不仅关系到医务人员的身体健康,同时也影响到患者和受检者的身体健康和生命安全。为全面了解医用辐射防护现状,科学实施医疗机构放射诊疗防护监督管理,依据《放射诊疗管理规定》及相关标准,卫生部于2010年开始在北京、内蒙古、辽宁、江苏、山东、河南、湖北、广东、四川开展医用辐射防护监测网试点工作,2011年又将试点工作进行扩容,新增浙江、上海、吉林、黑龙江、江西、湖南、甘肃、天津作为第二批试点,以逐步推进全国医用辐射防护监测网络和数据信息平台建设,提高放射诊疗防护监管水平,有效保障人民群众健康安全,2014年开始将此项工作扩大到全国所有省市。

监测网试点工作主要是在试点地区建立医用辐射防护监测点,通过监测掌握医疗机构放射诊疗工作人员及患者防护情况、放射诊疗设备安全防护管理情况等内容,探索搭建医用辐射防护监测网络框架,试行监测数据网络直报,初步建立医用辐射防护监测信息管理系统,优化监测功能与数据管理,积累经验,为建立全国统一的医用辐射防护监测网络奠定基础,实现医用辐射防护监管的及时、科学和有效。

具体开展的监测内容:①全省放射诊疗机构基本情况调查;②覆盖所有地市一定数量医院的放射防护情况调查;③监测医院放射诊疗场所放射防护监测;④监测医院放射诊疗设备

放射防护监测。国家疾病预防控制中心负责医用辐射防护监测网的建立和运行管理,负责制定项目技术方案,负责对省级疾病预防控制机构技术人员进行培训和指导,负责项目工作的质量控制,不定期对部分放射治疗设备检测质量进行结果验证与考核。省级疾病预防控制中心协助省卫生计生委制定具体实施方案,负责对各地级市疾病预防控制中心参与监测项目的人员进行培训与指导,负责项目工作的质量控制和监测数据审核,最后形成监测分析报告。各地卫生计生行政部门按照省里方案要求,组织当地卫生监督机构和疾病预防控制机构密切配合,联合开展监测工作,督促各监测医院按要求做好各项检测和调查表填报工作。监测数据每年由省级疾病预防控制机构审核后上报至全国医疗卫生机构医用辐射防护监测信息系统。

参考文献

[1] 联合国原子辐射效应科学委员会.电离辐射源与效应[M].北京:原子能出版社,1995.
[2] 李德平,潘自强.辐射防护手册(第一、第二分册)[M].北京:原子能出版社,1988.
[3] 姜德智.放射卫生学[M].苏州:苏州大学出版社,2004.
[4] 赵兰才,张丹枫.放射防护实用手册[M].济南:济南出版社,2009.
[5] 郭力生,耿秀生.核辐射事故医学应急[M].北京:原子能出版社,2004.
[6] 丛黎明,许亮文.公共卫生监测概论[M].北京:人民卫生出版社,2014.

(宣志强)

第五节　学校卫生监测与评估

学校卫生是公共卫生的重要组成部分,是以学生的生长发育、健康状况与教学环境、教育之间的关系为研究内容,分析影响学生健康的各种因素,提出相应的卫生要求和改善措施,探讨预防疾病、保护健康、增强体质和促进学生身心全面发展的学科。学校卫生工作的理论基础是儿童少年卫生学,而完成儿少卫生学各项研究任务都需要从学校卫生监测工作中获取相应研究信息的支持,因此,学校卫生监测工作在儿童青少年卫生学科发展和学校卫生工作的推进落实中都发挥着不可替代的重要作用,不仅对于正处于生长发育重要时期的学生增强体质、提高健康水平,进而推进整体素质的提高具有十分重要的意义,而且能为国家体育卫生事业的发展、国民身体素质与健康水平的提升奠定坚实的基础。

一、背景理论

学校卫生监测是学校卫生工作的一项重要内容。它通过长期、系统、定时、定点地收集有关学生健康及学习环境的各种资料，掌握其现状和规律。学校卫生监测主要包括健康监测和卫生监测。其中，健康监测的目的及意义在于每年对学校抽取一定数量的学生进行体检，以掌握学生的生长发育、健康状况、常见病、传染病、地方病动态，既可以了解其现状和变化趋势，找出其特点和规律，为开展学生常见病防治及制定学生保健措施提供资料和依据，又是评价不同地区学校卫生工作质量的重要手段，可以促进基层学校卫生工作的改善，使学校卫生工作得到发展和提高。卫生监测则包括了对学校教室人均面积、课桌椅、黑板、采光、照明、噪声、空气质量、饮用水等开展的教学环境监测等，以便及时掌握学校教学环境的卫生状况，采取措施促进学校教学环境的改善，从而保障学生健康。由此可见，学校卫生监测工作是全面、系统地了解学生健康及发展规律，发现学生健康发育的内在和外在影响因素的重要渠道，也是制定防病措施的技术基础。

无论对儿童青少年的生长发育、体质健康状况进行监测，提供卫生服务，对学校卫生工作进行监督和管理，还是广泛动员全社会共同参与促进儿童青少年健康成长，都必须在严格依法、执法的基础上进行。目前我国已建立有关学校卫生的法律、法规、政策体系并在不断完善。该体系分三类：一是国家有关学校卫生工作的法律；二是教育、卫生等行政部门制定的法规和政策；三是技术部门制定，获得行政部门批准的学校卫生标准。其中，1990年经国务院批准，由教育部、卫生部分别以第10号、第1号令联合颁布的《学校卫生工作条例》，在所有学校卫生相关法规中最有针对性和全面指导作用，该条例明确规定了学校卫生工作的任务、工作要求和管理分工等。此外，《卫生部关于印发疾病预防控制工作绩效评估标准(2012年版)的通知》(卫疾控发〔2013〕3号)对学校卫生监测工作绩效评估标准作了相关要求。这一系列的政策法规性文件构建了学校卫生工作的法规制度和政策框架，使学校卫生工作的开展基本做到了有章可循、有法可依，同时也促进了学校卫生工作的规范化。

学校卫生是我国公共卫生的重要组成部分，其管理机构和组织可以分为两类，一类隶属于教育部门，如区域性的中小学卫生保健所，高等院校设置的校医院，中小学校设置的卫生室或校医室；另一类是隶属于卫生部门的疾病预防控制中心，具体的职能科室是学校卫生科。《学校卫生工作条例》明确规定，教育行政部门负责学校卫生工作的行政管理，卫生行政部门负责对学校卫生工作的监督指导。目前，已经形成了"教育部体育卫生与艺术教育司卫生与健康教育处负责学校卫生工作的行政管理、国家卫生和计划生育委员会疾病预防控制局环境卫生管理处负责对学生疾病预防控制管理、国家卫生和计划生育委员会综合监督局公共卫生监督处负责对学校卫生工作监督管理"的学校卫生管理体系框架。教育部门必须认真贯彻执行我国颁布的《学校卫生工作条例》《中华人民共和国传染病防治法》《学校食堂与学生集体用餐卫生管理规定》《生活饮用水卫生监督管理办法》《中小学生近视眼防控工作方案》等法律法规，确保学校卫生工作落到实处。卫生行政部门必须加强与教育部门的合作，将学校卫生工作纳入公共卫生体系，加强对学校卫生的监督监测，做到依法办事、有法必依、执法必严、违法必究。各级疾病预防控制机构要明确专人负责学校卫生工作，为学校提供学校卫生、疾病预防控制、公共场所卫生、健康教育等技术支持，协助学校落实各项卫生措施。

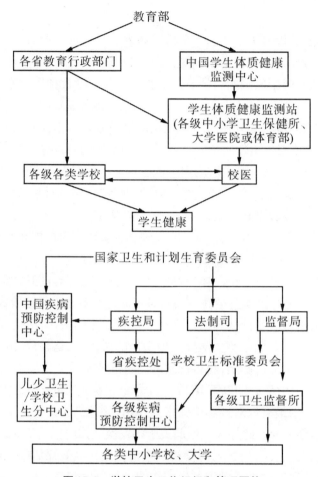

图15.1　学校卫生工作组织和管理网络

二、疾控现状

1990年颁布的《学校卫生工作条例》明确规定了学校卫生的主要工作任务,1991年卫生部开始执行学校卫生年报表工作,1991—2000年每年监测一次,是目前位置覆盖面最广、监测最为全面的学校卫生监测体系。然而2001年公共卫生机构改革后,一直到2004年学校卫生年报表到期后都没有新报表出台,绝大多数省市的学校卫生年报表工作停滞,至此以后全国7年都没有学校卫生监测信息汇总,各地虽有一些专项调查,但是由于《学校卫生工作条例》的历史局限性,如没有明确法律责任,没有相应的配套实施办法和细则,加之学校卫生监测工作缺乏组织领导,没有全国统一的工作要求,目前,除全国学生体质与健康状况调研工作以外,各省市仅仅依据当地的工作经费和需求开展监测工作,除了体质健康监测体系和传染病疫情监测体系较为完善外,学生常见病、教学环境卫生、行为健康、心理健康等内容的监测体系处于停滞阶段,监测结果也不能真实地、全面地反映当前学生的实际情况,并且由于目前尚没有统一的学校卫生监测技术规范,导致各省市开展的监测工作缺乏依据。此外,由于缺乏国家层面的指令性任务,加之各地领导对学校卫生工作的认识存在一定差异,目前各省市、地区间学校卫生监测工作发展程度不一,造成了各省市学生健康状况、环境卫生状况、学校卫生工作情况可比性较差,导致了政策、措施效果的评估工作滞后。

2014年由中国疾病预防控制中心慢病社区处牵头的全国疾控系统学校卫生工作调查结果表明,目前全国仅北京、河北、上海、云南4个省/直辖市级疾控独立开展了学校卫生的二级部门,河南、江苏、浙江、宁夏回族自治区和广西壮族自治区5家省级疾控机构独立开展了学校卫生工作的三级部门,另外有16个省级疾控机构设立了包括学校卫生工作在内的多种业务部门,6个省级疾控机构未明确负责部门。在地级疾控机构中,仅有62家地级疾病预防控制中心有学校卫生独立部门,占调查总数的13.4%。60%的省级和56.8%的地市级卫生行政部门在本学年与教育部门有联合发文,全国只有6家省级疾病预防控制中心在本学年与当地同级别的卫生监督所有合作。32家省级疾控机构中,从事学校卫生工作的专职人员为70人,其中52人集中在10家有独立部门的省级疾病预防控制中心内。全国疾控系统没有学校卫生的常规工作和专项经费投入,只有个别省市有少量财政经费用于学校卫生工作,大部分省市的相关工作是依托科研项目或其他相关项目开展的。现行的法律、条例和相关文件在学校卫生工作方面缺乏健全的考核机制,特别是对教育部门的。全国层面监测工作未全面落实,缺乏系统性、整体性、规划性,工作较分散,地方重传染病防控,轻学生常见病,培训和指导工作不足,对外宣传不足,媒体合作也远远不够。

三、管理实践

学校卫生监测与评估是一项全局性的工作,需要动员教育、卫生等多部门协同工作、互相配合,并依据《学校卫生工作条例》等法律法规的规定,认真地组织和开展。

(一)组织管理

疾病预防控制中心学校卫生监测与评估工作的组织实施和顺利开展,需要有完善的运行机制、健全的工作网络来保障。省级疾病预防控制中心应不断强化地市疾病预防控制中心在学校卫生监测与评估工作中的管理角色,形成省管市、市管县的监测管理模式,便于各项监测工作的实施开展。此外,疾病预防控制中心的学校卫生工作需要得到教育部门的大力支持,并协同省卫生监督部门等机构共同开展。2000年,全国卫生防疫体制改革,卫生防疫站划分为疾病预防控制中心和卫生监督所。以浙江省疾病预防控制中心为例,2000年学校卫生工作归入浙江省疾控中心卫生与健康监测所,从2007年起归入营养与食品卫生所。随着2012年浙江省疾病预防控制中心机构升格,省疾病预防控制中心在营养与食品卫生所内设立了学校卫生科,有4名专业人员,全省基层疾病预防控制中心学校卫生专业人员基本上由卫生监测科人员兼职。目前,浙江省各个市(县、区),均有学校卫生工作的具体落实人员和机构,建有一支全省学校卫生工作队伍,省、市、县三级学校卫生工作网络健全,为学校卫生工作的顺利开展奠定了组织基础。

(二)项目管理

国内外学校卫生工作实践,覆盖了生长发育监测、健康监测、健康教育、学校健康服务、伤害与暴力预防控制、心理卫生服务、体育、学校营养服务、学校安全管理、学校卫生监督和法制化建设等内容。浙江省疾病预防控制中心常规开展的学校卫生工作主要是学生生长发育健康监测、因病缺课监测、教学环境和饮用水监测、学生营养监测与营养促进、学生常见病监测与防治,每年均发布详细的工作技术方案。例如,2013年,为了进一步规范和推动全省的学校卫生工作,浙江省学生健康状况综合监测与常见病防治、浙江省教学环境监测与改善、浙江省营养监测与改善、浙江省常见病防治督导、学生肥胖综合干预5项内容列入《2013年浙江省公共卫生工作任务书》"健康危害因素监测"大类中。同时,省疾病预防控制中心制定了《浙江省学生常见病防治督导工作方案》,下发了《浙江省学校教学环境监测方案》《2013年学生健康状况综合监测与常见病防治方案》《浙江省学生营养监测与改善项目实施方案》。在运行过程中,结合"健康浙江"战略、《中国儿童发展纲要》、《学校卫生条例》等要求,使学校卫生的有关指标和工作纳入政府部门的规划,列入省财政预算项目。2005年始,浙江省学生健康状况综合监测与常见病防治工作正式以财政项目管理方式实施,而负责学校卫生的技术部门——省疾病预防控制中心每年将各项工作任务列入省卫生厅年度《公共卫生计划任务书》,并于年底前将具体开展的监测任务结果以蓝皮书形式报送省卫生厅和教育厅,为行政部门决策提供依据。2011年,浙江省疾病预防控制中心发布《浙江省近5年学生健康状况综合监测报告》后,引起省教育厅高度重视,并专门斥资3000万元,地方财政配套2100万元,用于配备学校可升降课桌椅,规定每学期必须落实按照学生身高、调节课桌椅高度的制度,为有效预防学生脊柱弯曲和视力不良提供了保障。此外,通过多部门联合发文、协同合作的方式推进学校卫生监测工作也是切实有效的措施。2009年,省卫生厅、教育厅就下发文件《关于印发中小学生健康状况综合监测与常见病防治工作方案的通知》(浙卫发〔2009〕143号),并将此纳入省财政项目。2013年8月,浙江省卫生厅、省财政厅、省教育厅联合发文并实施全省适龄儿童窝沟封闭项目,面向在校适龄学生普及口腔卫生知识,开展口腔健康检查,并对符合适应症的小学二年级学生进行窝沟封闭,预防儿童第一恒磨牙龋齿的发生,有效保障了儿童的口腔健康。省疾病预防控制中心除了明确各市(县、区)的工作职责,要求落实各项任务外,还在各市设立省级项目点,通过示范推动各地工作。同时,每年通过督导基层、年终各地市检查考核等方式,对各地工作进行督促,提升整体工作水平。

(三)过程管理

在监测工作开展过程中,要注重提高学校卫生工作人员对相关政策的知晓率,并将其切实落实到学校卫生工作中,建立健全学校卫生工作评估与考核体系,在项目工作中加强督导考核。浙江省级疾病预防控制中心每年年底根据当年学校卫生工作方案,编制下年度工作计划。工作计划中明确了年度目标、主要工作内容、各工作阶段的时间、步骤、质量与数量要求等,同时明确了责任人和考核方法。监测工作开始时,由省中心项目负责人与各监测点签订《监测项目工作协议》,在协议中明确监测工作开展的时间、监测点所需的监测人数、质量控制等相关要求,并根据年度监测工作计划和监测方案的要求,督促和指导监测点按时完成各项监测任务,记录监测计划实施进度,掌握未按时保质保量完成的监测项目情况,提出改进办法,填写《实施进度检查表》备查,对监测工作实施进度进行检查的同时一并检查经费的使用情况。此外,项目组成员不定期对监测点监测工作情况进行检查和技术指导,做好现场质量控制,发现存在问题应及时给予技术支持,并将检查指导情况详细记录在《现场督导情况记录表》上。监测点疾病预防控制中心每年监测工作结束后一个月内,将本地的监测汇总资料报省疾病预防控制中心项目组人员,由项目组成员对资料进行汇总、整理、分析,评价学生的生长发育现况、营养状况和常见病发病情况等,并对当年监测工作进行总结与考核。

（四）培训管理

由于目前全国范围内学校卫生专业工作人员的短缺现象依然严峻,因此人才建设仍是学校卫生监测与评估工作的重要抓手。浙江省的学校卫生工作,每年均对疾病预防控制中心、学校等的相关人员开展集中培训,包括工作任务下达的例会、学生健康监测与常见病防治的继续教育培训、学生营养改善与促进的业务培训等,通过培训,进一步学习新近颁发的学校卫生标准和要求,更新知识,提升工作能力。在项目开展过程中,通过培训、技术指导、督导、现场质控等措施,以及工作简报等形式的交流和经验推广,提高工作质量。同时,为了探索好的经验方法、促进实践工作成效,需要积极开展专题调查和研究,争取学校卫生相关的科研项目和科普项目,通过这些项目工作,在实践中进一步提升工作水平。例如,浙江省疾病预防控制中心每年均与省科协、省营养学会联合开展"5·20中国学生营养日"宣传活动;2014年出版了数本有关学生均衡饮食方面的科普书籍;结合爱眼日、爱牙日等宣传日进行健康知识普及;结合"全民健康生活方式行动"之"健康校园"活动,在学生中开展"快乐10分钟"等"健康校园"系列活动,提高学生的健康知识水平并增强其身体素质。当前,浙江省学生贫血率、患龋率、沙眼和肠道蠕虫感染率等均逐年下降,学生常见病防控工作取得了较好的效果。

（五）信息化建设

在开展各项监测工作的同时,浙江省疾病预防控制中心还注重学校卫生网络队伍的建设,推动适宜技术的开发与推广,每年开展业务工作会议和培训,编发《学校卫生工作简报》,建立了工作队伍交流的网络沟通群,促进各地工作经验的交流和信息互通,并及时答疑解惑、提升队伍专业能力和技术水平。此外,省疾病预防控制中心积极推进浙江省学生因病缺课监测网络软件的开发工作,这在很大程度上促进和推动了学校卫生工作的信息化建设进程。

（六）学科建设

浙江省疾病预防控制中心学校卫生科积极与省预防医学会儿少卫生专业委员会合作,加强工作交流,共同举办学术研讨会及培训班,提高了学校卫生工作者的工作能力和业务素质。此外,省疾病预防控制中心积极开展以学生主要健康问题为切入点的研究,以常规工作为基础,积极申报科研项目,加强科研管理和青年科技人才的培养,然后以项目研究为依托指导常规工作的完成,提高对工作结果的分析和利用,形成良性循环。

参考文献

[1] 吴志宏.学校管理理论与实践[M].北京:北京师范大学出版社,2002.

［2］方小衡,沈彬.学校卫生与健康促进[M].广州:广东高等教育出版社,2010.

［3］杨建文,甄世祺.学校卫生存在问题的现状分析和建议[J].中国公共卫生管理,2014,30(5):621-624.

［4］段佳丽.我国学校卫生监测工作现状及发展规划设想[J].中国学校卫生,2012,33(8):994-996.

［5］陶芳标.厘清学校卫生职能　深化学校卫生服务[J].中国学校卫生,2015,36(1):1-5.

［6］马军.中国学校卫生／儿少卫生发展[J].中国学校卫生,2015,36(1):6-9.

（顾　昉　李　丹）

第十六章

健康教育与促进

第一节　健康教育与健康促进的计划设计

　　健康教育与健康促进是我国卫生工作的重要组成部分,是各级疾病预防控制机构重要职能之一。原卫生部第40号令《关于疾病预防控制体系建设若干规定》明确要求,各级疾病预防控制机构具有开展健康教育的职能,其中第十二条第七款规定,国家级疾病预防控制机构主要职责之一为组织实施国家健康教育与健康促进项目;第十三条第七款规定,省级疾病预防控制机构主要职责之一为指导全省健康教育与健康促进工作;第十四条第六款规定,设区的市级疾病预防控制机构主要职责之一为组织开展健康教育与健康促进;第十五条第七款规定,县级疾病预防控制机构主要职责之一为开展卫生宣传教育与健康促进活动,普及卫生防病知识。因此,各级疾病预防控制机构要充分运用健康教育手段,普及健康知识,提高群众卫生防病意识,提升公民健康素养,预防疾病和改善健康状况。

一、背景理论

　　行为和生活方式是影响人类健康和疾病的主要因素之一。个体因受生活条件、社会习俗、文化背景、经济状况、卫生服务等影响,导致改变行为和生活方式是一个艰巨的、复杂的过程,要采取各种方法帮助群众了解他们自己的健康状况并做出自己的选择,以改善他们的健康。同时还必须增进健康行为的相关因素,如获得充足的资源、有效的社区开发和社会的支持以及自我帮助的技能等。因此健康教育必须通过有计划、有组织、有系统的教育过程,才能最终达到预期的目的。美国著名流行病学、健康教育学专家劳伦斯·格林博士创立了格林(PRECEDE)模式(即诊断／评估模式),其是健康教育与健康促进项目规划设计与实施、评价的理论基础。因此,在疾病预防控制工作中,制定健康教育项目计划前,应进行需求评估和诊断分析,即先从分析目标人群的生活质量入手,寻找目标人群的健康问题及引起这些问题的原因,然后制定有针对性的健康教育对策,最后加以实施与评价。

（一）健康教育与健康促进基本概念

健康教育（health education）是以教育、传播、干预为手段，以帮助个体和群体改变不良行为和生活方式、建立健康行为为目标，以促进健康为目的所进行的系列活动及其过程。其通过有计划、有组织、有系统的社会和教育活动，促使人们自愿的改变不良的健康行为和影响健康行为的相关因素，消除或减轻影响健康的危险因素，预防疾病，促进健康和提高生活质量。健康教育对提高全民族的健康水平有着十分重要的意义。健康教育的核心问题是促使目标人群改变不健康的行为和生活方式，采纳健康行为。健康教育的对象是人群，健康教育的干预活动应建立在调查研究基础之上，健康教育的干预措施主要是健康信息的传播。

健康促进（health promotion）的概念比健康教育更为广义。1986年世界卫生组织（WHO）在加拿大渥太华召开第一届国际健康促进大会，大会上发表的《渥太华宪章》中指出："健康促进是促使人们提高、维护和改善他们自身健康的过程。"而美国健康教育学家格林教授将健康促进定义为："健康促进包括健康教育及能促使行为与环境有益于健康改变的相关政策、法规、组织的综合。"因此健康促进是把健康教育和有关组织、政治和经济干预结合起来促使行为和环境改变，来改善和保护人们健康的一种综合策略。健康促进活动主要包括五个领域。

第一，制定健康的公共政策。健康促进超越了保健范畴，它把健康问题提到了各个部门、各级领导的议事日程上，使他们了解决策对健康后果的影响并承担健康的责任。健康促进的政策由多样而互补的各方面综合而成，它包括政策、法律法规、财政、税收和组织改变等。

第二，创造支持性环境。人类与其生存的环境是密不可分的，这是对健康采取社会—生态学方法的基础。健康促进在于创造一种安全、舒适、满意、愉悦的生活和工作条件。任何健康促进策略必须提出：保护自然，创造良好的环境以及保护自然资源。

第三，强化社区行动。健康促进工作是通过具体和有效的社区行动，包括确定需优先解决的健康问题，做出决策，设计策略及其执行，以达到促进健康的目标。在这一过程中核心问题是赋予社区以当家作主、积极参与和主宰自己命运的权利。

第四，发展个人技能。健康促进通过提供信息、健康教育和提高生活技能以支持个人和社会的发展，这样做的目的是使群众能更有效地维护自身的健康和他们的生存环境，并做出有利于健康的选择。

第五，调整卫生服务方向。卫生部门的作用不仅仅是提供临床与治疗服务，还必须坚持健康促进的方向。调整卫生服务方向也要求更重视卫生研究及专业教育与培训的转变，并立足于把一个完整的人的总需求作为服务对象。

健康教育与健康促进必须开展效果的评价，全面的、完整的健康教育与健康促进项目应该从科学的设计开始。健康教育与健康促进旨在通过健康教育工作者深入人群和社区中去调查，发现人们存在的健康问题后进行评估、分析，从而建立健康教育与健康促进项目的主要目标、内容和干预方法。当项目有组织、有系统并完整地实施完成后，对其实施过程和效果进行评价也是健康教育与健康促进工作的另一项重要内容。

（二）格林（PRECEDE）模式的基本理论框架

健康教育与健康促进是一项复杂的系统工作，其工作范畴涵盖预防疾病、控制健康危害因素、促进健康的政策与环境组织因素、健康行为干预策略与方法等多个领域，因此，必须有科学、周密的计划设计。健康教育与健康促进计划的设计一般由计划设计、实施和评价等部分组成，是基于研究目标人群有关健康问题及其特征，形成该健康问题的理论假设，提出解决该健康问题的目标以及为实现这些目标所采取的一系列具体的方法、步骤和策略，为项目的实施奠定基础。

1. 计划设计的原则

（1）目标原则。计划要有明确的总目标和可行的具体目标，使计划设计有明确的方向，计划活动紧紧围绕目标开展，以保障计划目标的实现。

（2）整体性原则。健康教育与健康促进计划是整个卫生发展系统中的一个部分，在制定健康教育与健康促进计划时不仅应全面理解和考虑健康教育／健康促进项目自身，而且需要考虑项目与整个卫生发展规划的协调一致。

（3）前瞻性原则。制定计划时要预计未来，有一定的先进性，考虑人群需要、资源、环境条件的长远变化。

（4）弹性原则。在制定计划时使计划留有余地，能在实施过程中根据实际情况进行调整，以确保计划的顺利实施。

（5）从实际出发原则：在计划制定中要借鉴其他项目的经验与教训，开展调查研究，了解实际情况。只有根据实际情况制定计划，才能真正符合目标人群的需要。

（6）参与性原则。计划涉及的各人群、机构都应参与计划制定，如目标人群、合作伙伴、投资者、健康教育人员等。

2. 计划设计的一般程序

健康教育与健康促进项目计划设计的基本程序包括：健康教育诊断即健康教育需求评估、确定优先项目、确定计划目标、制定干预策略、制定实施方案、制定评价方案。

（1）健康教育诊断

健康教育诊断又称健康教育需求评估，是在制定健康教育与健康促进计划时，首先要考

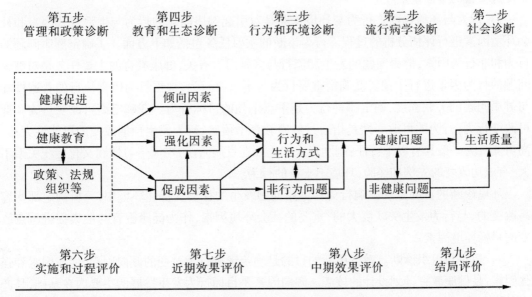

图16.1　格林模式（PRECEDE－PROCEED模式）

虑的是项目地区人群的需求,存在哪些健康问题,哪些问题最为迫切、需要优先解决,同时为准确了解需求信息,需开展深入调查研究,详细掌握和分析资料,从而为确定健康教育干预目标、策略和方法提供依据。健康教育计划设计模式应用最广泛、最具生命力的是美国学者劳伦斯·格林提出的PRECEDE—PROCEED模式,如图16.1所示。

1)社会学诊断。社会学诊断是生物—心理—社会医学模式的具体体现。其评估的重点内容主要是社区人群的人口学特征、人群收入水平,就业、教育、生活环境及其生活质量。社会诊断的目的和任务主要有:评估目标社区或目标人群的生活质量并明确影响其生活质量的健康问题,了解目标社区或目标人群的社会环境,动员社区或目标人群参与健康教育项目。测量生活质量的指标包括主观和客观两方面。客观指标用以反映目标社区和人群生活环境的物理、经济、文化和疾病等状况,主观指标用以反映目标人群对生活质量满意程度的主观感受。社会环境包括经济、文化、社会服务、社会政策和社区资源等多个方面。收集社会环境信息可以帮助确定影响生活质量的健康问题,并帮助分析健康问题和健康相关行为问题的发生发展的原因,而最为重要的是可以了解社区可供健康教育项目利用的资源。社会诊断通常采用:召开座谈会,邀请有关卫生专家、社区工作者、卫生行政领导、各有关组织和群众代表提供社区需求的信息;与知情人交谈了解群众关心的问题。利用常规资料,如卫生部门提供的发病率、患病率、死亡率、入院率、出院率等资料,以及从既往文献中获取数据;现场观察。当用上述方法仍有不足时,可组织现场调查。

2)流行病学诊断。流行病学诊断与社会学诊断具有互补性,两者可以结合进行。社会学诊断的主要目的是分析、了解影响人群健康的社会因素,流行病学诊断的主要任务是确定目标人群的主要健康问题以及影响人们健康状况的行为因素与环境因素。具体地说,流行病学诊断就是要弄清楚人群的躯体健康问题、心理健康问题、社会适应问题以及相对应的各种危险因素的发生、分布、频率、强度等,在此基础上进一步揭示健康问题随年龄、性别、种族、生活方式、住房条件和其他环境因素变化而变化的规律。特别是通过对健康相关行为和生活习惯(危险因素)发生的分布、强度、频率等研究所获取的信息,往往就是健康教育和健康促进项目的干预重点。

3)行为与环境诊断。行为与环境诊断是对引起健康问题的行为与生活方式因素和社会环境因素进行评估分析的过程。行为诊断的主要任务包括如下方面。①确定健康问题的行为和非行为因素,健康问题的发生和流行与多种因素有关,健康教育的主要任务是对健康问题的行为因素进行干预。②确定重要行为与不重要行为,根据行为因素流行的普遍性和与健康问题的关联程度,确定哪种行为是重点干预的目标行为。③确定高可改变行为和低可改变行为,行为的可改变性是指通过健康教育干预后,行为发生预期改变的可能性大小。高可变行为一般具有以下特征:刚刚形成或正处在发展阶段,与风俗习惯和文化传统关系不大,有成功改变的先例和经验,环境不支持的行为。

环境诊断的目的是从影响行为和健康问题发生的社会支持性环境中,分析确定那些容易改变的、与行为发生关联度大的、重要的社会环境因素,作为健康教育与健康促进重点改变的目标环境因素。

4)教育与组织诊断。教育诊断的目的是确定影响行为改变的倾向因素、促成因素和强化因素,是健康教育计划设计的核心。倾向因素是目标行为发生发展的主要内在基础,是产生某种行为的动机或愿望,包括个人的知识、态度、信念、自我效能认识以及行为动机和意向。促成因素是指使行为动机和愿望得以实现的因素,即实现或形成某行为所必需的技能、资源和社会条件。这些资源包括医疗卫生服务、健康信息和促使健康相关行为变化所需的新技术以及行政部门的支持、立法等,还包括一些影响行为实现的物理条件,如医疗费用、诊所距离、交通工具等。强化因素是那些在行为发生之后提供持续回报或为行为的维持和重复提供的激励。包括父母、同伴、保健人员或领导的赞扬劝告等社会支持、影响,也包括自己对行为后果的感受,如社会效益、生理效益、经济效益、心理效益等。健康教育与健康促进正是通过对上述三个因素进行干预从而改变行为的,只有找出影响行为改变的因素,才能制定针对性的干预计划方案,采取行之有效的干预策略和方法,并最终取得较好的干预效果。组织诊断的主要任务是分析开展行为干预可利用的组织机构资源情况,包括卫生服务的提供情况、机构团体的支持情况等。

5) 管理与政策诊断。管理诊断是指对健康教育与健康促进项目实施机构内部资源和外部可利用资源的评估,是项目管理者对项目目标的可实现性、项目内容的可行性、社区对项目的支持情况等的综合分析判断。政策诊断是指对可利用的政策或制度性资源、制定或出台有助于项目实施的支持性政策的可能性等进行的分析和评估。

(2) 确定优先项目

通过健康教育需求评估,可以发现并将重要的、普遍的健康问题作为优先解决的对象,如发病率高、受累人群比例大的疾病以及人群中分布广的危险因素。确定优先项目,就是确定优先干预的健康问题和行为问题。一般来说,确定优先项目要考虑4项基本原则,对人群健康威胁的严重程度,危险因素的可干预性,成本—效益原则,干预对象的情况与所具备的资源条件。实际工作中常引用"问题树"的方法,分析确定优先项目。

健康教育着眼于行为干预,因此,在确定优先项目时还应该考虑干预效果的问题。有些健康问题虽然也普遍存在,但若目前没有有效的干预方法,就不应该作为优先项目。如该疾病与生活方式与行为有比较明确的关系,也有较成熟的行为干预方法,常常可作为健康教育与健康促进的优先项目。

(3) 确定计划目标

健康教育与健康促进项目应有明确的计划目标,它是计划实施和效果评价的根据。包括总体目标和具体目标。

1) 总体目标。又称远期目标,是指在执行某项健康教育计划后预期应达到理想的影响和效果,它是宏观的、笼统的、长远的。

2) 具体目标。是为实现总体目标所要达到的具体结果,是明确的、具体的、可测量的。其要求可归纳为SMART(special,measurable,achievable,reliable,time bound)5个英文字母。具体地说,健康教育计划的具体目标必须回答3个W和2个H,即who——对谁,what——实现什么变化,when——在多长限期内实现这种变化,how much——变化程度多大,how to measure it——如何测量这种变化(指标或标准)。

具体目标的分类制定:健康教育的具体目标一般应该分教育目标(为实现行为改变所必须具备的知识、态度、信念、价值观及个人技能等)、行为目标和健康结果目标三个方面。

(4) 确定健康教育干预策略和干预框架

干预策略是在社区需求评估、确定优先项目以及制定计划目标基础上制定出来的健康教育、健康促进策略和行动方案,是健康教育和健康促进最终产出和成败的关键。

　　健康促进的目标是要使目标人群改变行为并创造支持性环境。而任何一项行为的改变都有其多方面的影响因素，全面分析这些影响因素后，才能制定出恰当的干预策略。

　　1）确定目标人群（干预对象）。干预对象有不同层次，包括个人、群众、组织和政府。从群体的角度，目标人群可分为三类：一级目标人群，是指项目的核心干预人群，如社区慢性病干预项目，慢性病患者以及有行为危险因素的人（高危人群）；二级目标人群，对一级目标人群有重要影响的人，或能激发教育和加强一级目标人群行为和信念的人，如慢性病患者或高危人群的家属、社区卫生保健人员、朋友等；三级目标人群，社区行政领导、该地区卫生政策的决策者、经济资助者和其他对计划的成功有重要影响的人。

　　某些疾病防治项目计划，又可根据对人群中该类疾病的综合风险评估（用生理指标、遗传倾向及行为危险因素等进行评估）分为不同层次：高危人群、中危人群和一般人群。

　　2）确定干预内容。任何一项行为改变，按理论流程分析，都要先有知识、态度、信念和价值观的转变，因此，知识、态度、信念、价值观的教育是各种健康教育干预内容的共同点。

　　3）确定干预策略。干预策略的制定要紧紧围绕目标人群的特征及预期要达到的目标，理想的干预策略应该包括教育策略、社会策略、环境策略三个方面。①教育策略。常用的教育策略包括健康信息的传播、健康技能培训和行为干预等。实践表明，任何一种方法并不一定适合于所有的教育场合和教育对象，各种方法都有自己的特点和局限性。因此要根据特定的场合、人群和环境的变化而不断调整策略，同时要注意运用易于为目标人群所接受、简便易行、可操作性强、经济的干预技术。②社会策略。要通过在政策、法规、制度、规定等在学校、工作场所鼓励健康的行为和生活方式，远离不健康的行为。③环境策略。改善有关社会文化环境和物质环境，促进目标人群健康行为的建立。

　　4）确定干预场所。干预场所是将干预策略付诸实施的场所。一个健康教育和健康促进项目是否能得到有效的实施，一定程度上取决于干预场所的确定是否合理。以下是五类干预策略实施的主要场所：教育机构、卫生机构、工作场所、公共场所和居民家庭。实施健康教育计划时，可以在上述五类场所同时并举，但更多的是根据主客观条件和需要选择其中几类。

　　5）设计监测与评价方案。在项目的设计阶段就要考虑评价问题。对监测与评价的活动、指标、方法、工具、时间、监测与评价负责人等做出明确的规定。

　　6）项目经费预算。根据项目的活动，分别测算出每项活动的开支类别即所需费用，然后汇总，而列出整个项目的预算。

二、疾控现状

　　格林模式为健康干预提供了有力的循证依据和理论框架，以格林模式为理论框架设计的健康行为干预方案，对改善健康状况、促进健康生活方式、提高生活质量、减少医疗费用有非常显著的作用。目前，格林模式在疾病预防控制和健康行为与生活方式干预中的运用十分广泛。格林模式是健康领域使用最为广泛、评估最为全面的模式之一，也是社区健康促进和公共卫生干预的有效模式之一。其干预对象为全人群，包括健康人群、健康高危险行为人群和患病人群，干预领域包括疾病治疗与护理、疾病预防控制、健康保健和健康需求评估等。在疾病治疗与护理应用中涉及很多的病种，包括高血压、冠心病、缺铁性贫血、乳癌等，在疾病预防控制领域预防与饮食相关的疾病如碘缺乏性疾病，应用于小学生口腔健康干预等；也有将其应用于干预老年人的压力水平；此外，格林模式在健康需求评估中的应用显示格林模式可以了解社区居民的健康问题和影响其健康的风险因素。随着干预对象范围也不断扩大，更多地应用到对某种疾病的高危人群的干预。以格林模式为框架的健康干预方案有助于形成健康的行为和良好的自我管理习惯，促进健康，提高生活质量及间接减少对卫生服务的使用。例如20世纪90年代初实施的世界银行卫Ⅲ贷款项目省级延伸项目《浙江省健康教育中心规划》，确定浙江省金华、余杭县为浙江省农村健康教育监测试点县，1990年完成了两个县的4个乡的4个自然村8000人的农村健康教育监测对象的体检和卫生知识本底调查，进而于1991年至1995年实施农村社区健康教育与健康促进综合干预措施，1995年底至1996年初进行了干预后调查，进行近、远期干预效果观察，探索浙江省农村社区健康教育与健康促进的有效途径和方法，促进了健康教育事业的发展。1998年，该项研究在波多黎各召开的国际健康教育与健康促进联盟大会上交流，2000年该项研究获得浙江省医药卫生科技创新奖二等奖。20世纪90年代中期，在我国开展的世界银行卫Ⅻ健康促进项目，其重点是通过改变人文环境（如出台或改变有益于健康的政策）、提供服务、传播知识、发展健康技能等综合策略，改变吸烟、酗酒、缺乏体力活动、过咸饮食等慢性病的行为危险因素等。这些项目的开展，对于我国的健康教育与健康促进工作具有划时代的意义，它使我国以疾病防治知识传播为主的健康教育模式发展成了以改变行为为主的健康教育与健康促进模式。因此，在健康的知、信、行改变中，可以应用格林模式来达到健康干预的目标，格林模式为健康干预研究提供了新的思路、新的视角，体现了"大健康观"。

三、管理实践

健康教育与健康促进项目实践中，主要是按照计划设计的要求，有序而有效地组织实施干预等活动，以实现计划中拟订的目标和获取实际效果的过程，也是体现计划根本思想的具体行动。健康教育工作者通过在目标人群中的一个又一个传播、教育和干预活动，转化为目标人群的"知、信、行"改变，化为目标人群的所在环境向有利于健康方向的转变。健康教育与健康促进计划的实施中要注意抓好五大工作环节：即制定工作时间表（schedule）、控制实施质量（control of quality）、建立组织机构（organization）、配备工作人员（person）、所需设备物资与健康教育材料（equipment and material）。这五个环节与实施过程紧密相联，同时五个环节之间也互相密切关联。

第一，制定实施时间表。为了使项目活动有步骤地落实进行，在计划执行之前，应该制定项目各项工作的时间表。明确规定工作内容、要求、实施时间、地点、负责人、经费预算等内容。如在执行计划中有特殊要求，也应在时间表内列出或说明。

第二，建立实施组织。实施组织通常包括项目领导小组与项目技术小组。项目领导小组由与项目执行直接有关的部门领导和项目计划的业务主持负责人组成。领导小组成员应该了解或熟悉计划的目的、意义、主要项目或内容以及工作日程，负责审批计划设计方案，组织项目计划的实施，审批项目计划经费预算，提供政策支持，协作解决计划执行中的重大疑难问题。项目技术小组是具体执行、实施计划活动的组织。可以由一个专业机构或由业务相关单位抽调人员组成课题组或项目办公室。协调、组织各类人员落实、实施计划，定期检查和监测,确保计划的顺利执行。建立项目执行组织,应充分利用社会动员和行政干预的功能,协调社区内各有关部门的关系,采取多部门合作方式,这是保证计划顺利实施的重要组织措施。

第三,实施质量控制。质量控制主要是对实施过程进行监测和评估来完成。质量控制的内容:包括对计划工作的进度、计划活动内容、计划活动情况进行监测;对目标人群的知、信、行及有关行为危险因素变化情况进行监测,对活动经费使用情况进行监测,质量控制的方法:包括记录与报告方法、现场考察与参与方法、审计方法、调查方法等。

第四,培训执行人员。培训的目的是使项目执行人员全面了解计划执行的目的、意义,掌握计划活动的内容、方法和要求,学习项目工作相关的专业知识和技术,提高工作水平与技能,并激发他们的工作热情。培训的原则是:时间要短,内容要精,针对性强,要重视技能训练与参与式教学。制定培训计划要具体规定培训的意义、目标、内容、对象、时间、地点、教师、考评方法、组织与承办单位及经费预算等。培训的组织工作包括教学与后勤两部分;培训评价包括对学员学习效果的评价,对教师教学质量的评价,对组织和后勤工作的评价及对远期效果的评价。

第五,配备材料与设备。按照计划的各项活动要求选择订购或自制教材。健康教育设备主要包括:办公设备,如电话机、计算机、打印机、其他办公用品等;音像设备,如照相机、摄像机、录像机、录音机、电视机、VCD等;教学设备,如幻灯机、投影仪、黑板等;医疗仪器,如身高体重计、血压计,以及交通工具等。

由于健康教育与健康促进活动涉及多部门、多学科、多手段,因此健康教育与健康促进计划实施的首要任务是做好社会动员,在当地政府的组织领导下,动员社区资源,规划社区行动,提高群众参与社区工作的积极性以及发展社区成员间的相互支持,并进一步发展与改善社区经济、社会、文化状况,依靠自己的力量去实现健康教育计划目标。其次是开展项目培训,重视人才的开发,提高项目管理水平和实施人员的技术水平,提高卫生部门设计和实施健康教育项目的能力。其三,要重视以社区为基础的干预策略。领导机构的建立、政策的支持、多部门的参与、干预管理人员的培训都是干预的重要因素,也是行为干预成功的前提。干预场所包括学校、工作场所、医院和社区等。在干预人群上,应把高危人群、重点人群与一般人群分别对待。最后,要重视项目执行的监测与质量控制。实行监测与质量控制是十分复杂的过程,包含的内容也非常广泛,即正确评估健康教育计划执行者的技能、建立专家小组审查制,保证规划执行质量、加强内部审计、系统化的资料收集与保存、及时收集社会各界及目标人群对计划执行情况的意见、组织有关人员对项目活动进行评估等。

四、案例:中国／WHO以营养教育为重点的学校健康促进项目计划

(一) 背景

世界卫生组织(WHO)在全球倡导并组织发展健康促进学校并取得明显进度,为促进和改善学龄儿童和教职工的健康具有积极意义,并借以带动和改善家庭、社区人群的健康水平。目前,健康促进学校已在中国逐步发展,在WHO总部、WHO西太区的指导和卫生部、教

育部的领导和支持下,已先后在北京、福建、湖南、四川、云南、山东、上海、浙江、武汉、赤峰等省市的部分学校启动和开展了健康促进学校活动,在控制青少年吸烟、控制学生肠道蠕虫感染等领域取得了成功的经验。

营养状况是影响儿童青少年健康水平的又一重要因素。WHO学校健康信息:《健康营养:健康促进学校的基本要素》的文件指出:全球有数百万儿童因营养不良致使其接受教育受到影响;在发展中国家营养不良是54%的5岁以下儿童死亡的主要原因;蛋白质—能量营养不良影响全球2亿5岁以下儿童的健康。铁和维生素A缺乏均严重影响儿童健康。根据1992年中国2—18岁儿童青少年膳食营养状况调查,能量摄入可以达到RDA的96.7%,但营养素摄入是不平衡的,蛋白质摄入是RDA的87.6%,而钙的摄入只有RDA的37.8%。小学生中缺铁性贫血的检出率为13%—26%。当前,中小学生主要的营养问题是:城市地区单纯性肥胖的比例不断增高,热能摄入比例不当,部分微量元素、矿物质缺乏(钙、铁等)、维生素缺乏等。

据综合分析,导致学生营养不良主要有下列原因。

1. 营养教育内容包含于有关的科目中(例:体育、自然常识、家庭生活、生物学等),但课程是分散的,没有系统性,从而影响了教育效果。

2. 教师培训不够。

3. 教学方法不好。

4. 学生和家长并不认为营养教育是重要的。

5. 家长缺乏营养知识主要有下列原因:

(1) 在他们所接受的教育中缺乏营养教育;

(2) 在营养问题方面存在错误的态度(例:十分看重动物食品,而蔬菜则被认为营养价值很低);

(3) 缺乏充分的和正确的营养信息资源(例:大众传媒);

(4) 来自商业领域(广告)不正确的营养信息;

(5) 优先考虑昂贵的(奢华的)食物,而不是高营养价值的食物。

6. 导致学生不健康的饮食习惯主要有下列原因:

(1) 一些学校没有午餐;

(2) 从家长那里得不到充分的指导,家长自己也缺乏营养知识;

(3) 一些学校不提供午餐或者午餐食物没有选择性;

(4) 学生在街头小贩那里作出不适当的食物选择(更喜欢油炸食品和甜食),导致不能食品多样化和平衡膳食;

(5) 学生上学前不吃早餐,因为父母没时间准备(代之以付给零用钱,但常常不花钱在健康食品上),也因为学校要求到校过早(7:00)。

7. 学校存在不充分的食物服务,主要有下列原因:

(1) 提供的食物能量不够;

(2) 食物的种类有限,由厨房的习惯所致(可能是学校的午餐服务没有足够的资金支持),也因为安全的原因(没有鱼也就不会被鱼刺卡住);

(3) 厨师缺乏烹调技能;

(4) 低下的食物质量。

为了探索在发展中国家实施学校营养干预的有效方法与经验,以WHO学校健康信息:《健康营养:健康促进学校的基本要素》的文件为指导,在中国浙江省实施"以营养教育为重点的学校健康促进"国际合作项目,并由WHO总部余森海教授、联合国粮农组织(FAO)彼得·格拉斯博士和美国人类教育发展中心(EDC)卡门·阿尔丁格博士提供项目技术援助。

(二)目的

1. 通过健康和营养干预,有助于提高项目学校学生的营养和健康状态。

2. 以营养干预为切入点发展健康促进学校,发展这种模式,使之能为中国的其他学校学习和仿效。

(三)目标

1. 通过提高营养教育和提高学校饮食服务来提高目标人群的食物摄入水平和膳食行为。

2. 为了达到世界卫生组织健康促进学校(铜奖)标准而在项目学校作出改变。

(四)目标人群

首要目标人群:学生、教师、其他教职员工,包括厨师。

次要目标人群:家长、社区成员。

选择城市、城郊(农村)初中和小学共6所为项目示范学校,并设立相应数量的学校为对照组。确定在浙江杭州、温州市实施该项目。选择温州市城区中小学各1所为城市试点学校,选择杭州市江干区中小学各1所为城市试点学校,选择杭州市江干区城郊(农村)初中、小学各1所为城郊(农村)试点学校。项目示范中学共有学生约3000人,项目示范小学共有学生约4100人。

(五)实施

1. 建立组织机构和网络

建立专家技术顾问组、省级及项目、市(区)项目领导小组和实施小组、各示范学校项目小组。

(1) 专家技术顾问组。由WHO总部余森海教授、FAO彼得·格拉斯博士和美国EDC卡门·阿尔丁格博士和国内北京医科大学儿少卫生研究所叶广俊教授、浙江大学湖滨校区营养系主任华金中副教授、浙江省卫生防疫站营养与食品卫生研究所副所长丁刚强副主任医师组成,提供项目技术支持。

(2) 省级项目领导小组和实施小组。成员由省爱卫会、省卫生厅、省教委、省卫生防疫站、省健康教育所有关领导和有关专业人员分别组成。

(3) 市(区)建立相应的项目领导小组和实施小组。

(4) 各示范学校项目实施小组。各示范学校均建立项目实施小组,其成员包括校长、教师代表、学生代表、家长代表和社区成员代表,其职责是实施卫生保健和营养干预,以及其他创建健康促进学校的活动。

2. 活动

(1) 资料收集。在项目活动前召开试点学校学生、教师、家长三类人群的专题座谈会,在实施干预措施前后分别进行三类目标人群的本底调查和终期调查,调查内容包括目标人群KAPS、体检及身体指标测量、生化指标测定(方案另行定制),并对收集资料进行计算机统计处理,作为项目评估的依据;项目市(区)及各示范学校收集平时各类学校基本情况及卫生保健和健康教育干预活动的相关资料(含文字、图片、声像资料),按档案化要求进行整理归档。

除了膳食营养之外,作为青年危险行为(YRBS)调查,其他危险行为也要包含在问卷中,虽然这些因素并不直接与营养相关。

(2)人员培训。实行分级培训,由专家技术顾问组的国内外专家负责对省及市、区项目管理人员、专业技术人员和示范学校领导、校医参加的项目骨干培训班(培训计划及培训材料制作计划另行制定)。

(3)干预措施。各示范学校结合学校各项教学和社区活动开展形式多样、内容丰富,有益于学生健康的健康教育传播活动,重点强化膳食营养健康教育和干预措施。具体措施包括如下方面。

1)召开项目启动会:各示范学校均安排项目启动会。

2)设置健康教育课程/或定期卫生保健讲座:各校按要求开设卫生课,每二周一学时。

3)制作健康教育传播材料:含文字、声像、形象资料,主要由省项目小组负责。其中,文字传播材料三种以上。

①供全体学生和家长使用的基本卫生保健知识读本1种。

②供骨干教师、班级卫生员、食堂人员使用的学生营养指导手册。

③根据需要另行制作1—2种文字宣传材料。

声像材料二期:由省项目实施小组负责录制基本卫生保健常识及营养教育卫生科普录像带二盒,分期下发各示范学校进行播放。

形象材料:制作宣传折页或画报1—2期下发各示范学校。

项目市区及各示范学校根据项目实施需要制作相关传播材料。

4)培训班:各示范学校安排好三类目标人群的培训班。

①学校教职工、骨干教师培训班。

②学校班级小卫生员培训班。

③开展家长学校膳食营养培训班。

5)其他多种形式的健康教育传播活动:如召开主题班会、组织学生兴趣小组;举办卫生文艺表演、演讲、卫生知识竞赛;定期刊出卫生黑板报、宣传橱窗;主题征文、征画活动;编写主题小报;设计营养食谱、学做佳肴;参观学校食堂、郊区农场、营养食品生产企业;开展上街社区卫生服务及宣传等。其中省项目实施小组统一组织部分活动。市区及各项目示范学校结合学校实际安排以上或其他各类健康教育传播活动。

6)提供营养膳食:学校或社区学生营养餐生产企业向学生提供营养配餐或其他营养食品或饮料。

7)社区支持:对学校周边环境进行整治,食品经营企业、摊店不得向学生出售不符合卫生标准的食品等。街头饮食业的从业人员由当地食品卫生监督部门负责培训上岗,因此,本项目对此类人员不安排具体的干预措施。

3. 预期结果

项目示范学校通过全面创建健康促进学校活动,在当地政府及相关部门、学校、家庭和社区的共同努力下,使学校全面达到WHO健康促进标准,并在学校营养教育和干预方面取得进展,使目标人群在营养膳食方面的知识、信念、行为水平(KAPS)和技能上有明显提高,学生健康水平明显改善。

(1)知识

1)学生、教师、家长三类人群卫生知识知晓率分别达到90%、90%、80%;

2)学生、教师、家长三类人群对人体必需的六大营养素及其功能的知晓率较本底提高50%(幅度);

3)学生、教师、家长三类人群对相关营养素缺乏及其引起的主要营养缺乏症的知晓率较本底提高50%;

4)学生、教师、家长三类人群对相关营养素的富含食物种类的知晓率较本底提高50%;

5)学生、教师、家长三类人群对《中国居民膳食指南》8条准则的知晓率较本底提高50%;

6)学生、教师、家长三类人群对正确的饮食习惯的内容知晓率较本底提高50%。

(2)态度/信念

1)相信营养健康对于学生健康和学习、生活非常重要的较本底提高50%;

2)相信儿童青少年时期合理营养与成年期健康密切相关的较本底提高50%;

3)相信合理安排一日三餐对学生健康非常重要的较本底提高50%。

(3)行为/技能

1)使不吃早餐上学的学生较本底下降50%;

2)使学生做到不吃过期或变质食品的较本底上升50%;

3)使学生不喝生水的较本底上升50%;

4)使学生做到饭前便后洗手的较本底上升50%。

(4)学校、家庭和社区

1)使学生家庭做到不采购变质食品的较本底上升50%;

2)使学生家庭做到安全贮藏食品的较本底上升50%;

3)6所示范学校均能向学校提供营养配餐/或营养食品、饮料;

4)学校小卖部和食堂或社区企业供应学校的食品保证食品卫生要求,食品还应充分注重膳食质量、营养平衡、口味;

5)不发生食物中毒事件。

(六)评估

1. 过程评价。对项目情况进行分阶段评价,在项目实施中对各示范学校进行1次中期评估。评价内容主要为本项目实施方案相关内容及干预活动执行情况的评价、目标人群的参与程度、社区环境和政策支持程度等。

评价指标:干预活动覆盖率、干预活动参与率、有效指数。

2. 效果评价。主要对本项目提出的具体目标即知识、信念、行为(KAPS)的测量和统计分析而作出评价。评估标准与基线调查相同。

评价指标:

(1)总体指标:健康知识知晓率、信念流行率、行为改变率、卫生知识均分;

(2)生理指标:身高、体重、BMI;

（3）疾病指标:营养不良率、肥胖率、贫血率、近视率、肠道寄生虫病感染率、身高低下百分比、体重低下百分比;

（4）生化指标:血红蛋白。

生化指标采取抽样调查的方法随机抽取小学三年级、五年级和初中二年级男女学生各年龄组各100人。

3. 鼓励所有项目学校创建健康促进学校。创建健康促进学校的主要内容应贯穿在以营养干预为切入点的整个干预过程中。WHO西太平洋地区健康促进学校标准应被应用于中期评估和终期评估中。应用中国健康教育研究所制定的细则为每个学校打分。

（七）项目实施进度与时间安排

1. 项目骨干培训班。2000年4月,参加人员为省及市、区项目小组成员,各示范学校领导、校医和保健教师,由WHO总部及国外、国内专家负责培训。

2. 建立组织网络。2000年4月,按方案要求建立各级各类组织网络。

3. 本底调查。2000年4月至5月上旬,由省项目实施小组负责制订调查方案和质量控制。由项目市(区)项目实施小组和各示范学校组织人员负责对三类目标人群进行本底调查。

4. 制订实施方案和阶段计划。2000年4月,省项目实施小组负责制订项目计划并经WHO总部和专家顾问组评审通过下发;各项目市区制订具体实施方案和阶段工作计划,各示范学校制订健康促进学校章程、项目实施计划与阶段工作计划。

5. 项目启动会。2000年5月中旬,由项目市区组织各示范学校安排项目启动会。

6. 第一阶段干预。2000年5月至9月,由省、市(区)项目小组及各示范学校按项目计划和阶段工作计划组织实施第一阶段干预活动。

7. 项目中期评估及培训。2000年10月。由WHO总部、专家顾问组及省项目实施小组组织对项目市(区)及示范学校第一阶段干预情况进行中期评估。

8. 第二阶段干预。2000年10月至2000年1月,由省、市(区)项目小组及各示范学校按项目计划和阶段工作计划组织实施第二阶段干预活动。

9. 终期调查。2001年4月,对三类人群进行终期调查。

10. 资料统计。2001年5月,对项目所获取的资料进行统计分析并提出项目报告。

11. 终期评估。2001年6月,由WHO总部组织专家对项目工作进行终期评估,召开总结表彰大会,对符合WHO健康促进学校标准的授予WHO健康促进学校铜奖。

参考文献

[1] 黄敬亨.健康教育学(第5版)[M].上海:复旦大学出版社,2012.
[2] 马骁.健康教育学(第2版)[M].北京:人民卫生出版社,2013.

（徐水洋）

第二节　组织指导与能力建设

健康教育是有计划、有组织、有系统的社会和教育活动,其主要特点是用知识唤起人群防治疾病、促进健康的积极性。这是一项复杂的社会工程,有较强的社会性、科学性和群众性,体现"以人为本"的管理理念,将调动和发挥人的作用放在首位,加强健康教育与健康促进的组织、管理、队伍建设和能力培养,使得健康教育与健康促进的"硬实力"与"软实力"得到有效提升。

一、理论背景

（一）组织管理

健康教育是社会系统工程,组织管理特别重要。劳伦斯·格林指出,健康教育"从规划设计阶段到执行阶段需要用组织管理和政策手段来保证规划目标的实现"。组织管理程序一般包括计划、组织、领导和控制四步骤。目标管理是组织管理的核心。健康教育和健康促进组织管理工作的重点在于制定目标。目标应当明确以解决什么问题为重点、优先解决什么健康问题、要求明确做什么、为什么要做、由谁来做、在什么地方做、目标人群是谁、如何做等。应以社会需求为导向,在环境分析、发现问题的基础上,突出目标、找好重点、选定试点、由点及面地进行推广。

1. 健康教育的组织原则

组织管理关系到健康教育工作成效大小,健康教育组织者必须运用下列组织原则。

（1）同步性。健康教育工作必须与社会经济发展同步。社会经济的发展促进了健康教育的发展,而健康教育的发展反过来也会影响社会经济的发展。随着社会经济的发展,我国的健康教育应逐渐向健康促进和行为改变模式转变,制定健康政策,为人们创造良好的生态环境;同时我国正在建设小康社会,必须引导群众健康消费,才能跟得上经济发展的需要。

（2）社会性。健康教育是一项社会系统工程,应切实开展社会卫生行动,调动各部门、社会团体、公私立机构、中西医务人员等的积极性,形成统一战线或健康联盟。

（3）科学性。教育学原理要求教育的深度和分量要恰到好处,否则群众会产生逆反心理。因此健康教育要根据对象,采取不同的教育方法,晓之以理,动之以情,不能强加于人。

（4）权变性。健康教育的目的是改变目标人群的行为,这一过程与目标人群的经济、社会、文化教育、习俗、年龄、性别、职业、身心状况等都有密切的关系,必须权衡这种关系,才能做出有针对性的决策,才能收到应有的效果。

2. 健康教育队伍建设

队伍建设是指在适合当前国情的政策和法律框架的环境下组织机构的发展,包括社区的参与者、人力资源发展和管理系统的完善,其理论框架包括人力资源开发、组织机构发展和资源分配。从这个意义上说,健康教育队伍建设有三层内涵:一是完善健康教育专业机构建设,二是注重健康教育队伍本身的人力资源开发,三是营造适合健康教育队伍和健康教育专业机构的发展环境。具体讲,健康教育队伍建设包括了专业组织机构的能力发展、政府的投入、学校教育、在职培训、社区能力建设、多部门的合作与伙伴关系以及各种资源的充分利用等,其中最为重要的是以下几方面。

(1) 健康教育专业机构建设。健康教育组织机构是推动健康教育事业发展的保障,要建立和完善各级健康教育专业机构,明确机构职责,并根据健康教育机构的不同级制度,确定健康教育人才结构的合理比例,逐年引进。

(2) 健康教育人力资源管理和开发。健康教育是个交叉学科,其工作原理是"动员各种对行为改变起作用的因素,利用各种可利用的条件(如对知识、技能、态度、价值观、环境进行干预)促使人们改变不健康行为,建立健康行为"。它结合了教育学、医学、传播学、心理学、行为科学、社会学、统计学、管理学等学科知识和工作方法进行工作。因此,健康教育专业队伍不仅需要健康教育专业的人员,还需要与健康教育相关的社会学、行为学、心理学、传播学、卫生管理、卫生统计、美术摄影等领域的人才。所以,在进行人力资源管理和开发的过程中,多学科性是需要考虑的问题,但是在选拔引进时要综合考虑人力资源的合理配置,不能因为健康教育的多学科性而过多配置相关领域的人员,在人力资源数量一定的前提下,应当以健康教育、预防医学等专业的人员为主。

(3) 健康教育横向联系和部门合作。健康教育是一项社会性工作,因此健康教育工作十分注重横向联系及与其他部门的合作,如新闻媒体、社区、医院、学校、企事业单位等,建立正式和非正式的健康教育网络,使健康教育和健康促进活动顺利开展,以覆盖大多数地区、场所和人群。

(二)业务技术指导

在同一组织系统中,上、下级机关间是领导与被领导的隶属关系,而在同一专业系统中,上级主管业务的单位与下级主管业务单位之间是指导与被指导关系。因此在国家级、省级、地市级、县级健康教育专业机构以及健康教育网络之间均存在业务技术指导。业务技术指导主要有以下几种形式。

第一,规范化建设。规范化是指在经济、技术和科学及管理等社会实践中,对重复性事物和概念,通过制定、发布和实施标准(如规范、规程和制度等)达到统一,以获得最佳秩序和社会效益。健康教育的规范化建设是指通过健康教育与健康促进工作规范、规划、计划、任务书、业务指导书等,明确健康教育专业机构的职责、人力资源的配置、各项业务工作的措施要求,为健康教育和健康促进的各项工作的高质量完成提供保障。

第二,业务培训。业务培训是指围绕健康教育工作所需的知识、技能、工作方法等开展的培训活动,其目的是保证健康教育工作者能够胜任工作的需要。可根据不同单位、不同人员的实际情况,开展多形式、多层次的业务培训。如对健康教育专业人员,可开展健康教育系统培训,经过一定时间跨度、较为深入的培训后使健康教育专业人员掌握健康教育理论和社会动员、倡导、传播与教育、计划设计、实施、监督与评价等基本技能;而针对健康教育网络的专兼职健康教育工作者,则以开展针对性的方法、技能培训为主。在具体的实施中可采取分级、分类培训的方式,以达到事半功倍的效果。

第三,现场指导。即在开展健康教育诊断、计划实施、干预、评价的过程中,深入到县(市、区)、社区、学校、医院、企事业单位等,了解和掌握健康教育和健康促进工作的实际情况,传播健康促进的理念,开展健康教育方法和技能的培训和训练,解决现实问题,从而保证和提高工作质量。在进行现场指导时可实行分级指导,即由上到下一级指导一级,或上下一起共同指导。

第四,考核评价。上级业务单位可通过对下级业务单位进行考核的方式进行业务技术指导,一方面既发挥了上级单位的监督指导职能,可以了解和掌握各地工作的开展情况,另一方面也能够促进下级单位的责任意识和工作质量。

(三)健康教育工作者能力培养

人是组织中最活跃的因素、最重要的资源,只有以组织成员为核心,充分发现、培育、开发、发挥、激励组织中人的能力才能最终实现组织能力的提升。人力资本理论认为,教育和培训的投资是人力资源能力得以提升的根本手段和首要实现方法,是人力资本开发的核心。

健康教育作为卫生行业中的重要组成部分,对其工作者的能力培养理应得到重视,这可表现在学校健康教育的完善、专业人员的培训、再教育等方面。WHO的文件《行动起来——发展中国家的健康促进》中指出:"初级卫生保健和健康促进的概念必须融入医学课程,并作为培养护士和其他卫生工作者的必备内容。"同时要求"健康教育专家和健康促进领域的其他相关人员接受继续教育和培训,以加强规划设计者、倡导者、协调者、联盟建设者以及管理者的执行能力"。因此在健康教育实践中要注重健康教育人才建设和能力培养,主要内容包括:健康教育诊断,健康教育计划设计、实施与评价,流行病学监测,健康传播,人际沟通,行为干预,大型活动策划与实施等。其中培训对象应包括健康教育专业人员以及各部门、社会团体、公私立机构、中西医务人员等健康教育专兼职人员。

二、疾控现状

(一)健康教育组织机构建设

新中国成立以来,健康教育专业机构、人才培养机构、研究机构和学术团体不断发展。1951年,卫生部成立保健防疫局卫生宣传处,负责健康教育相关工作。2013年3月,国务院组建成立国家卫生和计划生育委员会,其中宣传司设立健康促进处,负责公众健康教育、健康促进的目标、规划、政策和规范。1951年卫生部电化教育所、卫生宣教器材制造所建立,标志着国家健康教育专业机构的建立。1986年中国健康教育研究所成立,负责国家健康教育规划和业务技术指导。由于公共卫生机构改革,中国健康教育研究所于2002年被合并到中国疾病预防控制中心;2009年中国健康教育中心再次成为国家卫生和计划生育委员会(原卫生部)直属事业单位,负责全国健康教育与卫生计生新闻宣传工作的技术指导,开展相关理论与实践的研究,承担全国健康教育与卫生计生新闻宣传大型活动的组织实施及信息管理、媒体联系、业务培训等有关技术和服务性工作。截至2010年底,全国有13个省级健康教育专业机构,其余19个隶属于省疾病预防控制中心;地市级有17.90%为独立健康教育所,

77.33%隶属于地市疾病预防控制中心;县级有5.68%为独立健康教育所,81.13%隶属于区县疾病预防控制中心。

(二) 健康教育工作规范

一直以来,我国健康教育与健康促进工作未有明确的工作规范,其中学校健康教育工作主要参照《学校卫生工作条例》开展,而其他健康促进学校、医院健康教育等工作主要参照WHO相关文件开展。2001年卫生部印发的《全国疾病预防控制机构工作规范(2001版)》对健康教育与健康促进工作首次作出了规范。2010年卫生部印发了《全国健康教育专业机构工作规范》,明确了健康教育专业机构承担技术咨询与政策建议、业务指导与人员培训、总结与推广适宜技术、信息管理与发布以及监测与评估五大职能。《国家基本公共卫生服务规范》也就其中的健康教育服务的内容和形式及要求进行了规范。2014年中央编办、财政部、国家卫生计生委发布《关于印发疾病预防控制中心机构编制标准指导意见的通知》,再次明确健康教育与健康促进是疾控中心的七大职责之一。

(三) 健康教育专业队伍建设

随着健康教育专业机构的不断建立完善,健康教育专业队伍规模逐步扩大。到2008年底,全国各级健康教育机构共有11650人,平均每个健康教育机构有专业技术人员4.98人。目前健康教育专业人才培养主要包括北京大学、四川大学等高等院校培养的健康教育领域的硕士人才和各级健康教育机构按照各自的职责开展的培训。2013年以来,国家卫生计生委启动了健康教育专业人员能力建设项目,围绕卫生计生重点工作内容和健康教育专业人员工作能力要求,以计划、实施和评价为主要内容开展健康教育与健康促进理论、方法和技术的培训。

三、管理实践

在对健康教育的组织指导和能力建设中,重点是要加强规范化建设、现场业务技术指导和健康教育专业人员的技能培训。同时通过加强健康教育工作规范化建设,以逐步建立起以健康教育专业机构为核心、健康促进场所建设为重点的全省健康教育工作网络。

(一) 健康教育业务技术规范化建设

加强健康教育工作规范化建设,是全面提升健康教育业务能力的主要方式之一。健康教育业务技术规范化建设主要从以下几个方面入手。

1. 组织与网络建设

健康教育与健康促进工作在各级政府公共卫生工作委员会的领导下,由各级爱国卫生运动委员会办公室或卫生行政部门负责组织实施,各级健康教育专业机构负责技术指导和考核评价,社区、社区卫生服务中心、医院、学校、企事业单位落实专(兼)职人员负责具体的健康教育与健康促进工作任务。

2. 专业机构建设

根据疾病预防控制机构工作职责、《全国健康教育专业机构工作规范》、《浙江省爱国卫生促进条例》等有关法规政策、工作规划要求,县及县以上疾病预防控制机构设置健康教育所(科)或有独立编制的健康教育所,配置与工作任务相适应的具有计划设计、实施、评价和组织指导、社会动员、传播与教育、行为与心理干预等基本知识和技能的卫生专业技术人员,配备必需的设施和设备,按照《全国健康教育专业机构工作规范》和《浙江省健康教育与健康促进工作规范(试行)》,根据当地公共卫生工作的重点和主要健康问题,充分运用健康教育与健康促进策略,面向公众和目标人群开展健康教育与健康促进活动,普及健康素养,加强行为干预,减少健康危害因素,养成良好的卫生行为和健康的生活方式,促进公众健康水平和生活质量的提高。

3. 工作程序

(1)健康教育与健康促进计划设计程序。依据人群健康需求评估和影响健康的主要因素评估,确定主要健康问题,制定目标,确定核心信息,制定实施策略,组织健康知识和技能传播活动,开展效果评价。

(2)实施健康教育与健康促进项目工作程序。开展专题调查、搜集相关信息、拟订方案、进行目标人群预试验,并通过专家审查、修改方案、组织实施,进行项目效果评价。

(3)健康传播材料制作程序。深入目标人群开展调查研究,依据专题小组讨论结果,搜集相关信息、拟定图文或其他传播材料设计方案;进行目标人群预试验、专家审查、修改设计方案;组织材料制作、发放给目标人群并进行效果评价。

4. 工作内容

以普及健康素养为核心,加强行为干预,养成良好的卫生行为和健康的生活方式,同时也要做好重点领域健康教育与健康促进工作,主要包括防治艾滋病、结核病、血吸虫病、乙肝等重大传染病和以霍乱为主的肠道传染病,以流感和人禽流感为主的呼吸道传染病,以鼠疫为主的自然疫源性疾病,以心脑血管疾病、肿瘤、糖尿病和精神卫生等为主的慢性病以及突发公共卫生事件、成瘾行为和伤害预防的健康教育与健康促进工作。

5. 场所健康教育与健康促进

社区健康教育工作参照《国家基本公共卫生服务规范》开展,并试点开展健康促进社区建设。各级各类学校按照《中小学生健康教育指导纲要》和《浙江省健康教育与健康促进工作规范(试行)》开展学校健康教育工作,健康促进学校建设按照《关于印发浙江省健康促进学校考核命名与监督管理办法和浙江省健康促进学校考核标准的通知》要求开展。各级各类医疗机构按照《浙江省公共卫生计划任务书(二)》和《浙江省健康教育与健康促进工作规范(试行)》开展医院健康教育工作,健康促进医院建设按照《浙江省健康促进医院管理办法(试行)》和《浙江省健康促进医院考核办法(试行)》的要求开展。企事业单位按照《职业病防治法》《劳动法》《使用有毒物品作业场所劳动保护法》等法律法规和《浙江省健康教育与健康促进工作规范(试行)》的要求开展健康教育工作,并试点开展健康促进企业建设。

6. 考核评价

各级公共卫生工作委员会(爱卫会)办公室或卫生行政部门每年结合公共卫生和爱国卫生工作考核,组织对本级各成员部门和所辖市、县(市、区)健康教育与健康促进工作的考核,并将健康教育与健康促进工作纳入卫生城市(县城、镇、村)、卫生强市(县、区、乡镇、街道)和卫生先进单位的考核标准。上级健康教育专业机构对下级健康教育专业机构进行工作考核评价和绩效考核。

（二）健康教育业务技术指导管理

第一，常规业务技术指导。对基层健康教育专业机构和健康教育网络单位进行业务技术指导是省级健康教育专业机构的基本职能。省级通过健康教育工作计划任务书、业务会议等方式落实年度工作，在当年年底对市级健康教育工作进行考核评价。同时，省级健康教育专业机构要及时了解和掌握各市年度健康教育工作动态，按照分级管理的原则，省级要在年初收集各市的年度工作计划，12月底前收集整理各市工作总结，形成全省健康教育工作总结。各市健康教育专业机构也要通过计划任务书、业务会议等方式对辖区内县（市、区）健康教育专业机构落实工作，并进行技术指导和考核评价。各县（市、区）健康教育专业机构要组织辖区内各单位开展健康教育与健康促进工作，并做好技术指导和考核评估。

第二，定点指导。省级健康教育专业机构可实行定点联系制度，即每位专业技术人员有针对性地指导一个市的业务工作，具体内容包括：了解掌握该市及所辖县（市、区）整体健康教育工作情况，如机构建设、人员组成、主要及亮点工作、存在的薄弱环节等；帮助解决该市及所辖县（市、区）在健康教育工作中遇到的疑难问题；在突发公共卫生事件应急处置时，联系、收集所联系的市的健康教育工作进展，并根据事件进展对联系区域开展现场指导；各位专业技术人员每年前往所联络的市及所辖20％的县（市、区）健康教育专业机构进行现场指导。

第三，项目工作业务技术指导。省级健康教育工作实行项目负责制。由各项目负责人负责项目工作的技术指导，及时制定项目方案，进行相关培训，收集各项目点计划、总结及相关的过程性资料，了解掌握项目工作进度，收集、发现项目实施过程中存在的困难和问题，根据情况进行现场指导或集中指导。

（三）业务培训

专业素质高的健康教育工作者队伍是健康教育工作能持续有效开展的必要保障，有效的培训工作显得尤为重要，它能促进健康教育专业队伍建设，提升工作人员业务水平。健康教育学是一门交叉学科，其内容涉及医学、行为学、教育学、心理学、人类学、社会学、传播学、经济学、管理学、政策学及其相关的学科领域。因而在具体的健康教育与健康促进实践中，健康教育专业人员必须具备社会动员、倡导、传播与教育、计划设计、实施、监督与评价等基本技能。在开展健康教育专业人员培训时必须从这几个方面入手。当前，我国大专院校健康教育专业人才培养还不能涵盖全部内容，即使其所学专业为预防医学或公共卫生，走上工作岗位后也不能完全具备系统开展健康教育的基本技能。对此，可开展健康教育专业骨干人员的技能培训，使之基本具备健康教育和健康促进实践所必需的社会动员、倡导、传播与教育、计划设计、实施、监督与评价等能力。

第一，健康教育骨干人员遴选条件。被推荐人身体健康，思想端正，作风正派；为本单位健康教育工作骨干；具有预防医学或临床医学专业大专及以上学历；年龄不超过40岁。

第二，健康教育骨干人员培训人数。为了使培训获得较好的效果，交流、互动与实践，一次培训人数以不超过30人为宜。每年省级根据实际情况，核定各市的推荐名额。

第三，健康教育骨干人员推荐程序。各县（市、区）被推荐人按要求填写《健康教育骨干推荐表》，报同级卫生行政部门同意后，向所在市卫生行政部门提出申请；各市收到申请后，负责对被推荐人进行初审,根据核定的人数上报省级卫生行政部门。省级卫生行政部门组织专家组负责对被推荐人的终审,对审核通过的,作为参加培训的健康教育骨干人员发放录取通知书。

第四,培训时间。健康教育骨干人员技能培训学制1年,其中集中授课不少于15天,其余时间在原单位实践并进行论文写作。

第五,培训内容。参考《全国健康教育专业机构规范》及健康教育相关书籍,由浙江省疾病预防控制中心完成课程设置,编制教学大纲及教学参考书目名单。根据健康教育专业人员必须具备的基本技能,健康教育专业人员培训课程包括健康教育与健康教育相关政策、法规及最新进展(占10%),健康促进与健康教育的基本理论、技术与方法(占55%)、健康教育相关流行病卫生统计学(占10%)和场所健康促进理论与实践(占7%),此外还涉及行为学、传播学、心理学、广告策划、项目管理和社会营销等内容。

第六,培训形式。培训形式包括集中授课、案例讨论、现场示教与基层实践等。如由单一地区组织开展系统培训有一定难度的话,可以邻近几个地区共同举办,以实现资源共享。如江浙沪健康教育骨干培训班浙江省主要负责健康教育与健康促进理论的培训(第一阶段),上海市负责健康传播理论与技能的培训(第二阶段),江苏省侧重于健康教育与健康促进的实践技能的培训(第三阶段),3个阶段培训内容相对独立,但又紧密联系。在培训期的不同阶段,可安排思考题或课后作业,如结合当地实际工作,应用健康教育与健康促进的基本理论,选定健康教育相关主题,查找相关文献,完成一篇综述;自选主题,策划设计一个大型活动的实施方案;自选健康教育类相关主题,应用基本文献检索方法及科研项目申报要点,结合当地实际工作,制作一份项目申报书。在培训结束时,参加培训的健康教育骨干人员需完成1篇与实际工作相关的学术论文。

第七,培训要求。健康教育骨干人员在参加培训时必须遵守《学员守则》,在集中培训期间每天按时上课,每次上课时均需签到。培训期间无特殊原因不得请假。确有特殊情况须提前请假,经同意后方可离开。集中授课期间请假累计超过2天,应重修课程。在原单位实践时应及时复习,认真完成各项学习和工作任务。

第八,考核评价。参加培训的健康教育骨干人员按照教学大纲和《学员守则》的要求,全程参加集中授课,并在原单位完成主办单位安排的思考题或课后作业、学术论文的,在1年培训期末时给予结业证书。

参考文献

[1] 黄敬亨.健康教育学[M].上海:复旦大学出版社,2012.
[2] 马骁.健康教育学[M].北京:人民卫生出版社,2013.

(吴青青)

第三节 重点场所的健康教育与促进

以场所为依托开展健康教育与健康促进,可以覆盖全社会人群,使全民享有公平的健康教育服务。近年来,以场所为基础的健康教育干预理念在国际健康教育/健康促进领域得到广泛推崇,使以往以疾病预防为中心和以人群为中心的健康教育干预更具有可实践性。

一、背景理论

在重点场所开展健康促进与健康教育,能很好地发挥各种场所的政策、财政、基础条件对促进健康行为的支持作用,并能最有效地针对特定人群的健康问题实施健康教育,从而提升全民的健康水平。

(一)学校健康促进

学校健康促进,强调通过学校、家庭和学校所属社区内所有成员的共同努力,给学生提供完整的、积极的经验和知识结构,包括设置正式和非正式的健康教育课程,创造安全健康的学习环境,提供合适的健康服务,让家庭和更广泛的社区参与,共同促进学生健康。学校健康促进,应把所有有利于发展和促进青少年儿童健康的各种因素组织和联系起来,形成广泛的合作。这种合作,不是权宜之计,而是以连续性的方式进行的。

(二)医院健康促进

医院、诊所等卫生机构是人们寻求卫生保健服务的地方,医院健康促进是以健康为中心,以医疗保健机构为基础,为改善患者及其家属、医院职工和社区居民的健康相关行为所进行的有目的、有计划、有系统的健康教育活动。医院健康促进不但包括医院健康教育,而且还包括能促进患者或群体的行为生活方式改变的组织、政策、法规和经济手段等社会支持各项策略的综合体。医院健康促进是医院工作的重要组成部分,可以提高患者的依从性,改善医患关系。

(三)社区健康促进

社区是居民生活的地方,是若干社会群体(家庭、氏族)或社会组织(机关、团体)聚集在某一个地域里所形成的一个生活上相互关联的大家庭。社区健康促进是指运用社区行政和组织手段,促进社区内的单位、家庭和个人共同行动,创造健康环境,开发健康资源,为提高自身和社区居民的健康水平而努力。社区健康促进的目的是促进社区组织的变革,倡导健康公共政策,提高社区居民的健康意识和保健技能,推动社区居民、单位和社区积极参与社会行动,建立社区联盟和信息网络,提高社区参与评估和干预设计的能力。

（四）职业场所健康促进

职业人群作为社会物质财富和精神财富的创造者及中坚力量，其健康水平直接关系着人类的发展进程。职业场所健康促进是指以教育、组织、法律和经济学手段，干预职业场所对健康有害的行为、生活方式和环境，以促进健康。它包含了企业管理的政策、法规和组织，职工的健康教育、积极参与改变不利健康的行为和环境以及加强卫生服务等。通过采取综合性干预措施，以期改善作业条件、增进健康生活方式、控制健康危险因素、降低病伤及缺勤率，从而达到促进职工健康、提高工作生命质量和推动经济持续发展的目的。

二、疾控现状

（一）健康促进学校

20世纪80年代中期，国际上提出健康促进学校概念，随即WHO在欧洲一系列研讨会上讨论并在学校试行。1991年，匈牙利、捷克、斯洛伐克和波兰等国在各自的国家内建立起健康促进学校网络。欧洲共同体、欧洲委员会和世界卫生组织欧洲地区办事处3个国际机构经过协商，于1992年建立欧洲健康促进学校网络（European Network of Health Promoting Schools，缩略语为ENHPS），开始在欧洲范围推行健康促进学校。1995年WHO西太区工作组在上海制定了《健康促进学校发展纲领》，1995年11月国内正式启动"中国／WHO健康促进示范学校"，开始健康促进学校的试点工作。首批的健康促进学校的试点是在上海和北京两个城市的几所学校中建立的。1998—1999年，在北京市教育局和卫生局（现卫生计生委）的直接领导下，北京市健康教育所承接了"北京市健康促进学校示范项目"。来自东城、西城、宣武、海淀、丰台5个区的15所学校参加了这次示范活动，其中包括清华大学、北京科技大学两所大学。项目期间完成了对教育、卫生行政管理人员的人力资源开发，并对学校卫生、健康教育专兼职人员及相关学校主管领导、校医进行了健康促进学校理论与技能培训。2000年4月，有12所学校通过了北京市教育委员会、北京市卫生局组织的联合验收，获"北京市健康促进学校"奖牌。2001年，北京市教育委员会、北京市卫生局联合召开了"北京市健康促进学校工作启动大会"，在全市范围内推广健康促进学校活动，标志着北京市健康促进学校工作走上正轨。1995年，WHO西太区将上海市黄浦区金陵西路小学、闸北区风华中学等4所学校命名为"健康促进学校实验基地"，学校联合社区、家庭共同对学校进行了14项行为规范为主的健康教育，使学生常见病、视力不良率、龋齿率均呈下降趋势。随后上海市卫生和教育部门制定了《上海市健康促进学校实施方案》，开展了大量的实践工作。截至2011年底，全国已有约2158所健康促进学校。

浙江省于1998年开始在嘉兴市、杭州市等市的19所中小学校开展以预防烟草使用、营养教育或预防伤害为切入点的健康促进学校项目试点，经过1—2年的干预之后，试点学校均达到了《发展健康促进学校地区指导标准（WPRO，1996）》的铜奖标准。2003年10月由浙江省卫生厅和浙江省教育厅联合下发了《关于推广发展健康促进学校的通知》（浙卫办疾控〔2003〕17号），全省各市共有包括小学、中学、职业中学等51所学校参与到项目工作中。同时自2003年以来，浙江省疾病预防控制中心通过列入项目工作计划和国家级培训班等不同方式,每年对来自全省各市的卫生、教育、健康教育专业人员开展培训。2011年12月省爱卫会、省教育厅、省卫生厅等联合下发了《关于印发浙江省健康促进学校考核命名与监督管理办法和浙江省健康促进学校考核标准的通知》(浙爱卫〔2011〕13号)。2012年开始根据要求,浙江省各级健康促进学校实行分级管理与考核,各级管理机构定期对健康促进学校进行督导管理,保障了健康促进学校的持续发展。截至2014年底,全省共有1211所中小学校加入健康促进学校的建设,其中117所学校通过了省级金奖学校的考核。

(二) 健康促进医院

20世纪80年代,国际社会开展探讨健康促进医院的理论与实践。以疾病治疗为取向的医疗模式,已不适应民众的健康需求,逐渐转变为融合健康促进理论,提供以病人为中心,集医疗、预防、保健和康复为一体的健康促进医院模式。1986年,第一届健康促进国际大会发表《渥太华宪章》,拟订健康促进五大行动纲领。1989年,WHO以《渥太华宪章》五大行动纲领为基础,在奥地利维也纳 Rudolfstiftung 医院实施第一个健康促进医院试点计划,取名为维也纳试点计划。1991年,WHO发布第一个健康促进医院的政策性文件《布达佩斯宣言》,提出将医院改造成为"健康的组织",并确立了健康促进医院应实现的17条工作目标,以布达佩斯宣言的概念为基础,1993年开展第一个国际性HPH计划——欧洲健康促进医院试点项目,1995年欧洲全国性/区域性网络正式建立,2004年WHO欧洲分部公布健康促进医院5个明确的评估标准,2014年全球共有45个国家1000余家医院加入国际健康促进医院网络,中国境内目前还没有医院加入此网络,台湾有151家医院、香港有1家医院是该网络的成员。2013年,中国健康教育中心在卫计委的支持下,在各省选择医院项目点,制定全国健康促进医院标准,开展试点创建工作,首批创建医院达到660家。

浙江省的健康促进医院源于2007年,最初由浙江省疾病预防控制中心在浙江省人民医院及杭州市余杭区妇幼保健院开展试点工作。2008年,根据试点工作经验,结合欧洲区健康促进医院评估标准,着手起草浙江省《健康促进医院评估标准》。2009年,在全面总结试点医院健康促进工作的基础上,全省12个市的17家医院开展健康促进医院的创建工作,2010年通过省级验收。2010年,将17家健康促进医院的创建经验推广到全省各县区。2011年,省爱卫办组织修订浙江省健康促进医院考核标准。2013年,省爱卫办组织下发《浙江省健康促进医院管理办法》及《浙江省健康促进医院考核办法》,规范全省的健康促进医院工作。

(三) 社区健康促进

20世纪90年代,随着国内外一些城市的健康城市建设行动,健康社区作为健康城市建设的细胞工程得以同步推进,在欧洲、北美、新西兰、北京、上海、深圳、江苏等地开展了健康社区建设的探索与实践。2003年,美国疾病预防控制中心启动健康社区项目,旨在通过减少健康危险因素来预防慢性病的发生;项目通过实施糖尿病自我管理、体育管理和戒烟有关的5项策略开展健康社区的建设,取得了显著的成效。2003年,上海市启动第一轮建设健康城市行动计划,并且将健康社区的创建作为场所健康促进的一项重要任务,目前健康社区的建设在上海相对比较成熟。与此同时,苏州、深圳等城市纷纷加入创建健康城市的队列中,健康社区有序发展。

2014年,国家卫生计生委印发了《全民健康素养促进行动规划(2014—2020年)》,要求到2015年在全国建设健康社区400个,到2020年建设健康社区1400个。2014年国家健康教育中心在全国开展健康促进县(区)试点项目,要求经过建设区县的30%的居委会／行政村符合健康社区／健康村标准。目前,浙江省各市正根据自身情况积极开展健康促进社区工作,但尚处于起步阶段。

(四)职业场所健康促进

20世纪80年代末90年代初,健康促进的概念引进我国。1993年11月由卫生部卫生监督司在浙江省杭州市主持召开了"第一次全国工矿企业健康促进研讨会",1996年成立"中国健康教育协会工矿企业健康教育委员会",同年8月召开"中国健康教育协会工矿企业健康教育委员会暨第二次全国工矿企业健康促进研讨会"。2000年8月卫生部、中华全国总工会共同颁发了关于开展工矿企业健康促进工作的通知,要求各省、市、自治区卫生行政部门和工会组织广泛宣传职业健康促进活动的意义,认真选择和组织有条件的工矿企业进行试点,将工矿企业的职业健康促进活动深入持久地开展下去,以达到和实现人人享有职业健康的战略目标。2001年,卫生部卫生法与监督司印发了《工矿企业健康促进工作试点实施方案》。这次的方案规定了对工作场所健康促进的目标和指标,组织措施,技术保障和政策支持,工作步骤方案和方法,以及评价内容和方法等。2002年5月1日我国实施了《中华人民共和国职业病防治法》,这部法律的实施为我国职业危害的防护以及职业健康教育提供了法律依据,具有法律的严肃性。2005年1月卫生部针对工矿企业健康教育与健康促进下发了《全国健康教育与健康促进工作纲要(2005—2010)》,这次的纲要贯彻落实了《中华人民共和国职业病防治法》,积极开展以"安全—健康—环境"为中心的"工矿企业健康促进工程",提倡绿色生产方式、生活方式,控制职业病以及相关疾病的发生。

我国企业健康促进项目最早开始于1993年。在WHO西太区的支持下,上海首次开展了职业场所健康促进试点,选取了上海宝山钢铁总厂、上海吴泾化工厂、上海沪东造船厂和上海第三十四棉纺厂,对2.16万名职工,实施1993—1995年上海工厂健康促进示范项目。1996—2000年,根据世界银行贷款"中国疾病预防项目——健康促进子项目"的要求,上海扩大了试点的数量和内涵,有10个工厂参与,取得了显著成效。1993—1997年卫生部在5省(市)7个县(区)乡镇工业企业中开展了职业卫生服务的试点工作,职业健康教育是六大试点内容之一。试点过程中,试点地区借鉴了国际上先进的健康促进理论、成功的经验和方法,结合各自特点,开展了多种形式的健康促进工作,并取得了显著的成效。1998年浙江省选择宁波镇海炼化公司作为试点开展3年的健康促进项目工程,围绕"公共政策、工作场所、疾病综合防治、社区健康促进"四大主题,针对"职业、环境、生活、行为、疾病"五大健康相关因素分别进行健康干预,取得显著成效。然而,省内企业自主开展职业健康促进工作的依然很少。

三、管理实践

健康促进场所的建立是一项长期、连续性的工作,涉及多部门以及多个机构共同参与,加强社会动员、争取各部门的合作、提升政策和经费上的支持、将健康促进场所建设与主体工作相融合是实现场所健康促进的重要手段。因此,建立长期、系统的技术指导和管理模式是健康促进场所可持续发展的途径。

（一）建设健康促进场所的方法与步骤

如果相关单位领导具有建设健康促进场所的积极性,可以与当地相关部门联系,特别是从当地健康教育所(科)获取相关资料并得到技术支持,然后在健康教育专业人员的指导下开始建设工作。

1. 动员和启动

动员是建设健康促进场所的第一步。动员主要包括相关行政主管部门的动员和单位领导的动员两个层次。相关行政主管部门根据场所的不同有所区别,如学校,其行政主管部门是当地的教委或教育局;如医院,其行政主管部门是当地的卫生局;如社区,其行政主管部门是当地的街道办或乡镇人民政府。在决定开展健康促进场所工作前,应首先对要开展健康促进工作的场所基本情况、所辖范围人员的健康状况进行了解和调查,掌握基本资料。第二步是与相关行政主管部门的领导联系,详细汇报健康促进场所的概念、内容、方法以及开展健康促进场所的必要性和深远的现实意义。在取得主管领导的支持后,应提交必要性和可行性报告和关于开展健康促进场所工作的请示报告,并应建议成立由相关行政主管部门牵头,由卫生行政部门、健康教育机构及其他相关的行政管理部门和业务技术部门的领导组成的健康促进场所领导小组。

在单位领导确定建设意向后应对单位的骨干人员和相关工作人员进行动员,使他们了解创建健康促进场所的意义、工作内容和要求,使其产生共识,形成合力,明确职责分工,最终提高全体人员建设的自觉性。

2. 确定主要健康问题及其影响因素

通过定性和定量调查的方法,了解单位所属人员中存在的主要健康问题和引起这些问题的主要因素,进行深入分析,明确优先干预的健康问题。在确定优先干预的健康问题时,可根据该问题对人群健康威胁的严重性、该危险因素的可干预性、成本—效益分析等原则进行。

3. 制定工作计划及实施

根据人员中存在的主要健康问题及其影响因素和各类健康促进场所建设标准的要求,制定建设健康促进场所的工作计划、实施方案,特别是要提出明确的工作目标、主要的活动内容、时间安排及评估的方法。

4. 评价

所有的健康促进场所的建设过程中,必须不断地评价建设成效,以便及时调整建设计划。常用的评价方法有定性评价方法、定量评价方法和健康状况评价等。

（二）浙江省健康促进学校的申报

2011年12月省爱卫会、省教育厅、省卫生厅等联合下发了《关于印发浙江省健康促进学校考核命名与监督管理办法和浙江省健康促进学校考核标准的通知》(浙爱卫〔2011〕13号),对浙江省健康促进学校的创建和申报进行了规范。

1. 组织和建设工作

有意建设"健康促进学校"的学校可向当地相关卫生部门提出书面申请,在当地教育部门和卫生部门的领导下开展创建工作,并从当地健康教育专业机构获取相应的文件和技术指导,按照当地的健康促进学校考核标准(如《浙江省健康促进学校考核标准》)开展建设工作。建设期间,当地健康教育所应针对学校的实际情况,给以专业性、针对性的指导,帮助学校进行建设计划的设计、实施,并指导学校做好档案管理工作。

开展建设工作的学校可以根据学校特点(现有条件、资源条件、存在的主要健康问题等)选择适合的突破点或切入点,开展有重点的创建工作。

在开始建设后1年可以向当地卫生部门申报铜奖;获得铜奖1年后,可申报银奖;获得银奖1年后,可申报金奖。

学校作为建设健康促进学校活动的基本单位,应成立由校领导、骨干教师、学生家长和社区代表等共同参与的领导小组,负责本校建设活动的计划、实施和评价。

2. 申报和考核程序

(1)申报条件

浙江省健康促进学校建设工作遵循自愿申报、分级管理、逐级发展的原则,凡3年内未发生重大集体食物中毒事件、传染病暴发流行、师生重大伤残或死亡等意外责任事故的浙江省内公办与民办学校皆可申报。

浙江省健康促进学校分为铜牌单位、银牌单位、金牌单位3类。

铜牌:对照铜牌考核标准,得分达到90分。

银牌:获得铜牌学校称号满1年后方可申报,对照银牌考核标准,得分达到90分。

金牌:获得银牌学校称号满1年且指导1所学校并帮助其获得健康促进学校铜牌单位后方可申报,对照金牌考核标准,得分达到90分。

(2)申报程序

拟申报的学校按要求填写《浙江省健康促进学校申报表》。申报铜牌单位的,由申报单位将《浙江省健康促进学校申报表》、健康促进学校建设规划、年度计划、总结及相关过程性材料等报送县(市、区)爱卫办;申报银牌单位的,由县(市、区)爱卫办会同县级教育、卫生部门同意后,将考核意见等相关材料报送市级爱卫办;申报金牌单位的,由市级爱卫办会同市级教育、卫生部门同意后,将考核意见等相关材料报送省爱卫办。申报截止时间为每年9月20日,逾期将视作下一年申报。

(3)考核命名

考核命名工作由各级爱卫办、教育厅(局)、卫生厅(局)组织开展,根据铜牌、银牌、金牌不同层次进行分类考核。铜牌考核工作由申报学校所隶属的县(市、区)爱卫办、教育局和卫生局进行,银牌考核工作由申报学校所隶属的市爱卫办、教育局和卫生局进行,金牌考核工作由省爱卫办、教育厅和卫生厅进行。考核命名工作包括资料审核、现场核查、综合审定、公示、命名等程序。

1)资料审核。拟申报的学校,将《浙江省健康促进学校申报表》、健康促进学校建设规划、年度计划、总结及相关过程性材料等报辖区爱卫办,爱卫办收到材料后,组织专家组对材料进行审核。材料不齐全不规范的学校,书面通知其在两周内补充完整并上报。不符合申报条件的学校,待申报条件成熟后再行申报。

2)现场核查。各级爱卫办组织专家组对通过资料审核的学校进行现场核查。

3)综合审定。各级爱卫办组织专家组对通过现场核查的学校进行综合审定,并将审定意见报同级爱卫会。

4）公示。对通过综合审定的学校,各级爱卫办将公示两周,如无重大分歧意见,将给予命名。

5）命名。铜牌单位由县(市、区)爱卫会、教育局和卫生局命名,银牌单位由市爱卫会、教育局和卫生局命名,金牌单位由省爱卫会、教育厅、卫生厅命名。

(4) 监督管理

各级浙江省健康促进学校满4年复查1次,由各级爱卫办组织,对通过复查的,给予重新确认;对达不到标准的,暂缓确认,限期半年整改,再次复查仍不合格者,撤销其称号,并收回奖牌。

(三) 浙江省健康促进医院的申报

健康促进医院是世界卫生组织在全球倡导的医院健康新理念。为进一步推动浙江省医院健康促进工作,依据世界卫生组织有关健康促进医院的基本理念,结合《中国公民健康素养66条》《浙江省全民健康促进行动工作方案(2011—2015)》的相关精神,在全省开展健康促进医院建设工作。

1. 组织与准备

(1) 领导小组成立

浙江省健康促进医院由浙江省爱卫办组织建设,组织成立浙江省健康促进医院建设领导小组,组长由分管公共卫生的省卫生厅副厅长担任,副组长由省爱卫办主任及医政处处长担任,成员部门包括卫生监督局、疾控处、基层处、妇幼处、中医管理局及疾控中心分管领导;建设领导小组下设办公室,由上述各处室的成员担任办公室成员。领导小组主要负责健康促进医院管理标准的制定和文件印发、考核流程和考核标准的确定、健康促进医院的考核等,建设领导小组办公室主要负责考核流程和考核标准的研讨、参与健康促进医院的考核等。各市、各县(市、区)也可以根据本地的实际情况建立当地的健康促进医院建设领导小组,组织开展本地健康促进医院建设工作。

(2) 组织培训

由当地爱卫办组织,对参加本年度健康促进医院考核及申报来年健康促进医院考核的医院进行培训。培训对象应包括建设医院的分管领导、负责建设的主管科室人员、当地负责建设指导的爱卫办及健康教育机构专业人员。培训内容主要包括健康教育与健康促进的基本理论、健康促进医院理论及实践操作、各健康促进医院经验交流等。

(3) 现场指导

各级健康教育专业机构负责当地的健康促进医院建设指导工作。指导内容主要包括健康教育与健康促进的基本理论,健康促进医院发展趋势,还有档案的收集和整理等。现场指导主要从健康促进医院的组织管理、环境建设、健康活动、健康技能和员工保健五个部分入手,指导医院建立健康促进医院的政策,改善医院就医环境和自然环境,指导医院加强与社区、学校、企事业机关单位、帮扶医院的协作,开展针对社区人群、学生、干部及患者的健康教育活动,指导医院开展对医院医务人员的培训,提升医务人员的健康传播能力,指导医院开展对患者及职工的健康需求评估,了解他们的健康危险因素,选择优先主题,开展有针对性的干预,并进行效果评价。

2. 申报组织

（1）确定申报条件

浙江省健康促进医院建设采用申报制，凡属无烟医疗单位，两年内未发生重大医疗责任事故、食物中毒和饮用水污染事故、因管理不善导致医护人员在工作期间发生伤亡等事故的浙江省二级及以上医院均可申报。

（2）建立申报程序

拟申报的医院按要求填写《浙江省健康促进医院申报表》。申报医院将《浙江省健康促进医院申报表》、健康促进医院建设规划、年度计划、医院基本情况介绍等相关材料报送县（市、区）爱卫办，经县（市、区）爱卫办、卫生行政部门初审后，将考核意见等相关材料报送市级爱卫办，经市级爱卫办、卫生行政部门复审同意后报送省爱卫办。

申报截止时间为每年9月20日，逾期将视作下一年申报。

3. 考核及命名

省级成立浙江省健康促进医院建设领导小组（以下简称省领导小组），领导小组下设办公室。省领导小组每年组织有关人员以市为单位对申报医院进行考核。考核命名工作包括资料审核、现场核查、综合审定、公示命名等程序。根据申报考核医院的数量，成立考核小组。考核小组分成8—9组，各组组长由各相关处室的处长带队，组员由相关处室的工作人员、爱卫办人员、健康教育专业机构人员组成，每组为4—5人，以市为单位进行考核。在开展医院考核前，制定考核工作流程，对各组成员进行统一培训，掌握标准，并要求在考核结束后，各组对考核结果进行汇总并总结，将考核材料提交给健康促进医院项目组。

（1）资料审核。省领导小组办公室收到申报材料后，组织专家组对材料进行审核。材料不齐全不规范的医院，书面通知其在两周内补充完整并上报。不符合申报条件的医院，将申报材料退还申报单位。

（2）现场核查。省领导小组办公室组织专家组对通过资料审核的医院进行现场核查，核查分为台账审核和现场考核。台账审核是将本市所有参加健康促进医院考核的台账收集汇总，进行统一查看，考核组对台账进行打分。查看完台账后，从中抽取50%以上的医院进行现场查看，然后将台账分和现场分进行汇总后得到该医院的考核分，未抽到现场查看的医院，根据所有查看医院的现场标化分进行给分并总分。考核结果不当场进行反馈。

（3）综合审定。省领导小组办公室组织专家组对通过现场核查的医院进行综合审定。

（4）公示命名。对通过综合审定的医院公示两周，如无重大分歧意见，由省爱卫办、省卫生厅命名浙江省健康促进医院。

各市、县（市、区）可根据当地实际情况开展本级健康促进医院建设命名工作。

4. 监督管理

浙江省健康促进医院满4年复查1次，由省健康促进医院建设领导小组组织开展，可采取委托市级组织复查、省级抽查等方式进行，对通过复查的，给予重新确认；对达不到标准的，暂缓确认，限期半年整改，再次复查仍不合格者，撤销其称号，并收回奖牌。

（三）健康促进社区

建设健康促进社区是一个系统工程，是一个不断发现问题、解决问题的过程。虽然，现在全国各省市、各地区建设健康促进社区的标准不一致，但是健康促进社区的建设大致可分为以下几个阶段。

1. 发动阶段

（1）筹建健康促进社区工作组。工作组可由几位核心人物组成，这些人具备领导才能，有改善社区卫生状况的愿望，有协调相关部门的能力。

工作组的任务是促成不同部门的接触和讨论、收集和分析资料，协助做好规划准备工作。说服那些犹豫不决的支持者们参与健康促进社区创建工作。

（2）开发领导，取得共识。社区政府的政治承诺、认可和负责是持久开展建设工作成功的关键。

（3）社会动员，着重于增强全体居民的健康意识和参与意识。要坚持教育为本、舆论先行，利用各种新闻媒介、宣传教育阵地进行高密度、大容量、全方位的普及教育，提高全民自觉性。

2. 组织发展阶段

（1）建立高层次、全方位和权威性的健康促进委员会。这个机构应具有高层协调功能和指挥能力，起到总揽、统筹、组织和指挥作用。委员之间明确职责、合理分工、互相配合、各司其职。

（2）提高群众的健康意识，形成社会支持力量（建立社区联盟）。

（3）成立健康促进社区指导小组。

（4）项目资金。尽可能寻找最广泛的资金来源和可能的资助者。

3. 执行阶段

（1）基本状况的分析，包括人口学信息、文化教育、经济、健康状况、危险因素、医疗保健条件、政策、自然环境等。

（2）保证项目有技能的专业人才、适当的资金和信息来源是十分必要的。

（3）建立示范点，如建立健康促进学校、健康促进工作场所、健康促进医院等示范点。

（4）制定健康项目规划。基线调查是评价健康促进工作效果必不可少的。

（5）建立强大的社区联盟和社会支持系统。

（6）多种策略的综合性应用。

（四）健康促进企业

为进一步提高全省职业病防制水平，积极推进企业健康促进工作，在创建健康促进企业过程中，必须坚持以科学发展观为指导，以《职业病防治法》《传染病防治法》等一系列卫生法律法规为依据，根据《全国健康教育与健康促进工作规划纲要（2005—2010年）》中有关"积极推进以'安全—健康—环境'为中心的工矿企业健康促进工作，倡导有益健康的生产、生活方式，减少和控制职业伤害、职业病及职业相关疾病的发生"的要求，按照"预防为主，防治结合，重点干预，依法管理"的工作原则，因势利导，动员和组织用人单位有计划、有目标地建设健康促进示范企业，预防、控制和消除职业危害因素、环境危险因素以及劳动者自身行为等因素对健康的影响，努力提高劳动者的身体素质，促进全省社会经济的可持续发展。目前，健康促进企业尚处于起步阶段，在今后会根据工作出台详细的健康促进企业管理办法和评估标准。

参考文献

[1] 马骁.健康教育学[M].北京:人民卫生出版社,2013.

[2] 黄敬亨.社区健康促进(一)[J].中国健康教育学,2003,19(5):326-328.

[3] 黄敬亨.社区健康促进(二)[J].中国健康教育学,2003,19(6):421-423.

[4] 潘岳松等.健康促进医院的发展历程及其展望[J].中华医院管理杂志,2005,21(11):721-724.

[5] 江蓓.我国工作场所加快促进的研究进展[J].右江民族医学院学报,2014,36(3):500-501.

[6] 张巧耘.企业健康促进现状评估指标体系的应用和验证[J].中国工业医学杂志,2014,27(3):173-176.

[7] 米光明等.健康促进医院——21世纪医院建设的发展方向[J].中国健康教育,2006,22(2):138-141.

[8] 黄敬亨等.健康教育学[M].上海:复旦大学出版社,2011.

(王 磊 刘 禾)

第四节　健康教育活动的策划与组织实施

　　健康教育活动策划与组织实施是健康教育与健康促进工作中常用的方法和手段之一,成功的健康教育活动除了能向广大群众传播健康理念和知识,更能提升单位的知名度、认知度、美誉度和满意度。疾控机构在开展健康教育活动中,要根据活动的规律和原则,明确目标人群,通过一个可执行、可操作、创意突出的健康教育活动策划案,组织完善,以达到健康传播的效果。

一、背景理论

　　健康教育活动是一项有目的、有计划、有步骤地组织众多人参与的社会协调活动。这一定义包含三个部分:一是活动要有鲜明的目的性,二是活动要有计划性,三是众多人参与。在这里要说明,健康教育活动有大型活动和小型活动,大型活动有众多的人参与,但并不是参与人数多就是大型活动,大型活动和小型活动的根本区别不仅在于参与人的数量,还在于活动质量的高低和影响力的大小。

（一）健康教育活动的特点

第一，鲜明的目的性。健康教育旨在通过有计划、有组织、有系统的社会教育活动，促使人们自觉地采纳有益于健康的行为和生活方式，消除或减轻影响健康的危险因素，预防疾病，促进健康，提高生活质量。体现在具体的活动中，应当围绕整个组织机构的组织形象策略和近期教育目标而确立活动目的。

第二，广泛的社会传播性。健康教育活动本身就是一个传播媒体，其作用像一个大众传播媒介，只不过这个传播媒介在活动没有组织之前是不发生传播作用的，一旦这个活动开展起来，就能产生良好的传播效果，同时活动本身还会吸引公众与媒介的参与。

第三，严密的操作性。在组织健康教育活动的过程中，给我们成功与失败的机会只有一次。因为健康教育活动不同于拍电影、电视，拍电影、电视能拍三四组镜头，最后再重新编辑，但是策划活动每一次都是现场直播，一旦出现失误就无法弥补了。

第四，高投资性。一次活动往往要投入的资金和费用都是比较大的，因此在健康教育工作中，如果不是特别的需要，要审慎考虑使用健康教育活动的手段。

（二）健康教育活动的宏观思维

健康教育活动策划者要高瞻远瞩，总揽全局。一个成功的活动必须要有一个良好的策划，好的策划需要了解受众心理需求，通过挖掘一些独特的载体，体现或倡导一种先进理念或价值观，从而达到震撼全社会的效果。此外，活动要大胆创新，独辟蹊径。这个创新包括了理念、内容、形式等全方位的创新。

（三）健康教育活动策划基本原则

第一，利益原则。活动策划首先要谋求的是长远利益，健康教育活动策划，要放眼整个健康知识的传播和提高群众的健康素养；此外，要谋求最优化利益，单次的活动要能够体现最大化的健康传播效果。

第二，创新原则。策划工作是一项充分发挥个人创造性和积极性的思维活动过程，求新、出奇的策划才能达到或超过预想的传播效果。

第三，可行原则。策划方案时要考虑到人力、物力、财力以及时间等资源，方案要切实可行。

二、疾控现状

全球60%的死亡是由于不良的生活方式和行为造成的。而健康教育正是通过传播、教育、干预等手段，以帮助个体和群体改变不健康行为和建立健康行为为目标，以促进健康为目的而进行的一系列活动及其过程。健康教育不同于一般的卫生宣传，每一项活动都要设计方案，包括考虑目标人群、表达的核心信息、达到的预期效果，最主要的是一切活动围绕如何有效提高目标人群知识知晓率和建立巩固健康生活方式为核心，特别是对活动的方式、效果有其科学的评价指标。

近年来，随着新医改逐步深入以及公共卫生服务均等化健康教育项目的实施，浙江省通过"全民健康促进行动""亿万农民健康教育行动""健康中国行"等活动不断深入推进各项健康教育工作的开展。

各类健康教育活动在推动全民健康素养过程中发挥了巨大作用。主要形式有以下几种。

第一,通过大型知识竞赛动员全社会参与。例如,浙江省从2005年起就相继开展了亿万农民健康知识大奖赛、全民健康素养知识大奖赛、全省健康教育讲师技能比赛等活动,通过层层发动,组织动员,号召普通居民、农民投入到学习健康知识的队伍中。

第二,通过卫生日宣传活动提升健康意识。例如,2008年是国家开展计划免疫30周年,浙江省在"4.25预防接种日"前夕,组织策划了大型寻人活动,通过一张30年前的预防接种老照片,在全省发起寻找老照片中的故事和孩子的活动,在省、市各级媒体联动配合下,最终找到了照片中的接种儿童,并邀请他参加了现场活动。在现场活动中,我们布置了疫苗30周年展,和故事相得益彰。该活动历时两个月,通过媒体持续播发,不仅找到了老照片中的孩子,而且也在群众心里留下了预防接种的深刻印象。

第三,通过大型宣讲推动群众参与力度。近年来,为推广全省健康巡讲、健康中国行的力度,省、市、县三级都组织了健康素养巡讲团(健康教育讲师团),并且每年都要组织全国健康界的知名人士、省内有影响力的公知开展浙江省巡讲。例如,从2009年开始每年在12月,邀请浙江省卫计委主任在各级领导干部中宣讲艾滋病防治知识,引起了较好反响。通过这些健康教育活动的实施,群众对健康的关注与日俱增,在活动中我们发现,持续性、有故事、有内容的活动更容易受到群众的喜欢,但是由于健康教育活动的本身特点,一些没有主题策划和形式创新的活动往往变成了鸡肋。

三、管理实践

一般来说,开展健康教育活动前要对活动项目开展分析,以辨别该项目是否有开展的需要。可以采用SWOT分析,S代表strengths,即该项目的内部组织力量,是否可以支撑项目开展;W代表weakness,指项目存在的内部弱点,是否会影响项目开展;O代表opportunities,指项目外部可能发生的有利机会,例如良好的公众口碑和声誉;T代表threats,指可能碰到的竞争和威胁。要增强活动项目的可行性,就是要扬长避短,通过分析,了解潜在风险和威胁,并制定合理的计划,避开风险,提高项目成功的可能性。

具体工作中,健康教育活动策划和组织实施有一定的步骤。

(一)健康教育活动策划的基本程序

第一,确定策划主题。主题是策划活动的宗旨,一般来说,需要围绕项目中心工作来安排活动主题。例如每年我国都有多个与健康相关的宣传日,如"儿童预防接种日""世界无烟日""全国高血压日"等,在此期间开展的活动策划需要密切关注当年的卫生日主题。此外,也可以通过项目需求评估,了解当地的主要健康问题或者近期公众最关注的健康问题来确定活动主题。

第二,明确活动的范围和目标。比如针对学校儿童,那么策划的活动要符合儿童兴趣;如果针对某一社区老年人,那么策划的活动可以和当地的社区部门联合举办。例如,多年来的世界艾滋病日活动,根据主题不同,浙江省已先后举办了针对高校学生、外来务工人员、女性人群等多个不同人群的传播活动。明确活动范围和目标过程中,可以根据目标对象开展小型需求调查,以便在活动方案中设置引起对象关注的兴趣点。

第三,设计活动方案。在确定好主题和对象以后,需要设计活动方案,策划团队要对整个活动的形式、内容、时间、地点、媒体选择、经费预算等进行讨论和研究,确定活动方案。在活动方案主要内容的设计中,要注意方案设计的创新性,可以通过场地景色和位置、娱乐氛围、背景的装饰物、音响视频等来体现创新性。

第四,活动实施和控制。实施和控制是活动的重要环节。活动实施要注意强制性和灵活性相结合的原则。所谓强制性,是指策划方案的行动计划一经确定,任何部门或个人未经负责人同意,不得擅自更改内容;灵活性则是指在执行活动中,策划的执行者不仅只是服从、听命,还要作出许多关于如何执行的决策。活动实施中,服从与自主处理是相得益彰的。

第五,策划效果评估。活动中可以通过观察法、随机调查、问卷法等开展活动过程性评估;活动结束后,需要对整个活动效果进行有效评估,例如可以通过媒体报道的数量和质量进行评估。效果评估有助于为下一次策划提供参考。

(二)健康教育活动的组织与实施

第一,选择活动项目的场地。要选择与活动项目的目的和主题一致的项目场地。选择中需要考虑以下几个因素:①活动项目的规模,要预计到场观众的数量,看场地是否能容纳所有观众;②活动布局和场地对活动项目的适合性,例如,需要搭建舞台或演示区域,所选择的场地有没有合适的区域可以搭建;③交通和停车是否便利;④如果活动时间较长需要食宿,要考虑活动现场和食宿点之间的距离;⑤场地管理是否规范,所选择的场地要有规范的管理。

第二,活动布局。选择场地后,就要对场地进行布局,例如在室内召开会议,要根据会议内容摆放桌椅,比如说采用课桌式还是马蹄形。如果是大型的现场活动,就要考虑在何处搭建舞台,设置主席台、咨询台,摆放展板,悬挂横幅,群众站位等;要考虑是否用音响、电视等设备,电子设备需要提前调试做好准备。

第三,活动分工。活动实施中人员的调配和管理至关重要,通常活动中,会包括场地管理人员、运营管理人员、后勤管理人员、餐饮管理人员以及保洁保安等人员,对人员进行合理调配有助于活动开展。要对活动项目进行具体分工,包括现场统筹、签到、接待、现场管理、灯光操作、音响操作、视频操作、后勤保障、餐饮管理等,当然,每个人员可兼任几项工作,但是必须确保分工明确、责任到人。

第四,举行预演。如果是重要的大型活动,必要时要举行预演,在预演的过程中,所有参与者有机会进行磨合,这种预演有助于检测各项流程,确保各个环节顺利运作。同时,预演有助于发现不足并加以改进,对潜在的风险可以提前准备相应的解决措施,确保正式活动时获得成功。

第五,正式举办活动。正式举办活动中要确保团队成员各司其职,团队负责人在活动中要有随机应变的能力,活动中容易出现一些突发状况,要根据客观条件和变化信息及时应对调整,确保活动成功举办。

第六,活动结束后清理场地。将现场活动相关剩余资料收拾归纳,清理场地。

第七,评价与总结。活动中总有许多经验值得反思,好的经验要及时整理提升,出现的问题可以供下一次活动作为参考。评价活动的效果，可以通过过程性评价和效果评价来进行。例如举办一次现场活动，过程中可以观察参加活动的群众是否一直投入到活动中，有没有从头到尾积极参与；结束后可以请现场活动群众填写调查问卷，了解他对这场活动是否感兴趣，对现场所传播的知识是否有印象；此外，活动结束后媒体报道和网络报道数量、内容、影响力大小多少也可以作为活动效果的评估指标之一。

（三）健康教育活动的细节管理

在开展健康教育大型活动中，一定要做好细节管理。中国有句老话："天下大事必作于细。"意思就是说做大事必须从细小的环节抓起。当代社会已经进入细节制胜的时代，无论是宣传推广、提升形象或是提高满意度，都强调细节决定成败。一个周详、细致的筹备和组织工作才能确保大型活动的成功举办。

无论活动形式是会议、竞赛或者现场宣传，一些细节是必须重视的，主要包括以下几点。

第一，明确活动目的，准备好活动中所需要的报告、提问、调查或讨论的纲目以及需要准备的发言稿等。活动前几天内向主讲人或主持人提供这些基础性材料有助于主讲人了解活动流程，熟悉活动环节，更好地开展工作。

第二，注意活动参加人员的组织工作。根据活动内容、性质确定参加活动的人员名单，在现场活动中，部分人员需要做好提前组织和安排。此外，如果整个活动中涉及参加人员的礼品发放，要做好发放组织工作，以免在现场出现混乱、哄抢等局面。

第三，注意合理安排活动议程，如果活动时间较长，在议程的衔接中可以适当安排一些轻松愉快的娱乐体育游戏等。

第四，如果是会议，可以根据会议内容，会前应考虑一些人重点发言，并在发言上做一些重点分工。

第五，利用媒体的传播功能，在活动前期利用媒体发布活动预告通知，活动中邀请媒体全程参与和报道。

参考文献

[1] 田本淳.健康教育与健康促进实用方法[M].北京：北京大学医学出版社，2005.

[2] 陈一收.大型活动公关[M].北京：北京大学出版社，2010.

[3] 邓镝.营销策划案例分析[M].北京：机械工业出版社，2008.

[4] 朱迪·艾伦.活动项目营销：全新的竞争制胜手段[M].宿荣江，译.北京：旅游教育出版社，2006.

（徐锦杭）

第五节 健康教育监测与评价

健康教育监测和评价旨在对相关疾病在人群中的发生发展情况进行连续、系统的收集、整理和分析，获得人群中相关疾病的发展动态和未来趋势，通过对监测过程及结果的评价，了解监测工作存在的不足，掌握监测结果，对相关疾病的危险因素进行预测，开展人群针对性干预，以期减少相关疾病的传播和发展。

一、背景理论

监测是一种长期、系统地收集某些疾病在人群中的发生情况和各种影响因素的方法。监测有其四个基本含义：①监测是有计划、长期持续、系统地收集资料；②监测是有针对性地收集相关数据；③收集的原始数据需要进行整理、分析和解释；④将监测的信息及时反馈给相关部门和人员。监测可分为被动监测和主动监测，主要特点是及时性、代表性、高灵敏性和高特异性。健康教育监测通过对人群或特定人群的疾病相关因素、健康知识、行为及技能的长期、系统的收集，掌握人群的知识、行为及技能水平，通过对影响人群健康因素的研究，开展有针对性的干预工作，帮助人群掌握健康知识，养成健康行为，掌握健康技能，改善人群健康。

评价是通过客观实际与标准之间的比较，通过比较，确定客观实际达到标准的程度。评价需要评价者对事实以特定的方式进行客观、真实的反映，需要在比较之前确定衡量的标准。监测评价就是对监测的目的、执行过程、产出、效益和影响进行系统客观的分析，根据分析结果确定预期目标实现程度及主要指标的实现程度，并根据分析结果提出监测工作改进建议，以实现对其进行质量控制的目的。评价的步骤可分为：①计划阶段，包括评价内容范围、评价时间安排等；②准备阶段，包括评价目标、评价指标、评价方法和工具、评价执行员、资源准备等；③实施阶段；④总结阶段。影响评价结果的因素主要有时间因素、测试或观察因素、回归因素、选择因素和失访五个方面。成本—效果分析是在监测评价中较常用的一种比较分析方法，通过对项目所消耗的资源与健康收益进行比较后以确定项目价值。健康教育评价是说明健康教育监测的过程及结果，通过评价改善健康教育监测。评价根据内容、指标和研究方法的不同，一般分为以下四个类型。

（一）形成评价

形成评价是在监测实施之前为其提供信息的过程，包括监测开始及进行时对监测方案、目标人群、抽样方法、实施方法等进行评价，其目的主要是使监测更符合目标人群和社会环境的需要，使监测更科学、更完善。形成评价的主要内容包括目标人群的基本特征、监测方法的可行性；形成评价的方法主要采取文献研究、专家咨询、专题小组讨论等；形成评价的指标包括监测方法的科学性、政策的支持性、技术的适宜性、目标人群对策略的活动的接受度等。

（二）过程评价

过程评价是保证计划目标按照计划执行，以确定目标的真正实现。过程评价主要内容包括对执行者的评价，对组织的评价，对政策和环境的评价；过程评价的方法主要包括查阅档案材料、目标人群调查和现场观察等；过程评价的指标包括监测执行率，监测覆盖率，有效指数，目标人群满意度，经费使用率等。

（三）效应评价

效应评价是评估健康教育监测导致的目标人群健康相关行为及其影响因素的变化。效应评价的主要内容包括监测的目标人群相关的倾向因素、促成因素、强化因素、健康相关行为；效应评价的方法主要包括数据分析、现场调查等；效应评价的指标包括健康知识知晓率、健康行为形成率、健康技能掌握率等。

（四）结局评价

结局评价称为远期效果评价，用于评价健康教育项目实施后导致的目标人群健康状况乃至生活质量的变化。结局评价的主要内容包括健康状况、生活质量、社区行动与影响、健康政策、环境条件；结局评价的方法主要包括数据分析、现场调查及访谈等；结局评价的指标包括生理和心理健康指标、疾病与死亡指标、生活质量指数、美国社会健康协会指数、生活满意度指数等。

二、疾控现状

2000年，国家卫生部出台《全国疾病预防控制机构工作规范》，要求对城市社区居民和农村社区居民开展健康教育，通过现场调查，掌握两类居民的知、信、行情况及其改变。但此项工作要求没有得到持续性开展，抽样方法、调查对象、调查问卷全国均没有统一模式。

2007年《国家人口发展战略研究报告》指出，提高人口健康素质需要从提高出生人口素质、提高全民健康素养、建立以预防为主的公共卫生体系三方面着手。世界卫生组织也把健康素养与平均期望寿命、孕产妇死亡率、婴儿死亡率综合健康等指标一起作为衡量国民健康水平的重要参考指标。2007年，我国正式启动健康素养促进行动工作，提出了现阶段我国公民应具备的66项基本健康知识和理念、健康生活方式与行为和基本技能，作为中国公民健康素养的基本内容。2008年1月，卫生部3号公告正式向全国发布了《中国公民健康素养——基本知识与技能（试行）》和《健康66条——中国公民健康素养读本》，全面阐述了健康素养66条的主要内容。2008年8月卫生部办公厅印发《中国公民健康素养促进行动工作方案（2008—2010年）》，提出了三年内提高公民素养水平的具体目标和要求，为我国全面开展健康素养促进工作奠定了坚实的基础。

2008年，由卫生部组织，我国开展了首次居民健康素养调查，以了解和掌握当前我国居民健康素养现状，测评我国居民所应具备的基本健康知识和技能等健康素养内容。全国31

个省(自治区、直辖市)及新疆生产建设兵团参与,由中国健康教育中心/卫生部新闻宣传中心作为技术支持单位,每省6个点(城市、农村各3个监测点),开展公众健康素养监测工作,这也是我国首次开展全国性健康教育监测工作。监测结果显示,2008年我国居民健康素养水平为6.48%。

2009年全国开展居民的健康素养干预工作,同时沿用2008年的抽样方法和调查方法,持续进行2009年中国居民健康素养监测工作。2012年,"居民健康素养水平"指标纳入《国家基本公共服务体系建设"十二五"规划》和《卫生事业发展"十二五"规划》,要求"到2015年,城乡居民健康素养水平提高到10%"。2012年,对全国健康素养调查问卷进行重新修订,调整抽样方法,扩充监测对象,全国居民健康素养水平为8.80%。2013—2014年,全国持续开展居民健康素养监测工作。

三、管理实践

以浙江省为例,2008年,浙江省按照国家的抽样原则选定6个城市监测点和6个农村监测点,12个监测点覆盖了全省11个地级市,经监测,浙江省居民具备健康素养的总体水平为8.45%。2009年,按照国家方案,在全省开展居民健康素养干预,同时确定28个监测点,其中13个城市监测点、15个农村监测点,每个监测点调查440人,开展健康素养监测调查。2010—2011年,在全国没有开展健康素养监测的情况下,浙江省按照2009年全省监测工作方案持续开展居民健康素养监测工作。2012年,国家卫生部对健康素养监测的抽样方法及调查问卷进行调整,根据国家方案要求,全省选择12个监测点开展居民健康素养监测工作。2013年,为使居民健康素养水平具有各市的代表性,在省爱卫办的组织实施下,省财政拨款200万元,将全省健康素养监测点增加为45个,每个监测点调查300人开展监测工作。监测结果显示,2013年浙江省居民健康素养水平为12.23%。

健康素养监测是第一个全国性的健康教育监测,也是浙江省唯一的健康教育监测工作。健康素养监测和其他疾病监测工作一样,有着系统化的监测流程和质量控制标准,从目标人群选择、抽样方法确定、现场调查组织、统计指标筛选、质量控制把控等方面,都有一整套完整的程序。中国健康教育中心从2008年开始,首先组织各类专家确定中国公民健康素养的范围,编撰《健康66条》,提炼66条核心信息,按照公民基本健康知识、基本健康行为、基本健康技能3个方面确定框架,并确定科学健康观、传染病预防、慢性非传染性疾病预防、安全与急救和基本医疗健康素养、健康信息素养6个维度,形成初步健康素养监测问卷。在全国选择河北等3个省进行预试验,最终确定健康素养调查问卷。2009年、2013年、2014年在保证问卷结构及信效比的基础上,对问卷题目进行调整,保证调查质量的前提下缩短了调查时间。江苏省在全省选择26个市县作为固定监测点,每个监测点每年财政拨款5万元,省级组织制作电子设备(pad)后台现场调查程序,给每个监测点配备20个pad进行实时调查实时录入,提高现场调查质量,减少后期数据录入采集的误差。青海省自行制作了双语调查问卷,以用于藏族等少数民族的健康素养调查。河南省在开展现场调查时,拍摄每个被调查人员的调查现场,以确保质量。浙江省也按照统一的调查要求,开展全省的健康素养监测工作。

（一）监测目标人群的确定

目标人群的选择是根据监测的目的来确定的。健康教育监测面向的对象是大众群体，监测指标为大众人群的健康知识、健康行为及健康技能，故健康素养监测的目标人群选定为各县（区、市）非集体居住的15—69岁常住人口，不包括集体居住于军事基地、医院、监狱、养老院、宿舍等地点的居民。常住人口是指过去12个月内在当地居住时间累计超过6个月的居民，不考虑是否具有当地户籍。

（二）样本量的确定

样本量一般根据调查的目的来确定。健康素养监测的样本量以2012年我国居民健康素养水平8.80％为依据，则 p = 0.088，设允许相对误差为10％，允许绝对误差δ = 8.80％ × 10％ = 0.0088，μ_α = 1.96，deff = 3，根据公式 $N \dfrac{\mu_a^2 \times p\,(1-p)}{\delta^2} \times deff$，计算出每层最小样本量 N = 11944。

按城乡（2层）、东中西部（3层）进行分层，同时考虑无效问卷和拒访率不超过15％，计算得到样本量 = 11944人／层×（3×2）层÷（1 – 15％）= 84311人。

（三）抽样方法

健康素养监测采取分层多阶段随机抽样法，通过计算人数进行每个监测抽样框的配比。每个监测区（县）抽取N个街道（乡镇），每个街道（乡镇）抽取M个居委会（村），每个居委会（村）抽取1个片区（约750个家庭户），每个片区抽取X个家庭户，每户抽取1名15—69岁常住人口作为调查对象，每个片区内完成Y份调查为止。

第一阶段抽样：以省为单位，按照城乡分层，采用与人口规模成比例的整群抽样方法（PPS法），随机抽取监测区（县），全省共抽取A个区（县）监测点。

第二阶段抽样：以抽中的区（县）为单位，使用PPS法在每个监测区（县）内随机抽取N个街道（乡镇）。

第三阶段抽样：各监测区（县）收集抽中的街道（乡镇）辖区内居委会（村）名称及家庭户总数信息，上报至省级健康教育专业机构。省级将家庭户数在750户以下的居委会（村）与相邻的居委会（村）进行合并，形成新的抽样单位。如合并后家庭户总数仍不满750户，则继续与相邻居委会（村）合并，对超过1500户的居委会（村）则进行拆分，直到所有抽样单位家庭户总数均在750—1500户之间。省级使用PPS法随机抽取M个居委会（村或合并后的抽样单位）并返回给县级。

第四阶段抽样：省级健康教育专业机构在每个抽中的居委会（村）内随机抽取X个家庭户。

第五阶段抽样：调查员在每个抽中的家庭户内，搜集家庭成员信息，按照KISH表方法随机抽取15—69岁常住人口1人开展调查，直到该居委会（村）在抽取的X个家庭户内完成Y份调查为止。

（四）现场调查

现场调查首先成立工作组,成员包括负责人(主管处室负责人)、协调员(健康教育机构负责人)、质控员及培训师资。明确工作组各成员职责分工,开展三级培训,省级培训市级、市级培训县级,县级培训当地工作人员,以保证调查工作一致性。培训内容包括抽样方法、调查问卷、质量控制等。培训采取讲授与实践相结合的方式,现场模拟入户调查,培训结束后,使用统一测试问卷对调查工作人员进行考核,考核合格后方能开展调查工作。现场采用

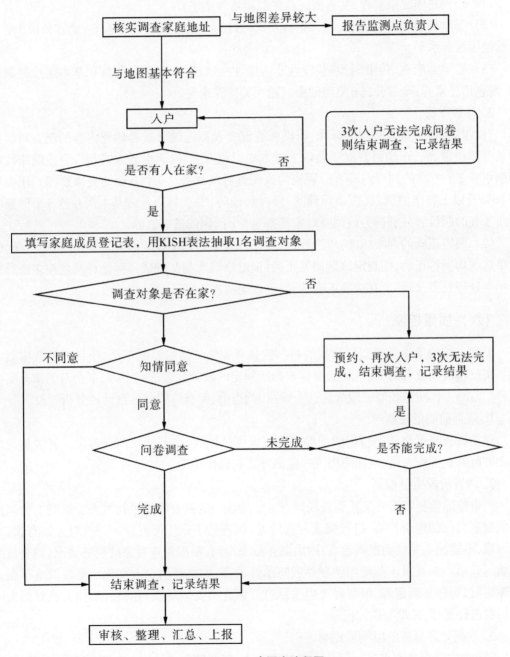

图16.2　入户调查流程图

入户调查方式,经过培训的调查员向调查对象介绍监测目的、意义和问卷填写说明。问卷由调查对象自填完成,如调查对象不能独立完成填写,则采用面对面询问方式调查。

（五）统计指标

统计指标和监测的目的息息相关,统计指标反映监测工作的结果。通过对统计指标的分析,可以了解该项工作的工作情况。健康素养监测的指标和计算方法如下。

1. 指标

（1）公民总体健康素养:全省公民总体健康素养水平。

（2）基本知识和健康理念、健康生活方式与行为及基本技能健康素养:全省公民3个方面的健康素养水平。

（3）科学健康观、传染病预防、慢性非传染性疾病预防、安全与急救和基本医疗健康素养、健康信息素养:全省公民6类与健康问题相关素养水平。

2. 计算方法

（1）具备健康素养的判断标准:正确回答80%及以上健康素养调查内容的调查对象视为具备健康素养。正确回答80%及以上基本知识和理念、健康生活方式与行为或健康技能健康素养3个方面的调查内容者分别视为该调查对象具备这3个方面的健康素养。正确回答80%及以上科学健康观、传染病预防、慢性病预防、安全与急救或基本医疗这5个健康问题所考查的题目者分别视为该调查对象具备这5个问题的健康素养。

（2）回答正确的判断标准:单选题,选择正确答案则判定该题回答正确;多道单选题,所有单选题均回答正确,则判定该题回答正确(但健康观念与艾滋病传播途径两题按多选题判断标准处理);多选题,所有选项正确,则判定该题回答正确。

（六）质量控制

监测工作的质量反映监测数据的科学性和真实性。质量控制不严,所得到的数据就不能真实反映被调查者的实际状况,根据数据所制定的政策就会落到空处,不会对工作有实际改善。监测工作质量控制一般分为三个阶段,调查前、调查阶段和数据处理分析阶段。

1. 调查前质量控制

现场调查要严格遵循指定的抽样方法完成逐级抽样,直至抽取调查对象。省级负责培训全省监测点工作人员,培训使用统一监测方案和操作手册。

2. 调查阶段质量控制

严格按照监测实施方案开展现场调查。使用统一的调查问卷进行调查。原则上由调查对象根据自己的理解作答,自行完成调查问卷,调查员不作任何解释。调查对象如有读、写等困难,不能独立完成调查问卷者,则由调查员来询问,根据调查对象的回答情况,调查员帮助填写选项。调查员不能使用诱导性或暗示性语言,如遇被调查人文化水平较低或存在语言障碍时,可作适当解释,但解释要忠于原意。调查员要当场核对问卷,质控人员对当天所有问卷进行复核,并填写质控记录。

3. 数据处理分析阶段质量控制

随机抽取1个监测点进行复核。复核方法为:每个监测点抽取5%调查问卷,采用《复核调查表》以现场复核和／或电话复核的方式进行复核调查。监测点不合格问卷比例超过

20%，则视为该监测点现场调查工作不合格，必须重新进行调查。对收集的资料进行认真核查，对答题卡与原始问卷进行抽样比对。使用机读答题卡扫描录入的方式，对数据进行录入和核查。使用数据分析软件对数据进行清理和逻辑校验，对不合格问卷予以剔除。对不合格问卷较多的监测点予以重点核查。

4. 监测数据判定标准

（1）调查对象基本信息中地区、性别、年龄、文化程度4个变量填写完整无缺失，达100%。

（2）问卷主体部分填写完整率高于95%。

（3）数据双录入，录入错误率低于5%。

（4）数据核查：各监测点核查所有监测数据，省级随机抽监测点的5%问卷进行调查核实，根据核心指标判断错误率，错误率控制在10%之内。

（七）健康素养监测评价

1. 形成评价

通过对项目方案的设计进行评价，确定调查对象、抽样方法、样本量、时间进度安排和经费预算的科学性和可行性。在监测方案制订前，请专家和相关人员对监测的科学性、可行性进行评估，确定样本量和监测点数量，明确调查对象，保证抽样效率的情况下采用相对简单的抽样方法，根据监测工作的难度，安排时间进度并预算经费。

2. 过程评价

评价在监测过程中，参与者对监测工作的满意度，对监测的培训工作、现场组织、部门协调等的满意度，对调查方案的设计、抽样方法的设计、调查对象的选取、调查问卷的质量等的意见，被调查对象对监测工作的配合度，对调查问卷的满意度，对调查工作者的满意度等。

参考文献

[1] 马晓.健康教育学[M].北京:人民卫生出版社,2013.

[2] 黄敬亨等.健康教育学[M].上海:复旦大学出版社,2011.

[3] 丛黎明,许亮文.公共卫生监测概论[M].北京:人民卫生出版社,2014.

[4] lrving Rootman, et al.健康促进评价:原则与展望[M].李英华,程玉兰,译.北京:中国协和医科大学出版社,2013.

（王 磊）

第十七章

信息化建设

第一节　信息化规划与实施

　　规划是比较全面、长远的发展计划,是经过对未来整体性、长期性、基本性问题的思考和考量而设计的未来整套行动的方案,具有长远性、全局性、战略性、方向性、概括性和鼓动性。信息化规划(IT Planning)是指在一个特定的机构或系统范围内,立足某领域的发展战略,在评估信息化现状的基础上,结合所属行业信息化方面的实践和对最新信息技术发展的认识,提出信息化建设的目标、指标或任务以及实施策略,全面系统地指导该领域的信息化建设,满足可持续发展的需要。信息化规划实施主要是指通过对规划目标任务开展系统设计、项目管理、质量控制、评估验收等建设,落实人、财、物、制度等保障性措施,以促进规划目标的实现。信息化规划可以分为战略规划和应用规划,本文主要论述信息化战略规划。

　　疾病预防控制信息化规划是指按照疾病预防控制现代化发展要求,在全面评估现有信息化水平的基础上制定未来若干年的信息化发展战略。可以是疾病预防控制机构按照自身发展需要制定一个机构的信息化建设规划,也可以是根据疾病预防控制体系发展要求制定整个疾病预防控制系统的信息化发展目标和实施策略。

一、背景理论

(一)系统规划

　　信息化规划既有规划的宏观特性,又有以IT为支撑的专业特性。因此,不仅应适应某领域发展目标需要,同时要遵循信息化发展规律,以信息技术发展为依托。信息化规划的关键要素包括内外部环境和关键技术等现状分析、规划编制原则、规划总目标和主要指标以及保障措施。在信息化规划过程中要把握好系统性,从决策层、管理层、操作层不同视角正确定位规划目标,以保证规划的科学性和实施的可行性。信息化规划是涉及战略、管理、流程等诸多要素的系统再造的论证过程,缺乏系统思考必然导致信息化建设只重视解决眼前问题。IT规划是一个相对封闭系统的内生需求,论述IT规划与机构战略、业务管理、生存发展等的密切关系是制定IT规划的根本出发点。而缺乏长远的规划，最终会造成多种标准的子系统并存、信息孤岛、重复建设等局面。找准战略发展瓶颈，发挥IT优势，正体现了从战略、管理以及过程等要素去构建信息化规划方法论的系统思考。

（二）全视角驱动

信息化规划决策层依据目标战略，明确战略需求和信息化投资决策，它是信息化规划驱动要素；管理层通过对关键影响因素的把握，协助规划人员梳理业务需求，控制规划风险，它是信息化规划支持要素；操作层则是在需求分析基础上将规划工作落实到位，强调的是流程与方法。信息化规划的框架模型从内容上体现规划的战略决策、规划的管理支持、规划实际操作整个工作链，缺一不可，体现了系统规划思想。既不能只有目标，使规划无法落地，成为空洞的、虚幻的规划，最终无法实现目标；也不能仅限于非常具体的技术细节，缺乏宏观的发展方向，以致无法通过规划推进信息化建设与发展。

（三）战略适配性

信息化规划首要任务就是认清为什么要进行信息化投资来辅助实现战略目标，明确信息化能力如何转化以提高一个机构或某一领域的核心竞争力。IT是整合跨部门业务流程、获取核心竞争力的重要手段。实现机构发展规划与信息化规划战略一致性，就是利用IT从战略和实施两个层面整合各种内部资源，集成关键业务流程，形成核心战略能力。实现战略的一致性和规划的适配性，首先要决策层明确战略目标、业务范围和核心能力，它是制定信息化战略以及实现战略一致性的前提。清晰界定战略需求是制定信息化规划的第二项任务。战略需求分析主要是结合长远发展的需求和机构的管理模式等情况，理清信息化建设规划与机构战略、管理模式之间的关系，进而形成信息化建设的目标。信息投资决策则是信息化规划的第三项任务，根据信息化建设的目标和能力界定信息化建设的范围，并从战略角度评估风险，为后期方案的选择、系统的选型和项目的控制等提供决策的依据。

二、疾病预防控制信息化现状

（一）国家信息化战略

中共中央办公厅、国务院办公厅印发《2006—2020年国家信息化发展战略》，提出大力推进信息化是覆盖我国现代化建设全局的战略举措，是贯彻落实科学发展观、全面建设小康社会、构建社会主义和谐社会和建设创新型国家的迫切需要和必然选择。战略确定四个信息化发展目标和六大战略计划，并提出九点相应的信息化发展保障措施。到2020年，我国信息化发展的战略目标是：综合信息基础设施基本普及，信息技术自主创新能力显著增强，信息产业结构全面优化，国家信息安全保障水平大幅提高，国民经济和社会信息化取得明显成效，新型工业化发展模式初步确立，国家信息化发展的制度环境和政策体系基本完善，国民信息技术应用能力显著提高，为迈向信息社会奠定坚实基础。"十二五"期间，国民经济与社会发展信息化规划原则如下。①发挥政府在政策引导、制度保障等方面的作用，综合平衡各行业、领域、产业间的信息化发展，处理好各方面的问题和矛盾，充分整合网络基础设施、业务系统和信息资源,促进资源的共享共用。面向某地区的关键角色梳理关键需求,通过信息化提升区县的服务能力和管理水平,创造良好的投资创业环境以提升吸引力。②从解决经济和社会发展的实际问题入手,从政府、企业和公众的迫切需求出发组织信息化建设,把经济效益和社会效益作为衡量信息化建设的重要标准,不搞没有效益的信息化,走低成本、高效益的信息化发展之路。统一规划,对业务系统和数据进行综合梳理,实现业务信息和数据共享和交换,解决信息孤岛,实现资源共享,避免重复建设。信息化建设任务重,周期长,投资大,宜采取分步实施的策略,聚焦各阶段重点问题,以点带面、逐步深入,在实施中不断审视,及时调整,增强实施及应用效果。③强化信息化建设过程中市场机制的主导作用和企业的主体地位,调动社会各方面参与信息化建设的主动性和积极性,鼓励企业参与建设、运营、筹资和管理;创新体制和机制,促进信息技术与管理创新的有机结合,大力提高信息技术自主创新能力,激活信息化发展动力。适度超前规划,地区信息化规划需要在资金和能力范围内,在功能设计、技术选择、设备选用等方面做到适度超前,同时,制定统一的系统规范和接口标准,满足功能扩展需求。④以便民利民为宗旨,把信息化建设的着力点放在满足市民需求和城市发展全局上,增强城市综合竞争力和服务功能,提高市民生活质量。我国信息化的五大应用领域如下:经济领域的信息化,包括农业信息化、服务业信息化、两化融合、信息产业等;社会领域的信息化,包括民生、公共卫生、劳动保障等;政务领域的信息化,包括政府办公、对外服务等;文化领域的信息化,包括图书、档案、文博、广电、网络治理等;军事领域的信息化,包括装备、情报、指挥、后勤等;国民经济和社会发展信息化"十二五"规划主要关注经济、社会和政务领域的信息化,部分地区包含文化领域信息化。

(二)医改信息化策略

在《2006—2020年国家信息化发展战略》中,如何利用信息化手段更好地解决医疗卫生服务需要与服务供给的平衡问题成为医改信息化的主要目标。工业化、城镇化、人口老龄化、疾病谱改变以及生态环境的变化给居民健康带来新的严峻挑战。同时,随着经济的发展和人民生活水平的不断提高,人民群众对医疗卫生服务提出了更高的要求。《中共中央国务院关于深化医药卫生体制改革的意见》明确提出大力推进医药卫生信息化建设。以推进公共卫生、医疗、医保、药品、财务监管信息化建设为着力点,整合资源、加强信息标准化和公共信息平台建设,逐步实现统一高效、互联互通。提出了一个总体信息化规划框架,即统筹规划电子病历应用发展,促进医疗、医药和医保机构的信息共享和业务协同,满足医疗体制改革的要求。通过建立适用共享的卫生信息系统,使医疗服务人员在任何时间、任何地点都能及时获取必要的信息,以支持高质量的医疗服务;使公共卫生工作者能全面掌控人群健康信息,做好疾病预防、控制和健康促进工作;使居民能掌握和获取自己完整的健康资料,参与健康管理,享受持续、跨地区、跨机构的医疗卫生服务;使卫生管理者能动态掌握卫生服务资源和利用信息,实现科学管理和决策,从而达到有效地控制医疗费用的不合理增长、减少医疗差错、提高医疗与服务质量的目的。为实现这一目标,需要建立以居民健康档案为核心的区域信息共享平台作为支撑。通过区域卫生信息平台,将分散在不同机构的健康数据整合为一个逻辑完整的信息整体,满足与其相关的各种机构和人员需要。这是一种全新的卫生信息化建设模式,世界许多发达国家,已将这种模式作为卫生信息化发展的重要战略方向。

(三) 疾病预防控制信息化基础

2003年以来,我国公共卫生的信息化建设通过合理利用VPN技术和Internet资源建立了"公网专用"的疾病监测网络和覆盖面最大的疾病在线直报网络系统,在全国范围收集了监测病例个案数据,实现了疫情报告与单病种病情监测信息管理的结合,为实现综合监测信息管理模式奠定了基础。直报系统彻底改变了传染病报告管理模式,为公共卫生的现代化和信息化奠定了基础。

随着卫生信息化发展,也暴露出公共卫生与基本医疗服务之间互为信息孤岛的数据共享问题。公共卫生监测系统依赖信息报告制度,无法实时全面搜集来自一线的医疗信息、健康保障服务信息。报告信息搜集分析迟缓,预警系统低效。公共卫生监测报告系统覆盖的领域还比较狭窄,如对区域卫生资源分配不合理等问题无法实行信息化管理,无法提供有效的科学数据。对医疗信息化也尚未提出统一规范的数据共享要求,因此,公共卫生信息化必须进一步与区域卫生信息化建设相统筹。

探索建立人口健康保障全局规划框架下的疾病预防控制信息平台是当前公共卫生信息化建设重点。利用平台优势改进以往垂直业务系统建设模式,必须与区域卫生信息化建设进行有机整合。通过建立和完善地区公共卫生资源、健康与疾病、预防保健服务数据库,使区域卫生资源能够得到有效利用。疾病预防控制信息平台将利用先进信息技术更广泛地搜集、处理各种公共卫生信息,更科学地定义监测范围、统计指标、数据标准。疾病预防控制信息平台建设包括平台的分级架构、平台之间的数据交换、基于平台的应用架构以及安全网络的架构和数据中心部署。

三、管理与实践

疾病预防控制机构信息化规划是围绕疾病预防控制机构建设和发展目标制定的信息化建设方面阶段性的总体规划。规划编制内容主要包含现状分析、需求分析、战略目标和具体阶段目标、保障机制等。规划过程中可以运用调查研究、需求分析、文献检索、专家论证等方法开展起草和编制工作。规划制定应尊重科学、客观、创新、持续性等原则。

(一) 信息化现状评估

现状评估包括现有系统评价和关键成功要素评价。现有系统评价从应用系统和基础设施两个方面展开。应用系统评价包括功能应用范围、对管理和业务的支撑程度、应用之间的体系性。现有系统评价非常重要,它是未来IT建设的起点,对现有系统进行客观评价有利于对未来提出合理的IT资产处置策略。基础设施包括主机系统、网络、存储、安全等,基础设施评价主要是从对应用系统运行有效支撑角度判断存在的问题和改进空间。关键成功要素评价主要指从领导、战略、组织、机制和资金五个方面进行信息化现状评价。领导决定了在通过信息化推进管理变革和绩效改善的过程中是否能获得足够的高层支持。战略决定了信息化的建设是否依赖于达成共识的一致目标和发展策略,而不是依赖于个人的意志。组织决定了信息化建设是否来自于专业团队、内部用户和外部专业机构的全力合作。机制决定了信息化的建设和运营是否有制度化、共同遵守的规则和流程。资金决定了信息化的建设和维护是否有合适、及时的资金支持。

针对疾病预防控制系统信息化外部环境、内部现有基础开展调研、梳理、分析工作,采用问卷调查、文献检索、建立业务模型等方法,了解掌握现状,并以调研报告方式阐述信息化建设现有基础,如建设内容、具备的条件和建设水平,综合分析国内外行业要求和发展趋势,剖析疾病预防控制信息化发展存在的主要问题和难点,以及面临的信息化机遇和挑战。如收集国家卫生信息化规划相关文献,根据国家规划提出的全民健康保障信息化框架和建设规划,客观地梳理疾病预防控制信息化建设现状和存在问题。

疾病预防控制信息化发展至今,具有三大阶段特征。

1. 计算机应用阶段

"十五"期间,疾病预防控制机构主要在计算机应用、局域网建设方面奠定了基础,计算机逐步用于办公文档处理,开始在内部网络使用简单的办公信息系统,如办公OA、邮件系统、财务管理系统、档案管理系统、实验室管理系统、出入库管理系统,将一些简单的手工管理转化成计算机系统管理。疾病预防控制业务方面主要应用于一些报表系统。出现了第一代疾病预防控制中心门户网站,发布防控动态信息,开展健康教育。

2. 应用普及阶段

"十一五"期间主要特点是管理信息化需求日益增长,信息化覆盖率扩大。尤其是职能管理部门的工作信息化水平明显提高,新增了人力资源信息系统、财政项目管理信息系统、物资出入库管理系统、固定资产管理系统、检验服务收费系统、科教管理信息系统、图书管理信息系统等。原有的旧系统进一步改造,新系统设计更趋科学、合理。第二代OA系统的诞生推进了无纸化办公,包括公文审批、人事审批、财务审批、采购审批等各种管理审批流程。而在疾病预防控制业务建设方面新增了突发公共卫生事件应急处置信息系统、疾病预防控制机构协同管理信息系统、儿童免疫接种管理信息系统、慢性病监测报告管理信息系统等。建立了各类业务历史数据库。为增强日益频繁的公共卫生风险沟通能力,建立了远程视频会议系统。"十一五"期间,随着信息系统内容日益增多,对信息系统的依赖性增强,网络信息安全受到重视。信息管理规范体系建设得到重视,逐步建立健全制度化管理以及标准化、规范化建设等信息化保障机制。在"十一五"期间,有超前意识的疾病预防控制机构组织开展了信息资源规划,对疾病预防控制中心机构内部管理、业务进行了调查和信息化需求分析,梳理了各类业务活动和数据模型,并最终提出了一体化的信息化架构思路,成为后期的信息化建设指导。

3. 应用集成阶段

"十二五"信息化水平有了进一步提升,通过规划确立了一体化信息化架构思路,主要解决信息孤岛问题。信息化目标不仅仅是单一系统建设,而是进行平台化设计,以建立数据中心为核心打破系统壁垒,实现信息互通与信息共享。在进一步拓展信息化率的同时,主要做好数据中心架构设计、数据库整合,规划信息共享长效机制的建立。一体化的信息平台架构、统一身份认证、系统集成等建设项目使分散的信息系统统一到整体框架下建设和管理。通过数据中心建设,以数据总线为基础架构协同管理信息平台。管理审批不再是单一的流程操作,而是跨系统的信息随着流程流动起来,使管理部门的协同性大大增强。在信息服务与利用方面,新的门户网站以权威信息、专业特色倡导健康生活方式。在业务协同方面主要建设国家、省、市、县区四级平台,并在传染病报告、慢病监测报告业务中得以应用,与区域卫生信息平台对接，直接获取对医疗卫生服务机构的一线信息。

（二）信息化需求分析

信息化的价值在于支持战略实现、支持机构管理、促进业务优化，因此信息化的需求来自于战略、管理和业务三个方面。战略和管理模式对信息化的要求决定了信息化建设的方向、阶段和应用系统总体架构及部署方式。战略对信息化的需求在于理解如何通过信息化提高核心竞争力，降低成本，提高效益，促进创新。管理模式对信息化的需求在于以怎样的系统架构和部署方式支持业务的开展。业务优化决定了信息化对核心业务进行梳理，寻找促进业务的作用点，提出解决方案。

疾病预防控制信息化的核心目标可以从两方面来划分。一是提高疾病预防控制现代化管理水平；二是提高履行疾病预防控制职能的能力和效率。疾病预防控制机构内部有一整套管理支撑体系，如人事、物资、财务、制度等保障体系，支撑疾病预防控制业务的顺利进行。信息化一般体现在提高科学管理能力和高效便捷的办公效率方面，推进无纸化办公、网上办公，实现部门信息互通、协同办公的高效性。在履行疾病预防控制基本职责方面主要承担政府疾病预防控制技术管理与服务职能，主要包括：传染病、寄生虫病、地方病、非传染性疾病等预防与控制、突发公共卫生事件和灾害疫情应急处置、疫情及健康相关因素信息管理、健康危害因素监测与干预、疾病病原生物检测鉴定和物理化学因子检测评价、健康教育与健康促进、疾病预防控制技术管理与应用研究指导。因此，信息化需求往往表现在监测业务方面利用计算机技术、通信技术采集各类监测数据，从而发挥数据库优势提高数据分析利用水平。

（三）信息化目标规划

根据信息化建设现状分析提出信息化分阶段发展目标。一般可以分为以信息整合为重点，实现疾病预防控制"业务平台一体化"；以加强管理系统建设为重点，实现疾病预防控制机构"管理与业务一体化"；以决策支持系统为重点，实现"决策与管理一体化"三个阶段，并提出各阶段的建设内容。

目标体系是对信息化战略目标的结构化体现，反映了对规划实施进程中各阶段的具体指导。这需要充分融合疾病预防控制机构管理、业务建设需要与信息化的匹配度。如果管理机制还未到位，即使实现信息系统开发，也难以得以推行应用。规划目标体系分为总体目标和具体目标。信息化总体目标往往是统一于疾病预防控制机构或疾病预防控制事业发展目标而提出的信息化蓝图。具体目标则是总体目标的分解，按照总体目标要求，分解成相对独立又统一于整体目标的子目标。子目标的设计过程往往是信息化系统规划的过程，目标将支撑未来若干年内疾病预防控制发展所对应的应用系统架构设计和基础设施规划。在具体目标中应有比较明确的目标任务，并在实现方式、实现程度或完成数量和进度等方面设定关键指标，以便在实施阶段进行评价和评估。在总体规划或是信息化总体框架下制定各类子规划，如网络规划、数据中心规划、基础支撑平台规划、信息资源规划、信息系统规划等。各项子规划都是为了信息化总体架构规划目标的实现。

（四）信息系统规划

系统规划是指基于对管理模式的理解和功能要求,按照信息化发展战略确定的建设内容,在现有的系统基础上进行应用系统架构设计和基础设施规划。信息化实施首先需要分类列示信息化所需要推进的工作及之间的关系,并根据难易程度和重要程度来进行IT项目的进度安排,确定符合实际、可行的信息化建设进度计划。可以从时间、项目等维度来进行信息化投入的估算。即按年度分别在基础设施标准化建设、核心管控系统建设、信息支持系统建设、板块业务专业系统建设等方面进行投入预算。

（五）信息化规划实施

1. 目标转化

信息化规划的实施就是将规划目标分解为一个个具体的信息化任务并加以落实,从而逐步实现目标,这其中包含了蓝图目标的分解与转化、IT项目的规划与设计、系统构建与研发。规划往往是对总体目标的愿景蓝图概述,信息化规划需转化成一个个IT项目加以实施、评估、改进。IT建设项目主要有硬件平台建设、软件系统建设、网络建设等。

2. 项目实施

信息化规划目标任务有不同的分类和不同的实施方法。从项目实施性质来看,可分为系统研发类、实施工程类、应用推广类、咨询规划类;从信息工程来看,可分为网络类、软件类、硬件类、集成类;从构建方式来看,可以分为系统开发类、维护服务类。各类任务都应依据相应的规范、标准组织实施。每一种类的项目的实施主要包括项目目标的确定、可行性调研、方案设计、调试和测试、验收、试运行和正式运行等步骤。信息化项目中比较复杂的是集成类项目,如信息平台建设项目,既包含了网络及硬件平台的规划和部署,又包含了数据采集交换平台的开发和维护。

3. 信息系统开发

信息系统开发在信息化规划实施中是最常见的任务,从系统性来讲,是在信息化整体架构规划中最基础的组成单元,主要提供一系列的系统功能以实现信息资源开发、利用。在信息系统建设中信息资源规划（Information Resource Planning）是最重要的环节,是信息系统建设方法论。在各种业务活动中充满着信息的产生、流动和使用。就疾病预防控制来讲,每天即时产生着管理信息、疾病预防控制业务信息资源等。信息资源与人力、物力、财力和自然资源一样,都是重要资源,因此,应该像管理其他资源那样管理信息资源,通过内外信息流的畅通和信息资源的有效利用来提高效益和竞争力。信息资源规划是指对一个组织生产经营、决策和管理所需要的信息资源的采集、处理、传输、利用的全面规划,其从需求分析、系统建模、数据标准三个方面提出主要方法,作为各类信息系统开发的方法指导。

参考文献

[1] 高复先.信息资源规划[M].北京:清华大学出版社,2002.
[2] 马家奇.公共卫生信息资源管理及信息化规划方法[M].北京:人民卫生出版社,2010.

[3] 光明网.全国卫生计生规划工作会议：全面加快人口健康信息化建设[J].医学信息学杂志,2014(4):93.
[4] CIO时代网.关于企业信息化规划方法应用的探讨[EB/OL].[2014-08-12].http://www.ciotimes.com / lifecycle / itgh / 94906.html.

（李　莉）

第二节　疾病预防控制信息平台建设

准确、有效的数据共享是提高管理效率、提升服务能力、节约管理资源的重要支撑。随着疾病预防控制机构信息化的不断推进,积极建设疾病预防控制信息平台,实现各类职能管理相关数据的互联互通,打破数据壁垒,从而有效提升疾病预防控制机构的管理水平非常必要。

一、背景理论

信息平台是指在特定区域范围内与多个信息系统建立连接,承担数据集成、交换等功能的信息系统的总称,使得接入的各信息系统之间能够有效地整合数据与应用。

（一）信息平台建设的目的与意义

随着计算机网络的飞速发展和信息化的推进,各行各业的信息系统的数据量实现了迅速的增长,数据的采集、存储、处理和传播的数量也与日俱增。通过信息平台的建设,使组织实现数据共享,可以使更多的人更充分地利用已有的数据资源,减少资料收集、数据采集等重复劳动和相应费用。

通过信息平台建设对数据资源实现有效的集成管理,已成为增强组织竞争力的必然选择。组织中的每一个部门都会拥有自己的数据库,这些数据库可能是独立的、异构且自治的,为了各部门间更好地合作和数据共享,并且为用户提供高质量的搜索查询,建立一个完善的信息平台是极有应用价值而且尤为重要的。

（二）数据标准的建立及其重要原则

数据标准是指在确定的业务范围内,遵循科学性、系统性、扩展性、兼容性和实用性等原则,按照数据的内容、性质及管理者使用要求等,将各类数据按照一定的体系和编码,赋予统一的符号和标识,通过使用者的共同遵守,实现数据的互联互通。

数据标准是建立信息平台的基础,是进行信息交换和实现信息资源共享的重要前提,是实现管理工作现代化的必要条件。没有数据的标准化,信息平台连接的各个信息系统无法进行数据交换,相同的数据源无法集成,信息孤岛壁垒无法打破。

制定有效的数据标准必须遵守的重要原则包括:标准必须是切实可行,保持简明性,尽量减少复杂难懂的内容;标准不是绝对的,必须具有可扩展性和灵活性;标准是要控制和管理当前和未来的活动,不是简单模仿过去的做法;标准的制定和执行都是循序渐进的,不要企图一次性将所有数据标准完成;遵守一致性要求,保证数据标准中的数据命名、属性、设计和使用的一致性。

(三)信息平台建设需解决的核心问题是数据集成

数据集成的理论基础是工程思想和系统思想的结合,它是一种新的管理理念。数据集成是把不同来源、格式、特点性质的数据在逻辑上或物理上有机地集中。所以要实现数据集成化管理,就要利用集成技术整合信息系统,使各部门之间实现数据资源共享。在数据集成领域,已有很多成熟的框架可以利用。目前通常采用联邦式、基于中间件模型和数据仓库等方法来构造集成的系统,这些技术在不同的着重点和应用上解决数据共享。

二、现状

2011年,卫生部办公厅发布《关于印发〈卫生综合管理信息平台建设指南(试行)〉的通知》,提出以"资源整合和信息共享"为目标,为卫生管理与决策人员提供高效的信息支持和服务,实现部门之间信息共享和业务协同,提高管理效率和科学决策水平,为管理信息平台的建设提供了一套较为完整的指导意见。

疾病预防机构经过多年的信息化建设,已逐步建立较为完善的信息网络,各类管理信息系统陆续得到应用。办公自动化(OA)系统以数据表单和工作流为基础,实现单位内部各类审批流程的网上办理;人力资源管理系统将人员基本信息、人员档案、薪资等内容实现动态化的管理;物资管理信息系统将固定资产、消耗品、疫苗、药品等物资进行统一管理,对各类物资从入库、盘点、出库、维修、报废等整个生命周期进行管理;实验室管理信息系统将检测样品的收样、分样、检测结果登记、审核、复核、打印报告等管理流程,严格按照实验室管理规程要求进行规范管理;科研教育管理系统将职工个人的论文、课题、学分等业绩统一管理。

上述这些管理信息系统是围绕单独的职能管理工作开发或引进的应用系统,各自都以实用性为目的,基于多种不同操作平台而建。在职能管理信息化不断推进的同时,在各级疾病预防控制机构和不同部门建立的大量的管理信息系统,对各自的业务管理起到了很大作用,但由于缺乏统一建设规划,没有数据标准,绝大多数系统间彼此独立,无法互联互通,信息孤岛现象严重。无法将分散存储的信息与数据有效整合,各类信息资源物理隔绝,标准不一,彼此孤立,形成了一个个"数据烟囱"。

由于数据标准和共享机制建设的滞后,信息系统都成了一个又一个的信息孤岛,没有信息系统之间的信息共享,造成信息重叠、资源浪费、结果互不统一,大大降低了信息的效用和价值。各级疾病预防控制机构也意识到目前信息系统的信息共享、分析利用、服务能力亟待提高。近年来,部分疾病预防控制中心陆续提出了打造"数字化疾控",用信息化手段整合疾病预防控制各项业务,规范工作流程,建设集办公自动化、内部管理、日常业务工作于一体的数字化的集成管理系统。同时,各个管理信息系统在履行基本管理职能的同时,通过不断应用,也在不断向互联网扩展并对外提供服务,如人力资源系统实现网络报考、实验室样品网上送样、会议培训网络注册报名等。

三、管理实践

(一) 疾病预防控制信息平台技术路线

随着一个个应用系统的不断增加,疾病预防控制机构建设的信息系统之间信息共享的需求越来越强烈。由于缺乏统一的信息资源规划、统一的标准,在各信息系统中一些信息需重复输入,造成数据源不统一、结果不一致。从数据管理来说,存在着信息冗余、数据标准不统一等问题。在面临着信息共享和支持数据分析等高要求的背景下,建立疾病预防控制信息平台,通过一个基于标准化开发的数据交换中心,实现信息共享,建立健全基础数据库,为数据仓库及数据分析建立良好的数据环境。

面向服务的体系架构模型(SOA),是将应用程序的不同功能单元通过采用中立方式定义的接口联系起来。独立于实现服务的硬件平台、操作系统和编程语言。这使得构建在各种这样的系统中的服务可以以一种统一和通用的方式进行交互。采用SOA构建疾病预防控制信息平台,可以使应用系统之间的数据交互变得更加灵活,能够快速适应业务需求的改变,使得平台能够按照模块化的方式来添加新服务或更新现有服务,以满足新的业务需要,并可以把已有的应用作为服务,从而可以有效地降低和保护平台的建设投资。信息平台的总体技术架构应以面向服务的体系架构(SOA)为核心模式,从基础运行环境、数据采集交换、数据存储、业务协同服务、数据分析和应用、系统安全和系统管理等方面进行技术细化。

数据交换与采集是信息平台最为核心的技术内容,面向服务的数据采集与交换为异构异型数据的集成和共享提供了一个面向服务体系结构的框架,它以XML技术为基础,实现各种应用系统之间的数据集成,实现跨平台数据的共享,达到跨平台的数据资源整合的目的,实现信息的互通互联。在面向服务的数据采集与交换中,XML提供一种规范化的数据结构以协助整合系统之间不同的数据结构,并以关联视图的方式展现被集成的数据。

企业服务总线(ESB)是一种开放的、基于标准的消息机制,通过简单的标准适配器和接口,满足异构系统的集成需求,让不同的服务互联互通。ESB支持多种服务类型,并能够实现服务注册管理、多种服务适配器、服务转换、动态路由等功能,灵活、开放地支持数据采集与交换。采用企业服务总线(ESB)产品来实现各应用之间的数据交换,对需要进行数据交换的数据进行分发工作,改变传统落后的网状结构的数据交换模式,使整个系统实现数据交换总线集中管理的方式。

疾病预防控制信息平台在建设过程中,要在项目立项阶段开展市场调研、方案比较、可行性研究、专家咨询等过程,结合整体数据规划,以改变传统的软件架构为目标,消除不同应用之间的技术差异,让不同的应用数据库协同运作以实现不同服务之间的通信与整合。通过业务流程梳理,明确各应用系统数据交换节点和管理要求,使得管理流程规范化。同时,信息平台也应能够提供面向业务的流程、服务的配置能力,能够满足后续信息系统建设的要求。

（二）数据交换标准

数据交换标准是实施疾病预防控制信息平台项目的核心内容,主要包括交换数据元、值域代码、数据集、数据视图等内容。数据交换的最小单元是数据元,提取数据元,形成数据集,从而形成交换数据视图是数据交换标准的基本步骤。

数据元的提取方法有两种:自上而下(top-down)提取法和自下而上(down-top)提取法。自上而下的数据元提取方法,一般适用于对新建系统的数据元提取。其基本步骤是,在流程和功能分析的基础上,通过建模分析、确立关心"对象",分析数据的概念和组成,然后分析提取数据元及其属性。自下而上的数据元提取法,可根据其自身数据库系统的实体关系图进行数据元的提取,对于已存在的信息模型、数据模型、数据流程图、数据库设计以及接口规范和计算机程序中的数据元进行抽取。通过自上而下和自下而上相结合的提取方法,系统性地收集、筛选、梳理、重排数据元,找出系统共性,在协调一致的基础上,定义、分类、整理和提交数据集和数据视图。具体步骤如下。

第一步,收集涉及信息系统的所有数据库表结构及相关数据字典、代码,通过对数据库字段的提取,形成数据元基础信息。这样能保证所有数据元不遗漏、完整地被收集,但同时也存在着多个数据元的意义相同但表现形式不同,多个代码表的含义相同但是值域的代码不相同等问题。

第二步,确定数据元分类规则。数据元分类是将具有共同特征的数据归并在一起,使之与不具有上述共性的数据区分开来,并通过设定的编码规则进行唯一识别,以支持在领域层面对数据信息进行统筹规划、系统描述、关联分析和应用设计,促进信息的有效交换和广泛共享。数据元分类一般应遵循以下原则。①系统性原则:综合考虑数据集主题一致性,按其内在联系进行系统化排列,确保类目唯一、结构合理、层次清晰,减少冗余。②实用性原则:满足数据集分类编目的简便性、可操作和通用性需求和数据集查询的一致性理解。③可扩展性原则:保证分类体系框架适应数据集不断丰富的内容和日益增长的种类与数量。④兼顾科学性原则:自顶向下,优先选择最能代表数据集主题的语言、词条定义类目名称,编制受控分类体系表。⑤稳定性原则:使用稳定的因素作为分类依据,同时提高分类体系的可延展性或兼容性,促进稳定性。

第三步,数据元整理。对所有数据项目进行分析、筛选,去除重复项目,对于同样含义不同名字进行合并形成数据元项目。对每个数据元的概念和值域进行详细分析和定义,最终明确每个数据元的唯一识别符、名称、英文名称、数据元定义、数据类型、数据格式以及值域内容。最后根据分类规则,划分到具体类别中。要做好这一步的工作,首先要确定数据元分类规则和粒度划分,然后对数据元进行分类,对意义相同但表现形式不同的数据元进行合并,以保证数据元的唯一无冗余。

第四步,归并数据集。将同类数据元进行整合,形成数据集。

第五步,提取交换视图。按照数据集内容通过数据库操作,完成交换视图的提取。

（三）数据集成实施

疾病预防控制信息平台在实施数据集成阶段,应按照一定的顺序和步骤开展实施工作。总体来看,可将整个数据交换和集成的过程分为数据提取和数据分发过程。在提取过程中实现分布式异构数据源之间的数据采集、接收、抽取、传输、路由、装载等;在交换的过程中,交换的方向可以是双向的,从而可以实现组织间、部门间分散数据的交换和共享。具体的实施步骤如下。

第一步,中心库初始化。对于已存放在各应用系统中的存量数据,通过外部程序读取源系统的数据,进行一次性统一导入,完成中心库的建立。

第二步,增量数据处理。通过数据接入适配层的数据接口,提取每个源系统的增量数据,与中间库进行比较产生变更数据。

第三步,产生交换表。将变更数据划分为三类,主要包含:新增数据,删除数据,更新数据。将数据内容与变更操作标识结合,建立交换中间表,并发送至目的系统。

第四步,读取交换数据。由目的系统读取交换中间表,按照不同的数据操作标识,执行数据变更,更新本系统相关数据。

疾病预防控制信息平台可对上述的数据集成过程,建立实时数据监测,从而有效地掌握数据交换的过程,及时发现数据交换问题,保障信息平台能够有效运转。

参考文献

[1] 高复先.信息资源规划:信息化建设基础工程[M].北京:清华大学出版社,2002.

[2] 谷虹.信息平台的概念、结构及三大基本要素[J].中国地质大学学报(社会科学版),2012,12(3):72-77.

[3] 李莉,叶飞.省级疾病预防控制机构信息系统架构技术的应用与实践[J].预防医学情报杂志,2008,24(7):537-539.

[4] 陈直平,江涛,徐水洋等.疾病预防控制信息化建设的现状及对策[J].浙江预防医学,2007,19(10):63.

[5] 张业武,刘冬云,赵自雄等.二○一○年度省级疾控机构信息化建设和应用现状分析[J].中国数字医学,2011,7(6):2-4.

[6] 杨慧清,矫涌本,严大鹏.综合卫生管理信息平台的数据集成技术研究[J].中国卫生信息管理,2013,8(3):54-60.

(江 涛)

第三节　信息系统建设与运维

改革开放以来,随着信息技术和基础设施的普及,公共卫生信息系统得到了长足的发展,浙江省初步建立了以疫情、疾病监测为主体的公共卫生信息系统。通过信息系统可对疫情报告、疾病监测、疫苗接种、物资调拨等信息进行管理、分析,对公共卫生资源及服务利用和统计。这在浙江省疾病预防控制和公共卫生管理工作中发挥了极其重要的作用。

一、背景理论

(一)信息系统建设的意义

信息系统建设是一个综合的工程,它有其自身的规律和特点,又涉及文化社会、科学理论、技术方法、专业领域知识、环境多变、组织管理、经济效益等多方面的因素。通过信息系统的建设,加强信息资源管理,实施数据环境治理,实现数据共享,可减少资料收集、数据采集等重复劳动。

将信息系统建设与一般技术工程相比较,我们容易看到,信息系统建设的困难不仅来自技术方面,还来自用户单位内外环境。影响信息系统成败的有体制、政策、法规、观念、技术等多种因素。因此就有了信息系统项目管理这一门新兴的学科。

(二)信息系统运维的重要性

信息系统的可用性、安全性、稳定性是用户评价信息系统好坏的三大指标,从软件工程的角度来看,整个系统运维期从应用系统投入使用开始,直至系统的自然消亡,是信息系统生命周期中最长、最重要的一个阶段,运维质量的好坏直接影响信息系统的使用效果。

拥有良好的运维机制和运维措施不但能够确保系统长期稳定地运行,能够保障系统充分发挥应有的功能和效用,甚至还能缓解或解决设计时遗留的问题和缺陷。安全稳定的系统会被用户认可和信任,从而会延长信息系统的生命周期,充分发挥出信息系统的功用和价值。反之,混乱的运维管理不能保障信息系统正常运行的环境,会导致信息系统故障频频,无法达到和发挥该系统预期应发挥的功能和效用。

二、疾控现状

经历了非典危机之后,我国疾控体系建设软硬件条件不断改善。2004年4月1日,中国疾病预防控制中心启用了"传染病疫情和突发公共卫生事件网络直报系统",基于互联网实现省、市、县各级疾控机构和医疗卫生机构提供传染病和突发公共卫生事件的网络报告服务。2005年,中国疾病预防控制中心配套网络直报系统的运行开展了全国疾控机构的虚拟专网(VPN)建设。中国疾病预防控制信息系统,经过几年的不断完善,已建设将近20个分系统,覆盖了疾病监测报告、突发公共卫生事件报告、症状监测、专家监测报告以及相关环境因素监测等方面内容。

2011年中国疾控中心首先提出了以业务和服务为中心的信息系统建设与运维思路,向"可视、可控、可分析、可溯源"的目标迈进。在提升各个业务系统运行效率的同时,也便于建立"集中监控、集中管理、集中调度"的统一资源管理,满足不同用户层面管理的需要。人力资源管理系统、物资管理系统、科研教育管理系统、实验室资源管理系统、图书管理系统、档案管理系统等信息系统被陆续引入并运用于各级疾控机构。

在信息化不断推进的同时,各级疾控机构意识到了信息系统对信息共享、分析利用起到举足轻重的作用,部分疾病预防控制中心提出打造"数字化疾控"的口号,以构建信息系统的方式,整合疾控业务,规范工作流程。根据2011年中国疾病预防控制中心对省级疾病预防控制信息化的调查,全国24家省级疾病预防控制中心使用的内部信息系统总数已达到了83个。

三、管理实践

(一) 信息系统建设

浙江省疾病预防控制中心信息系统建设、软件开发以信息系统"生命周期法"为原型,通过项目规划、项目启动、需求调研、系统设计、软件编码、部署测试、系统验收、运行维护等步骤实施。

1. 规划

开发一个信息系统前首先要做好信息系统的规划工作。在规划阶段要根据需要与可能,尽可能多地给出拟建系统的备选方案,并对这些方案进行可行性分析,最终形成可行性分析报告。可行性分析报告要组织领导或专家审议,如果审议通过,就可将新系统建设方案及实施计划编写成系统设计任务书。通过招投标方式选择技术过硬、有服务能力的开发商承担开发工作。

2. 启动

开发团队进场后就要组织项目启动会,组建项目开发小组,确定项目计划,根据计划开展需求调研工作。需求调研可采用开座谈会、跟班作业、填写调查表、查看业务票据和记录、个别交谈等方法。

3. 调研

根据需求调研结果,项目团队会进行系统分析。这一阶段的主要工作是从业务调查入手,分析业务流程,分析数据与数据流程,分析功能与数据之间的关系,并根据用户的需求,确定新系统的逻辑模型,编写系统分析报告。

信息系统建设中不可避免地要改变某些业务流程乃至组织机构,这将影响某些部门和人员的工作方式、权利关系,引起部门之间、人员之间的利益冲突。调研过程中,力求详细、全面了解信息,客观公正地表述问题。系统分析阶段的工作成果体现在系统需求说明书中,这是系统建设的必备文件。它既是给用户看的,也是下一阶段的工作依据。因此,系统需求说明书既要通俗,又要准确。用户通过系统需求说明书可以了解未来系统的功能,判断是不是其所要求的系统;系统需求说明书是系统设计的依据,也是将来验收系统的依据。

4. 设计

需求确认后项目组就可以提交项目开发计划书,在用户确认后就可以开始进行系统设计工作。系统设计可分为总体设计和详细设计两个阶段。这个阶段的技术文档是系统设计说明书。如果说系统分析阶段的任务是回答系统"做什么"的问题,那么系统设计阶段要回答的问题是"怎么做"。这一阶段根据系统分析报告所确定的逻辑模型,结合实际条件,确定新系统物理模型,即新系统实现的技术方案,包括总体设计、数据库设计、输入输出设计、模块结构和功能设计,编写系统设计报告。主要工作包括业务流程设计、系统功能设计、子系统和功能模块划分,详细功能设计、数据结构设计,数据字典建立等。在系统设计过程中项目组一定要注意积极地与用户沟通和确认,将设计思路与实现方法尽可能地与用户阐述清楚,以免造成技术理解上的偏差。

5. 编码

完成系统设计后项目就进入开发阶段。这一阶段主要由开发部门进行程序编码。在这一过程用户与开发商相对沟通较少。但是用户可以要求开发商将系统分阶段分模块制成demo进行演示和功能确认,及时更正设计上和理解上的偏差。开发过程中,项目组要阶段性组织对程序设计的结果进行检查,找出并纠正其中的错误,把错误尽量消灭在系统正式运行以前。

6. 测试

在所有功能模块开发完成后,项目组会部署系统实施工作。开发部门会提交系统的试用版本和系统使用说明书,说明书包括系统运行环境的介绍、应用系统的介绍、操作说明、系统输出报表的相关说明、系统管理与维护等。试运行版本实施过程中会涉及设备购置、安装和调试,程序的编写和调试等。

7. 验收

实施和内部测试完成后,项目组会组织系统试运行。试运行前项目组应组织对使用系统的员工进行操作和管理培训,保证员工具备系统基本操作能力。试运行时间按实际情况确定一般为3个月到半年。试运行期间项目组应积极收集试运行中发现的问题和意见建议与用户确认问题和解决方案后对系统进行修改和优化。试运行结束后项目组提交试运行期间问题说明报告。一般项目会在此阶段组织验收。

8. 运维

系统运行稳定后,用户方开始系统的正式运行。为保证系统工作的安全性、稳定性、可用性,用户方的IT运维部门会组织对系统的运维。系统维护阶段工作主要有系统评价和系统维护。系统评价的主要任务是在系统运行期间,根据用户的反映和系统日常运行情况记录,定期对系统的运行状况综合评估,评价系统的工作质量和经济效益,为系统维护及再建设提供依据。系统维护的主要任务是日常巡检、故障维护和功能完善,在保障系统原有功能正常运行的基础上进行完善,使系统能够不断适应新环境、新需要。

（二）信息系统的运维管理

随着信息系统逐渐增多，用户数据日益庞大。不同的信息系统在日常运行中都有着各自的规律和特征。如某监测系统在月底会集中收集监测点报表，几天内数据量剧增，系统和网络资源的压力会明显增加。这种差异还体现在对信息系统日常的运行管理的安全要求上。如某内部办公系统只需要登录用8位用户口令验证，另一全省业务管理系统登录除密码验证外还要求手机短信验证。针对这些差异，运维部门需要合理调配运维资源，制定合理的系统运维管理规定。

1. 运维人员的调配

（1）职责任务分工明确，减少重复低效劳动。运维人员要分A／B岗，分工明确，岗位清晰。应对日常维护中的人员紧张，中心在信息系统使用管理责任处所中任命应用管理员，配合中心系统维护员进行日常简单的系统运维工作。

（2）利用社会服务，增加外援力量。应对IT运维人员不足问题也可以利用社会服务，将信息系统运维工作作为服务外包给专业的IT服务公司，由专业的运维服务商提供安全、高效的服务。中心从2009年开始实施IT服务外包项目，将网络运维、信息系统运维、桌面客户端运维作为服务项目外包，目前运行效果良好。

2. 系统资源的分配

在日常运维中，运维人员特别会对照最初的估算值关注数据增长量变化大的、用户数变化大的、访问和使用频率变化大的信息系统，因为这些系统的资源需求在发生变化，有可能需要调整和调配。

可以考虑使用虚拟化技术。利用虚拟化技术可以更合理地管理和分配信息系统的硬件资源，也可规避因单台物理机故障造成的信息服务瘫痪。

3. 落实制度，规范细则

（1）制度管人、流程管事。科学、完善的制度是运行管理的核心之一。必须完善和严格落实运维管控制度，用制度管人，用流程管事，使得信息系统运维工作做到有章可循、有据可依。

中心在规章制度中对网络设备的使用、信息系统的运维、软件的开发采购等内容有着明确的确定。参照这些规定在内部OA系统中设计搭建了40多条内部审批流程，实现了通过信息系统管理和贯彻规章制度的执行。

（2）规范操作、统一标准。由于系统运维人员之间本身就存在着技术和操作习惯上的差异。同样的问题不同的运维人员处理耗时、处理结果有可能不同。解决这个问题就需要将信息系统运维操作标准化。制定作业指导书，运维人员进行系统故障诊断、故障排除、巡检记录等工作都要参照相关作业指导书中的规定来进行。这种方法，避免人为操作带来的随意性，使信息系统维护工作容易评估和管理，提高了系统运维管理效率。

4. 做好故障防范工作

信息系统使用中的风险是客观存在的，硬件性能、软件漏洞、频繁调整、人为因素都可能造成系统风险。靠灾备中心、防火墙等硬件可以降低一定风险系数，剩下的主要靠运维管理来降低和规避。

（1）执行信息系统每日巡检。系统运维人员每工作日上下班都会对各信息系统做一次巡检。巡检中运维人员会了解信息系统运行的最新状况,会及时处理已经发生或即将发生的问题。信息系统运维人员的角色正在由从"急诊大夫"悄悄地转变到"保健医生"。

(2)加强系统安全使用培训。用户良好的操作习惯将直接影响信息系统故障率的高低。因此系统在使用中要定期对用户进行安全使用的培训,这样会大大减少各部门用户因使用不当造成的系统故障。

(3)做好数据备份工作。数据是信息系统价值核心,中心有责任和义务保障服务器信息资料的完整和安全。中心会对每套信息系统数据的重要性、增长量和更新周期进行评估,针对各个信息系统定制备份策略,根据实际需求进行数据备份。

(4)实时监控的使用。实时监控产品是系统运维的辅助工具,它能够敏锐地监测到网络和信息系统中出现的问题并及时采取措施或通过运维人员处理。浙江省疾控中心将实时监控系统部署在信息系统核心网段,根据策略系统会周期性地去访问相关系统服务,一旦网络或系统服务发生问题,监控系统会第一时间通过邮件、短信等措施通知运维人员处理。

5. 应急故障处理

信息系统如果出了问题,需要立即解决和处理。处理不当,轻则影响内部管理工作,重则导致大范围业务和管理工作瘫痪,会造成巨大影响和损失。所以当突发性问题发生时,需要有一套应急处理方案。

一级故障:响应级别最高,其故障导致全省业务系统陷于瘫痪,全省子系统不能使用,影响范围广、涵盖部门多。

二级故障:响应级别其次,其故障导致局部业务系统部分功能不能正常工作,影响范围涵盖部分区域,部分子系统还可以正常工作。

三级故障:响应级别最低。其故障导致本单位相关部门系统不能正常工作,影响范围相对单一。

(三)信息安全风险防范

随着网络应用服务日趋丰富、应用服务范围全面渗透,信息安全的重要性日益突出,无论是个人还是机构,都会将一些重要信息放在计算机的信息系统中。因此,在对计算机进行应用时,一定要做好其信息系统的安全防护工作。

1. 信息系统安全问题

(1)网络上的问题。是指在硬件、软件、协议的具体实现或系统安全策略上存在的缺陷,从而可以使攻击者能够在未授权的情况下访问或破坏系统。

(2)环境上的问题。指机房、服务器运行环境是否安全可靠,是否已经达到国家相应的标准,有无火灾、雷电、地震、浸水等隐患。

(3)系统上的问题。指信息系统、数据库、平台软件、中间件本身存在的缺陷和问题。有些信息系统自身安全防护能力不高、验证策略不完善、重要数据没有加密,可能出现用户账户泄露、数据丢失、服务中断等一系列安全问题。

(4)应用上的问题。指用户使用中的问题。一些用户对信息系统安全性、重要性不重视,使用中安全防范意识相对较差,如用户密码设置过于简单,随意将密码借于他人使用,随处登录重要信息系统等。这样做很可能造成信息安全问题。

(5)管理上的问题。指信息系统主管部门对信息系统运行管理不规范,造成管理上的混乱,如用户权限配置混乱、内部人员泄密等。

(6)来自外部的入侵破坏。指来自外部的人为入侵、破坏行为。这种攻击可以由攻击者直接进行,也可以借助邮件、网页、木马等进行传播,目的均为破坏、偷取或篡改重要的网络信息。

2. 信息系统安全对策

(1)信息系统的定级与测评。信息安全等级保护是国内对信息和信息载体按照重要性等级分级别进行保护的一种措施。按信息系统的重要性和受破坏造成的危害程度将信息系统划分为五个等级,由公安部授权的第三方测评机构提供专业的信息安全等级测评咨询服务。

(2)建立完善信息安全管理体系。信息安全管理体系是一个系统化、程序化和文件化的管理体系,属于风险管理的范畴。信息安全管理体系的建立需要基于系统、全面、科学的安全风险评估的基础上,可利用知识库的系统技术、专家的系统技术等建立起的综合性安全管理系统,确保信息的保密性、完整性和可用性。

(3)安全监测技术与工具的选择和使用。在信息系统中选择和部署适合的安全监测技术和工具对于保证系统安全十分重要。使用部门应根据机构的实际情况选择合理有效的监测技术与监测工具对网络、信息系统、机房环境进行全面的监测与分析,及时发现并处理问题和隐患。使用中要及时更新技术升级产品,以保障技术的先进性和产品的有效性。

参考文献

[1] 柴永生,吴秀丽,孙树栋,李鹏.设备管理信息系统及其关键技术研究[J].计算机工程与应用,2004(12).

[2] 赵东昕,韩少华,金国平,金惠剑.关于实施企业管理信息系统的探讨[J].勘察设计企业信息化建设研讨会资料汇编,2003,8(1).

[3] 戴昊,构建企业管理信息系统 提升企业市场竞争力[J].科技信息,2012,12(35).

(曹 彦)

第四节 计算机网络建设与运维

近年来,我国疾控机构信息化建设飞速发展,信息系统从单机应用快速向网络环境应用发展,计算机网络已经成为疾病预防控制工作开展的重要技术支撑。因此,建立计算机网络的建设与运维管理已经是疾控机构信息化建设的至关重要的问题。

一、背景理论

（一）网络建设相关规范和标准

计算机网络建设属于弱电工程中的一个主要组成部分,因此在网络规划、设计、建设过程中必须遵守弱电工程建设的相关国家标准和行业规定。同时,作为疾控机构的计算机网络不能仅是封闭在机构内部的局域网,还必须承担起上下级疾控中心互联互通的角色,因此疾控机构的计算机网络建设、运维管理还必须遵照疾控机构和当地卫生行政部门制定的行业内部标准。

需参照的相关弱电系统规范标准:《建筑与建筑群综合布线工程系统设计规范》(GB／T50311－2000)、《建筑与建筑群综合布线工程验收规范》(GB／T50312－2000)、《电子计算机机房设计规范》(GB50174－1993)。

需参照的行业内部标准:《国家突发公共卫生事件应急体系虚拟专网(VPN)系统建设方案》《国家疾病预防控制中心网络系统规划(IP地址规划)》《电子政务标准化指南第3部分:网络建设》,以及当地卫生行政部门或机构建立的业务专网相关建设标准、方案。

（二）计算机网络安全

计算机网络安全从不同的角度来看有着不同的含义。从网络服务商角度看,计算机网络安全是指维护网络稳定的硬件设施基本安全,主要包括如何应对突发的自然灾害,在网络异常时如何快速恢复、维持安全等。从用户角度讲,网络安全指保证个人信息或私密信息受到保护,确保传递信息的安全。针对计算机信息网络安全的问题,则需要分析其隐患和产生原因。影响计算机网络安全的主要因素有:①网络系统设计不规范、不合理,存在稳定性和可扩充性方面的问题;②网络硬件配置不协调,影响网络功能发挥,导致网络不稳定;③缺乏安全策略或扩大访问权限,容易被其他人员滥用;④访问控制配置过于复杂,容易造成配置错误,从而存在漏洞;⑤管理制度不健全、没有必要的网络监控和管理;⑥缺乏数据备份等必要的数据安全手段。

二、疾控现状

自2000年,各级疾控中心陆续成立以后,各级疾控中心就陆续开展了计算机网络建设。建设初期都是建立一个独立封闭的局域网,用于疾控中心日常办公所需资料的共享或者互联网访问。

2004年4月1日,中国疾病预防控制中心启用了"传染病疫情和突发公共卫生事件网络直报系统",基于互联网实现省、市、县各级疾控机构和医疗卫生机构提供传染病及突发公共卫生事件的网络报告服务。2005年,中国疾病预防控制中心配套网络直报系统运行,全国疾控机构的虚拟专网(VPN)建设得以开展。随后的几年里,各级卫生行政部门也逐渐开展辖区内卫生服务专网的建设。随着各类专网的接入,疾病预防控制中心自建的内部计算机网络已经不再是一个独立的封闭的局域网，而是逐渐实现与各级疾控机构、卫生行政部门、医疗卫生服务机构的网络互联互通。

随着网络环境的突破，越来越多的疾控业务管理信息系统上线运行，因此，计算机网络承载了越来越多的业务数据。由于疾控业务数据大多包含个案和统计分析数据，其中不乏涉及个人隐私的敏感数据，因此信息安全防护能力建设被推上议事日程。

2007年，公安部、国家保密局、国家密码管理局、国务院信息化工作办公室联合下发了《信息安全等级保护管理办法》，明确了信息安全的责任和义务，制定了信息系统的安全等级划分与保护要求。

随着国家和省级行政部门对信息安全重视程度的提升，我国各行业都开展了网络与信息安全专项检查工作。各级疾控中心也纷纷按照上级部门的要求开展了信息系统等级保护测评、备案工作。

虽然各级疾控机构计算机网络建设程度不尽相同，但计算机网络的建设和运维管理的原则可以归纳为两点。第一，分级建设的原则：我国疾病预防控制体系分为国家、省、市、县四级，不同层级的疾病预防控制中心负责承担与上、下级疾控中心，横向与卫生行政部门等其他同级机构的网络互联互通。第二，谁建设谁运维的原则：各层级的疾病预防控制中心负责本级计算机网络的建设和运维管理。

三、管理实践

（一）物理网络设计

基于结构化布线设计理念，物理网络可以由水平布线子系统和垂直布线子系统组成。

垂直布线子系统，一般是指核心机房到楼层弱电间的线路，在物理分布上大多是垂直走向。垂直布线子系统一般都是采用多模光纤作为链路介质，同时需要考虑内外网隔离和线路冗余的需要，建议核心机房到每个楼层弱电间至少部署了3根4芯以上多模光纤。

水平布线子系统，一般是指楼层弱电间到具体办公室的墙面信息插座的线路，在物理分布上大多是水平走向。在水平线路走向不超过100米的情况下，水平布线子系统可以采用6类非屏蔽双绞线作为链路介质。若线路走向与强电线路并行相距小于30厘米，或有保密要求的网络线路，需采用屏蔽双绞线作为链路介质。每个工作位置建议设计3个标准信息点位，其中2个用于连接网络，1个用于电话。信息点位均采用标准信息网络线缆和接口，这样可以为后期端口用途调整带来便利。

（二）核心机房设计

核心机房物理位置选址要求，一般建议选择整个建筑的水平和垂直的中间区域，这样可以最大程度降低线缆的消耗。

核心机房一般划分了4大功能区域：缓冲区域、UPS区域、基本操作区域、主设备区域。缓冲区作为外来人员访问区；UPS区域是集中摆放UPS设备和电池的区域，该区域在大楼建设过程中进行了相关的承重建设；基本操作区域是维护人员办公操作的区域；主设备区域是信息网络设备集中存放的区域，该区域进一步细分为服务器区、存储区、网络设备区、安全设备区。

其中UPS区域可以与核心机房分开不同的物理位置,一般建议不要间隔太远,尤其切忌放在地下室,以防止降雨量太大、排水不畅导致严重的事故。

主设备区域内的机柜摆放可以参考最新国际理念,采取"面对面"和"背靠背"的方式进行摆放,这样在机柜与机柜之间形成了热通道和冷通道,可以更加节能和环保。

核心机房在需配备双路供电的基础上仍需要配备UPS系统。UPS系统一方面在双路切换或停电期间提供不间断的电源供应,另一方面借助UPS系统提供稳压滤波的作用,净化动力电源环境。

核心机房需配备恒温恒湿系统,确保机房温度常年控制在24摄氏度左右,湿度控制在45%—65%之间。

核心机房需建立机房物理环境监控机制,能够24小时不间断实时记录机房的动力电源、温湿度、安防、门禁等信息,自动发现机房环境故障隐患,及早通过电话、短信、邮件等方式告知值班人员。

(三) 内部网络区域划分及安全策略

按照可信等级,内部网络可以划分为3类,分别为:最不可信(least trusted)、不可信(less trested)、最可信(most trusted)。

第一类最不可信区域为网络接入区,该区域主要部署边界防火墙、入侵防护、应用负载、线路负载、IPsec VPN、SSL VPN等网络安全和管理设备,用于严格控制来自互联网、电子政务外网、省卫生专网、VPN网络的用户的访问范围,避免未经授权的用户访问各信息系统。

第二类不可信区域为应用服务区,该区域是各信息系统的服务器所在区域,同时,疾控中心内部办公电脑也在该区域中。在该区域部署核心防火墙,严格控制IP地址和MAC的绑定,采用包过滤的策略的同时结合接入交换机的端口隔离机制,严格控制和管理服务器与服务器之间、办公电脑和服务器之间的访问途径。部署网络准入系统,对办公电脑的合规性进行检查,实现计算机实名认证机制,杜绝内网电脑私接外网。该区服务器等设备只向本区域和接入区域基于固定服务端口开放单向访问。

第三类最可信区域为核心数据区,该区域集中存储和管理全省疾控各业务系统数据,并对业务数据进行定期备份。该区域的服务器和设备均与互联网隔离,并部署服务器运维审计系统对所有区域的服务器远程操作进行审计。

值得注意的是网络安全是一个体系,不是简单地划分网络区域、购买安全设备就能够实现的。需要从根据IOS的7层协议逐层考虑和建设,其包括了设备安全、物理安全、协议安全、应用安全、身份安全等各个方面。即使是一个十分健全的、能够处理多种类别攻击的网络安全体系,也需要针对新出现的攻击手段和方式的变化随时进行修改和完善。

同时,信息设备的日常管理和维护过程中的安全防护措施是十分重要也是极易被忽略的。首先,信息设备尤其是网络设备的远程管理大多数基于telnet协议实现。采用该方式,通过网络抓包技术极易获取设备管理员账号登录等关键信息。建议可以采用加密的通信协议(如SSH协议)代替telnet协议作为设备的远程通信协议。其次,许多网络管理员为了贪图方便,一直沿用信息设备的默认超级管理员用户名和密码,这极易造成管理员账号被盗,直接导致安全策略失效等危险的后果。应该在设备安装调试完成后,就对管理员账号和密码进行修改,密码不仅要有复杂度要求,还应结合数字证书等方式实现管理员账号的双因子认证,进一步提高管理员账户的安全性。

(四) 疾控机构网络建设

由于各地信息化发展的程度不同,疾控机构往往存在多个专网并存的现象,以浙江省为例,浙江省就存在电子政务网、省卫生专网、市级卫生专网、国家VPN网络等多种网络,且每个专网覆盖面不同,接入单位也不同。因此在组建全省疾控业务专网的时候不是选择新建一个专网,而是要设法将多个网络融合。要融合多个网络最最重要的就是制定多网融合方案和规划。通过方案和规划的编制,指导各级疾控机构根据自身的情况完成多级网络的对接,实现各级疾控机构的互联互通。

在多网融合的过程中,最常见的问题如下。

第一,多数疾控中心在IP地址规划下发前就已经完成局域网建设,也部署了相应的信息系统,IP地址更换难度很高;部分疾控中心由于跟当地卫生行政部门同属一个局域网,IP地址分配受限于整体局域网规划,不能随意进行更换。然而,要通过虚拟专网的方式访问国家网络直报系统就必须符合国家下发的IP地址规划。目前主要采取的解决方法是在VPN设备进行隧道级联,向上时,对内网IP地址进行转换,转换成符合规范的IP地址。值得注意的是,千万不能贪图方便在省一级或者市一级的设备上为所有下级用户进行地址转换,这样会造成同一IP地址并发连接数巨大,容易造成网络攻击的假象。

第二,多专网接入时,常会碰到IP地址冲突的问题。在IPv6尚未广泛应用的今天,IPv4仍是主流的网络环境,各部门在组建专用网络时为了避免与互联网地址冲突,不约而同地采用A类或B类私网地址。这就造成在接入多个专网时极有可能遇到IP地址冲突的问题。以浙江省为例:全省卫生专网和国家疾控机构IP地址专网都采取10开头的地址段。虽然目前尚未发现地址段完全重叠的现象,但随着浙江省卫生专网的覆盖面增大,接入用户的增加,很有可能发生IP地址重叠的现象。一旦发生IP地址重叠的现象可以采取的解决方法有:一是向网络建设规划部门申请更换不同的IP地址段;二是根据访问者的来源地址不同做策略路由,以实现不同目标的区分。

(五) 业务信息系统网络接入规划

依照业务信息系统的使用对象范围以及信息系统数据相关原则,可将信息系统分为两大类,分别是:公共服务信息系统类和业务信息系统类。

公共服务信息系统主要是承担面向社会公众提供信息查询和健康教育等服务的信息系统。如疾病预防控制中心门户网站、儿童免疫接种信息查询、中毒控制网站、实验室检验结果查询等。对于此类的信息系统采取面向互联网开放访问的策略。互联网入口采取电信、联通线路双接入,同时借助于第三方智能域名解析平台,克服南北网络的限制,实现双线路的冗余。

业务信息系统主要是指使用对象为疾控系统及卫生服务机构、信息系统数据具有一定敏感性的疾控业务信息系统。如国家网络直报系统、公共卫生数据统一采集交换平台、全省应急指挥系统、全省慢性病管理信息系统等。针对系统使用对象和覆盖面的不同,在相应专网线路开通了入口,以满足不同专网用户访问的需要。

由于专网建设不可能一蹴而就,在专网建设期间仍有不少社区卫生服务机构尚未及时完成专网接入。为了解决信息系统网络安全的要求和现实中的网络基础的矛盾,可以针对尚未及时完成网络接入的用户建立虚拟专网访问方式。借助 IPsec VPN 或者 SSL VPN 技术实现未接入专网的用户安全访问专网信息系统。

计算机网络是当前信息化建设的基石,人们借助信息系统实现了信息的互联互通,随之而来的就是信息的安全保障。正所谓"能力越大责任越大"。任何一种计算机网络和安全体系架构都不可能是十分智能和完美的,其设计者和管理者必须十分清楚网络和安全体系架构,不断学习和分析最新技术发展趋势及历史安全事件经验,以使计算机网络发挥最大的作用,最大程度降低信息安全风险。

参考文献

[1] 吴世忠等.信息安全保障[M].北京:机械工业出版社,2014.
[2] 谢宗晓.信息安全管理体系实施指南[M].北京:中国标准出版社,2012.
[3] 程工.国外网络与信息安全战略研究[M].北京:电子工业出版社,2014.

(叶 飞)

第五节　办公自动化建设

为了使人们从繁复、漫长的办公流程中解放出来,减少在其中所耗费的大量时间和精力,办公自动化系统被广泛运用于各种办公领域,且在日常工作中发挥出越来越重要的作用。疾病预防控制机构的信息化建设,应该注重办公自动化的建设,它是疾控系统发展战略的重要环节,有助于最终实现无纸化办公、信息互通共享的战略目标。

一、背景理论

办公自动化(Office Automation,简称OA)是指采用Internet / Intranet技术,基于工作流的概念,以计算机为中心,通过对软件科学、通信、计算机等现代化技术及设备的有效运用,在自动、科学地处理各项办公事务的基础上,实现工作质量、效率的提高和工作环境改善的一门先进技术。

（一）办公自动化建设目的

建设办公自动化系统的目的是解放人的创造力和想象力，使人们耗费更少的时间和精力去手工处理那些繁杂、重复的工作，减少手工处理的延时和差错，这在一定程度上符合现代化办公高技术、高效、高质的要求。该建设主要提供文件数据的输入输出、数据的共享、内部知识的转移三方面的功能，此外，还可进一步具备诸如数据的统计输出、信息可视化等功能，以实现方便快捷地共享信息，高效地协同工作。总而言之，通过实现办公自动化，可以优化现有的管理组织结构，调整管理体制，在提高效率的基础上，增加协同办公能力，强化决策的一致性，最终实现提高决策效能的目的。

（二）办公自动化系统发展阶段

OA系统大致可以划分为三个发展阶段：①以结构化的数据为处理对象、主要实现文件的IT化处理（包括文件管理、打印、数据传输等）的传统信息管理系统发展阶段；②20世纪90年代以来，以工作流为中心，强调结构化数据的计算和统计的办公自动化系统发展阶段；③21世纪以来，以知识管理为核心、融入了知识管理的网络协作系统发展阶段。该阶段的知识自动化主要通过诱发来实现知识传播、获取、分析、影响、产生等方面的功能，如通过网络爬虫来获取疾控行业的最新舆情信息。

（三）办公自动化系统建设原则

建设办公自动化系统要遵循先进性、整体性、安全性、实用性、兼容性等原则。先进性：采用较先进的程序语言和网络技术，搭建开放且安全的网络办公环境，与时俱进，与新技术同步，保证系统在较长的一段时间内不落伍、不被淘汰。整体性：作为内部系统的一部分，不仅仅需要实现相关业务上的特有功能，还需要实现各系统的数据互通互用，以提升系统内数据的准确性和共享性。安全性：包括系统安全性和数据安全性。系统的安全主要指系统硬件服务器的安全和系统程序的安全。数据的安全主要指系统数据库中数据的完整性、保密性。实用性：系统各项功能要贴合实际办公的需求，将复杂的办公流程简单化，减少大家的日常工作负担，同时系统需增强可扩展性和界面可读性。兼容性：应充分考虑与各种操作系统及不同网络浏览器的兼容匹配。

办公自动化应该尽快向数字化办公发展。所谓数字化办公即几乎所有的办公业务都在网络环境下实现。从技术发展角度来看，特别是互联网技术的发展、安全技术的发展和软件理论的发展，实现数字化办公是可能的。从管理体制和工作习惯的角度来看，全面的数字化办公还有一段距离。首先数字化办公必然冲击现有的管理体制，使现有管理体制发生变革，而管理体制的变革意味着权力和利益的重新分配；另外管理人员原有的工作习惯、工作方式和法律体系有很强的惯性，短时间内难以改变。尽管如此，全面实现数字化办公是办公自动化发展的必然趋势。

二、疾控现状

在1997年，结合卫生部全国卫生信息工作会的会议精神，在遵循"抓应用、促发展"的方针下,公共卫生信息系统如雨后春笋般建设起来。2003年后,公共卫生信息化进入了一个有序、快速的大发展时期。主要包括国家公共卫生信息系统基础网络的建设、中国疾病预防控制信息系统、突发公共卫生事件应急指挥中心与决策系统等。目前,疾病预防控制机构已建立了具有通信功能以及具备数据中心、预警预报、视频会议、调度指挥、信息发布等功能的国家、省、地(市)三级公共卫生信息网络平台作为局域网。中国疾病预防控制信息系统,经过几年的不断完善,已建设将近20个分系统,覆盖了疾病监测报告、突发公共卫生事件报告、症状监测、专家监测报告以及相关环境因素监测等方面内容。

近年来,国家、政府和社会都给予疾病预防控制体系建设前所未有的重视,各地卫生行政管理部门也以公众需求为首要出发点,不断加快疾病预防控制体系建设的步伐。由于疾病预防控制机构工作涉及海量的数据,包括各种疾病及病原的监测、突发公共卫生事件报告处理、健康危险因素监测、死亡监测等,同时对信息化需求的不断扩展,疾病预防控制系统的各个不同业务领域都对信息管理提出了极高的要求。在迫切的需求情况下,各地区纷纷开展业务信息系统和职能管理系统的建设工作,包括儿童预防接种信息管理系统、实验室信息管理系统、内部办公自动化系统等。经过全方位的需求调研、广泛开展的需求分析和认证、数据字典的制定等一系列规范化管理工作,完善相关工作的管理制度,各系统运行顺利。各类公共卫生监测系统的建立与应用,通过快速、有效的数据收集和分析,准确地掌握了公众的健康状况,为公众疾病预防与控制提供数据支撑,为制订公共卫生政策提供科学依据。

疾病预防控制机构在信息化过程当中,通常在不同时期、不同阶段,由各上级主管部门(或国家级、或省级、或市级)提供不同软件供应商的各种业务管理系统,从而经过一定时期的信息化建设后,容易导致其单位内部信息的一个又一个的孤岛。为此,提供以业务为基础、以数据为中心、全面数据集成这样的办公自动化新阶段目标已进一步明确。

三、管理实践

以浙江省疾病预防控制中心为例(以下简称"中心"),作为省级疾病预防控制机构,经过十几年的信息化建设,至今已建有较大规模的信息网络。在中心内部内网、外网物理隔离的基础框架下,目前,在内网使用有10余套管理信息系统,主要包括人力资源管理系统、财务核算管理系统、物资管理系统、图书管理系统、科研教育信息管理系统、项目经费管理系统、实验室管理系统和办公自动化(OA)综合管理系统等,主要是实现中心信息化管理。省级疾控中心对外跟上下级疾控以及医疗机构之间存在着数据收集和交换关系,主要涉及近20套疾病预防控制业务的数据库系统,包括传染病信息、突发事件信息、慢病信息、儿童接种信息和死因信息等。

1997年以来,利用局域网开始对全站平时工作、卫生监督和传染病疫情统计、每周主要工作安排、收发文管理等重点项目进行计算机目标管理,建立起了卫生防疫站所有图书期刊的信息库并实现管理过程的计算机化。

自2002年1月1日起,全国统一开发的"疾病报告管理信息系统软件"在中心顺利使用,采用"报告卡片"方式上报传染病数据。该系统还逐渐实现了对鼠疫、霍乱、结核病、艾滋病、麻疹、流感、乙脑、流脑等专病的管理。

其后，在业务系统的应用下，中心也自行研发了便于单位内部职能管理的收发文管理系统、生物制品出入库管理系统、人力资源管理系统、科研教育信息系统、中心协同办公管理信息系统。人力资源管理系统提供了组织机构管理、人员管理、考勤管理、薪资管理、招聘管理等功能，实现了人事信息的统一的信息化管理；科研教育信息系统包括论文管理、科研管理、培训管理、学分管理等功能，为职工科研、教育与培训提供全程管理，详细记录职工科研教育档案，为中心开展科研考核、学分考核等工作提供可靠的依据；协同办公管理信息系统的主要目标在于：协助员工进行日常办公管理，将中心内部的业务流程制度化、规范化，自动完成信息传递，减少事务消耗，实现业务监控，创造协同办公环境，帮助中心提高管理效率，降低运作成本。该系统具体实现的功能有：公文及其他事务流转的自动化，审批的电子化，提高工作效率；通过邮件、公告、手机短信系统、RTX自动提醒等功能构建迅捷、高效的信息沟通平台，使信息能在第一时间传达到需要知道的员工处，降低中心的沟通成本，为中心的快速反应奠定了基础。该系统自2009年8月上线以来，逐年在中心推广，随着中心内部管理的完善，越来越多的审批流程得到广泛应用。原先只承担发文管理的OA系统已经转变为涵盖综合管理、人事管理、财务管理、物资管理、科教管理、信息管理、实验室管理等领域的庞大的协同办公系统。

协同办公管理信息系统具有较强的拓展性，不仅应用于中心内部，还在全省范围内全面启用。全省协同管理信息系统主要用于实现跨机构之间的公文往来、公务办理、物资调拨、财务往来、组织管理，以及业务工作、会议、培训等信息资源共享，该系统为加强全省疾病预防控制的系统协同管理建立了一个信息交换平台。

2010年，中心建立了一个基于标准化开发的数据交换中心，实现各内部管理系统之间的数据交换，建立了基础数据库，为数据仓库及数据分析建立良好的数据环境。而在当前面临着职工网上办公、信息互通共享和支持数据分析等更高要求的背景下，协同管理服务平台就是在原有数据交换中心系统上，建立的一个全面覆盖中心管理和满足全省疾病预防控制业务发展需求的信息服务平台，旨在实现中心人人在线办公、网上处理业务和信息互通共享，建立一个管理流程全程覆盖、专业技能知识共享、监测网络信息灵敏、信息服务惠及全民的疾病预防控制信息服务中心。协同管理信息平台是中心内部办公的统一门户，包括数据交换、综合查询、首页展现、职能管理、单点登录等功能模块，同时实现了灵活地自主配置栏目功能。其中，单点登录具备统一授权的集中管理功能，职工仅需通过协同平台的系统链接即可进入各内部管理应用系统，并已完成统一身份识别。

随着管理制度的不断完善和系统功能的不断应用，办公信息系统需要进一步优化，包括修改系统本身的bug、调整系统功能等。目前，不少系统已进入完善改造阶段，例如科教系统等。

中心信息管理部门针对自行开发或使用的多系统开展了办公自动化系统档案的整理和管理工作。每个系统的档案，从标书、合同、需求说明到概要设计、详细设计、数据库设计，再到验收文档尽收其中，为该软件后期的优化和维护提供了强有力的依据。

在现有各系统的建设和交换平台的建设中也逐渐暴露了不少问题，例如管理问题、使用问题、系统自身不足等，导致部分系统内的数据不尽完善，数据收集不完整、欠准确或更新不及时等现象。因此，促进各类办公自动化系统数据的准确性、完整性和一致性，成了下一个阶段系统的主要改进目标，最终目标是使负责所有系统集成、后台数据交换、统一信息门户的协同管理平台的查询统计精准全面。

目前,中心正着手提高内部办公自动化系统的数据准确性:认真梳理了内部各子系统的数据质量现状,一一清理了各相关主题数据库主要信息的构成,重新整理各系统间的数据交换关系,提出了改进内容和改进计划,包括每位职工的个人基本信息、收入信息、资产管理信息、饭卡信息、论文信息、学分信息等。各系统负责部门都按照计划紧锣密鼓地实施着,核对数据、完善数据。

全省各级疾病预防控制机构在使用国家级、省级办公信息系统的基础上,应积极探索建立本单位的办公自动化系统,着重实现公文收发功能、电子化流程审批功能以及邮件处理功能。当需新建办公自动化的相关功能时,应要求该功能的设计具有一定的前瞻性、规范性、可扩展性,保证其系统内数据的稳健性、安全性、实用性,能够提高职工的工作效率和部门的管理水平。

基层疾病预防控制机构应结合省级办公自动化建设的思路,根据各自具体情况灵活设计,按照分阶段实施、逐步推进的原则,实现疾控各部门日常业务工作的规范化、电子化、标准化。办公自动化的建设项目,必须严格按照可行性研究、需求分析、需求设计、功能开发、项目实施、推广应用等各软件工程阶段的要点有序实施。尤其在项目的推广应用阶段,可能遇到较大的阻力,可以从以下两个方面改善。首先,需要增加领导的重视程度。系统功能的开发和推广过程需要人力、资金以及技术的支持。在系统功能界面友好、操作便捷的基础上,可以形象化地向领导介绍办公自动化系统的功能,使领导能带头用好该系统,进一步促进系统的推广。其次,需要全体职工进一步提升其业务能力和职业素质。通过一系列的系统操作培训,促使各岗位工作人员掌握一定的计算机操作技能,同时为业务知识和本单位事务内容提供统一的服务平台,扩展系统应用价值。

参考文献

[1] 姚志宏.中国医疗卫生信息化进展[M].上海:上海交通大学出版社,2010.
[2] 卞晓寅,王睿.浅谈OA在疾控系统中的应用[J].中国科技信息,2010(19):194-195.
[3] 张志湘,王秉荣,任志红,丁一,赵传波.疾控中心OA系统在疾病预防控制管理中的作用[J].中国社区医学(医学专业),2010(32):51.
[4] 范广斌.浅析高校办公自动化系统的建设原则和架构模式[J].电子测试,2014(6):130-131.
[5] 魏茵,姜巍.办公自动化系统解决方案[J].中国电子商务,2014(13):36,38.

(单超群)

下篇:附录

附录1 浙江省公共卫生工作项目计划表

编报处所：

项目名称				项目编号	
项目性质	指令性□		协议性□		
任务来源：					
年度目标：					

项目分解				
序号	主要任务	技术措施要点	进度安排	考核评价指标

承担单位	职　责

监测点(现场工作点)基本情况				
序号	监测单位	监测项目	数量和质量要求	进度安排

备注：

附录2 疾控中心计划任务表

处所名称：

项目名称				项目编号	
任务分类	项目任务□ 综合管理□				
年度目标					
主要内容					
项目分解					
序号	任务要点	质量要求		进度安排	考核评价指标
1					
2					
3					
4					
5					
6					
7					
项目组成员					
项目负责人			职称/职务		
序号	姓 名	职称/职务	工作职责		
1					
2					
3					
4					
5					
6					
7					
8					
9					
10					

附录3 浙江省疾病预防控制中心党支部结构

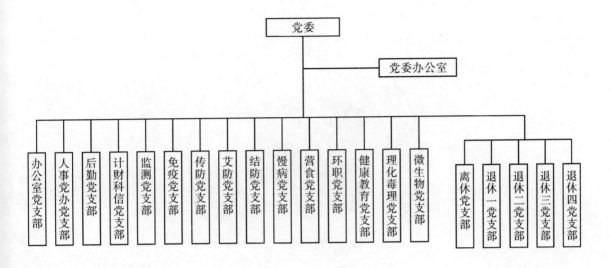

附录4 浙江省疾病预防控制中心标识及意义

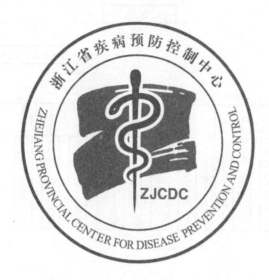

　　该标志以绿色草写的"Z"为主体,"Z"代表浙江,绿色表示生命和生机,似运动的"Z"表达了疾控机构为人民健康,快速反应、勇往直前的特点。图中心的蛇杖图形是医疗卫生行业的传统图案,表现鲜明的行业特征。

附录5　浙江省疾病预防控制中心规章制度表

职工守则				
	1. 规章制度管理办法		30. 职工奖惩办法
	2. 中心职工代表大会制度		31. 计划生育管理规定
	3. 综合目标管理责任制实施办法		32. 人员调配管理规定
	4. 全面质量管理办法		33. 职工岗位聘用考核实施办法
	5. 中心行风建设若干规定	人事管理	34. 干部选拔任用考核管理办法
	6. "三重一大"决策制度		35. 专业技术资格(工人技术等级)评定有关规定
	7. 计划和总结制度		36. 人才培养及教育培训管理办法
	8. 中心领导值周制度		37. 职工出国(境)管理办法
	9. 值班制度		38. 岗位绩效工资发放管理办法
	10. 信访工作制度		39. 职工考勤制度
	11. 中心事务公开制度		40. 编外人员管理办法
综合管理	12. 保守国家秘密的规定		41. 首席专家和高级专家管理办法
	13. 政治学习和业务学习制度		42. 科研项目管理办法
	14. 会议管理办法		43. 实习和进修人员管理办法
	15. 公文管理制度	科教管理	44. 论文、著作与专利管理办法
	16. 印鉴使用管理制度		45. 培训班管理办法
	17. 请示报告制度		46. 重点学科和重点实验室管理办法
	18. 文印和印刷管理制度		47. 伦理审查管理办法
	19. 通信管理制度		48. 科研经费管理与奖励办法
	20. 公务接待管理规定		50. 计算机网络与信息系统管理规定
	21. 职工人事档案和业绩档案管理规定	信息管理	51. 数据资源管理办法
	22. 公共卫生监测项目管理办法		52. 新闻信息宣传管理制度
	23. 中心财政项目管理办法		53. 档案管理办法
	24. 实验室管理制度		54. 物资管理制度
	25. 统计工作管理制度	后勤管理	55. 安全保卫制度
财务管理	26. 资金审批制度		56. 采购管理办法
	27. 财务预算和决算管理制度		57. 后勤管理制度
	28. 财务收支管理制度		
	29. 差旅费管理制度		

附录6 《全面质量管理职能管理作业指导书》目录

一、办公室

二、人事科

三、党办工会

七、药械科

十、信息科

十一、城乡办

附录7 《全面质量管理业务管理作业指导书》目录

四、免疫所

五、艾性所

六、结防所

七、寄防所

八、病媒所

九、慢病所

十、营卫所

十一、环监所

十二、职卫所

十三、辐防所

十四、健教所

十五、病毒所

十六、理化所

十七、微生物所

附录8　党政机关公文格式(GB/T　9704-2012)

目　次

前　言

本标准按照GB／T1.1－2009给出的规则起草。

本标准根据中共中央办公厅、国务院办公厅印发的《党政机关公文处理工作条例》的有关规定对GB／T9704－1999《国家行政机关公文格式》进行修订。本标准相对GB／T9704－1999主要作如下修订：

a) 标准名称改为《党政机关公文格式》,标准英文名称也作相应修改;

b) 适用范围扩展到各级党政机关制发的公文;

c) 对标准结构进行适当调整;

d) 对公文装订要求进行适当调整;

e) 增加发文机关署名和页码两个公文格式要素,删除主题词格式要素,并对公文格式各要素的编排进行较大调整;

f) 进一步细化特定格式公文的编排要求;

g）新增联合行文公文首页版式、信函格式首页、命令（令）格式首页版式等式样。

本标准中公文用语与《党政机关公文处理工作条例》中的用语一致。

本标准为第二次修订。

本标准由中共中央办公厅和国务院办公厅提出。

本标准由中国标准化研究院归口。

本标准起草单位：中国标准化研究院、中共中央办公厅秘书局、国务院办公厅秘书局、中国标准出版社。

本标准主要起草人：房庆、杨雯、郭道锋、孙维、马慧、张书杰、徐成华、范一乔、李玲。

本标准代替了 GB／T9704－1999。

GB／T9704－1999 的历次版本发布情况为：

——GB／T9704－1988。

格　式

1　范围

本标准规定了党政机关公文通用的纸张要求、排版和印制装订要求、公文格式各要素的编排规则，并给出了公文的式样。

本标准适用于各级党政机关制发的公文。其他机关和单位的公文可以参照执行。

使用少数民族文字印制的公文，其用纸、幅面尺寸及版面、印制等要求按照本标准执行，其余可以参照本标准并按照有关规定执行。

2　规范性引用文件

下列文件对于本标准的应用是必不可少的。凡是注日期的引用文件，仅所注日期的版本适用于本标准。凡是不注日期的引用文件，其最新版本（包括所有的修改单）适用于本标准。

GB／T148　印刷、书写和绘图纸幅面尺寸

GB3100　国际单位制及其应用

GB3101　有关量、单位和符号的一般原则

GB3102（所有部分）　量和单位

GB／T15834　标点符号用法

GB／T15835　出版物上数字用法

3　术语和定义

下列术语和定义适用于本标准。

3.1　字　word

标示公文中横向距离的长度单位。在本标准中，一字指一个汉字宽度的距离。

3.2 行 line

标示公文中纵向距离的长度单位。在本标准中,一行指一个汉字的高度加3号汉字高度的7／8的距离。

4 公文用纸主要技术指标

公文用纸一般使用纸张定量为60g／m²—80g／m²的胶版印刷纸或复印纸。纸张白度80%—90%,横向耐折度≥15次,不透明度≥85%,pH值为7.5—9.5。

5 公文用纸幅面尺寸及版面要求

5.1 幅面尺寸

公文用纸采用GB／T148中规定的A4型纸,其成品幅面尺寸为:210mm×297mm。

5.2 版面

5.2.1 页边与版心尺寸

公文用纸天头(上白边)为37mm±1mm,公文用纸订口(左白边)为28mm±1mm,版心尺寸为156mm×225mm。

5.2.2 字体和字号

如无特殊说明,公文格式各要素一般用3号仿宋体字。特定情况可以作适当调整。

5.2.3 行数和字数

一般每面排22行,每行排28个字,并撑满版心。特定情况可以作适当调整。

5.2.4 文字的颜色

如无特殊说明,公文中文字的颜色均为黑色。

6 印制装订要求

6.1 制版要求

版面干净无底灰,字迹清楚无断划,尺寸标准,版心不斜,误差不超过1mm。

6.2 印刷要求

双面印刷;页码套正,两面误差不超过2mm。黑色油墨应当达到色谱所标BL100%,红色油墨应当达到色谱所标Y80%、M80%。印品着墨实、均匀;字面不花、不白、无断划。

6.3 装订要求

公文应当左侧装订,不掉页,两页页码之间误差不超过4mm,裁切后的成品尺寸允许误差±2mm,四角成90°,无毛茬或缺损。

骑马订或平订的公文应当:

a)订位为两钉外订眼距版面上下边缘各70mm处,允许误差±4mm;

b)无坏钉、漏钉、重钉,钉脚平伏牢固;

c)骑马订钉锯均订在折缝线上,平订钉锯与书脊间的距离为3mm—5mm。

包本装订公文的封皮(封面、书脊、封底)与书芯应吻合、包紧、包平、不脱落。

7 公文格式各要素编排规则

7.1 公文格式各要素的划分

本标准将版心内的公文格式各要素划分为版头、主体、版记三部分。公文首页红色分隔线以上的部分称为版头；公文首页红色分隔线(不含)以下、公文末页首条分隔线(不含)以上的部分称为主体；公文末页首条分隔线以下、末条分隔线以上的部分称为版记。

页码位于版心外。

7.2 版头

7.2.1 份号

如需标注份号，一般用6位3号阿拉伯数字，顶格编排在版心左上角第一行。

7.2.2 密级和保密期限

如需标注密级和保密期限，一般用3号黑体字，顶格编排在版心左上角第二行；保密期限中的数字用阿拉伯数字标注。

7.2.3 紧急程度

如需标注紧急程度，一般用3号黑体字，顶格编排在版心左上角；如需同时标注份号、密级和保密期限、紧急程度，按照份号、密级和保密期限、紧急程度的顺序自上而下分行排列。

7.2.4 发文机关标志

由发文机关全称或者规范化简称加"文件"二字组成，也可以使用发文机关全称或者规范化简称。

发文机关标志居中排布，上边缘至版心上边缘为35mm，推荐使用小标宋体字，颜色为红色，以醒目、美观、庄重为原则。

联合行文时，如需同时标注联署发文机关名称，一般应当将主办机关名称排列在前；如有"文件"二字，应当置于发文机关名称右侧，以联署发文机关名称为准上下居中排布。

7.2.5 发文字号

编排在发文机关标志下空二行位置，居中排布。年份、发文顺序号用阿拉伯数字标注；年份应标全称，用六角括号"〔〕"括入；发文顺序号不加"第"字，不编虚位(即1不编为01)，在阿拉伯数字后加"号"字。

上行文的发文字号居左空一字编排，与最后一个签发人姓名处在同一行。

7.2.6 签发人

由"签发人"三字加全角冒号和签发人姓名组成，居右空一字，编排在发文机关标志下空二行位置。"签发人"三字用3号仿宋体字，签发人姓名用3号楷体字。

如有多个签发人，签发人姓名按照发文机关的排列顺序从左到右、自上而下依次均匀编排，一般每行排两个姓名，回行时与上一行第一个签发人姓名对齐。

7.2.7 版头中的分隔线

发文字号之下4mm处居中印一条与版心等宽的红色分隔线。

7.3 主体

7.3.1 标题

一般用2号小标宋体字，编排于红色分隔线下空二行位置，分一行或多行居中排布；回行时，要做到词意完整，排列对称，长短适宜，间距恰当，标题排列应当使用梯形或菱形。

7.3.2 主送机关

编排于标题下空一行位置，居左顶格，回行时仍顶格，最后一个机关名称后标全角冒号。如主送机关名称过多导致公文首页不能显示正文时，应当将主送机关名称移至版记，标注方法见7.4.2。

7.3.3 正文

公文首页必须显示正文。一般用3号仿宋体字,编排于主送机关名称下一行,每个自然段左空二字,回行顶格。文中结构层次序数依次可以用"一、""(一)""1.""(1)"标注;一般第一层用黑体字、第二层用楷体字、第三层和第四层用仿宋体字标注。

7.3.4 附件说明

如有附件,在正文下空一行左空二字编排"附件"二字,后标全角冒号和附件名称。如有多个附件,使用阿拉伯数字标注附件顺序号(如"附件:1.XXXXX");附件名称后不加标点符号。附件名称较长需回行时,应当与上一行附件名称的首字对齐。

7.3.5 发文机关署名、成文日期和印章

7.3.5.1 加盖印章的公文

成文日期一般右空四字编排,印章用红色,不得出现空白印章。

单一机关行文时,一般在成文日期之上、以成文日期为准居中编排发文机关署名,印章端正、居中下压发文机关署名和成文日期,使发文机关署名和成文日期居印章中心偏下位置,印章顶端应当上距正文(或附件说明)一行之内。

联合行文时,一般将各发文机关署名按照发文机关顺序整齐排列在相应位置,并将印章一一对应、端正、居中下压发文机关署名,最后一个印章端正、居中下压发文机关署名和成文日期,印章之间排列整齐、互不相交或相切,每排印章两端不得超出版心,首排印章顶端应当上距正文(或附件说明)一行之内。

7.3.5.2 不加盖印章的公文

单一机关行文时,在正文(或附件说明)下空一行右空二字编排发文机关署名,在发文机关署名下一行编排成文日期,首字比发文机关署名首字右移二字,如成文日期长于发文机关署名,应当使成文日期右空二字编排,并相应增加发文机关署名右空字数。

联合行文时,应当先编排主办机关署名,其余发文机关署名依次向下编排。

7.3.5.3 加盖签发人签名章的公文

单一机关制发的公文加盖签发人签名章时,在正文(或附件说明)下空二行右空四字加盖签发人签名章,签名章左空二字标注签发人职务,以签名章为准上下居中排布。在签发人签名章下空一行右空四字编排成文日期。

联合行文时,应当先编排主办机关签发人职务、签名章,其余机关签发人职务、签名章依次向下编排,与主办机关签发人职务、签名章上下对齐;每行只编排一个机关的签发人职务、签名章;签发人职务应当标注全称。

签名章一般用红色。

7.3.5.4 成文日期中的数字

用阿拉伯数字将年、月、日标全,年份应标全称,月、日不编虚位(即1不编为01)。

7.3.5.5 特殊情况说明

当公文排版后所剩空白处不能容下印章或签发人签名章、成文日期时,可以采取调整行距、字距的措施解决。

7.3.6 附注

如有附注,居左空二字加圆括号编排在成文日期下一行。

7.3.7 附件

附件应当另面编排，并在版记之前，与公文正文一起装订。"附件"二字及附件顺序号用3号黑体字顶格编排在版心左上角第一行。附件标题居中编排在版心第三行。附件顺序号和附件标题应当与附件说明的表述一致。附件格式要求同正文。

如附件与正文不能一起装订，应当在附件左上角第一行顶格编排公文的发文字号并在其后标注"附件"二字及附件顺序号。

7.4 版记

7.4.1 版记中的分隔线

版记中的分隔线与版心等宽，首条分隔线和末条分隔线用粗线（推荐高度为0.35mm），中间的分隔线用细线（推荐高度为0.25mm）。首条分隔线位于版记中第一个要素之上，末条分隔线与公文最后一面的版心下边缘重合。

7.4.2 抄送机关

如有抄送机关，一般用4号仿宋体字，在印发机关和印发日期之上一行、左右各空一字编排。"抄送"二字后加全角冒号和抄送机关名称，回行时与冒号后的首字对齐，最后一个抄送机关名称后标句号。

如需把主送机关移至版记，除将"抄送"二字改为"主送"外，编排方法同抄送机关。既有主送机关又有抄送机关时，应当将主送机关置于抄送机关之上一行，之间不加分隔线。

7.4.3 印发机关和印发日期

印发机关和印发日期一般用4号仿宋体字，编排在末条分隔线之上，印发机关左空一字，印发日期右空一字，用阿拉伯数字将年、月、日标全，年份应标全称，月、日不编虚位（即1不编为01），后加"印发"二字。

版记中如有其他要素，应当将其与印发机关和印发日期用一条细分隔线隔开。

7.5 页码

一般用4号半角宋体阿拉伯数字，编排在公文版心下边缘之下，数字左右各放一条一字线；一字线上距版心下边缘7mm。单页码居右空一字，双页码居左空一字。公文的版记页前有空白页的，空白页和版记页均不编排页码。公文的附件与正文一起装订时，页码应当连续编排。

8 公文中的横排表格

A4纸型的表格横排时，页码位置与公文其他页码保持一致，单页码表头在订口一边，双页码表头在切口一边。

9 公文中计量单位、标点符号和数字的用法

公文中计量单位的用法应当符合GB3100、GB3101和GB3102（所有部分），标点符号的用法应当符合GB／T15834，数字用法应当符合GB／T15835。

10 公文的特定格式

10.1 信函格式

发文机关标志使用发文机关全称或者规范化简称，居中排布，上边缘至上页边为30mm，

推荐使用红色小标宋体字。联合行文时,使用主办机关标志。

发文机关标志下4mm处印一条红色双线(上粗下细),距下页边20mm处印一条红色双线(上细下粗),线长均为170mm,居中排布。

如需标注份号、密级和保密期限、紧急程度,应当顶格居版心左边缘编排在第一条红色双线下,按照份号、密级和保密期限、紧急程度的顺序自上而下分行排列,第一个要素与该线的距离为3号汉字高度的7/8。

发文字号顶格居版心右边缘编排在第一条红色双线下,与该线的距离为3号汉字高度的7/8。

标题居中编排,与其上最后一个要素相距二行。

第二条红色双线上一行如有文字,与该线的距离为3号汉字高度的7/8。

首页不显示页码。

版记不加印发机关和印发日期、分隔线,位于公文最后一面版心内最下方。

10.2　命令(令)格式

发文机关标志由发文机关全称加"命令"或"令"字组成,居中排布,上边缘至版心上边缘为20mm,推荐使用红色小标宋体字。

发文机关标志下空二行居中编排令号,令号下空二行编排正文。

签发人职务、签名章和成文日期的编排见7.3.5.3。

10.3　纪要格式

纪要标志由"XXXXX纪要"组成,居中排布,上边缘至版心上边缘为35mm,推荐使用红色小标宋体字。

标注出席人员名单,一般用3号黑体字,在正文或附件说明下空一行左空二字编排"出席"二字,后标全角冒号,冒号后用3号仿宋体字标注出席人单位、姓名,回行时与冒号后的首字对齐。

标注请假和列席人员名单,除依次另起一行并将"出席"二字改为"请假"或"列席"外,编排方法同出席人员名单。

纪要格式可以根据实际制定。

11　式样

A4型公文用纸页边及版心尺寸见图1;公文首页版式见图2;联合行文公文首页版式1见图3;联合行文公文首页版式2见图4;公文末页版式1见图5;公文末页版式2见图6;联合行文公文末页版式1见图7;联合行文公文末页版式2见图8;附件说明页版式见图9;带附件公文末页版式见图10;信函格式首页版式见图11;命令(令)格式首页版式见图12。

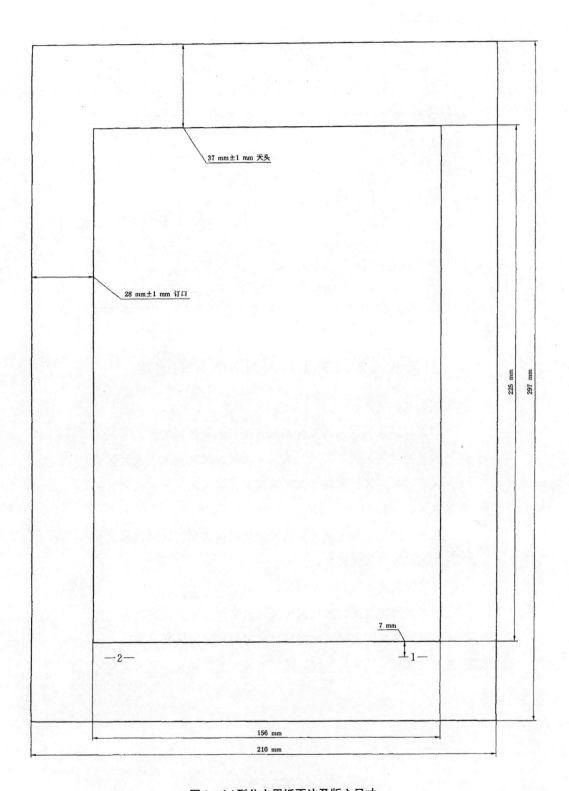

37 mm±1 mm 天头

28 mm±1 mm 订口

225 mm

297 mm

7 mm

—2—   —1—

156 mm

210 mm

图1   A4型公文用纸页边及版心尺寸

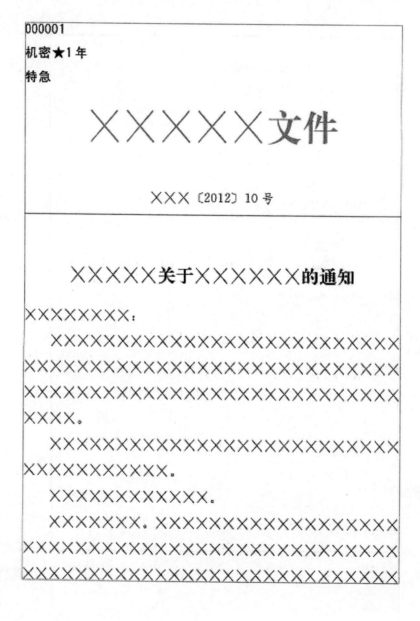

图2　公文首页版式

注:版心实线框仅为示意,在印制公文时并不印出。

000001

机密★1年

特急

×××××

× × × 文件

×××××

×××〔2012〕10号

×××××关于×××××××的通知

×××××××:

　　××××××××××××××××××××××××××。

　　××××××××××××××××××××××××××

××××××××××××××××××××××××××××

××××××××××××××××××××××××××××

××××。

　　××××××××××××××××××××××××××

图3　联合行文公文首页版式1

注:版心实线框仅为示意,在印制公文时并不印出。

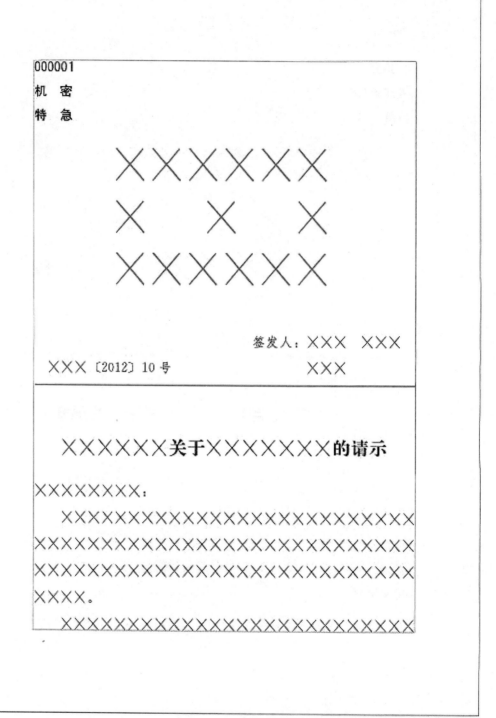

图4 联合行文公文首页版式2

注:版心实线框仅为示意,在印制公文时并不印出。

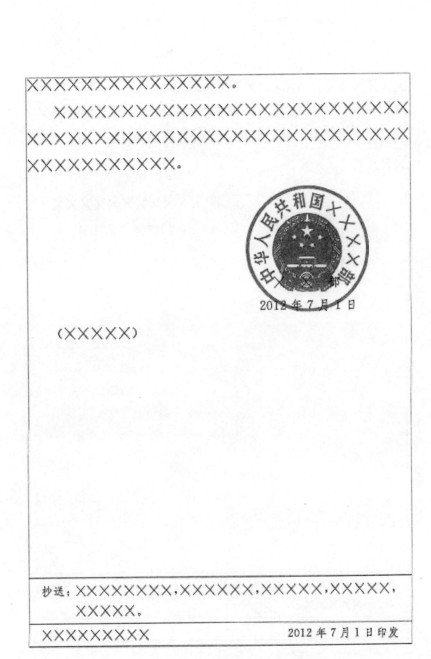

图5 公文末页版式1

注:版心实线框仅为示意,在印制公文时并不印出。

XXXXXXXXXXXXXXX。

　　XXXXXXXXXXXXXXXXXXXXXXXXXX
XXXXXXXXXXXXXXXXXXXXXXXXXXXX
XXXXXXXX。

XXXXXXXXXXX

2012年7月1日

（XXXXX）

抄送：XXXXXXXX，XXXXXX，XXXXX，XXXXX，
XXXXX。

XXXXXXXXX　　2012年7月1日印发

图6　公文末页版式2

注：版心实线框仅为示意，在印制公文时并不印出。

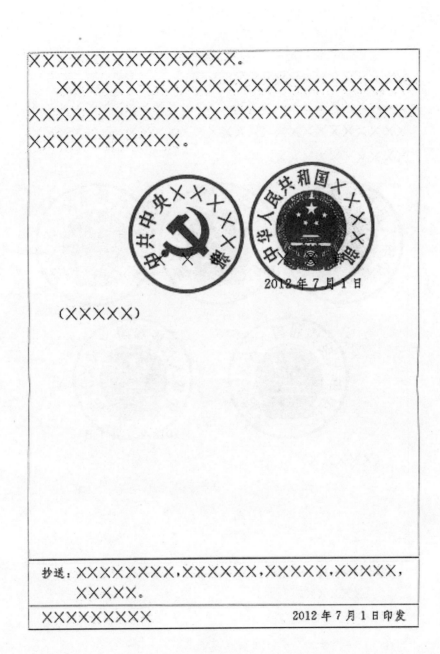

图7 联合行文公文末页版式1

注：版心实线框仅为示意，在印制公文时并不印出。

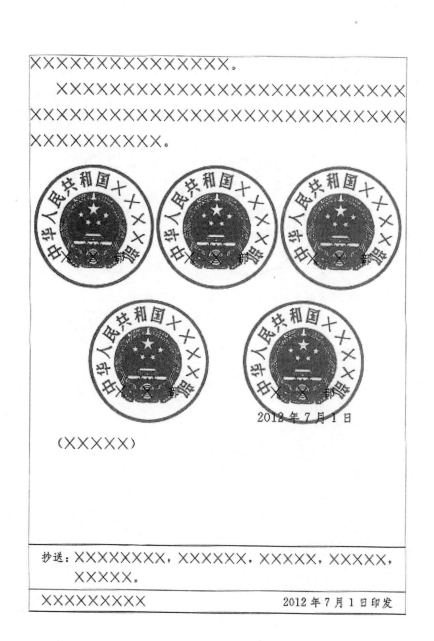

图8 联合行文公文末页版式2

注:版心实线框仅为示意,在印制公文时并不印出。

XXXXXXXXXXXXXX。
　　XXXXXXXXXXXXXXXXXXXXX
XXXXXXXXXXXXXXXXXXXXXXXXX
XXXXXXXXXX。

　　附件：1. XXXXXXXXXXXXXXXXX
　　　　　　XXXXX
　　　　2. XXXXXXXXXXXX

　　　　　　　　　　XXXXXXX
　　　　　　　　　　X　X　X　X
　　　　　　　　　　2012 年 7 月 1 日

（XXXXX）

图9　附件说明页版式

注:版心实线框仅为示意,在印制公文时并不印出。

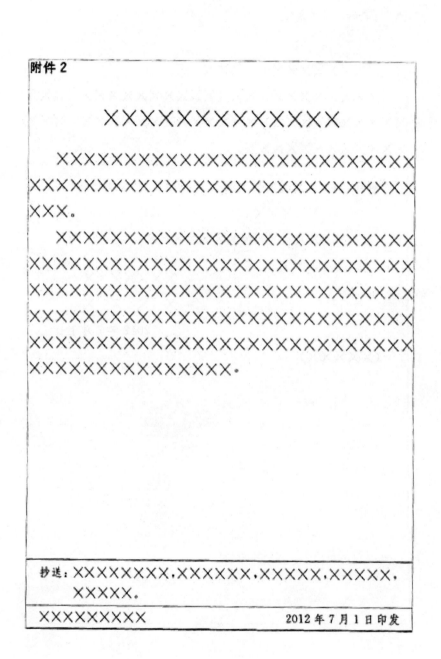

图10 带附件公文末页版式

注:版心实线框仅为示意,在印制公文时并不印出。

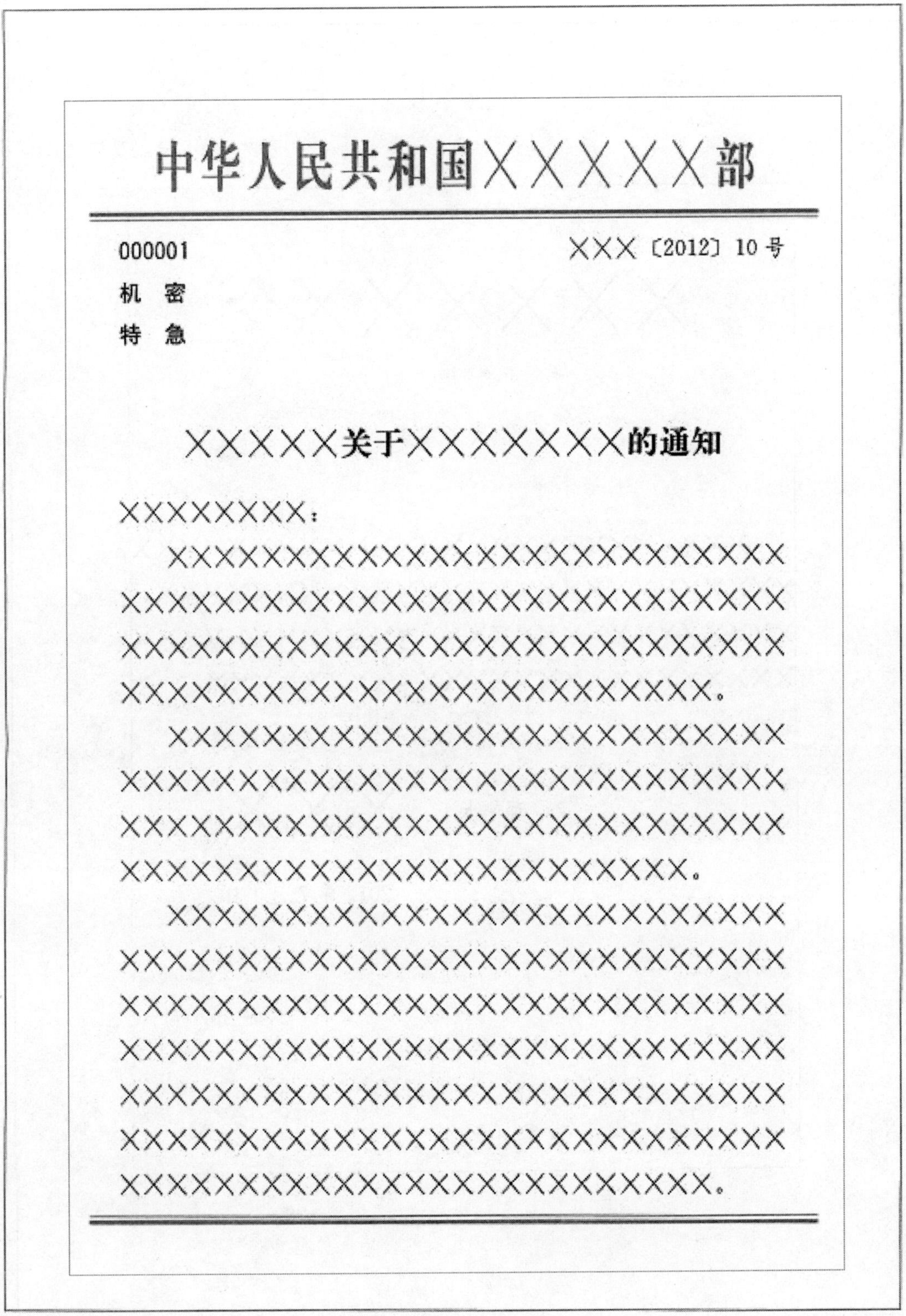

中华人民共和国×××××部

000001   ××× 〔2012〕 10 号

机 密

特 急

×××××关于×××××××的通知

×××××××：

    ×××××××××××××××××××××××××
×××××××××××××××××××××××××
×××××××××××××××××××××××××
×××××××××××××××××××××××。
    ×××××××××××××××××××××××××
×××××××××××××××××××××××××
×××××××××××××××××××××××××
××××××××××××××××××××××××。
    ×××××××××××××××××××××××××
×××××××××××××××××××××××××
×××××××××××××××××××××××××
×××××××××××××××××××××××××
×××××××××××××××××××××××××
××××××××××××××××××××××××。

图11　信函格式首页版式

注：版心实线框仅为示意，在印制公文时并不印出。

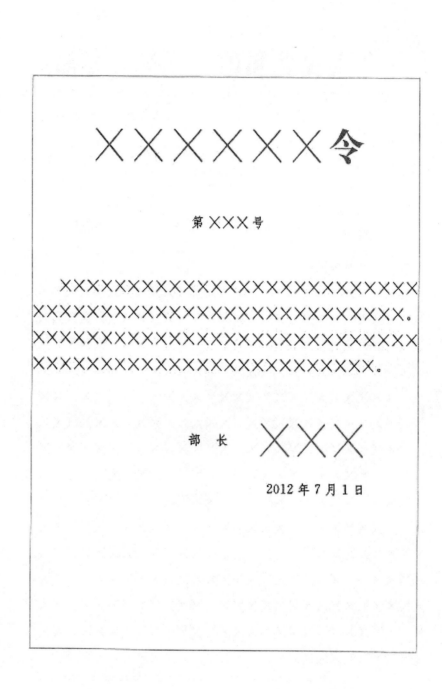

图12　命令(令)格式首页版式

注:版心实线框仅为示意,在印制公文时并不印出。

附录9　党政机关公文处理工作条例

（中办发〔2012〕14号，2012年4月）

第一章　总则

第一条　为了适应中国共产党机关和国家行政机关（以下简称党政机关）工作需要，推进党政机关公文处理工作科学化、制度化、规范化，制定本条例。

第二条　本条例适用于各级党政机关公文处理工作。

第三条　党政机关公文是党政机关实施领导、履行职能、处理公务的具有特定效力和规范体式的文书，是传达贯彻党和国家方针政策，公布法规和规章，指导、布置和商洽工作，请示和答复问题，报告、通报和交流情况等的重要工具。

第四条　公文处理工作是指公文拟制、办理、管理等一系列相互关联、衔接有序的工作。

第五条　公文处理工作应当坚持实事求是、准确规范、精简高效、安全保密的原则。

第六条　各级党政机关应当高度重视公文处理工作，加强组织领导，强化队伍建设，设立文秘部门或者由专人负责公文处理工作。

第七条　各级党政机关办公厅（室）主管本机关的公文处理工作，并对下级机关的公文处理工作进行业务指导和督促检查。

第二章　公文种类

第八条　公文种类主要有：

（一）决议。适用于会议讨论通过的重大决策事项。

（二）决定。适用于对重要事项作出决策和部署、奖惩有关单位和人员、变更或者撤销下级机关不适当的决定事项。

（三）命令（令）。适用于公布行政法规和规章、宣布施行重大强制性措施、批准授予和晋升衔级、嘉奖有关单位和人员。

（四）公报。适用于公布重要决定或者重大事项。

（五）公告。适用于向国内外宣布重要事项或者法定事项。

（六）通告。适用于在一定范围内公布应当遵守或者周知的事项。

（七）意见。适用于对重要问题提出见解和处理办法。

（八）通知。适用于发布、传达要求下级机关执行和有关单位周知或者执行的事项，批转、转发公文。

（九）通报。适用于表彰先进、批评错误、传达重要精神和告知重要情况。

（十）报告。适用于向上级机关汇报工作、反映情况，回复上级机关的询问。

（十一）请示。适用于向上级机关请求指示、批准。

（十二）批复。适用于答复下级机关请示事项。

（十三）议案。适用于各级人民政府按照法律程序向同级人民代表大会或者人民代表大会常务委员会提请审议事项。

（十四）函。适用于不相隶属机关之间商洽工作、询问和答复问题、请求批准和答复审批事项。

（十五）纪要。适用于记载会议主要情况和议定事项。

第三章　公文格式

第九条　公文一般由份号、密级和保密期限、紧急程度、发文机关标志、发文字号、签发人、标题、主送机关、正文、附件说明、发文机关署名、成文日期、印章、附注、附件、抄送机关、印发机关和印发日期、页码等组成。

（一）份号。公文印制份数的顺序号。涉密公文应当标注份号。

（二）密级和保密期限。公文的秘密等级和保密的期限。

涉密公文应当根据涉密程度分别标注"绝密""机密""秘密"和保密期限。

（三）紧急程度。公文送达和办理的时限要求。根据紧急程度，紧急公文应当分别标注"特急""加急"，电报应当分别标注"特提""特急""加急""平急"。

（四）发文机关标志。由发文机关全称或者规范化简称加"文件"二字组成，也可以使用发文机关全称或者规范化简称。联合行文时，发文机关标志可以并用联合发文机关名称，也可以单独用主办机关名称。

（五）发文字号。由发文机关代字、年份、发文顺序号组成。联合行文时，使用主办机关的发文字号。

（六）签发人。上行文应当标注签发人姓名。

（七）标题。由发文机关名称、事由和文种组成。

（八）主送机关。公文的主要受理机关，应当使用机关全称、规范化简称或者同类型机关统称。

（九）正文。公文的主体，用来表述公文的内容。

（十）附件说明。公文附件的顺序号和名称。

（十一）发文机关署名。署发文机关全称或者规范化简称。

（十二）成文日期。署会议通过或者发文机关负责人签发的日期。联合行文时，署最后签发机关负责人签发的日期。

（十三）印章。公文中有发文机关署名的，应当加盖发文机关印章，并与署名机关相符。有特定发文机关标志的普发性公文和电报可以不加盖印章。

（十四）附注。公文印发传达范围等需要说明的事项。

（十五）附件。公文正文的说明、补充或者参考资料。

（十六）抄送机关。除主送机关外需要执行或者知晓公文内容的其他机关，应当使用机关全称、规范化简称或者同类型机关统称。

（十七）印发机关和印发日期。公文的送印机关和送印日期。

（十八）页码。公文页数顺序号。

第十条　公文的版式按照《党政机关公文格式》国家标准执行。

第十一条　公文使用的汉字、数字、外文字符、计量单位和标点符号等，按照有关国家标准和规定执行。民族自治地方的公文，可以并用汉字和当地通用的少数民族文字。

第十二条　公文用纸幅面采用国际标准A4型。特殊形式的公文用纸幅面，根据实际需要确定。

第四章 行文规则

第十三条 行文应当确有必要，讲求实效，注重针对性和可操作性。

第十四条 行文关系根据隶属关系和职权范围确定。一般不得越级行文，特殊情况需要越级行文的，应当同时抄送被越过的机关。

第十五条 向上级机关行文，应当遵循以下规则：

（一）原则上主送一个上级机关，根据需要同时抄送相关上级机关和同级机关，不抄送下级机关。

（二）党委、政府的部门向上级主管部门请示、报告重大事项，应当经本级党委、政府同意或者授权；属于部门职权范围内的事项应当直接报送上级主管部门。

（三）下级机关的请示事项，如需以本机关名义向上级机关请示，应当提出倾向性意见后上报，不得原文转报上级机关。

（四）请示应当一文一事。不得在报告等非请示性公文中夹带请示事项。

（五）除上级机关负责人直接交办事项外，不得以本机关名义向上级机关负责人报送公文，不得以本机关负责人名义向上级机关报送公文。

（六）受双重领导的机关向一个上级机关行文，必要时抄送另一个上级机关。

第十六条 向下级机关行文，应当遵循以下规则：

（一）主送受理机关，根据需要抄送相关机关。重要行文应当同时抄送发文机关的直接上级机关。

（二）党委、政府的办公厅(室)根据本级党委、政府授权，可以向下级党委、政府行文，其他部门和单位不得向下级党委、政府发布指令性公文或者在公文中向下级党委、政府提出指令性要求。需经政府审批的具体事项，经政府同意后可以由政府职能部门行文，文中须注明已经政府同意。

（三）党委、政府的部门在各自职权范围内可以向下级党委、政府的相关部门行文。

（四）涉及多个部门职权范围内的事务，部门之间未协商一致的，不得向下行文；擅自行文的，上级机关应当责令其纠正或者撤销。

（五）上级机关向受双重领导的下级机关行文，必要时抄送该下级机关的另一个上级机关。

第十七条 同级党政机关、党政机关与其他同级机关必要时可以联合行文。属于党委、政府各自职权范围内的工作，不得联合行文。

党委、政府的部门依据职权可以相互行文。部门内设机构除办公厅(室)外不得对外正式行文。

第五章 公文拟制

第十八条 公文拟制包括公文的起草、审核、签发等程序。

第十九条 公文起草应当做到：

（一）符合国家法律法规和党的路线方针政策，完整准确体现发文机关意图，并同现行有关公文相衔接。

（二）一切从实际出发，分析问题实事求是，所提政策措施和办法切实可行。

（三）内容简洁，主题突出，观点鲜明，结构严谨，表述准确，文字精炼。

（四）文种正确，格式规范。

（五）深入调查研究，充分进行论证，广泛听取意见。

（六）公文涉及其他地区或者部门职权范围内的事项，起草单位必须征求相关地区或者部门意见，力求达成一致。

（七）机关负责人应当主持、指导重要公文起草工作。

第二十条　公文文稿签发前，应当由发文机关办公厅（室）进行审核。审核的重点是：

（一）行文理由是否充分，行文依据是否准确。

（二）内容是否符合国家法律法规和党的路线方针政策；是否完整准确体现发文机关意图；是否同现行有关公文相衔接；所提政策措施和办法是否切实可行。

（三）涉及有关地区或者部门职权范围内的事项是否经过充分协商并达成一致意见。

（四）文种是否正确，格式是否规范；人名、地名、时间、数字、段落顺序、引文等是否准确；文字、数字、计量单位和标点符号等用法是否规范。

（五）其他内容是否符合公文起草的有关要求。

需要发文机关审议的重要公文文稿，审议前由发文机关办公厅（室）进行初核。

第二十一条　经审核不宜发文的公文文稿，应当退回起草单位并说明理由；符合发文条件但内容需作进一步研究和修改的，由起草单位修改后重新报送。

第二十二条　公文应当经本机关负责人审批签发。重要公文和上行文由机关主要负责人签发。党委、政府的办公厅（室）根据党委、政府授权制发的公文，由受权机关主要负责人签发或者按照有关规定签发。签发人签发公文，应当签署意见、姓名和完整日期；圈阅或者签名的，视为同意。联合发文由所有联署机关的负责人会签。

第六章　公文办理

第二十三条　公文办理包括收文办理、发文办理和整理归档。

第二十四条　收文办理主要程序是：

（一）签收。对收到的公文应当逐件清点，核对无误后签字或者盖章，并注明签收时间。

（二）登记。对公文的主要信息和办理情况应当详细记载。

（三）初审。对收到的公文应当进行初审。初审的重点是：是否应当由本机关办理，是否符合行文规则，文种、格式是否符合要求，涉及其他地区或者部门职权范围内的事项是否已经协商、会签，是否符合公文起草的其他要求。经初审不符合规定的公文，应当及时退回来文单位并说明理由。

（四）承办。阅知性公文应当根据公文内容、要求和工作需要确定范围后分送。批办性公文应当提出拟办意见报本机关负责人批示或者转有关部门办理；需要两个以上部门办理的，应当明确主办部门。紧急公文应当明确办理时限。承办部门对交办的公文应当及时办理，有明确办理时限要求的应当在规定时限内办理完毕。

（五）传阅。根据领导批示和工作需要将公文及时送传阅对象阅知或者批示。办理公文传阅应当随时掌握公文去向，不得漏传、误传、延误。

（六）催办。及时了解掌握公文的办理进展情况，督促承办部门按期办结。紧急公文或者重要公文应当由专人负责催办。

（七）答复。公文的办理结果应当及时答复来文单位，并根据需要告知相关单位。

第二十五条　发文办理主要程序是：

（一）复核。已经发文机关负责人签批的公文，印发前应当对公文的审批手续、内容、文种、格式等进行复核；需作实质性修改的，应当报原签批人复审。

（二）登记。对复核后的公文，应当确定发文字号、分送范围和印制份数并详细记载。

（三）印制。公文印制必须确保质量和时效。涉密公文应当在符合保密要求的场所印制。

（四）核发。公文印制完毕，应当对公文的文字、格式和印刷质量进行检查后分发。

第二十六条　涉密公文应当通过机要交通、邮政机要通信、城市机要文件交换站或者收发件机关机要收发人员进行传递，通过密码电报或者符合国家保密规定的计算机信息系统进行传输。

第二十七条　需要归档的公文及有关材料，应当根据有关档案法律法规以及机关档案管理规定，及时收集齐全、整理归档。两个以上机关联合办理的公文，原件由主办机关归档，相关机关保存复制件。机关负责人兼任其他机关职务的，在履行所兼职务过程中形成的公文，由其兼职机关归档。

第七章　公文管理

第二十八条　各级党政机关应当建立健全本机关公文管理制度，确保管理严格规范，充分发挥公文效用。

第二十九条　党政机关公文由文秘部门或者专人统一管理。设立党委（党组）的县级以上单位应当建立机要保密室和机要阅文室，并按照有关保密规定配备工作人员和必要的安全保密设施设备。

第三十条　公文确定密级前，应当按照拟定的密级先行采取保密措施。确定密级后，应当按照所定密级严格管理。绝密级公文应当由专人管理。

公文的密级需要变更或者解除的，由原确定密级的机关或者其上级机关决定。

第三十一条　公文的印发传达范围应当按照发文机关的要求执行；需要变更的，应当经发文机关批准。

涉密公文公开发布前应当履行解密程序。公开发布的时间、形式和渠道，由发文机关确定。

经批准公开发布的公文，同发文机关正式印发的公文具有同等效力。

第三十二条　复制、汇编机密级、秘密级公文，应当符合有关规定并经本机关负责人批准。绝密级公文一般不得复制、汇编，确有工作需要的，应当经发文机关或者其上级机关批准。

复制、汇编的公文视同原件管理。复制件应当加盖复制机关戳记。翻印件应当注明翻印的机关名称、日期。汇编本的密级按照编入公文的最高密级标注。

第三十三条　公文的撤销和废止，由发文机关、上级机关或者权力机关根据职权范围和有关法律法规决定。公文被撤销的，视为自始无效；公文被废止的，视为自废止之日起失效。

第三十四条　涉密公文应当按照发文机关的要求和有关规定进行清退或者销毁。

第三十五条　不具备归档和保存价值的公文，经批准后可以销毁。销毁涉密公文必须严格按照有关规定履行审批登记手续，确保不丢失、不漏销。个人不得私自销毁、留存涉密公文。

第三十六条　机关合并时，全部公文应当随之合并管理；机关撤销时，需要归档的公文经整理后按照有关规定移交档案管理部门。

工作人员离岗离职时,所在机关应当督促其将暂存、借用的公文按照有关规定移交、清退。

第三十七条　新设立的机关应当向本级党委、政府的办公厅(室)提出发文立户申请。经审查符合条件的,列为发文单位,机关合并或者撤销时,相应进行调整。

第八章　附则

第三十八条　党政机关公文含电子公文。电子公文处理工作的具体办法另行制定。

第三十九条　法规、规章方面的公文,依照有关规定处理。外事方面的公文,依照外事主管部门的有关规定处理。

第四十条　其他机关和单位的公文处理工作,可以参照本条例执行。

第四十一条　本条例由中共中央办公厅、国务院办公厅负责解释。

第四十二条　本条例自2012年7月1日起施行。1996年5月3日中共中央办公厅发布的《中国共产党机关公文处理条例》和2000年8月24日国务院发布的《国家行政机关公文处理办法》停止执行。

附录10 浙江省疾病预防控制中心公共卫生监测项目管理办法

为进一步加强中心公共卫生监测项目(以下简称监测项目)管理,规范监测项目的立项、实施和考评工作,合理利用资源、保证监测质量、发挥监测效用,结合中心实际,特制定本办法。

一、总则

(一)本办法所指的监测项目是指根据我省实际情况,中心制定和组织开展的监测项目,包括上级卫生行政及业务主管部门在我省部署的监测项目。按类别可分为传染性疾病监测、慢性非传染性疾病监测、病媒生物监测、健康相关危害因素监测、行为因素监测、健康教育监测等。

(二)监测项目由中心监测管理部门统一规划、组织立项论证和绩效评估;中心信息管理部门组织制订监测数据标准和信息化建设规划;责任所牵头组建项目组,落实项目负责人,监管项目实施全过程;项目负责人负责组织实施,相关业务所和项目组成员积极配合完成监测工作任务。监测项目同时纳入中心全面质量管理体系,接受中心质量管理部门的督查,接受中心的考核。

二、监测项目立项

(一)项目申请

1. 监测项目的设立由处所提出申请,并于每年省财政项目申报前提交以下材料:

(1)新增监测项目填写《新增监测项目申请表》,附监测方案和可行性报告,若是上级卫生行政和业务主管部门在我省部署的,则需附上级监测方案或相关文件;

(2)延续性监测项目填写《延续性监测项目申请表》,其中对监测内容或监测点需要进行调整的(以下简称调整项目),则需附修订后的监测方案。

2. 上述材料交由中心监测管理部门形式审查通过后,统一组织专家进行论证。

(二)项目论证

1. 单项论证。每年至少开展1次,主要针对新增和调整项目,新增项目试行一年后需再论证;未有调整的延续性监测项目,由中心监测管理部门根据监测工作开展情况,结合绩效评估结果,决定是否需要再论证。论证内容主要包括:监测项目设立的必要性、监测方案的科学性和可行性、预期产出的效用等,并就是否保留、调整优化提出专家论证意见或结论。对上级部门部署的监测项目,则主要论证其是否需要在本省增加监测点和增补监测内容,以便能为我省所用。

2. 总体框架的论证。每5年至少开展1次,主要针对我省疾病防控实际,以及当前政府和公众关注的公共卫生问题,讨论分析监测信息需求,确定我省应开展的监测项目及其优先度,论证目前设立的监测项目总体框架是否科学合理,并就是否需要增补、优化整合或取消监测项目或监测内容,形成专家论证意见和建议。

3. 中心监测管理部门应及时将论证后确定需要增补或者调整优化的监测项目反馈相关处所,责任所根据专家意见和建议起草或修订监测方案。

(三)通过专家论证的监测项目(包括曾经论证过的延续性监测项目),提交中心主任办公会议审定,审定通过后通过财政预算上报省卫生计生委、省财政厅立项。

(四)获得立项和审定的监测项目由中心统一发文公布监测点并下发监测方案;审定取消的监测项目由中心发文予以通告。中心各所不得擅自启动新增监测项目或启用修改后新监测方案以及终止延续性监测项目。

(五)本级卫生行政部门或上级部门临时下达的紧急监测任务,由处所申报,中心分管领导审批,中心监测管理部门备案后,先按上级要求组织实施,随后进入立项程序。

三、监测项目实施

(一)监测项目一旦立项,必须按照项目申报书和监测方案的要求,认真组织实施。项目工作内容和监测点不得随意更改,如确需调整,由项目负责人提出申请,责任所负责人签字,经分管领导审核,报监测管理部门备案。

(二)监测项目实施前,由责任所牵头负责组建项目组,项目组成员应包含监测项目工作所需涉及的所有相关人员,做到合理安排、任务到岗、责任到人。确定项目负责人,组织项目实施,做好项目经费使用管理。监测项目负责人应具备良好的政治素质和业务素质;具有严谨求实的工作作风、较扎实的专业知识、较强的组织协调管理和技术指导沟通能力,中级职称以上或硕士以上学历(学位)并从事相关业务工作3年以上。

(三)项目负责人应于项目实施前组织拟定详尽的监测工作计划和质量控制管理方案。对于新增或调整比较大的监测项目在实施前,同时应完成以下工作:

1. 开展前期调研:根据监测目的和监测内容,开展相关工作调研,在调研基础上,确定监测点,并做好与各监测点的前期沟通协调;

2. 开展培训:举办培训班(或以会代训),培训人员覆盖所有监测点,确保各监测点相关人员都能全面掌握新增监测项目的工作内容、工作流程、技术要求和质量控制要求,或调整项目的调整内容与工作要求;

3. 制订数据标准:在中心信息管理部门指导下,组织相关人员,根据监测方案的要求梳理需要收集的监测数据,确定监测数据标准。

(四)责任所要严格监控项目实施进度和监测工作质量,确保监测项目工作按照项目申报书和监测方案的要求顺利运行。各监测项目需建立沟通机制,定期对项目进度、存在的问题进行分析讨论。必要时可指派人员到监测点开展调研、督导和技术指导,确保监测项目实施过程中出现的各类问题得到及时发现和有效解决。

(五)中心监测管理部门从中心层面不定期地对监测项目工作开展情况进行督察,了解各监测项目的运行状况,发现问题及时反馈给责任处所和项目负责人,探讨解决方法,督促改进。

(六)合理使用监测项目经费。按照经费预算要求,实行专款专用。下拨给监测点的补助经费应根据监测工作任务合理预算,项目负责人监督监测点经费的合理使用。

四、监测结果利用

（一）各监测项目组应加强对监测数据的汇总与分析，及时发现和识别公共卫生问题，提出具有针对性的对策和公共卫生行动建议，定期撰写监测数据分析报告。年度分析报告要系统全面，格式规范。

（二）监测信息的对外提供由中心办公室统一管理。各类监测简报（周报、月报、季报、年报，以及专题简报）须经分管领导审核后，以中心统一格式对外发放；紧急的、不能以中心统一格式对外发放的临时性专题分析及其他监测相关材料须经中心办公室审核后，以公文等形式对外发送。

（三）各监测项目组要积极配合中心做好数据资源和信息资源共享平台的建设，促进监测信息资源的共享与利用。监测数据除通过国家专用网络报告系统收集外，其余各类监测数据均要通过"浙江省疾控机构协同管理信息系统"进行收集。监测数据应按照中心数据管理的有关要求进行整理，并提交中心信息管理部门，信息管理部门收到监测数据后及时将数据整理入库，并负责数据库的维护和备份，确保数据库系统运作正常。各类监测简报的电子版应于简报形成后5个工作日内提交中心内网公共卫生监测管理和共享系统，实现监测信息共享。同时提交一份外发的纸质监测简报给中心监测管理部门备案。

（四）监测信息资源共享权限和安全管理遵循中心数据管理有关规定和保密要求执行。各类监测数据和信息资源属中心资产，任何部门和个人不得以任何理由、任何方式据为己有。

五、监测项目绩效考评

（一）项目工作总结。项目负责人在每年1月20日前向监测管理部门和责任所提交项目工作总结（包括项目实施情况、各监测点工作质量、取得的成绩或经验、存在的问题、改进意见或建议、项目经费执行情况等）及有关资料。监测管理部门负责中心所有监测项目总结汇总，撰写中心年度监测工作报告。

（二）自查自评。责任处所收到项目工作总结后，应及时组织自查和综合评估，内容包括监测任务完成程度是否达到年度数量和质量要求、项目的产出及其实际效用以及监测内容和监测点是否需要调整等。

（三）年度工作考核。中心监测管理部门负责组织对监测项目及其监测点工作进行年度工作考核，内容包括监测方案／技术规范性材料是否完备、各种监测资料是否齐全、监测工作任务是否按项目申报书和监测方案的要求完成、监测结果是否及时汇总分析形成简报分发、监测数据和信息是否及时报送、监测经费使用是否合理，以及监测项目自评和监测资料归档等。

（四）专家绩效评估。由中心监测管理部门有计划地分类组织专家对特定监测项目的全部或部分内容进行系统评估，重点针对监测项目的效率、效果和影响进行集体评议，提出该监测项目是否有必要延续，如有必要，是否需要增加、减少或维持现有项目内容和项目规模，是否有其他更有效的实施途径或方式方法等评估意见或结论，报请中心主任办公会议审定。各相关处所应根据评估意见和建议，及时修改完善监测方案，合理调整监测任务或监测框架。每个监测项目，每5年至少进行1次专家绩效评估。

（五）年度工作考核发现的问题和专家评估提出的意见和建议,将作为下一年度监测项目申报立项的主要依据。

六、奖惩

（一）对项目绩效考评,特别是经专家绩效评估优秀的监测项目,中心将给予表彰,并视情况给予奖励。

（二）违反本办法规定且造成严重后果的,按照中心《职工奖惩办法》执行。

附录11 《浙江省疾病预防控制中心质量手册》编制依据及目次

编制依据

1. CNAS－CL01:2006《检测和校准实验室能力认可准则》(ISO／IEC17025:2005)；
2.《实验室资质认定评审准则》；
3.《食品检验机构资质认定评审准则》
4. CNAS－CL09:2006《实验室认可准则在微生物检测实验室的应用说明》；
5. CNAS－CL10:2012《实验室认可准则在化学检测实验室的应用说明》；
6. GB19489－2008《实验室生物安全通用要求》；
7. 国务院第424号令《病原微生物实验室生物安全管理条例》(2004年11月)；
8.《中华人民共和国食品安全法》(2009年2月)。

目　次

附录12 《浙江省疾病预防控制中心程序文件》目次

附录13 浙江省疾病预防控制中心仪器设备档案表格及相关管理文件、表单

仪器设备档案表格

1.《仪器设备购置申请表》
2.《仪器设备安装验收表》

仪器设备管理相关文件

1.《服务、供应品的采购管理程序》
2.《量值溯源程序》
3.《现场检测控制程序》
4.《仪器设备管理程序》
5.《期间核查程序》

仪器设备管理相关表单

1.《仪器购置申请表》
2.《仪器设备论证书》
3.《仪器设备使用登记本》
4.《仪器设备使用登记本》(高压灭菌器专用)
5.《仪器设备使用登记本》(生物安全柜专用)
6.《仪器设备使用登记本》(超净工作台专用)

附录14 会议发言记录表

会议名称:			月　日
发言者	主旨	发言重点	重要程度

备注:A—重要　B——般　C—考虑

附录15 会议记录表

时间		地点		主持人		记录人	
会议名称							
参加人员							
主要议题				对策措施			
完成期限							
责任人							
落实情况							
其他事项							
备注							